2016年浙江省哲学社会科学规划课题成果

A Research on the Development of
Medicine in Southern Song Dynasty

南宋医药 发展研究

朱德明／著

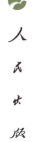
人民出版社

南宋临安药店分布图

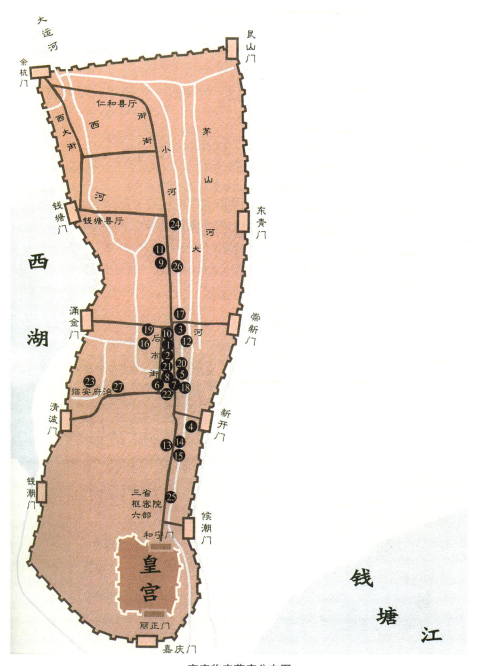

南宋临安药店分布图

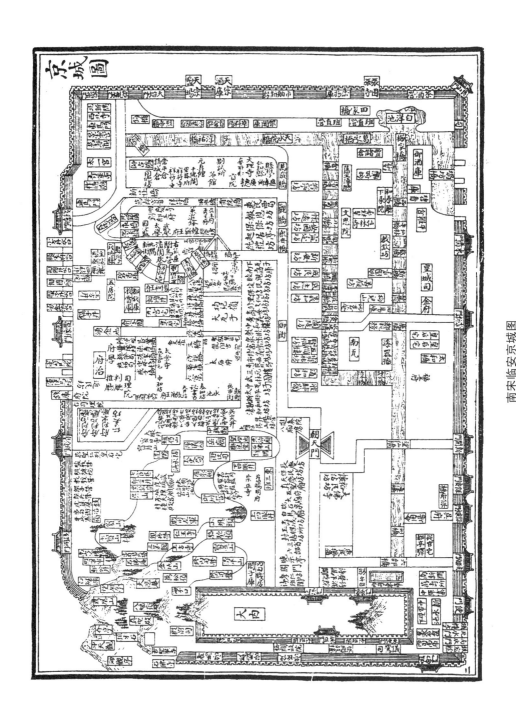

南宋临安京城图

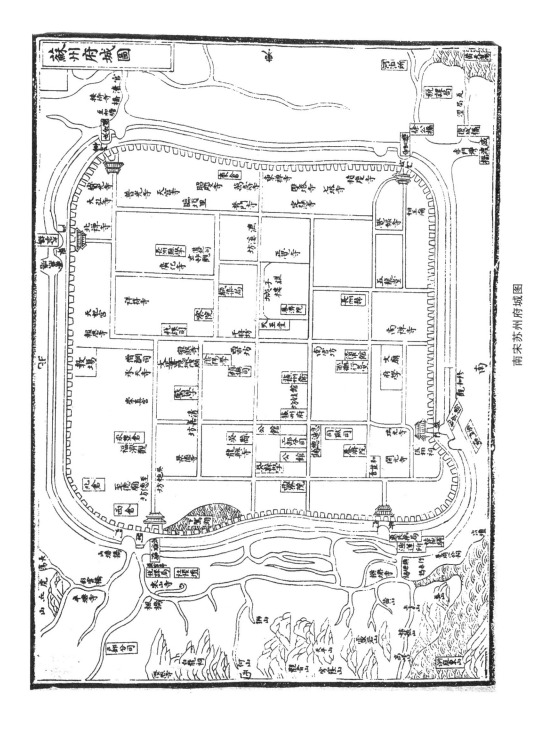

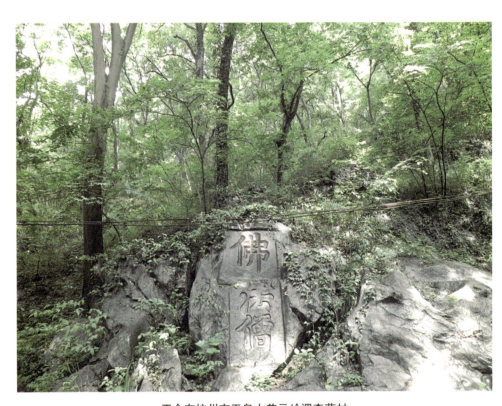

王介在杭州市玉皇山慈云岭调查药材

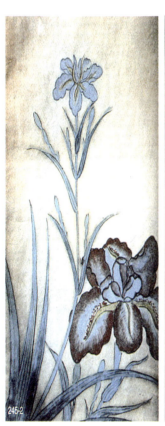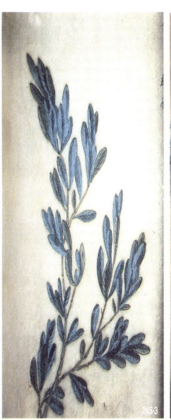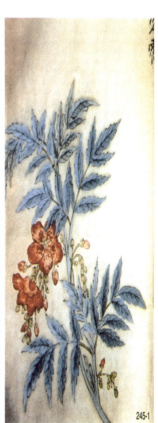

王介草药图形

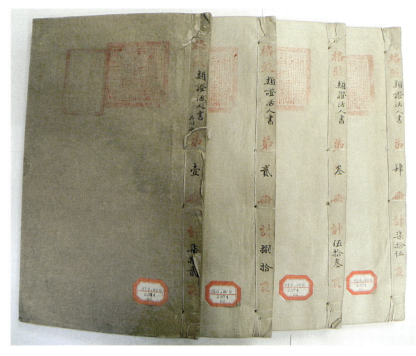

《类证活人书》，南宋湖州朱肱撰，江南制造局刻本，光绪十年（1884）

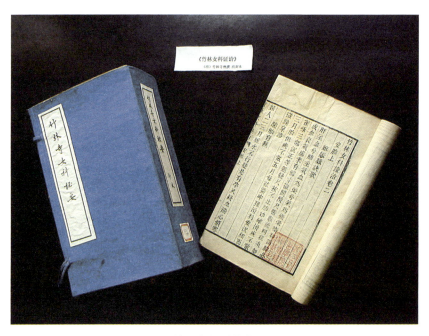

竹林寺妇科抄本

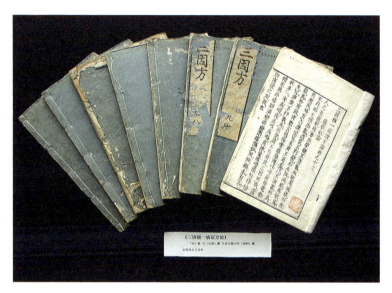

三因方

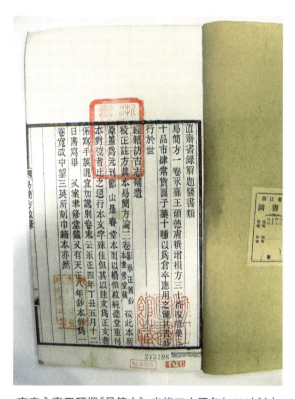

南宋永嘉王硕撰《易简方》,光绪二十四年(1898)刻本

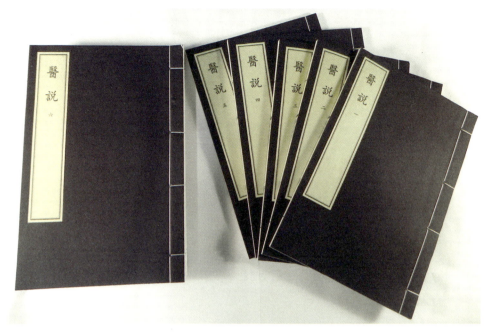

安徽新安人张杲辑《医说》,1189年刊刻

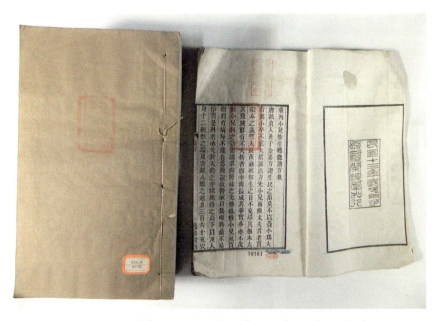

1156年,无名氏著《小儿卫生总微论方》,1924年,兰陵堂刊行本

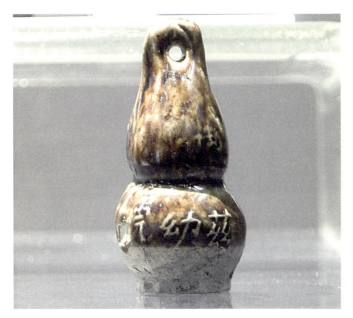

南宋收养弃婴的公立慈善机构慈幼院(局)瓷权

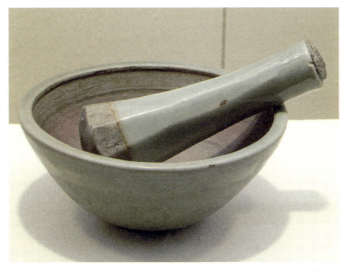

韩国新安沉船打捞出土的12—13世纪浙江龙泉窑青瓷研钵

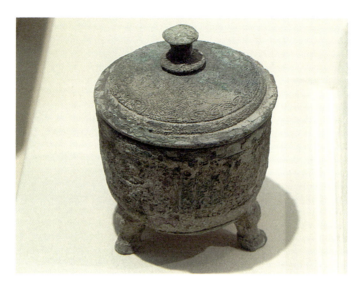

南宋桐乡出土的铜质捣药罐

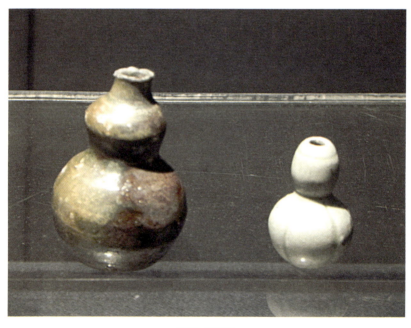

南宋小药瓶

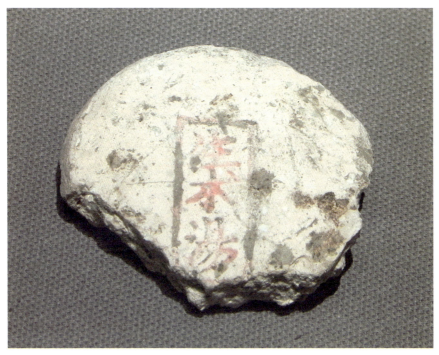

生术汤封泥

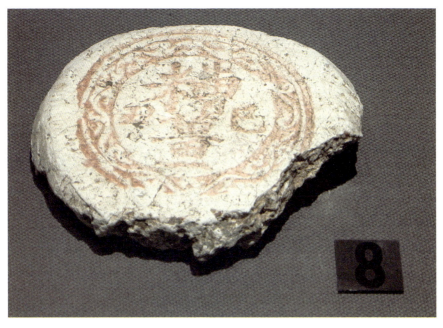

糟姜封泥

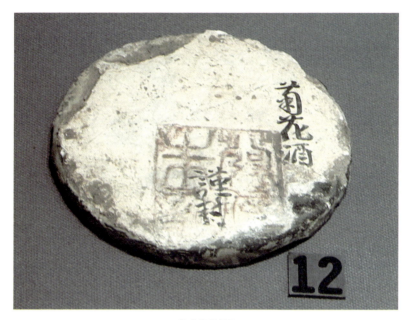

菊花酒封泥

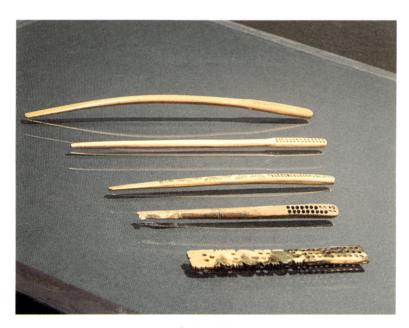

南宋牙刷柄

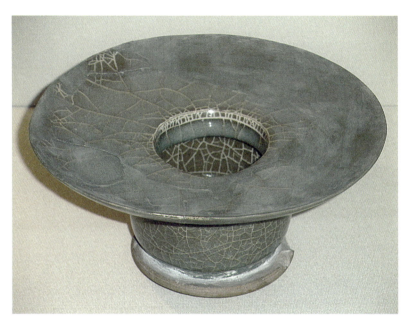

南宋龙泉窑出土的卫生用具唾盂

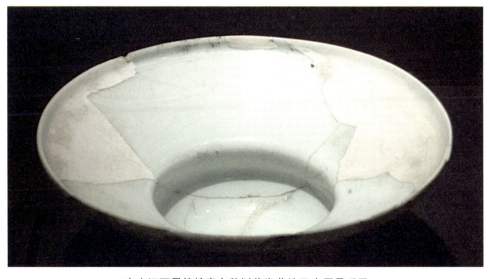

南宋江西景德镇青白釉划花卷草纹卫生用具唾盂

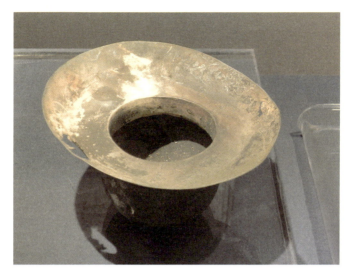

南宋银质卫生用具唾盂

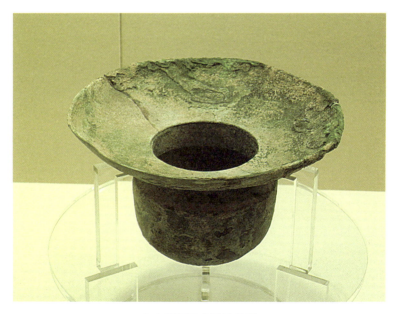

南宋青铜卫生用具唾盂

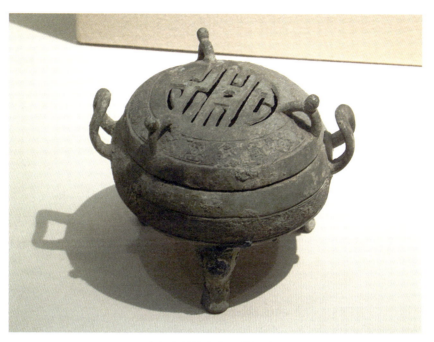

宋朝湖州练市出土的铜熏炉

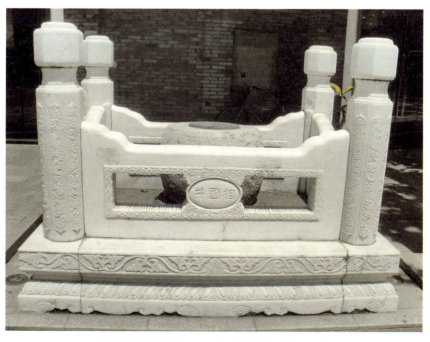

唐代德宗年间(780-805),刺史李泌修相国井

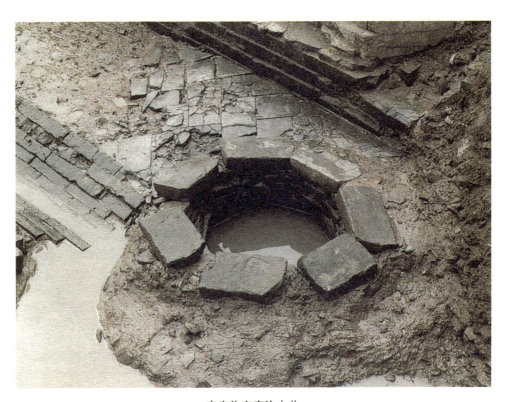

南宋临安府治水井

目　录

绪　论

　　南宋朝囿于长江、淮河以南地域，即今自北而南、自东徂西的江苏、上海、安徽、浙江、江西、福建、台湾、湖北、湖南、广东、香港、澳门、海南、四川、重庆、贵州、广西、云南、西藏等省市、自治区和特区；南宋时期于 1127 年至 1279 年，跨越 153 年。本书严格俯首这一区域、这一时期的医药发展历程。

　　南宋朝处于中国封建社会中期，其畛域虽只有北宋的三分之二，又屡遭金朝、蒙(元)的攻击，领土日削月朘，但此时的中国政治、经济、文化重心正从黄河流域转移到长江流域，使中国的封建文化迈入辉煌时期。倘若从元明清政治体制、经济模式、军事水准、思想文化、风俗人情乃至民族心理的酿成窥探，南宋对后世的光照着实逾越北宋。但昔日研究宋朝中医文献的学者们往往将重点放在北宋，或厚北宋而薄南宋，较为不妥。因为南宋医药惠及后世者比比皆是：其一，南宋前期的高宗、孝宗、光宗和宁宗四位皇帝重视医疗卫生工作，高宗开了个好头，南宋在医疗卫生工作方面建树最突出的皇帝当推孝宗。南宋设有较完善的医药卫生行政机构和管理系统，制定了一系列医事制度和法规，这不仅可与北方诸省相媲美，而且大大逾越其右，南宋成为当时中国医政机构建置最为稠密、完善之地，也是中国医政机构建置史上的巅峰时期，极大地促进了医疗卫生事业的腾飞。其二，儒生精医成为风尚，医学队伍的文化素质得到了提高，推动了医学理论、临证经验的总结和发展。其三，医药界学术争鸣，开创了医学发展新局面，不同的临床学术观点充实了中医学基础理论，形成了一些中医流派，标志着中医临证和理论已臻成熟。其四，印刷术的发明和政府对医学事业的重视，使医药著作大量付梓，方书盛行，成药出售，医药知识深入人心。其五，临床医学分科更趋缜密，各科全面发展，其中针灸、妇科、儿科、骨伤科、法医学成就最为显著。其六，各府州道地药材丰富，药材批发市场较多,制药作坊生产规范,药物炮炙技术精湛,药店林立,药品销售广告形式多样,药商远涉海内外,是中国古代药学发展的转折时期。其七,整治马路、清除道路垃圾、建造公共厕所、实行火葬、掘井饮水、新设澡堂、传统节日中开展医药活动,使南宋出现了良畴美拓的自然景观和民物阜蕃的乡镇都市,成为国内外人们向往的文明之地和全国公共卫生综合治理的先进地区。其八,南宋政府在疾疫发生时采取各种医疗救助措施,安抚疫区民众,控制疫情蔓延,稳定社会秩序。而当地的中医药学家追古发今、各显神通,为民排难解忧,其治疫的专家与医籍之丰名列全国前茅。其九,与中医文献、药材外传的同时,亦舶来海外的药材和医疗经验,丰富了中医药学,中外医药交流十分红火。因此,南宋是中国医药学的重要发展阶段,此时的医药学亦具有同时期世界上最发达和最完备的医学,在医疗卫生机构、医学教育、医药理论、临证各科乃至本草、局方等方面贡献卓著,南宋医学传承有序、从业人员地位提高、社会各界对医学认知度明显增强。尤其是医学知识的广泛传播,通过医籍的编撰、刊刻、流通和阅读渗透到社会各界,悬壶施诊、救死扶伤、丸散膏丹、丹浆栓片的美谈萦绕于耳,是中国医学史上承前启后、开辟新径的重要时期,在中国科技史上的地位和影响极其深远,余音波及当今。

当今,中医药具有独特的针灸、气功、按摩、刮痧、拔火罐、火疗等非药物、非手术方法,还具有一整套的精神治疗、保健和养生法则。中医药在防治疑难杂症、慢性病和烈性传染病方面呈现了美好的远景,在养生保健、康复、优生优育、生殖保健和孕产妇保健等方面功效卓著。中医药在治疗心脑血管疾病、恶性肿瘤、病毒性肺炎、类风湿性关节炎、系统性红斑狼疮、干燥性综合征、血液病、皮肤病等病症疗效显著。针灸可治疗461种疑难杂症和慢性病,针灸在治疗病症涉及肌肉骨骼系统、神经系统、消化系统、泌尿生殖系统,对于精神行为障碍、皮肤病、颈椎病、腰椎间盘突出症、中风、面瘫、腹泻、慢性结肠炎、慢性前列腺炎、不孕症、睡眠障碍、痴呆症、荨麻疹和神经性皮炎等都有特效。值得一提的是,中医具有"简、便、廉、验"的大众化特色,为人人享有医疗卫生保健权益,解决中国当前看病贵、看病难的问题提供了保障。中医诊断的主要手段是"望、闻、问、切",无须使用任何检验设备,不仅方法简单、诊断确切、疗效好,而且费用低廉,为广大群众所点赞,在中国尤其是广大农村地区有着广泛的群众基础。因此,中医药在维护社会安定团结,以改革促进和谐、以发展巩固和谐、以稳定保障和谐,使人民群众安居乐业,确保国家长治久安中所起作用巨大。中国已进入全面建成小康社会、建设社会主义和谐社会的新阶段,我们必须协调发展人与人的和谐、人与社会的和谐、人与自然的和谐。随着经济社会的快速发展,人们生活水平的不断提高,人类的健康观、疾病谱、医学模式等都发生了巨大的变化,全球范围内正兴起"回归自然"的浪潮,大健康产业如雨后春笋般地在华夏大地苗壮成长,健康小镇星罗棋布大江南北。中医药一经与现代科学相结合,必将对现代医学的发展作出不可估量的贡献。国家已把生命科学摆在了优先发展的战略地位,把创新药物与中药现代化列入国家发展的重大项目。2016 年 2 月 22 日,国务院印发了《中医药发展战略规划纲要(2016—2030 年)》。8 月 19—20 日,中共中央总书记、国家主席、中央军委主席习近平出席全国卫生与健康大会并发表重要讲话,习近平强调要着力推动中医药振兴发展,坚持中西医并重,推动中医药和西医药相互补充、协调发展,努力实现中医药健康养生文化的创造性转化、创新性发展。国务院总理李克强在会上讲话强调要实施中医药传承创新工程,推动中医药生产现代化,打造中国标准和中国品牌。25 日,国务院建立中医药工作部际联席会议,由 36 个国家核心部委组成。党中央、国务院的这一系列重大举措,将极大地推进中医药事业的腾飞。中医药学作为生命科学的重要组成部分,必将以其独特优势成为 21 世纪中国对世界生命科学发展作出重大贡献、最具源头创新活力和国际影响的重要学科。2015 年 10 月,屠呦呦以其发现了青蒿素的临床独特疗效而荣获诺贝尔生理学或医学奖,就是最好的诠释。中医药越来越受到世人的青睐,风靡海内外。我们相信,本拙著的出版将有助于中医药文化全球行,扩大中外医药交流。

因此,温故而知新,撰写一部论述较为完备的南宋时期医药发展方面的专著,向世人展示古代中国医药发展的绚烂历程,已显得十分必要。新中国成立以降,国内外学术界、文化界,特别是耕耘科技史、社会史的专家、学者翘首以待一部较系统、全面论述南宋医药发展的学术著作问世,我们抛砖引玉,以圆学术界多年之宿愿。为了启迪今日、惠及后世,我们经过多年的辛勤耕耘,遍阅旧史,旁采小说和简牍盈积,在辩证唯物主义和历史唯物主义观点的指导下,积累、爬梳、鉴别和取舍史料,终于完稿。本书旨在挖掘中医药旅游资源、保护传统医药非物质文化遗产、恢复南宋区域中药店堂、古为今用中医药文献、促进中医药学创世界一流学科建设、开发健康产业和让世人全面了解中医药文化、传承中华璀璨文明。

当前,南宋医药发展的史料和研究现状堪忧:

第一,南宋以降付梓的历代文献中星散着有关南宋医药发展的史料。主要分散在《太平惠民和剂局方》、《增广太平惠民和剂局方》、《太医局储科程文格》、《三因极一病证方论》、《医说》、《妇人大全良方》、《癸巳新刊御药院方》、《医经正本书》、《仲景伤寒补亡论》、《卫生家宝产科备要》、《仁斋直指》、《履巉岩本草》、《历代名医蒙求》、《菌谱》、《魏氏家藏方》、《察病指南》、《备急灸法》、《局方发挥》、《张仲景注解伤寒百证歌》、《鸡峰普济方》、《类证普济本事方》、《伤寒九十论》、《幼幼新书》、《小儿卫生总微论方》、《针灸资生经》、《卫济宝书》、《洪氏集验方》、《传信适用方》、《集验背疽方》、《女科百问》、《济生方》、《走马急疳真方》、《产宝杂录》、《卫生家宝产科备要》、《产育宝庆集》、《养生类纂》、《丹房须知》38 部医药类著作中;分散在《宋史》、《宋会要》、《宋会要辑稿》、《文献通考》、《建炎以来系年要录》、《建炎以来朝野杂记》、《宋史翼》、《东京梦华录》、《九朝编年备要》、《梦粱录》、《刑统》、《永乐大典》、《续修四库全书》、《续资治通鉴》、《南渡稗史》15 部全史、杂史、典章(志)、实录中;分散在(咸淳)《临安志》、(淳祐)《临安志》、(乾道)《临安志》、《武林坊巷志》、《清波杂志》、《清波杂志校注》、《艮山杂志》、《州县提纲》、(淳熙)《三山志》、(嘉靖)《浙江通志》、(雍正)《浙江通志》、(民国)《杭州府志》、(嘉庆)《余杭县志》、(光绪)《余杭县志稿》、(民国)《昌化县志》、(淳熙)《严州图经》、(景定)《严州续志》、(乾隆)《海宁县志》、《海盐澉水志》、(开庆)《四明续志》、(宝庆)《四明志》、(民国)《鄞县通志》、《会稽志》、《会稽三赋》、(宝庆)《会稽续志》、《剡录》、(嘉泰)《吴兴志》、《诸暨建置志》、(民国)《临海县志稿》、《江南通志》、(光绪)《重修安徽通志》、(乾隆)《淮安府志》、(光绪)《江西通志》、《江西通志稿》、《福建通志》、《兴化府志》、《福建省兴化府莆田县志》、《福建续修浦城县志》、《新安志》、(宝祐)《仙溪志》、(嘉靖)《建阳县志》、《临汀志》、(道光)《广东通志》、(嘉庆)《广西通志》、《桂海虞衡志》、《四川通志》、《贵州通志》、《湖北通志》、(光绪)《湖南通志》、《宋平江城坊考》、(弘治)《上海志》、(嘉定)《赤城志》、《苏州府志》、《姑苏志》、《建康志》、(淳祐)《玉峰志》、(咸淳)《重修毗陵志》、《扬州通志》、《九江府志》、《丹徒县志》、《吴郡志》、《吴县志》、(至顺)《镇江志》、(宝祐)《重修琴川志》、《江苏府武进县志》、(光绪)《昆新两县续修合志》、《太平寰宇记》、《岭外代答》、《岭外代答校注》、《马可·波罗游记》、《西湖游览志》、《诸蕃志》、《舆地纪胜》、《方舆胜览》、《岳阳风土记》80多部地理、方志中;分散在《说郛》、《武林旧事》、《鸡肋编》、《四朝闻见录》、《辍耕录》、《洗冤集录》、《中吴纪闻》、《遂昌山樵杂录》、《老学庵笔记》、《陆游集》、《朱子大传》、《朱子语类》、《晦庵集》、《铁围山丛谈》、《金陵百咏》、《后乐集》、《后村集》、《后村诗话》、《筠溪集》、《汉滨集》、《方舟集》、《陶山集》、《滋溪文稿》、《巽斋文集》、《芦浦笔记》、《耆旧续闻》、《山家清供》、《陶朱新录》、《独醒杂志》、《本心斋蔬食谱》、《睽车志》、《苏魏公文集》、《事物纪原》、《益部方物略化》、《字溪集》、《茅亭客话》、《岁华纪丽谱》、《耻存堂稿》、《西山文集》、《西山先生真文忠公文集》、《石湖诗集》、《吴都文粹续集》、《吹剑录外集》、《闻见近录》、《癸辛杂识》、《癸辛杂识续集》、《蒙斋集》、《雪楼集》、《絜斋集》、《藕香零拾》、《东都事略》、《攻媿集》、《新纂香谱》、《两宋名贤小集》、《清容居士集》、《水心集》、《杨文公谈苑》、《夷坚志》、《容斋随笔》、《猗觉寮杂记》、《道乡集》、《清异录》63部传记、笔记、诗文集中,上述共达200多种南宋以来的历代文献中镶嵌着少量的医药史料。由于元明清朝廷轻视自然科学,导致南宋医药发展的文献庞杂而星散,发掘和留存于世的文献、文物、图录珍贵且十分稀少,相关零星的文献重记载,无系统研究成果。

第二,新中国成立迄今,国内外对南宋医药发展的研究范围较广,并有一定的研究成果。在不同时期、不同类型、不同学科的论著及刊物中分布浩瀚。代表性专著有李经纬、林绍庚的《中国医学通史·古代卷》(人民卫生出版社2000年版),该专著论述了自古迄1840年中国医学发展的梗概,南宋医药发展的内容分散在各章节目中,主要论述国家层面的医药成就,对南宋各省府州县的医药发展论述相对薄弱;严世芸的《宋代医家学术思想研究》(上海中医学院出版社1993年版),该专著论述了宋代各家学说,着力于北宋的医学流派学术思想研究；李云的《中医人名辞典》（国际出版公司 1988 年版），该辞典收录了南宋部分医家，并作了简介；金斗锺的《韩国医学史》（韩国探求堂 1966 年版），该专著介绍了南宋时期中、韩医药交流的简况；李松的《泰国中医药的发展》（新华文化事业有限公司 1989 年版），该专著中介绍了南宋时期中、泰医药交流的简况；刘时觉的《永嘉医派研究》（中医古籍出版社 2000 年版），该专著主要研究宋代温州的名医名著和永嘉医派的医事活动；刘时觉的《宋元明清医籍年表》（人民卫生出版社 2005 年版），该专著主要收集整理了宋元明清时期的医籍，对宋代医著的作者、生平、主要内容以词条的形式加以简介，是一部较完备的工具书；朱德明的《南宋时期浙江医药的发展》（中医古籍出版社 2005 年版），该专著主要研究了南宋时期浙江医药发展的历程。另外涉及南宋医药发展的论著还有王振国的《中国古代医学教育与考试制度研究》（齐鲁书社 2006 年版）和冯立军的《古代中国与东南亚中医药交流研究》（云南美术出版社 2010 年版）。代表性论文有王棣的《海上丝绸之路与中药外传》（《广东社会科学》1992 年第 2 期），朱德明的《南宋医药行政管理机构》（《史林》2010 年第 1 期）、《南宋医药法律》（《医学与哲学》2010 年第 4 期）、《南宋慈善医药探微》（《史林》2011 年第 4 期）、《南宋时期大理国医药考略》（《医学与哲学》2012 年第 6 期）等。同时对南宋医药著作、本草、药学、中药炮炙、妇幼保健、养生、慈善医药、少数民族医药和文人与医药等各方面只发表了 1—2 篇论文，研究比较薄弱。因此，当前国内外还没有全面系统研究南宋医药发展的科研成果，同类技术进展处于初级阶段。随着本书的抛砖引玉，南宋医药发展研究将引起国内外学术界的关注和进一步的挖掘整理。

当前，南宋医药发展研究的思路不够清晰和主要内容不够全面。面临两大研究窘境，我们提出以下研究思路和主要内容。

第一，研究思路。围绕南宋医药发展研究这一课题，组织宋史、中医药学专家论证。以史实为主线，对涉及南宋医药发展的史料进行搜集和"打捞"，并对发掘的有关资料进行爬梳清理，钩沉辑佚，辨伪考订，厘正疑滞，勘讹校正。将南宋医药卫生的起源与发展置于当时社会历史发展的大背景下加以探究，挖掘南宋医药文化底蕴和原创精神，彰显它与政治、经济、文化等多种外部因素的互动机制，并以中医学、中药学、史学、哲学的眼光审视这段历程，力求清晰地勾勒出南宋医药发展的轨迹,折射出这一时期人民的生存状态、生命境遇。

第二,主要内容。(1)探究南宋医药发展的时代背景。从北方长期战乱、大量移民流寓南方对长江、淮河以南的政治、经济、文化产生的巨大影响及经济、教育科学文化事业、民众对医药需求等角度研究医药发展与历史背景的关系。(2)稽探南宋医药卫生行政管理机构的设置状况。从御药院、太平惠民局、惠民和剂局、惠民局、施药局、慈幼局、养济院、漏泽园等卫生行政管理机构和慈善医药机构的设置状况,揭示它们在民众的医疗保健及社会稳定方面所起的重要作用。(3)理清南宋医家学派脉络及医药教育成就。着重厘清南宋众多的医家学派,他们独特的医疗方法。从太医局机构调整、遴选医官制度、招生、医药考试等方面,彰显医药教育成就。(4)冥搜南宋医药学家及著作。从历代文献中打捞被湮没的这一时期的医药学家及医著,全面展现南宋医家的风采。南宋医学全面发展还得益于政府对前代医书的整理与校订以及新医书的编撰。前者为官方行为,而后者则有大量民间医生的参与。(5)研究南宋医药基础理论和临床各科发展。从内科、外科、骨伤科、妇产科、儿科、针灸、五官科、军医、法医、食疗科、养生保健等领域研究这一时期的医药基础理论和临床各科发展的成就。(6)钩沉南宋药学梗概。从蛰居临安的朝廷重视药学、各省府州县药材的分布、药市和药店的经营规模、药物炮炙的技术、药品的种类、官方和民间药商与海外的药材贸易等方面展现南宋药学的兴盛。(7)展示南宋公共卫生习俗及佛道医药。从整治马路、清除道路垃圾、建立公共厕所、实行火葬、掘井饮水、新设澡堂、开展传统节日医药活动等措施,阐述南宋迅速成为全国公共卫生综合治理的先进区域、国内外人士向往的地方之缘由。(8)梳理南宋的疫疠流行。从这一时期疫疠流行的频率、成因、朝廷的预防和善后措施、中医药学家为民排难解忧等方面论述南宋疫疠流行的经验教训。(9)胪述南宋与国外的医药交流。研究南宋与朝鲜半岛、日本、东南亚、阿拉伯国家乃至东北非洲医药交流的盛况及在中外科技交流史上的地位。

我们相信,本书可用于中国通史、中国科技史、社会史、民俗史的研究,也可用于江苏、上海、安徽、浙江、江西、福建、台湾、湖北、湖南、广东、香港、澳门、海南、四川、重庆、贵州、广西、云南、西藏等省市、自治区和特区的旅游局、文广新局及园林文物管理局对相关名胜古刹的旅游资源开发,国家非物质文化遗产的保护、南宋区域中药店堂的修葺和开放。

本书除图谱、绪论、大事记、参考文献、后记外,共分9章:第一章论述了南宋医药发展背景。南宋时期,北方长期战乱,大量移民流寓南方,对长江、淮河以南的政治、经济、文化产生了巨大的影响。同时,南宋医药事业正是在这种经济繁荣、教育科学文化事业昌盛、民众对医药需求的地域时代背景下向前跃进。第二章稽探了中央和南宋医药卫生行政管理机构。中央和南宋区域医药卫生机构较为完善,御药院、太平惠民局、惠民和剂局、惠民局、施药局等在体恤民众、诊治疾病、规范行规、炮炙药物、施舍军民诸方面建树非凡。南宋慈善医疗机构像雨后春笋般地出现,在许多地区建立了慈幼局、养济院、漏泽园,它们对南宋民众的救治、医疗保健及社会稳定起着重要作用。第三章阐述了医家学派的嬗递及医学教育。南宋出现了众多医家学派,如昆山郑氏女科、萧山竹林寺妇科、绍兴钱氏女科、宁波宋氏女科、陈木扇女科、海宁郭氏女科、绍兴"三六九"伤科、永嘉医派等。他们均具有独特的医疗方法,疗效如神,受到蛰居临安的南宋朝廷首肯,形成了完整的中医药理论体系,衣钵薪传,为祖国医药学发展作出了卓越的贡献。阐述了太医局机构调整和招生、医学考试、中央医学教育概况。南宋医学教育为控制区域培养了大量的医务工作者,制定了一些医学教育和遴选医官的制度,推动了中医教育的发展。第四章整理了医家学派及著作。这一时期,南宋医药学领域人才济济、群星璀璨,他们阐发中医药理论,酷似千峦竞秀、百川争流,不胜枚举;他们携手为祖国医药学的发展筚路蓝缕,作出了卓越的贡献。第五章论述了南宋的医学基础理论和临床各科的发展,在内科、外科、骨伤科、妇产科、儿科、针灸、五官科、军医、法医、食疗科、养生保健等领域建树非凡。尤其妇产科,世家医派百舸争流,成果迭出。这些中医药学家群星璀璨,携手推动了全国的中医药学嬗进。第六章钩沉了药学发展的梗概。南宋时期,蛰居临安的朝廷重视药学,药材丰富,药市红火,药店林立,药物炮炙技术精湛,药品种类繁多,药商远涉海内外,这些都充分地表明南宋时期是古代中国药学发展的转折时期,极大地推动了中国药学事业的发展。第七章窥探了南宋公共卫生习俗及佛道医药。南宋大力整治马路、清除道路垃圾、建立公共厕所、实行火葬、掘井饮水、新设澡堂、传统节日开展医药活动、日常的医药卫生习俗。所有这些措施的实施,使南宋迅速成为全国公共卫生综合治理的先进地区、国内外人士向往的地方。第八章梳理了南宋疫疠流行的状况。这一时期疫疠流行较为频繁,其成因独特。南宋朝廷面对突如其来的灾难,采取了积极的预防和善后措施,南宋的中医药学家追古发今、各显神通、为民排难解忧,取得了一定的预防治疫效果。第九章胪述了南宋与国外的医学交流。这一时期,浙江一举成为中外科技文化交流的重镇。通过海道,南宋沿海的泉州、广州、临安、明州、台州、温州等港口城市与朝鲜半岛、日本、东南亚、阿拉伯国家乃至东北非洲,都有广泛的医药交流。尤其是南宋与国外的药材进出口生意红火、品种繁多、数量庞大。因此,南宋与国外的医药交流在中外医药交流史上占有重要的地位。

第一章　南宋医药发展背景

中医药学是中国传统文化的有机组成部分,凡能推动中国传统文化发展的政治、军事、经济、教育、科技、文化等方面的因素,亦可影响医药的发展。当然,医药的发展还与它所处时期的其他因素相关,诸如地理、气候、社会时尚、风土人情等,南宋医药的发展也不例外。导致南宋医药兴旺发达的原因主要有:一是隋、唐之后中国政治、文化、经济、科技中心逐渐南移,至宋基本形成以江、浙为中心的格局,尤其是宋室南渡迁都临安(今杭州),大批政界、文坛与医界名彦伴随来江浙,客观上为南宋医药的发展储备了人才;二是宋朝发展了文官统治,重视文士的培养选拔,知识分子地位较高,许多贤士、文人进入医界,由此提高了医药队伍的文化素质,如大医家朱肱进士出身,大理学家朱熹问津医药,医药队伍结构的这一变化,对理论研究和医疗技术的提高都有很大的促进作用;三是南宋当时发达的印刷业为中医药书籍的刊刻流传以及普及医药知识提供了有力的保障,医药著作和方书的大量出版,使医药知识辐射穷乡僻壤,各级政府设立官药局和药材炮制、膏散丸丹制剂的进一步规范等成绩斐然;四是南宋加强了政府对医药的管理,朝廷的重视为医药卫生事业发展提供了有力保障;五是当时新学(唯物论)和旧学(唯心论——理学)间的激烈学术争论,有力地活跃了医药界的学术争鸣。六是南宋对外贸易日益频繁,促进了中外医药交流,很多国家的医药学成果舶来中国,充实了中医药宝库。中医诊断技术和炼丹术走向世界,促进了全球医药学的发展。七是赵宋朝廷偏安浙江,"大驾初跸临安,故都及四方士民商贾辐辏",带动了各业兴盛,使东南地区成为全国的政治经济文化中心,为南宋医药发展提供了得天独厚的沃土。南宋医药正是在这种繁荣的地域时代背景下突飞猛进,成为全国中医药最发达的地区。

第一节 政治中心南移

一、政治中心南迁

医学科学技术与政治的关系互动。医学科学技术作为人类一种社会活动,它离不开社会环境而独立发展。政治作为人类社会经济关系的集中表现,作为人类社会上层建筑的重要部分,它的现实形式是一定社会的权力系统——政治体系和一定社会的政治法律制度,在一定的历史条件下,它表现为政治革命和战争。这些形式和现象都与医学科学有着密切的互动关系。这种互动是医学科学技术产生、发展的源泉和动力。历史提供了丰富的政治与医药的辩证法。医药学术发展的结果,必然导致某种医事政治制度的确立,而有关政治制度又积极地影响着医药学术的发展。南宋时期,国家从政治上、法律上、组织上保证了医药的发展。而且,南宋人民强烈的创新欲望和开拓精神,与其所处的政治环境密切相关。在古代中国,政治中心大多在北方,而建都南方者,大多是创业未就或偏安一隅的封建王朝。浙江临安,虽在南宋时期成为赵宋王朝的都城,但为时甚短,绝大多数时间都远离政治中心,这使南宋人民较少受到封建政治文化和礼制思想的影响和束缚,思想较为活跃,科技创意较强。

由于南宋朝廷定都临安,成为当时全国政治中心的临安必然人才荟萃、学术繁荣、信息流通,为医药学的发展创造了良好的政治基础,导致医疗设施、医学教育机构、医药研究环境在政治中心比其他地区更为完善。往往只有在政治中心并属于国家的医政机构,可从全国各地选拔医药人才,也可以用官费、借皇帝圣旨进行医学教育与研究工作,此地正是处于此种地位,极大地推动了南宋医药的腾飞。但在端平元年(1234年),宋、蒙联合灭金后,双方之间又进行了长达40多年的战争,南宋统治集团腐败无能,经济日益萧条,直至宋亡。南宋末的劳动人民深受阶级压迫和民族压迫,在恢复和发展生产的斗争中,付出更巨大的代价,直接制约了宋末元初医药的发展。

二、北方移民影响

南宋时期,北方人口向南方的迁徙与流动频繁,主要发生在靖康元年、二年(1126—1127年)金灭北宋的"靖康之变"以后。由于北方长期战乱及政治中心的南迁,北方人士纷纷渡过黄河移居南方,"衣冠奔踣于道者相继","中原士民,扶携南渡,不知其千万人",而"正朔"所在的两浙路更成为北方移民的目的地,两浙路接纳的北方移民在诸路中居于前列。

《建炎以来系年要录》记载当时南迁盛况:"金兵逼近,高宗于明州下海南逃,诏止亲兵三千人自随,百官有司随便寓浙东诸郡。""四方之民云集两浙,百倍常时。"①

《宋会要辑稿》记载隆兴二年(1164年):"两淮之民,自掳骑入境,迁移渡江,散处浙西、江东诸郡。"②《鸡肋编》记载:"建炎之后,江、浙、湖、湘、闽、广,西北流寓之人遍满。绍兴初年,麦一斛至万二千钱。农获其利,倍于种稻。"③开禧元年(1205年)北上伐金(即"开禧北伐"),次年兵败,金军渡淮南下,最后双方于嘉定元年(1208年)重订和约,由此而引起了北人再次南迁。叶绍翁记载:"自开禧兵变,淮民稍徙,入于浙、于闽。"④《宋会要辑稿》记载开禧二年(1206年)十一月二十五日枢密院奏言,两淮渡江人口多徙处于镇江、平江、建康府、江阴、广德、嘉兴府、湖、常、衢、婺、信、饶州等府、州、郡。⑤

北方人大量流寓临安,以至于外地人蛰居临安的人数远远超过当地人口数。除临安外,湖州、越州(今绍兴)、明州(今宁波)、衢州、婺州(今金华)、处州(今丽水)等地也集中了众多的北方移民。《建炎以来系年要录》记载"平江、常、润、湖、杭、明、越,号为士大夫渊薮,天下贤俊,多避地于此",⑥从而出现了中国历史上又一次移民高潮。历史上,北方向南方移民虽时有发生,但在

---

① 李心传:《建炎以来系年要录》卷30,建炎三年(1129年)十月乙丑条,仁寿萧潘1882年版;李心传:《建炎以来系年要录》卷158,绍兴十八年(1148年)十二月己巳条,仁寿萧潘1882年版。

② 徐松:《宋会要辑稿》,《兵》一三之二四,中华书局1957年版,第6979页。

③ 庄绰:《鸡肋编》卷上,载《景印文渊阁四库全书》册1039,台湾商务印书馆1984年版,第153页。

④ 叶绍翁:《四朝闻见录》卷3,《庆元开禧杂事》,载《景印文渊阁四库全书》册1039,台湾商务印书馆1984年版,第701页。

⑤ 徐松:《宋会要辑稿》册149,《食货》六八之一〇三,中华书局1957年版,第6305页。

⑥ 李心传:《建炎以来系年要录》卷20,载《景印文渊阁四库全书》,上海古籍出版社1992年版,第1358页。

南宋初年,其持续时间之长,人数之多,空前绝后,至于整个统治集团从帝王、后妃、贵族、大臣到军队的南迁更是绝无仅有。而且,南宋移民的成分十分复杂,既有阶级、阶层、职业和贫富的不同,又有民族的差别,大致说来可以分为五类:第一类是原北宋统治集团中的成员,从皇帝、后妃、宗室、外戚到文武百官及其家属。他们在"靖康之变"时率先南逃,宋高宗赵构就是他们的总代表。这类人在全部移民中所占的比例虽不大,但除了少数归顺金朝或在战乱中死去的以外,绝大部分都逃到了南方。由于他们所具有的特殊地位,对以后南宋的政治力量、文化生活、社会习俗等方面所产生的影响巨大。第二类是原驻扎在北方的士兵及其家族。他们大多扈从宋高宗和隆佑太后南逃。其中,护卫宋高宗的军队有 5 万多人,护卫隆佑太后的军队有 1 万人,如果加上随行家属,估计总数在 10 万人以上。第三类是在宋金或宋蒙战争期间,为躲避战乱,仓促逃往南方的普通百姓,其中又以地主、商人为多。第四类是部分北方义兵及以平民、士兵和义兵转化为游寇的人。最后一类是所谓归正人,这是指原来在别的政权或族帐、溪峒统治下的百姓、官员和首领,他们或者是为了摆脱异族的统治和奴役,或者是受南宋政府的招引而归附的人。因此,北方移民对南宋军政产生了巨大影响,其主要表现在以下七大方面。

（一）北方移民构成了南宋军队的主体。

（二）重用南方士大夫。宋室南迁使南方地主阶级在政治上占据了绝对优势,而浙江人更是大获其利。南宋 62 位宰相中,浙江人就有 20 位,几乎占了 1/3。至于其他官员,浙江更居首位。由于以上原因,遂造成了南宋社会中"北人主军,南人主政"的政治格局。

（三）促进了南宋的手工业、商业和城市建设。北方大批具有各种手工业技艺的专业人才南下寓居,将北方地区比较先进的生产技术携携南方,从而推动了南宋手工业的发展。如陶瓷业,宋室迁到临安后,按汴京遗制,便在当地设立了两座官窑。如纺织业,原在汴京的织锦院、染院、文绣院、裁造院等作坊工作的工匠也将精湛工艺传入南方。南宋的印刷业也在北人的参与下更为先进,如临安中瓦南街东开经史书铺的荣六郎家,原来就住在汴京大相国寺东。此外,南宋的军器制造、交通工具制造和酿酒业等也或多或少地受北方移民技术的影响。

随着手工业生产的恢复和发展,移民的大批涌入,南宋商业也日趋繁荣,临安更成为全国商业的中心,其他接受众多移民的城市如明州、湖州、嘉兴等地,商业也十分繁荣。宋室南迁,使南宋城市建设深受北宋的影响,都城临安的建设就充分体现了这一特征。如南宋政府精心设计的贯穿京城临安南北的"天街",就是仿效汴京御街而建,在街中划设御道、河道、走廊等不同功能的分道。至于宫殿建筑,不仅规模和汴京大内相仿,而且连宫殿的格局也和汴京相同。浙江官僚地主和富商们的住宅,都竞相仿效汴京,无论是民间的还是皇家的园苑,除了充分利用江南水乡的特点外,布局也与汴京的大同小异。

(四)促进了农业生产的发展。北方移民在影响南宋军政、工商的同时,对农业生产也产生了重大影响。北方移民的大量迁入,给南宋提供了丰富的农业劳动力,并带来了各种农业技能,从而促进了南宋区域农业生产的恢复和发展。大批荒地得到开垦,从绍兴末年至南宋中后期,南宋地区的闲田旷土已被充分用作农耕,麦、粟等粮食作物广泛种植。

(五)北方移民在推动南宋物质文明建设的同时,对精神文明建设也产生了重大影响。首先,表现在理学重心的南移和浙东学派的形成上。其次,对南宋的文学艺术的影响。在南渡的移民中,有不少是著名的诗人和词人。在南宋文人中,女词人李清照、爱国诗人辛弃疾更是众所周知的北方移民,他们以独特的风格称雄词坛,各领风骚。移民中的诗人和词人,几乎人人都饱尝了战乱的巨大创伤,经历了人间的悲欢离合,有的则直接来自战场。这些可歌可泣的生活经历,极大地丰富了他们的创作源泉和激情,对南宋文坛的文风产生了深远影响。正是这种影响,陆游写出了"夜阑卧听风吹雨,铁马冰河入梦来"这样悲壮慷慨、脍炙人口的诗句。"靖康之变"以后,原属汴京正章教坊里的乐工、舞娘、伶人以及一般民间艺人,凡是没有被金俘虏者,大都逃往南方,他们中有的进入教坊或临安府乐坊,有的进入瓦舍等娱乐场所,重操旧业。迨南宋末年,仅临安府内外的瓦舍就有10座之多。北方艺人在瓦舍内各勾栏进行各种文艺演出,如诸宫调、杂技、傀儡、影戏、曲艺、说书、说浑话等。这些北方文艺形式感染了南宋人民。

(六)对南宋宗教方面的影响。南宋宗教的兴盛也与宋室南迁密切相关。北人在南迁的同时,也将他们信仰的神像及神祠带入南宋。如南迁的汴人在都城临安建有四座庙宇。不仅临安府一些庙宇寺观的神像汴京旧有,就是祀奉方法亦遵汴京制度。

（七）对南宋社会文明的影响。南宋饮食习俗多由北方传入。在宋室南渡前,南方人民尚不流行面食。之后,面食已成为南方人民仅次于米食的主要食品。至于饮食业更是深受北人的影响。当时,临安城内的饮食店大多由流寓此地的北方人开张。南宋服饰也深受北方影响。北人大量移居南宋,使南宋时期浙江的语言发生了较大的变化,临安方言带有浓重的北方官话。从吴自牧《梦粱录》卷20《嫁娶》和孟元老《东京梦华录》卷5《娶妇》这两种文献来看,南宋临安的婚姻礼俗与北宋汴京几乎同出一辙,两地从起草帖到卜问、送帖、定帖、相亲、定礼、追节、亲迎等仪式几近类同。至于丧葬习俗,临安也多受北方影响,与汴京趋于一致,两地均盛行火葬,讲风水,做佛事道场。南宋的四时节俗亦受北方影响。

第二节　经济腾飞

一、经济腾飞

南宋统治的153年中,经济状况可分三个不同嬗递阶段。从1127年至1141年,主要是由于金朝贵族发动的掠夺战争及南宋王朝本身执行了一系列错误政策,造成了社会经济的大破坏,使淮南、江汉地区变成了一片废墟,长江南岸也大受其灾。1141年以后,宋、金战争搁置,南宋政权趋于稳定,社会经济得以恢复和发展。这时,南宋政权内部主和派长期执政,对人民实行残酷的剥削,巧取豪夺,经济发展极其缓慢。但是,南宋时期经济仍取得了骄人的业绩。在农业方面,兴修水利,垦辟农田,提高粮食和经济作物的产量和质量,改进农业生产技术。在手工业方面,丝织、瓷器、造纸、造船、军工、酿酒诸业的产质量居高不下。在商业方面,临安成为全国的商业中心,"往来辐辏,非他郡比","大小铺席,连门俱是"。海外贸易十分发达,广州、泉州、明州、临安、澉浦、温州等对外贸易港口,"四方百货不趾而集"。

（一）人口

南宋初期,由于北方长期战乱及政治中心南移,北方人民纷纷渡过黄河移居南方,"四方之民云集两浙,百倍常时"。绍兴三十二年(1162年),南宋有户1140万。至嘉定十六年(1223年)户数为1267万,是南宋户数最多的年代。60多年中,增加了127万户。

以《建元以来系年要录》、《建炎以来朝野杂记》、《宋史·地理志》、《宋会要辑稿》等有关记载为主,以南宋两浙路的户数变化为例窥探南宋户数、人口变迁梗概。1129年,两浙路主口户2122072,口2567800,"每十户率为十五口有奇"。[①] 1132年,两浙路主户1803624。[②] 1162年,户2243548,口4327322。[③] 1163年,户2189981。1164年,户2191478。1165年,户2131763。1166年,户2189879。1167年,户2295863。1168年,户2153435。1169年,户2158653。1170年,户2297107。1171年,户2297485。1172年,户2186432。1173年,户2295863。[④] 1219年,口5839782。1223年,户2220321,口4029989。[⑤] 1225年,户1975996,口2822032。[⑥] 上述史料大多只登录户数,仅有少数涉及口数,皆不登录所属各府州的户口数据。临安是南宋王朝的都城,既是全国的政治、商业中心,也是当时世界第一大都会。南宋初年兵燹之余,户口所存三分之一,定为行都后,西北流寓民众大量涌入临安,人口很快恢复到北宋水平。从中我们可以看出,南宋初期至末期,户数增减不大,人口增加较多,尤其1219年比1129年增加了3271982人,佐证了南宋经济一直处于向上发展的势头。

(二)农业

两淮、湖北、京西等地农业生产的逐步恢复。淮南东西两路及湖北、京西南路等地是南宋对金的沿边地区,这一狭长地带的农业经济在南宋初年破坏尤其严重。南宋初年,两淮、京西、湖北地区的人民在极端困难的情况下,且战

---

① 李心传:《建炎以来朝野杂记》卷17,《甲集·建炎绍兴户口数》,载《景印文渊阁四库全书》册608,台湾商务印书馆1984年版,第411页。

② 李心传:《建炎以来系年要录》卷61,载《景印文渊阁四库全书》册325,台湾商务印书馆1984年版,第808页。

③ 《二十五史·宋史(上)》册7,上海古籍出版社、上海书店1986年版,第5473—5474页。

④ 徐松:《宋会要辑稿》册149,《食货》六九之七七,中华书局1957年版,第6368页。

⑤ 马端临:《文献通考》卷11,《国朝会要》《户口》二,武英殿乾隆十二年(1747年)版。

⑥ 《二十五史·宋史(上)》册7,上海古籍出版社、上海书店1986年版,第5274—5276页。

且耕。南方的大批圩田由于连年战争等原因,遭到严重破坏。因此,在恢复农业生产的过程中,修复圩田成为两浙、江东一项紧迫任务。高宗末年,官军将领们看到圩田之利,就利用军队在太湖沿岸及水荡去处,创置堤埂,圈占土地,号曰坝田。结果使浙西"长堤弥望"。[①] 把民田与太湖隔绝开来。旱天,官军控制水源,据湖灌溉,一部分民田不得沾利。孝宗以后,豪宗大姓相继迭出,以垦荒为名,广包强占,前后 30 年,使两浙一带的陂湖之利日朘月削。当时,"所在围田则遍满","昔之曰江、曰湖、曰草荡者,今皆田也,夫陂湖之水自常情观之似若无用"。[②] 苏、湖、常、秀诸州,过去常有水患,孝宗以后,旱灾连年。

两浙山区农业相当发达,由于农民的辛苦劳作,"闲旷硗确之地,垦成田园,用力甚勤"。[③] 婺州、处州,在南宋中期兴建了一批小型水利工程,灌溉非常便利。台州沿海一带,沃土少,瘠地多,但经过农民的辛勤劳动,"寸壤以上未有莱而不耕"之田。[④] 温州沿海,原来居民多以渔盐为生,随着海滨水泽和丘陵的垦辟,稻、麦播种面积都有了显著增加。

福建、四川农田水利发达。南宋初,福建农业破坏较少,生产恢复很快,是一个重要的农业区。福建山田每年一收,而"濒海之稻岁两获,民无甚贫而亦无甚富"。[⑤] 双季稻逐渐在沿海发展起来。四川盆地水利资源丰富,都江堰工程继续发挥作用,保证了川西农业生产的稳定。

江西、湖南、两广农业的恢复和发展。南宋初,江西路农业遭到金兵及官军的严重破坏,后虽有恢复,相差吴越闽蜀很远。由于钟相、杨幺起义对封建统治的沉重打击,洞庭湖生产关系得以调整,农业发展比较快。两广是南宋初年战争破坏较小的地区,原来农业比长江流域落后。由于福建及一大批北方流民进入广西,广西路,由北宋元丰三年(1080 年)的 24 万多户,到嘉定十

① 徐松:《宋会要》,《食货》七之四九,载《续修四库全书》册 782,上海古籍出版社 1996 年版,第 49—73 页。
② 卫泾:《后乐集》卷 13,《论围田扎子》,载《景印文渊阁四库全书》册 1169,台湾商务印书馆 1984 年版,第 654 页。
③ 《二十五史·宋史(上)》册 7,上海古籍出版社、上海书店 1986 年版,第 5710—5716 页。
④ 陈耆卿:《赤城志》卷 13,《版籍门》,载《景印文渊阁四库全书》,台湾商务印书馆 1984 年版,第 486—698 页。
⑤ 卫泾:《后乐集》卷 19,《福州劝农文》,载《景印文渊阁四库全书》册 1169,台湾商务印书馆 1984 年版,第 751 页。

六年(1223年)的52万户,100多年中增加1倍以上,是南宋户口增长幅度最大的一个地区。广东的珠江三角洲及惠州、潮州等地,农业亦有很大发展,南宋中期以后,福建福州、泉州、兴化郡等城市的军民"全仰广米",①说明了两广粮食除自给外,还能向福建提供一批商品粮。

麦田面积迅猛增加。南宋初,北方人口大量南迁,江、浙、湖、湘、闽、广各地,"西北流寓之人遍满",他们喜欢面食,又有种麦的丰富经验,因此南方种麦面积迅猛增加。由于人民的需要及官府的大力提倡,南宋时"天下百姓皆种麦",江西10州,除临川县外,各地皆种。浙江的台州、温州,福建的泉州,湖南的衡州、永州等地,种麦亦多。

棉花、茶、果树栽培面积扩大。南宋时,种棉及棉花纺织业的发展,引起人们广泛注意,宋元之际,棉花种植逐渐向长江流域推广,成为农业中一项重要的经济作物。绍兴末年,茶的栽种继续扩大,东南10路60州242县产茶1590多万斤;成都府路9州及利州路,每年产茶2100多万斤。广东的南雄、循州,广西的静江府及融、浔、宾、昭等州,都开辟了新的茶园。四州雅州一带的夷人(少数民族)"亦有即山种茶者"。②

南宋都城所在地的浙江水利兴修、农田垦辟、粮食和经济作物的全面发展、农业生产技术的改进和农作物产量的提高等方面,均居全国前列。南宋时期,浙江修治的水利工程较多,主要有1153年恢复的浙西太湖修治工作;1163年恢复绍兴鉴湖整治工作;1164年湖州、秀州(今嘉兴)等地措置开围田、浚港渎。其中以开掘绍兴鉴湖成绩斐然。婺州、处州也兴建了一批小型水利工程,灌溉非常便利。在兴修水利的同时,南宋浙江的耕地面积也急速扩展。其中圩田的开发尤为突出,成就显著。据文献记载,南宋浙江境内的秀州、湖州、临安、明州、越州,到处是圩田。此外,在浙江西部地区还有"沙田",太湖流域地区还有"坝田"等。台州沿海一带,沃土少,瘠地多,但经过农民的辛勤劳动,"寸壤以上未有莱而不耕"之田。温州沿海,原来居民多以渔盐为生,随着海

---

① 真德秀:《西山文集》卷15,《申枢密院乞修沿海军政》,载《景印文渊阁四库全书》册1174,台湾商务印书馆1984年版,第228页。

② 李心传:《建炎以来朝野杂记》卷14,《甲集·蜀茶》,载《景印文渊阁四库全书》册608,台湾商务印书馆1984年版,第368页。

滨水泽和丘陵的垦辟,稻、麦播种面积都有了显著增加。

咸淳八年(1272年),官僚黄震曾把两浙与江西的农业状况作了对比,他说:浙间无寸土不耕,又实行二遍耘田及两次耕田等方法,以达到精耕细作,这些江西办不到。另一个官僚高斯得到两浙后,"见浙人治田,比蜀中尤精","深耕熟犁,壤细如面"。经过很多生产耕作过程,使稻田旱涝保收,因此"上田一亩收五六石"。在这个基础上,浙西一带良田沃土,由稻、麦轮作逐渐改成双季稻,每年提供大批商品粮食,运往各地。总之,到南宋时期,浙江的耕地已得到了较充分的开辟,出现了"无可耕之地"的现象,成为当时垦田最盛的地区。

农业生产技术也以两浙路最为先进。在南宋,两浙路一直使用当时最先进的曲辕犁、耘荡等农业生产新工具,稻种之多也居全国前列。据统计,浙江仅六七个州县就有籼稻、粳稻。麦也随宋室南渡在浙江普遍种植,棉花亦同。蚕桑业继续发展,产量大有后来居上之势。

甘蔗在浙江普遍种植,四明是全国著名的甘蔗产地,柑橘也盛产于浙江。温州、台州是南宋柑橘产量最多、质量最好的地区之一。蔬菜业也随着浙江城市的繁荣得到了迅速的发展,当时首都临安城东门外,一望无际都是菜园。种植作物种类也已增加,已经培育并推广了不少的优良水稻品种,麦、粟、黍、豆以及蔬菜的种植已很普遍。例如(咸淳)《临安志》卷58《物产》记载"谷之品"有糯4种、麦2种、芝麻4种、豆19种、粟2种等,"菜之品"31种,"果之品"23种。此外还有竹、木、花、药、禽、兽、虫、鱼等物品。这些作物的种植,不但可以补充灾年稻谷收入的不足,而且进一步丰富了人民的生活。

由于浙江水利的大规模兴修、农田的充分垦辟、粮食和经济作物的全面发展以及农业生产技术的进步,使浙江的农业在全国占有举足轻重的地位。正如范成大说:"苏湖熟,天下足。"高斯得说:"天上天堂,地下苏杭。"

(三)手工业

南宋初,手工业经受了一次极大的摧残,使当时农业和商业的恢复发展受到影响。这种情况延至南宋军民打击金军掠夺后,随着南方稳定,再经过手工业工人的辛勤劳动,各行各业手工业生产才逐步恢复和发展起来,有些生产部门在技术上、生产规模上以及分工程序等比北宋手工业有了一定的提高。

南宋浙江丝织业荣居全国第一位,而临安更成为全国丝织业的中心。宋室定都临安后,汴京的织锦院、染院、文绣院、裁造院也迁到临安。民间丝织作坊遍及城镇里巷。南宋时期浙江农村出现了不少"柜户",是一种独立的纺织手工业者。乾道四年(1168年),义乌县有8个乡的山谷农民织罗为生,取得了官方认可任其买卖的权利。临安城内丝织业作坊,生产罗、锦、丝、鹿胎、透背、花色优美、品种繁多,使临安的丝织业更趋繁盛。至于湖州和嘉兴地区的丝织生产更是发展迅猛。如武康丝绵有"天鹅脂"之称。奉化丝绵"密而轻如蝉翼,独异他地"。麻织业仍为浙江重要的家庭副业,剡县出产的强口布,诸暨出品的山后布,都是贩布者的畅销货。棉织业也较为兴隆,新中国成立兰溪出土的南宋时期的棉毯,技术含量较高。因此,南宋时期浙江的丝、麻、棉三种纺织产品的数量与质量独享其盛。

南宋浙江的制瓷技术已到了纯熟完美的程度。这时的瓷器,无论在胎质、釉料,还是在制作技术上,都达到了新的水平。两浙除哥窑、弟窑继续保持原有水准外,由于宋政府南迁临安,修内司的官窑从开封迁来,设在凤凰山下,所烧瓷器极其精制,釉色莹彻,为当时所珍重。后来,在郊坛又设新的官窑。余姚出土的秘色瓷,仿汴京遗制,后人也称官窑。其他如临安的余杭窑仿官窑颜色,处州丽水窑,都是当地名窑。以龙泉窑为代表的青瓷烧制技术已到了炉火纯青的地步。它那透明如镜的釉层,就好像是在胎的表面罩上一层薄薄的玻璃,釉色青翠,极少有开片与流釉现象,说明当时对釉料的配制和烧成气氛的控制已有相当高的水平。

军器制造业得到恢复,分散在各地方的军器作坊,每年都有生产定额。两浙的婺、衢、明、湖、苏五州,每年造甲1500副。

南方是南宋王朝造船业的主要基地,各地的官私造船业都有很大的发展。南宋时期,临安、建康、平江、温州等地的官场每年还造大批漕船,船身长大,驰骋于内河和近海。临安西湖的游船大小不等,大的1000料,约长50余丈;500料的长20—30丈。这些游船打造奇巧,雕梁画栋,行运平稳,如坐平地,制造技术相当高。其他如浙江滨海一带的小型渔船,称钓槽,尾阔便于分水,底狭尖如刀刃,可以破浪,既能捕鱼,又作战船,是造船业上有创意的船只。从文献记载来看,当时浙江不仅能够制造近海船、江船、湖船等不同用途的船,而且还能制作技术难度较大的远洋船和车船等。这些远洋海船频繁地往来于日本、朝鲜及东南亚等地。

浙江的造纸业也十分发达。南宋浙江是当时最重要的产纸区，余杭的由拳纸，嵊县的剡藤纸、剡硾纸、玉版纸、敲冰纸、罗笺，温州的蠲纸，富阳的小井纸、赤亭山的赤亭纸，都著称于世。

（四）采矿与冶炼

南宋矿源减少，采矿业萎缩下来。铜的主要产地信州铅山，在南宋初年遭到严重破坏。绍兴末年，江西诸州每年产铁70多万斤，约占全国总产量的80%。其次是福建，产铁不少，"客贩遍于诸郡"，①都是民间经营的。再次是广东的韶州、惠州、广州等地有少量的开采和冶炼。四川炼铁多于铸造铁钱。这时铁器工艺有了进一步的发展。

（五）造船业

南宋政府出于内外战争的需要，特别注意战船的生产。杨幺起义时，农民军所使用的车船式样被宋政府采用，下令各地仿造，在造船上，南宋还采用一船多桅杆的办法，以适应远洋航行的需要。沿海的民营造船业在制造海船上有重要贡献。

（六）制瓷业

南宋时景德镇瓷业是一个大发展时期，窑区从市区扩大到郊外几十里远的地方，有瓷窑300座，制瓷技术吸取各地名窑的特长，大大提高了瓷器质量和工艺水平。福建著名的有建窑，烧制黑瓷。广东阳江和潮州的瓷器，其制品虽不及内地，但亦多外销产品。

（七）丝、麻、棉业

南宋纺织有丝、麻、棉三种，仍然以丝织业为主，生产形式与北宋无甚区别，但生产的数量与质量上都有很大提高，丝织业遍布江南城乡。当时的淮南由于战争，桑树已"罕复种植"，而两浙却独享其盛，所织"缣绮之美，不下齐鲁"，赶上了北方的先进水平。南宋时，南方农村出现不少"柜户"，同"机户"

---

① 李心传：《建炎以来系年要录》卷177，载《景印文渊阁四库全书》，上海古籍出版社1992年版，第3489页。

一样是一种独立的纺织手工业者。乾道四年(1168年),婺州义乌县有8乡的山谷之民,"织罗为主",他们冲破官府的重重障碍,取得了"任其买卖"的权利。①

徽州等地的"机户",他们的生产品经常由承揽赋税的揽户买过去。苏州农

村妇女煮茧取丝,"姑妇相呼有忙事,舍后煮茧门前香。缲车嘈嘈似风雨,茧厚丝长无断缕。今年那暇织绢著,明日西门卖丝去"。② 杭州城内丝织业作坊,生产"罗、锦、丝、鹿胎、此名透背,皆花纹特起,色样织造不一",③宁丝是各种染色丝线织成,有织金、闪褐、间道等类,颜色非常鲜美。四川是丝织业的传统中心之一,产品种类多,数量亦大,南宋初年的税绢等物,主要由两浙及四川出产。

麻织业仍为重要的家庭副业,四川、广西、两湖及东南一带都有种植。仅广西桂州、昭州每年出税布9万多匹。两浙剡县出产的强口布,诸暨出的山后布,都是商贩们喜欢收购的商品。

棉织业的兴起引起人们普遍注意。广西民间施用铁杖碾掉棉籽,手握棉绒纺线织布。有些地方工序更多一些,增加了弹花和卷棉,这说明南宋的棉织工具已有铁杖、弹弓、槎板(卷棉用)、纺车及织机等,海南岛棉纺品种类多。新中国成立后浙江兰溪出土了南宋时代的棉毯,说明棉织品种类增多,技术也大为提高,为研究棉花种植和用途提供了新材料。

(八)商业

在农业、手工业不断恢复和发展的基础上,南宋商业比北宋更为突出,这从各个方面表现出来。

长江下游的镇江、建康,这时成为两浙、福建、广南海商买卖的集散地。长江中游的鄂州发展很快。鄂州之盛远远超过江陵,成为长江中游最大的城市。

---

① 徐松:《宋会要》,《食货》一八之四,载《续修四库全书》册782,上海古籍出版社1996年版,第245—246页。

② 范成大:《石湖诗集》卷3,《缲丝行》,载《景印文渊阁四库全书》册1159,台湾商务印书馆1984年版,第614页。

③ 吴自牧:《梦粱录》卷18,《物产·丝之品》,载《笔记小说大观》第21编,新兴书局有限公司1981年版,第1141页。

长江沿岸的荆南、沙市、太平州、黄池，皆是客商所聚。其他如长沙、成都、兴元、襄阳也都是著名的商业城市。元初意大利人马可·波罗游历中国时，曾称成都为西南大都会，商人载货物进出往来，"世界之人无能想象其盛者"。

市镇及集市的商业交换，是城乡联系的纽带。广东、广西旧有墟市101处，后来随着商品经济的发展，农村中的新墟市迅速增多，封建政府承认了新墟市的合法地位，允许民间"从便交易，不得收税"。① 南宋时期介于墟市和城市之间的市镇商业发展很快。临安城两个属县有15镇。诸镇"户口蕃盛，商贾买卖者十倍于昔，往来辐辏，非他郡比也"，② 建康周围有14镇，35市，③ 湖州管下的乌墩、梅溪、四安等镇，都是人烟繁盛的地方，派有文武官员驻在此处。徽州歙县西之严寺及县东的新馆，两处商旅聚会，税收激增，遂升严寺为镇。福建建阳的麻沙以刻书著名，绍兴七年（1137年）时，居民繁盛，改为麻沙镇。这些市镇的兴起和发展，使南宋工商业经济有了雄厚的基础，而民营工商业在这些地方居于主要地位。

南宋初年，广州仍是对外贸易的中心，市舶司的收入"倍于他路"，④ 高宗曾说，广州如果管理得当，蕃商往来，可以"动得百十万缗"。⑤ 绍兴末年，闽广两市舶司岁得息钱200万贯，大部是广州市舶司赚得。两广一带地产香料、真珠、木材、棉衣、糖霜、药材等，是海贾贩往两浙的重要商品，市舶司收买的物品中，除大量外国货品外，一部分自两广地区，《宋会要·职官》卷44记载市舶司纲运物品中的海南盘布、海南青花布、海南白布等均属两广出产。

建炎二年（1129年）至绍兴四年（1134年），福建泉州自市船司共收息钱98万贯。纲首（船长或船队）蔡景芳一次招到大食商人蒲罗辛，所贩乳香价值

① 徐松：《宋会要》，《食货》十八之二一，载《续修四库全书》册782，上海古籍出版社1996年版，第245—246页。

② 吴自牧：《梦粱录》卷13，《两赤县市镇》，载《笔记小说大观》第21编，新兴书局有限公司1981年版，第1079页。

③ 周应合：(景定)《建康志》卷164，《疆域志》，载《景印文渊阁四库全书》，台湾商务印书馆1984年版，第491—615页。

④ 徐松：《宋会要》，《职官》四四，载《续修四库全书》册779，上海古籍出版社1996年版，第503—527页。

⑤ 李心传：《建炎以来系年要录》卷135，载《景印文渊阁四库全书》，上海古籍出版社1992年版，第2805页。

30 万贯,受到宋政府嘉奖,补官承信郎。元初马可波罗游历泉州时,认为这是世界上两大港口之一(另一个是今埃及的亚历山大港),阿拉伯、东南亚、印度等几十个国家在此贸易,商品吞吐量之大,马可波罗简直不可想象。可见这时泉州地位已超过广州,成为全国第一大港。《夷坚志》记载,泉州有一个姓杨的商人,在海外贸易 10 多年,资本达到 2 万贯,绍兴十年(1140 年),他又出国贩回沉香、龙瑙、珠、布、苏木等许多珍异物品,运到临安,价值 40 万贯,成为一个拥有巨额资本的海商。

临安襟江抱湖,内有运河通航,外接海洋商舶,又接长江下游及太湖流域农业手工业最发达的地区,使商业的发展具有雄厚的物质基础。据《梦粱录》记载:临安城内外的"坊巷桥门及隐僻去处,俱有铺席买卖"。"自大街及诸坊巷,大小铺席,连门俱是。"临安亦有繁盛的夜市和早市,商店林立,酒楼、茶馆、勾栏瓦舍等互相交错。

在南宋,不仅临安城内的商业十分繁荣,城外郊区亦如此。当时临安城外郊区出现了 15 个商业繁荣、居民集中的镇市,这些镇市"南西东北各数十里,人烟生聚,民物阜蕃,市井坊陌,铺席骈盛,数日经行不尽,各可比外路一州郡"。除临安外,明州也"最系人烟繁盛去处",被人比之为秦汉时的关中。越州、温州等地的商品经济也很发达。

临安市场上的各种商品,来自全国各地,珠玉珍异及花果时鲜、海鲜、野味、奇器,麇集于此地。居民日常生活用的大米依靠苏州、湖州、常州、秀州以及淮河流域、两广各处大米供应。柴炭水果等物,主要依靠严、婺、衢、徽等州,荔枝则从福建运来。海鲜之物,依靠明、越、温、台等州供应。由于物资需要量大,所以,客贩往来,"旁午于道,曾无虚日",构成了临安商业空前繁忙的盛况。淳熙年间(1174—1189 年),临安府城内外及诸县,一年收商税钱 102 万贯,为仁宗景祐时全国最高商税的四分之一。宋末元初意大利人马可·波罗游历中国时,曾称吴兴(今湖州)、衢州等中小州县城市工商繁盛。

纸币的推广及广泛使用。绍兴三十一年(1161 年),在临安设置会子务,通行东南诸路,凡上供、军需都用现钱。40 年东南会子发行额达 4120 多万,官府备有一定现钱和金银作本钱。纸币的推广,解决了金属货币不足的问题,在南宋中期,币值稳定,有利于商业的交换。但南宋政府为了解决财政困难,每遇急难,就大量发行纸币,尤其到南宋末年,纸币大量发行,价值大跌。官府又不许百姓用纸币缴纳赋税,把纸币完全当成盘剥劳动人民的重要手段。

由于商业买卖的发展,商人家庭的财产则随着市场物价的波动和经营的好坏而转移。在商品经济发达的两浙一带,"江浙巨室,有朝为陶朱,暮为黔娄者"。这反映了商品经济发展后财产转移加快的历史特点。

南宋沿海由于对外贸易发达,在临安、明州、温州、秀州及江阴军五个地方设立市舶司。市舶司下还在有些县镇设立市舶务,进行对外贸易。在广州、泉州、明州和临安四大对外贸易口岸中,浙江占有两个。两浙路市舶务最初设置于杭州,淳化元年(990年)移至明州,后来杭州、明州都设立,又增加温州、秀州、江阴军3个,但各市舶务在不同时期各有废止,除明州庆元府市舶务一直发挥作用,与高丽、日本、南海诸国及波斯湾沿岸各国保持着密切的交往。宝庆三年(1227年)胡榘知庆元府,改革海外贸易中官府抽解过重的弊端,规定"本府断不和买分文,抽解上供之外,即行给还",这样既降低了海舶货物的价格又招揽了更多的海外商船。明州是南宋对日本、高丽等国贸易的最主要口岸,在整个南宋时期一直保持着繁荣的局面。"风帆海舶,夷商越贾,利原懋化,纷至沓来。"据(宝庆)《四明志》卷6所载,当时明州港进口的舶货达160多种,其中主要有从日本、高丽等国输入的木材、黄金、宝刀、硫黄、人参、药材等,此外各种布匹、漆、铜器、虎皮、折扇、纸、墨和各种工艺品也源源不断地从明州转输到全国各地。至于从明州输出的货物主要为瓷器、丝织品、蜡、茶、书籍以及文具等。

临安的海外贸易也比较发达。穹桅巨舶,四方百货,不趾而集。作为临安外港的澉浦,在这一时期更是得到了迅速的发展,以一个海外贸易港的崭新姿态出现于临安湾北岸。由于临安海外贸易的发达,当时各种番品南货,珍异饰物、奇葩珍卉,源源不断地运到临安。此外,温州也是南宋浙江海外贸易的港口之一。南宋初年,统治者便在此地设立了市舶务,当时,温州港不仅与国内各港口有贸易往来,而且还与东南亚、日本、朝鲜、印度等国通商。直到南宋后期,温州的海外贸易仍然相当繁荣。南宋海外贸易,除在官办的市舶司交易外,走私贸易也很盛行,浙西的华亭、海盐一些豪户多从事粮食贩卖活动,他们广收谷米,每船装运数百石或千石,或南或北,出国入蕃及在沿海贸易。外国商人特别喜欢中国的铜钱,通过走私大批运往外国,在东南亚及西亚市场上流行。当时浙江的海外贸易自日本、印度、阿拉伯国家直至非洲北部。

（九）交通

南宋的交通路线,可分为海路、江河路和陆路三类,它以都城为中心,形成了四通八达的交通网。海路在南宋交通中占有举足轻重的地位,其国内海道大致可以分为长江口外海道、钱塘江外海道、闽江口外海道和珠江口外海道数条。江河路是指利用长江、钱塘江及运河构成的水上路线,它以临安府为中心,大致可以分为以下几条:临安到两湖地区、四川地区的航线;临安到楚州及金中都大兴府（今北京）、南京开封府的路线;南宋陆路交通较之水路交通要落后得多,不仅速度慢,而且也不便捷。

二、经济与医药关系

首先,社会经济决定医学科学技术进步的程度。世界各国医学科学技术水平的差异,主要取决于其经济发达的程度。社会经济的发展是医学科学技术发展的前提和基础,决定着医学科学技术发展的水平。只有社会经济发展了,才能从国家总收入中增加用于发展医疗卫生事业的经费,才能投入一定的人力、物力和财力用于医学科学技术的研发,才能不断提高医学科学技术水平,造福人类。其次,社会经济状况决定医学科学技术研制与服务资源的分配。同样,经济上的需要也是发展医学科学技术的主要动力。实践证明,经济越发达,人们对享受医学科学技术保健的要求就越高,投入发展医学科学技术的资金就越多,可以说经济发展状况决定了发展医学科学技术资金的分配,从而影响了医学科学技术发展的规模和水平。最后,追寻历史发展的轨迹,探索社会经济与医学技术相互作用的协调发展过程,都表明医学科学技术改善了人类健康,提高了劳动生产率,降低了医疗费用的开支,增加了国民收入,从而对社会经济的发展产生了积极的影响。同时,社会经济不仅为医学科学技术的发展提供了物质基础,而且导致消费结构和疾病谱的变化,促进了相应技术的发展,因此,社会经济是医学科学技术发展的有力杠杆,对医学科学技术的发展具有决定作用。实践证明南宋时期长江、淮河以南人才在科技领域的创新活动,就是与当时当地的经济发达程度密切相关。经济的发展,一方面为他们从事科技提供了雄厚的物质基础,另一方面又使人们为适应时代和历史的发展,更多更好地从事科技创新。南宋人民擅长经济,不断进取,导致科技成果迭出。

医药的发展需要医疗事业为其提供实践场所,借助财贸交通实现药品的供应和学术交流。由于南宋交通发达,中外医药交流频繁,为中外医药交流的发展提供了条件。医书、药物从南方一些港口外传的同时,也输入了各国的药物和医疗经验,丰富了南宋医药学。大量医书的出版则仰仗南方造纸及印刷业的发达。再加上当时浙江作为经济中心,财贸兴旺,各种实业相对繁荣,为医学的发展奠定了社会经济基础。由于当时南宋完全具备了这些经济条件,有力地推动了医药学的发展。南宋虽常与金人战争,但长江以南各省波及甚少,农业继续进步,商业普遍发展,对外贸易红火,药物进出口成了大宗贸易。人们大量消耗香药(包括食用、药用和佩带用的各种香药),促使政府高度重视医药行业,并设局专卖香药,从中抽取大量赋税,从而也促进了经济和医药的突飞猛进。

第三节　教育科技文化事业兴盛

南宋地域文化可分三个区域:一是东南的两浙、福建、江东、江西;二是成都府路为主要的四川地区;三是淮南、湖北、湖南、广东、广西。前两个地区较为发达,后一地区较为落后。南宋文化的代表为东南地区和四川地区。其一,以前所未有的速度迅猛崛起。从宋朝开始,东南地区文化蓬勃兴起,盛况空前,改变了不能与中原地区相埒的状况。自靖国元年(1101 年)至淳熙八年(1181 年)的 80 年间,有 1027 名杰出人才。[①] 南宋文化普及,居民整体文化素质较高。宋人有"东南豪英森森,号为儒海"的赞美。[②] 两浙泽国,居民"人性柔慧",决定了当地有良好的文化状况,尤其南宋时最为发达。常州是"二浙

---

① 梁克家:(淳熙)《三山志》卷 26—30,《科名》,《景印文渊阁四库全书》册 484,台湾商务印书馆 1984 年版,第 379—421 页。

② 李复:《道乡集》卷 27,《颍川诗集叙》,载《景印文渊阁四库全书》册 1121,台湾商务印书馆 1984 年版,第 406 页。

文物之富,甲于天下,而常独冠诸郡"。① 常州文化的某些方面曾在当地领先。当地"风俗人性吉直,异材挺生,学子知所向慕"。②

南宋时期,越州大发展。"南渡初,南班宗子寓居会稽为近属,士子最盛,园亭甲于浙东,一时坐客皆骚人墨客。"③越州文化繁荣起来。庆元府的发展最为突出。南渡之际,宗室赵善湘一家"闻明州多名儒,徙居焉"。④ 处州"家习儒业……声声弦诵半儒家"。⑤ 半数居民有文化,勤奋好学。瑞安"妇勤纺织,名流继踵"。⑥ 台州文化大有进展、闻名天下。⑦ 南宋时形成以叶适等人为首的"永嘉学派"。婺州"名士辈出……士知所学"。⑧ 文化风气与温州相同。所出学者,据《宋元学案》统计,执全国牛耳,有"婺学"及"永康学"等学派。

江东路文化发达的程度不及江西,比较繁荣。据(景定)《建康志·风俗》卷 42 记载,江宁府(今南京)入宋以来,南唐时的繁盛消逝一旦,但仍是一方都会,居民久经文明陶冶,"性知文学"。江阴军"得江山之助,故其人秀而多文"。⑨ 虽然地方小,名士较少,但居民整体文化素质较好。平江府(苏州)"号为吴中士夫渊薮"。"好儒好佛。"⑩佛教文化与儒家文化交炽,加以风光

---

① 李弘逊:《筠溪集》卷 27,《跋邵旸叔诗后》,载《景印文渊阁四库全书》,台湾商务印书馆 1984 年版,第 792 页。

② 祝穆:《方舆胜览》卷 4,载《景印文渊阁四库全书》,台湾商务印书馆 1984 年版,第 471—612 页。

③ 陈鹄:《耆旧续闻》卷 10,载《景印文渊阁四库全书》册 1039,台湾商务印书馆 1984 年版,第 632 页。

④ 《二十五史·宋史(下)》册 8,上海古籍出版社、上海书店 1986 年版,第 6576 页。

⑤ 祝穆:《方舆胜览》卷 9,载《景印文渊阁四库全书》,台湾商务印书馆 1984 年版,第 642—643 页。

⑥ 祝穆:《方舆胜览》卷 9,载《景印文渊阁四库全书》,台湾商务印书馆 1984 年版,第 471—638 页。

⑦ 齐硕:《赤城志·地里门序》卷 1,临海宋氏嘉庆二十三年(1818 年)版。

⑧ 祝穆:《方舆胜览》卷 7,载《景印文渊阁四库全书》,台湾商务印书馆 1984 年版,第 471—631 页。

⑨ 王象之:《舆地纪胜》卷 9,上海古籍出版社据北京图书馆清影宋抄本影印 1996 版,第 129 页。

⑩ 祝穆:《方舆胜览》卷 2,载《景印文渊阁四库全书》,台湾商务印书馆 1984 年版,第 471—587 页。

秀丽,士大夫乐居此地。"苏州士大夫寓居者多。"①扬州在唐朝地方城市中,最为繁荣,有"扬一益二"之称。宋朝时地位虽一落千丈,文化积淀较厚,当地人"有学而好文"。

南宋时,江西文化繁荣昌盛,居民文化素质普遍较高,朱熹赞曰:"江西人大抵秀而能文,若得人点化,是多少明快。"②大家巨匠涌现。江西抚州出现了大思想家陆九渊、陆九韶、陆九龄三兄弟,各开一派先河。饶州(今江西波阳)"其人喜儒,故其俗不鄙"。③ 当地人热爱读书,比较高雅却有文化气质。信州(今江西上饶)"自本朝来,文风日盛"。④

广德军(今安徽广德)则"业儒登第者相继于时",⑤文化风气比较浓厚。淮南路位于长江之北,大部分州郡在淮南河以南,有南国景象。淮南文化兼有南北素质,处于比较发达状态。

福建一派文化繁荣景象。福建的8个州军福州、泉州、建州、邵武军、兴化军等地文化蓬勃发展。福建大部分地区文化十分普及,尊重知识,崇尚儒术,士人数量相当可观。

川蜀地区分为成都府路、梓州路(潼川府路)、利州路、夔州路四路。虽统称四川,文化差别很大。成都府路和梓州路文化比较发达,利州路和夔州路文化处于落后状态。成都府路文化的发达与东南接近。潼川府路文化比较发达,整体上次于成都府路。南宋末年四川人阳枋指出:"今时小儿甚灵俐",⑥这是南方人口素质不断提高的一个标志。

湖南、湖北两路,文化整体上比较落后,有关综合性资料不多。南宋初期

① 江少虞:《事实类苑》卷54,载《景印文渊阁四库全书》册874,台湾商务印书馆1984年版,第449—457页。

② 黎靖德:《朱子语类》卷116,载《景印文渊阁四库全书》册702,台湾商务印书馆1984年版,第360页。

③ 祝穆:《方舆胜览》卷18,载《景印文渊阁四库全书》,台湾商务印书馆1984年版,第471—714页。

④ 祝穆:《方舆胜览》卷18,载《景印文渊阁四库全书》,台湾商务印书馆1984年版,第471—711页。

⑤ 王象之:《舆地纪胜》卷24,上海古籍出版社据北京图书馆清影宋抄本影印1996年版,第274页。

⑥ 阳枋:《字溪集》卷9,《辨惑》,载《景印文渊阁四库全书》,台湾商务印书馆1984年版,第382页。

的辰州(今湖南沅陵),"士人皆可喜,而不多得"。

广南地区相关资料较多,一些州郡文化状况较好。

北宋后期,广州文化很落后,"士之知名者独少,而业文擢第",逊于他州。① 南宋时发展较快。嘉定年间(1208—1224 年),与潮州一起"皆号多士"。② 广东其他州郡文化都处于落后状态。如韶州(今韶关),"为士都鲜力于学……其人优吏而不知儒"。士人不多,也不勤奋,在当地没有什么影响;梅州(今梅州)则"其俗信巫尚鬼",③更为落后。

广西静江府(今桂林)"山拔而水清,士之秀美岂乏人",嘉定年间(1208—1224 年)也号称多士;柳州"弦诵为岭南诸州冠",是广西最发达地方;郁林州(今玉林)"良才秀民,好学者多",有良好的读书风气;浔州(今桂平)"人多业儒";贺州(今贺县)"土知力学",与郁林州相同;昭州(今平乐)"决科入仕,每每不乏",宋徽宗时,曾有 3 人在太学读书,2 人在太学外学辟雍学心。④ 此外各州郡,大多是少数民族聚居地,汉文化很落后,有些地方还较原始。

南宋时期,是南方封建文化发展最为辉煌的时期。在教育、科学技术、哲学文学艺术、史学、雕版印刷、宗教信仰、社会生活、风俗等方面都取得了可喜的硕果。中国近八百年来的文化,是以南宋为领导的模式,以江浙一带为重。南宋时期,曾经经历过唐末到五代的战乱,经济文化已经得到复苏的黄河流域,再一次遭到兵燹,南宋一却依然保持着相对安定的环境,文化发展并不因政治上的偏安局面而停顿,而是继续向前迈进。南宋时期文化所达到的高度,在整个中国封建社会历史时期,空前绝后,这极大地推动了这一时期医药的发展。如浙江籍人士在《宋史》中列传的有 136 位,在朝廷任宰相的有 22 人,画家 69 人,词人 138 人,儒学大家 421 人,每项均居全国首位。在这样繁荣的历

① 解缙、姚广孝:《永乐大典》卷 21984,《慈幼局婴儿局》,载《四库全书存目丛书补编》册 72,2001 年版,第 478—488 页。

② 徐松:《宋会要》,《选举》六之一四、一五、《续修四库全书》册 781,载《景印文渊阁四库全书》,上海古籍出版社 1992 年版,第 100—125 页。

③ 祝穆:《方舆胜览》卷 35,《景印文渊阁四库全书》,台湾商务印书馆 1984 年版,第 471—837 页。

④ 祝穆:《方舆胜览》卷 38、卷 39、卷 40、卷 41、卷 46,载《景印文渊阁四库全书》,台湾商务印书馆 1984 年版。

史背景下,南宋医药卫生方面的成就迭出,主要表现在赓续北宋旧制设置医药机构并加以完备,药品制销制度较为周全,著名医药学家辈出,人数多于以前列朝。医学教育颇为规范,各省市药铺林立,药材丰富,医药用具烧制颇多,医药慈善事业具有相当规模,南方各省与国外的医药交流成果迭出。

一、教育

首先,中央和地方官学发达。宋代是中国历史上地方官学最发达的时期,"虽荒服郡县必有学"。浙江由于经济繁荣,学校教育事业也远胜他省。据学者统计宋代浙江共有州县学校 122 所,其中南宋 74 所,名列全国前茅。宋室定都临安后,浙江的学校教育事业发展突飞猛进,几乎县县有学。临安是南宋学校教育最发达的地区。绍兴十三年(1143 年),在临安城内纪家桥东设立的南宋太学,是全国最高学府,最多时学生人数达 1716 人,著名学者陆九渊、吕祖谦、叶适等人都曾在这里执教。除太学外,临安还设有武学、宗学、算学、书学、画学、律学、医学,这些都是国立学校,规模较大。另外,这里还有地方官府办的临安府学、仁和县学和钱塘县学。

其次,书院和乡塾村校。宋代是书院发达的时代,特别南宋是书院非常发达,几乎取代官学而成为当时的主要教育机构。南宋书院数量之多,以前各朝难以望其项背,且与理学的发展紧密相关。据统计,南宋书院有 310 所,比北宋多 3 倍。就现今地区的分布而言,南宋书院江西有 170 所,居第一位。浙江有 164 所,居第二位。据《续通考》卷 50 所载,理宗时,苏州、丹阳、徽州、建阳、绍兴、道州、桂州、合州等地均有书院。随着书院的兴起,两宋讲学之风大盛。北宋时候,乡塾村校已很多。进入南宋,科举更盛,使它得到了前所未有的发展。临安府是南宋私学最发达的地区,乡校、家塾、舍馆、书会,"每一里巷须一二所,弦诵之声往往相闻"。南宋浙江的乡塾村校大致分为两种:一种是季节性的学校,如农村中的冬学之类。农民子弟,在冬季农闲时入学读书,学习《千字文》、《百家姓》、《三字经》、《蒙求》等简单的识字课本。另一类是常年开设的私塾、学馆,除识字外,还练习一些诗赋的基本功。

南宋,名儒巨师往往集中在各地书院中讲学,所以书院的影响远远超过地方官学。南宋浙江大多数书院传授的内容主要是浙学,讲究经史文献,以开物成务为宗旨,也传授朱学和陆学。南宋浙江的书院除传习朱学、陆学、浙学外,对文章的学习也十分重视。南宋书院的学风优良、博学多识、认真求学、勇于创发、提倡求真、不持门户、兼取诸家、反对空谈、经世致用。

二、科学技术

南宋时期,数学已达到了当时世界最高水平,医药学也有较大发展。浙江涌现出了各类科技人才,世界上现存最早的植物学辞典是南宋浙江天台人陈景沂的《全芳备祖》。现存最早的关于菌的专著是南宋仙居人陈仁玉所撰的《菌谱》。南宋的农业生产技术,以两浙最为先进。手工业中的纺织业、瓷器业、造纸印刷业、建筑业、造船业的生产技术,都有提高。如南宋官窑生产的瓷器,工艺精湛,有"瓷器明珠"之誉,而印刷业的质量和技术,又以临安最佳。

三、哲学文学艺术

(一)哲学

南宋以后,中国古代思想文化进入了它的转型期,一方面,代表中国封建社会中世纪后期正统思想的朱熹理学出现并逐渐确立了它的地位。另一方面,也出现了两股大的具有鲜明反经学和理学倾向的革新思潮,这便是事功学与心学。高宗即位后,极力提倡理学。绍兴元年(1131年)八月,高宗下诏追赠程颐直龙图阁,制词中吹嘘程颐是"无待而兴",程颐之学是"高明自得","可信不疑"。[①] 绍兴四年(1134年)九月,在喻零的任官制词中,赞美喻零"既窃伊洛之渊源,遂见古人之大体"。[②] 这实际是说学习二程,就是学习孔孟。由此可见高宗对理学尊信之笃。由于秦桧排斥赵鼎,镇压异己,在秦桧专权时,理学未能成为官学,但程门弟子仍在社会上传播理学。程颢、程颐一生讲学,门生弟子很多。到孝宗时期,就出现了理学的集大成者朱熹。在唯心主义体系内与朱熹对立的是陆九渊。陈亮、叶适的功利主义思想及其反理学的斗

---

① 李心传:《建炎以来系年要录》卷46,载《景印文渊阁四库全书》,上海古籍出版社1992年版,第1628页。

② 李心传:《建炎以来系年要录》卷80,载《景印文渊阁四库全书》,上海古籍出版社1992年版,第2112页。

争也十分显著。南宋末期理学取得官学地位后,进步思想家对理学的批判也未见停顿。

浙东事功学派及其思想。事功学起于浙东,大体上有三派:一是以薛季宣、陈傅良、叶适为代表的永嘉学派,一是以陈亮为代表的永康学派,一是以吕祖谦为代表的金华学派。这三派由于地域文化的毗邻,不仅深受北宋以周行己为代表的早期永嘉之学的影响。同时,他们之间相互的思想联系也十分密切。

南宋浙东事功学在当时思想界影响极大,可与朱熹理学、陆九渊心学鼎足而立,成为当时最大的三股思想潮流之一。浙东事功学各派学说虽有不同之处,但他们的学术本质却有一个共同的思想特征,即主张学术与事功统一,强调实事实功,学术目的在于经世致用。南宋永嘉事功学最突出的代表是叶适,他也是整个南宋事功学派的最主要的思想代表。心学同事功学一样,是南宋以后中国思想史上一大思想派系,浙江是心学孕育和发展的重要地区。宋室南渡后,学术重心南移,浙东成为学术昌兴的最重要地区。除了上述事功学与心学各派成为两宋浙江学术的主要代表外,朱熹的学说在此亦有广泛传播。宋元之际浙东传朱子学说的主要有慈溪黄震和金华何基等"北山四先生"。正由于南宋事功学和心学倡导了近代理性所需要的现实精神和主体精神,因而对以后的中国启蒙思想产生了重大影响。

(二)史学

官修的当代史。宋朝重视修撰本朝史,逐步建立与完善了修史机构。北宋前期主要在崇文院修撰本朝史,元丰官制改革以后主要在秘书省。官修的当代史有起居注、时政记、日历、会要、实录、国史等。宋朝有两部巨大的通史著作,一是司马光的《资治通鉴》,它是一部编年体的通史。另一是郑樵的《通志》。宋人著作中,与《通鉴》相关联的,有两部,一部是南宋初年袁枢(1131—1205年)编的《资治通鉴纪事本末》,共42卷,另一部是朱熹编的《资治通鉴纲目》共59卷。

私人修撰的当代史。两宋史学家私人编写的本朝史书,数量极大,流传到今天的还有许多,主要有四种:一是南宋初年李焘(1115—1184年)用了将近40年的精力编撰的《续资治通鉴长编》,专记北宋一朝史实,是一部编年体的史书。二是南宋孝宗时王称修撰的《东都事略》,共 130 卷,是一部纪传体的断代史,专记北宋事迹,只有本纪、列传,没有志、表。三是南宋孝宗时徐梦莘(1126—1207 年)修撰的《三朝北盟会编》,是专记徽宗、钦宗、高宗三朝与金和战关系的专著,全书共分 3 帙,250 卷。四是南宋宁宗时期李心传(1166—1243 年)修撰的《建炎以来系年要录》,共 200 卷,专记高宗一朝 36 年的史实,此书为接续李焘的《长编》而作,保存了极丰富的史料。

地方史志的编纂。南宋时期是中国封建文化进入繁荣发展的时期,浙江地方史志的编纂也进入了一个崭新的历史发展阶段。史志著作数量之多、内容之丰富、体例之完备,均居全国首位。浙江志书留传至今有 17 种,地方杂史、杂记著作也有数种存世。南宋浙江各地修志相当普遍,府府有志,有的甚至再三修编。

南宋浙江所修志书,无论从其名称、体例、类别来看,还是从内容分析,都比前代有了很大的变化,并出现了一大批名志佳作,为后世修志业奠定了基础。就现存的南宋浙江志书来说,绝大多数是在全国有较大影响的上乘之作。如"临安三志"为"世所罕传"佳作;"会稽二志"堪称中国方志"双绝";《澉水志》乃乡镇志的"嚆矢";《剡录》则是"迥在诸志之上"。具体而言,南宋浙江方志的特点有:志书的名称逐渐由地记、图经趋于统一称志。志书的结构体例逐渐完备。志书种类趋于齐全,省志、府志、县志、镇志、山水志、风土志、游览志等皆已出现。志书内容更为丰富,举凡舆图疆域、建置沿革、山川名胜、赋税物产、职官人物、书院教育、金石艺文、风俗灾异等,都广载靡遗,克服了先前志书或详于地理,或单记人文的缺陷,真正体现了方志乃"一方之百科全书"的特点。以上这些演变特点,表明浙江方志的编纂在南宋时期完成了由地记、图经向成熟定型方志的转变。而这一转变正是中国地方志发展演变的一个缩影。

(三)文学艺术

宋朝文学的发展表现在两个方面:一方面是以话本、杂剧为主要内容的民间文学的发展,另一方面是以诗、词、古文为主要内容的古典文学的发展,而前者在文学史上具有重要的意义。南宋时期的浙江文学艺术高度繁荣,这标志着具有几千年文明历史的浙江开始在文化上结出硕果。不管是诗词方面,还是绘画领域,浙江群星璀璨,涌现出独领风骚的大家。南宋浙江的文艺成就不仅能与中原相颉颃,且有逾越之势。南宋是浙江文艺发展史、中国文化发展史上的重要时期。

综观南宋浙江诗坛,成就斐然。南宋浙江出现了一些著名诗人,他们把浙江文化推到了新高峰。南宋前期,浙江诗坛上的杰出人物有尤袤、杨万里、范成大、陆游,而陆游又是其中的翘楚、宋代最杰出的诗人。南宋后期诗坛上的活跃人物主要有三派:永嘉四灵、江湖派和宋末诗人群体。南宋的散文,虽然没有出现像北宋欧阳修、王安石、曾巩、苏洵、苏轼、苏辙这样杰出的大家,但也不乏名家高手,陆游、范成大、辛弃疾、陈亮、叶适、吕祖谦、朱熹、文天祥便是其中的代表。

两宋的绘画艺术,在唐朝的基础上有很大的发展。南宋时期有名的人物画家李嵩,曾根据民间流行的梁山英雄的传说,画出宋江等36人的形象,实际上赞歌反抗统治者的英雄。另一位著名画家刘松年所画《中兴四将像》和《便桥见虏图》,更是对南宋时事暗示讽喻。南宋院外名手扬补之和院内名家马麟都善花鸟画。在山水画方面,南宋的马远是名家。南宋浙江绘画在北宋的基础上又有了进一步的发展。南宋定都临安后,高宗即仿宣和画院,置御前画院,后人称为绍兴画院。南宋画院经高宗的多方经营,画家云集,日趋发达,盛况绝不逊于宣和画院。著名的画家有钱塘刘松年和夏珪。南宋浙江在书法上的成就不及北宋,大致承袭北宋苏、黄、米、蔡的流风余韵,善书者仅有宋高宗、陆游、朱熹、范成大、吴琚、张即之数人。

南宋浙江的音乐艺术在北宋基础上有一定程度的发展,这体现在三个方面:一是形成了多种形式的乐种,二是乐器与器乐的进步,三是音乐理论的提高。南宋浙江歌曲取得了重大发展,这体现在民歌和民曲的广泛流行、词人曲子的大量出现和艺术歌曲的进步三个方面。南戏,又称戏文,是南宋时期长江以南的戏剧形式,它最早产生于两宋之交的温州,故又名温州杂剧或永嘉杂剧。南戏的产生和发展,在中国戏曲史上占有十分重要的地位。它的出现,标志着中国古代戏曲形式的成熟,与金院本一起成为元杂剧的前身,并为明代传奇的发展打下了坚实的基础。

（四）刻书、藏书和目录学

浙江是南宋刻书业最发达的地区之一,浙江刻书地点较多。从传本来看,刻书最多而且最精的首推临安,印刷业也算临安最盛。南宋临安的刻书,按其投资和经营的性质,大致可分为官刻、私刻和民间刻 3 种。

南宋临安的官营刻书业可分为两种:一是由中央各殿、院、监、司、局等机关所刻,一是为临安府、浙西转运司、府学等机关刻印。朝廷主持的雕版印刷主要是刊印书籍和钞引二种,主管印书的机构是设在纪家桥的国子监。据王国维《两浙古刊本考》所载,南宋监本有经部书 40 种,史部书 20 多种,子部和集部书数种。除国子监外,皇家内府的德寿殿,修内司,左司廊局,太医局,太史局、交引库,浙西转运司、临安府等也都有刻书的机构,拥有大量的刊工。留下了许多医籍,如 992 年王怀隐等编的《太平圣惠方》100 卷,有绍兴十七年(1147 年)刻本;1170 年洪遵撰《洪氏集验方》5 卷,有乾道六年庚寅(1170 年)姑苏郡斋刻本(黄丕烈跋)。

在官营刻书业的影响下,临安的私营刻书业也迅速发展起来。"书棚、书铺风行一时"。据统计,南宋临安书坊有名可考的有 20 多家,其中有的从汴京迁来。在这些书坊中,以陈起、陈思父子经营的陈解元书籍铺经营书业的历史最长,刻书最多,名声也是最大,它与福建建安余氏(余仁仲)是宋代刻坊中名声最大的两家。南宋临安的民间刻书业主要由寺院主持。总之,南宋临安刻书之多,雕镂之广,规模之大,版印之精,流通之宽,在中国印刷史上前所未有,在中国古代印刷史上占有重要地位。南宋浙江刻书,除临安以外,越州、明州、婺州、严州、湖州等地也较为盛行。

南宋是中国藏书业蓬勃发展的时期。在这一时期,不论官方或民间,都十分重视藏书建设,这不仅使南宋秘书省的藏书数量远远超过了北宋,而且也促使南宋的私家藏书日益繁盛,在藏书家人数和藏书量方面都逾越前代。从官方藏书来说,高宗移跸临安,在国史院右侧建秘书省,诏令搜访遗阙,并多次厚赏献书人员,四方藏书汇集京师,使秘书省的藏书量迅速超过了北宋,总数达 44486 卷,大大超过了庆历元年(1041 年)修成的《崇文总目》所收卷数 30669 卷。到宁宗朝续修书目,又得 14943 卷。南宋的私家藏书以浙江最盛,有 43 家,期中以临安、鄞县、绍兴、湖州为最多,温州、金华、上虞、临海等地次之。

（五）民俗

南宋民俗,习尚奢侈,贪求享受;舍本逐末、超利经商;崇佛信道,敬事鬼神;勤学好文、善于进取;好尚虚荣、伦理失据;婚姻论财、葬盛火化。"越子俗好贾",据《马可·波罗游记》所说:南宋临安有12种职业,商业居首,1/3市民经商。除临安外,南宋其他地区的人也喜好经商。

（六）社会需求

由于医学研究的对象是人,医学的任务是消除疾病,保障健康,因而南宋地区人口密度决定了对医学发展的需求增大。同时由于交通频繁、居住拥挤、卫生条件较差,导致疾疫流行,给了医务工作者更多的实践机会、更紧迫的社会压力,这就刺激了这一地区更多的人投身于医药事业,推动医药研究向更纵深的方向发展。

综上所述,南宋医药正是在政治中心从北方转移到南方、北方民众大量南下、南方战火较少且经济繁荣、教育科技文化事业兴盛的背景下昂首阔步,向前迈进。

第二章 医药机构及管理

南宋朝廷对医药事业的关注空前绝后,中前期的高宗、孝宗、光宗和宁宗四位皇帝特别重视医学,颁发了一系列诏令,使建炎、绍兴、隆兴、乾道、淳熙、绍熙和嘉定年间的医药机构设置及管理水平达到了中国封建社会的高峰。这一高峰不仅表现在朝廷决策人士对医药活动的倡行和参与,还呈现在中央官制改革中增添较完善的医药卫生行政机构和管理系统,制定一系列的医事制度、选拔医官的规章制度和严格的医药法律。南宋朝廷的中央集权强化为这种状况提供了前提和便利,它对南宋医药的发展产生了直接的推动力,导致南宋时期的医药卫生机构较为完善,御药院、太平惠民局、惠民和剂局、惠民局、施药局等在体恤民众、诊治疾病、规范行规、炮炙药物、施舍军民诸方面建树非凡。

第一节 中央和地方医药机构及管理

北宋后期医药机构与主政医学教育、兼事医疗卫生工作的太医局分开,纯属医药机构的有翰林医官院、尚药局、御药院、太平惠民局、惠民和剂局、惠民(药)局、施药局、保寿粹和馆及其他保健慈善医药机构等。这些纯粹的医药卫生机构囿于礼部司、太常寺等中央医疗卫生行政管理部门的藩篱之内,礼部司、太常寺、翰林医官院的职责一般包括颁发医药政令、考核医官和为皇室成员及百官、驻军、百姓诊治疾病,是全国医疗卫生的领导机构,而南宋官办的纯粹医药卫生机构又可细分为病院系统、治疗系统、药局系统和医疗救济系统四个部分。病院系统有固定场所收治病人的机构,由两部分构成:即中央法令规定设立的各种病院和地方官员自行设立的病院。前者经费一般由中央财政和地方财政共同负担,后者经费一般由地方自行集资。治疗系统专门负责治疗病人,由翰林医官院和太医局两者组成。药局系统加工药材和提供药品,也有医生坐堂,治病救人。它包括京师(行在)临安药局和地方药局,前者设于京师或行在,由中央直接管辖,后者设于地方,由各地自行设立,隶属地方管理。医疗救济系统由救治疫疬和日常医疗救济两部分组成。

一、医政机构及医官管理

翰林医官院的设置至迟于淳化三年(992 年)。宝元元年(1039 年)医官院设院使、副使、直院、尚药奉御、医官、医学、祗候等官职,相关官员达 102 人。有关北宋末翰林医官员的名额、官职和阶品可从表 2-1、表 2-2 中窥见一斑。

表 2-1　政和三年(1113 年)及绍兴二年(1132 年)重订医官名额表

年号	大夫	郎	医效	医愈	大方脉兼风科	小方脉	针科	眼科	产科	疮肿	金镞兼书禁	口齿兼咽喉	合计
政和	20	30	7	10	153	24	14	16	18	14	32	12	350
绍兴	5	4	2	1	15	4	2	2	2	2	3	1	43

表 2-2　政和前后医官官职对照表及阶品表

政和旧名	军器库使	西陵锦使	榷易使	翰林医官使	军器库副使	西陵锦副使	榷易副使	翰林医官副使
改名	和安大夫、成安大夫、成和大夫(从六品)、成全大夫(正七品)	保和大夫(从七品)	保安大夫(正七品)	翰林良医(正七品)	和安郎、成安郎、成全郎、成和郎(从七品)	保和郎(从七品)	保安郎(从七品)	翰林医正(从八品)

北宋翰林医官局(院)作为国家最高医药管理机关不仅负责宫廷及地方的医疗卫生工作,还负责医务人员的选拔、任用、派遣、调转等工作,还组织修订本草学著作,编纂、校注及印发医书。南宋翰林医官局(院)主掌医药政令、

是负责医疗工作的中央医药管理机构,其以供奉皇帝、后宫、宗室医疗用药为主,以承诏为大臣、诸军及百姓诊治为辅,同时负责全国医药政令的颁布,独占全国医疗卫生系统的鳌头。南宋政府为囚犯和宫廷服务人员等特殊群体筹建医疗设施,设立病囚院和保寿粹和馆。保寿粹和馆由良医诊治,宦官和宫女遇到疾病能及时治疗。南宋设在地方用于救治疾患的医疗机构,主要由各级政府官资独办、地方政府集资创办、地方富绅投资建立和少数名医家族兴建。现主要按建炎、绍兴、隆兴、乾道、淳熙、绍熙和嘉定年号,胪述朝廷对医疗机构及医官管理的情况。

(一)医疗机构及医官管理

建炎四年(1130年)六月三十日,诏翰林院风科、入内内宿医官刘安道差充诊御脉祗应,特与免试。[①] 十二月十三日,上曰:"昨日医官已指挥令罢内宿,以为妄乱干请之戒。"先是,医官童从善乞作诊御脉祗应,翰林院具到从善系疮肿科,不应格法,得旨更不施行。[②]

绍兴元年(1131年)四月五日,诏医官童从善差充御医祗应,填见阙。以医官局检准宣和二年三月十八日御笔,内宿医官今后并依元丰法选保试补,仍依太医局生差官法,就别试所附试。所有医师听御笔差填,御医已下阙即递迁,虽奉特旨传宣宣押等,仰医官局、内东门司执奏不行,违者以违制科罪。今来差童从善充御医,有碍前项指挥,合行执奏。九月二十八日,诏医官史演特赐绯服色,以祗应汤药有劳故也。[③] 十一月十二日,诊御脉判太医局樊彦端奏请,近东京差到太医局生9人,欲乞收管在局,按照祖宗旧法,医门医治殿前马步军、三司诸军班直,遇有缓急病患,依照太医局历来立定条法差拨,逐处医治。医学生参与军队医疗工作。[④] 绍兴二年(1132年)四月二十五日,诏:"行在医官昨依礼部勘当,止以四十三员为额,今遇有阙日依条以本色名次最先之人拨填入额。若见管额内医官有在今来均立到额数外之人,缘随驾祗应,可将拨不尽人以先后许借阙补填,作入额人数。"以翰林院乞将旧额于行在权拟定

① 徐松:《宋会要辑稿》册 79,《职官》三六之一○三,中华书局 1957 年版,第 3123 页。
② 徐松:《宋会要辑稿》册 72,《职官》二二之四○,中华书局 1957 年版,第 2880 页。
③ 徐松:《宋会要辑稿》册 79,《职官》三六之一○三,中华书局 1957 年版,第 3123 页。
④ 徐松:《宋会要辑稿》册 72,《职官》二二之四○,中华书局 1957 年版,第 2880 页。

医官以八十五员为额,礼部言有碍元降指挥故也。和安大夫至良医元额二十员,今五员;和安郎至医官元额三十员,今四员;医效元额七员,今二员;医痊元额一十员,今一员;医愈至祗候、大方脉兼风科元额一百五十三员,今一十五员;小方脉元额二十四员,今四员;针科元额一十四员,今二员;疮肿科兼折伤科元额一十四员,今二员;眼科元额一十六员,今二员;产科元额一十八员,今二员;金镞科兼书禁科元额三十二员,今三员;口齿科兼咽喉科元额一十二员,今一员。① 绍兴四年(1134年)二月二十五日,诏差入内内侍省官一员主管医官局,今后准此。② 绍兴六年(1136年)六月二十六日,诏:"医官局近收试到新补医官,及续到局人未经差遣,可令本局将先会到合破驻泊去处,不以轻重远近,理到局次序,与差注一次。"③ 绍兴七年(1137年)四月二日,诏百姓医人曾守淳特补额外翰林医学,以供应汤药累有劳故也。绍兴八年(1138年)六月二十四日,诏诊御脉并内宿医官不许免宿直,虽降到特旨,更不执奏,不令施行。④ 绍兴九年(1139年)四月十三日,诏昨缘服药,王继先医治有功,可特于遥郡上转一官,余人不得援例。绍兴十二年(1142年)正月二十八日,诏翰林医证、入内内宿、赐绯仇师颜特赐紫服色,以医治有劳故也。四月二十四日,上批:"皇太后非晚还阙,见今诊御脉御医员额数少,虑妨应奉。自今后诊御脉十人为额,御医十人为额,分番应奉。"⑤十一月二十一日,高宗对医官局生员的名额和福利都作了明确的规定,诏:"医官局生员额并依旧制。内局生请给,令户部措置,量行增添,申尚书省。户部寻取到粮料院状,具到太医局局生见勘在京请给则例,并依应措置,量行增添钱数。大方脉科、风科每月各请食钱二贯文,内有职事五人充堂长、斋长、司书、司门、斋谕,各添月俸钱一贯文。月内经差医治殿前马步、三司、禁卫、诸班直等,局生添破合药钱三贯文,不经差人勿给。今欲量增添食钱二贯文,通共食钱四贯文。产科、疮肿科兼伤折科、小方脉科、针科、灸科、眼科、口齿科兼咽喉科,金镞科兼书禁科,每月各食

① 徐松:《宋会要辑稿》册79,《职官》三六之一〇三,中华书局1957年版,第3123页。
② 徐松:《宋会要辑稿》册79,《职官》三六之一〇三,中华书局1957年版,第3123页。
③ 徐松:《宋会要辑稿》册72,《职官》二二之四〇,中华书局1957年版,第2880页。
④ 徐松:《宋会要辑稿》册79,《职官》三六之一〇三,中华书局1957年版,第3123页。
⑤ 徐松:《宋会要辑稿》册79,《职官》三六之一〇四,中华书局1957年版,第3123页。

钱一贯二百文。内产科、疮肿科、伤折科每月内经差医治局生添破合药钱三贯,并小方脉科、针科兼灸科、眼科兼咽喉科、金镞科兼书禁科,月内经差医治局生添破合药钱二贯文。今欲量行增添食钱一贯八百文,通共食钱三贯文。"①二十三日,诏入内内宿医官王继善特与转一官,以供应汤药有劳故也。② 绍兴十三年(1143 年)二月五日,诏:"翰林医官局各添后行二人,贴司二人,请给、补迁、出职并依见管人体例条法。内贴司赡家食钱,乞依库务支破乞:疑当做'仰',盖此节为诏语,不得用'乞'字。"以本局言:"所掌自祗候至和安大夫二十二阶医官,宿直看验、诸般差使、奏荐封赠、磨勘酬奖、升改服色、致仕遗表、臣寮举试医人、注拟诸州驻泊、去失审实、叙理官资等类,依格合破前行一名、后行五名、贴司三人,通共九人为额,昨缘交番,三分之一权留行在,是致即今止有前行一名、后行二名,委是人力不胜。"四月四日,医官局言:"医官多是初补,参局供职了当,便求差出为名,不赴任所,请假事故,不行公参,在外端闲,避免本局差使。乞今后非见在局供职之人,不许陈乞拨填。如额内有阙,乞将在局医愈至诸科各理本科到局供职日,医痊、医效、正副使并以受本色告日,如同日入仕以先后,并试补高下,依次拨填。其未参局已前历过供职月日,并行厘革。若已入额事,转充额外,候到局止理再参局月日,诸处实占与理到任供职日。遇额内阙,同本局人衮理名次,依见行条法。"高宗采纳了医官局建议。绍兴十九年(1149 年)十二月六日,翰林院曰:"据翰林医官局申,检准本局宣和令,诸医候初补遇大礼应入品者,申翰林院。除在局供职医官见遵依上条施行外,有奏试补授之人,已降指挥限五年许到局供职。今来未供职医官一例陈乞入品,本局难以考究有无事故过犯、诈冒不实。欲乞应未到局医官候供职日该遇大礼,方许入品。"高宗采纳了医官局建议。绍兴二十二年(1152 年)十月七日,诏额内翰林医御医杨师道、额内翰林医痊御医仇师愈医术浅陋,不识病源,可各降一官。③ 绍兴二十三年(1153 年)二月二十七日,诏保安大夫潘士忠医治有劳,特与转遥郡刺史。四月二十七日,诏眼科医人徐远特与补翰林医候,免试验,差充入内内宿,以医治皇太后眼疾有效也。绍兴三

---

① 徐松:《宋会要辑稿》册 72,《职官》二二之四〇,中华书局 1957 年版,第 2880 页。
② 徐松:《宋会要辑稿》册 79,《职官》三六之一〇四,中华书局 1957 年版,第 3123 页。
③ 徐松:《宋会要辑稿》册 79,《职官》三六之一〇四,中华书局 1957 年版,第 3123 页。

十年(1160年)八月九日,诏诊御脉翰林良医冯彦祖、翰林医高槱各为年老,难以祗应,并特与致仕。① 隆兴元年(1163年)正月二十九日,翰林院据医官局申,欲将应医学因酬奖特旨改转医候已上名目之人,如自补转医学后来未曾经磨勘,与自供职日起理;如因酬奖节次转官,与自转受末后官资日起理;若有用减年贴理磨勘之人,其所得减年内元无比折条法指挥,陈乞日一年止作一年收使。孝宗采纳了翰林院建议。时随龙御医成和郎潘攸陈乞磨勘,翰林医官局相度立此例。② 乾道元年(1165年)二月二十六日,臣僚上言:"据主管侍卫马军司公事张守忠申:'契勘本司诸军遇有病患,止系医官朱中孚一员医治。守忠去年七月内出戍日申,获朝廷指挥,差辟医官局翰林医候鲍师文前去。本人谙晓方书,精明色脉,欲望特降指挥,将鲍师文收充本司医治。仍乞依朱中孚例,支破衙官五人例请给。'臣伏见增添医官虽为公磨,外廷论列,恐又有甚于此者,不可不杜其源。欲望圣慈将前项指挥更不施行。"孝宗采纳了臣僚的建议。八月二十八日,执政进呈次,洪适等奏曰:"昨日张说传圣旨,询问医官换授事,吏部供并无条法,惟有王继先以特恩换授。"上曰:"技术官自是不许换授。"适等奏曰:"陛下欲推恩一小臣,亦须问法。"上曰:"正恐批出,又不可行。旧无条法之事,岂可增创卿等亦当如此。"适奏曰:"陛下如此遵守法度,臣等岂敢轻违三尺!"③十一月二十二日,中书门下省奏:"准降下圣旨,翰林医证、诊御脉、赐绯何滋医药有劳,特与赐紫服色。取到医官局状,检准《元丰令》,诸医官将恩例等改换服色者,候本色服及五年以上,方许改换。本局契勘,何滋自绍兴三十一年十月内服绯,至今未及五年,有碍前项条令。"诏特依今来指挥。二十九日,臣僚上言:"窃惟陛下昨壬午年受册皇太子推恩,应官吏诸色人各转两官。续降指挥,遇该转遥郡之人,将两官作一官收使,方许转行。今皇太子受册,应官吏、诸色人各转一官。虽降指挥碍止法人与转行,而医官熊诚已系遥郡观察使,陈孝廉已系遥郡团练使,李师尧系和安大夫,合转遥刺,若将今来转一官便转行遥郡,则是前日碍止法人以两官转行,而今日止以一官转行,今日一官恩例却与前日两官恩例无异。欲望圣慈特赐行下,遇有转行两

---

① 徐松:《宋会要辑稿》册79,《职官》三六之一〇五,中华书局1957年版,第3124页。

② 徐松:《宋会要辑稿》册79,《职官》三六之一一六,中华书局1957年版,第3129页。

③ 徐松:《宋会要辑稿》册79,《职官》三六之一一七,中华书局1957年版,第3130页。

官,方许于碍止法上转行一官。其转一官恩例,止令回授。"诏依,再因转官日,通作一官收使,遥郡上转行。① 乾道二年(1166 年)十一月六日,吏部状:"准批下翰林医证张琮乞放行磨勘事。本部契勘,张琮见系翰林医证,依医官局条法,合理七年磨勘。缘本人已曾磨勘,依已降指挥,合自转授末后官资朝谢供职日起理,至今未及七年,致磨勘未得。今来却称系是殿前司护卫军赏,即与本局事体不同。缘本官见系翰林医证,系属医官局磨勘,即不属本部所掌,乞朝廷详酌施行。勘会张琮昨因磨勘后来该遇覃恩及护卫功赏,依得文武臣已用恩赏转官不隔磨勘体例,合依所乞。"诏令吏部施行磨勘。② 乾道三年(1167 年),又削减医官局的人员,规定以 35 人为额。正月二十四日,臣僚上言:"随龙医官平和大夫、阶州团练使潘攽差判太医局,请给依熊诚例支破。寻取会熊诚全支本色因依,系与陈孝廉皆援干办军头司王公济例,特旨用随龙恩数。在于禄令,固无伎术官请真奉之文。按熊诚系和安大夫、潭州观察使,月请米麦百余石、钱百千,春冬衣绵绢之属比他人十倍。今潘攽官秩虽降诚两级,然其所得亦已多矣。以医职而授观察、团练使厚俸,何以别将帅、勋旧哉!欲望睿旨将潘攽合得请给,令户部照条支破。"孝宗采纳了臣僚建议。三月六日,诏:"御医、内宿医官大方脉五员,小方脉三员,风科、口齿科、眼科、针科、疮肿科、产科各二员,通二十员为额,诊御脉四员,入内看医三员。在内溢额人且令依旧,今后并不作阙差人。其在外职事人内,除德寿宫六员,殿前左右班宿直四员,国子监、大理寺、和剂局、杂买务各一员,太宗正司一员许存留外,余人并在局祗应直日。太医局及局生、医生并罢,今后更不试补。"③三月十九日,诏:"除十四日已降指挥立额诸医官存留外,余人并在局祗应直日太医局生及局医生并罢,今后更不试补。"先是,宰执进呈国用事,数内一项,医官请钱甚多。上曰:"此辈最无用,亦可省减。"四月四日,诏:"应诸路州军驻泊医官,并以二年一替。其已过满人不候替人罢任,今后不许陈乞奏辟再任。"④四月十四日,诏:"御医、内宿医官,大方脉通以五员,小方脉通以三员,风科、口

---

① 徐松:《宋会要辑稿》册 79,《职官》三六之一一七,中华书局 1957 年版,第 3130 页。
② 徐松:《宋会要辑稿》册 79,《职官》三六之一一七,中华书局 1957 年版,第 3130 页。
③ 徐松:《宋会要辑稿》册 79,《职官》三六之一一九,中华书局 1957 年版,第 3131 页。
④ 徐松:《宋会要辑稿》册 72,《职官》二二之四一,中华书局 1957 年版,第 2880 页。

齿科、眼科、针科、疮肿科、产科通以二十员为额,诊御脉四员,入内看医三员。在内见在溢额人且令依旧,今后并不作阙差人。在外职事人内,除德寿宫六员,殿前左右班宿直四员,国子监、大理寺、和剂局、杂买务、大宗正司各一员许存留外,余人并在局祇应直日。太医局及局生、医生并罢,今后更不试补。"①

六月九日,臣僚上言:"伏见今年二月二十四日指挥,医官何滋为应奉汤药有劳,特与转行一官,仍不隔磨勘。臣已命词行下讫,今月七日又降旨,何滋特转一官,其请给、官序并依禄格支破。至今才及百日,未审合与不合又令改转。伏望圣慈详酌,如以滋应奉中宫果为宣力,特与荐行恩典,则乞再赐睿旨,臣敢不奉诏如只是向来医事,已经转官,委是月日未久,诚恐难以便颁再命,亦乞特从寝罢。"孝宗采纳了臣僚建议。七月十四日,臣僚上言:"医官杜楫祇应皇太子汤药无,可降两官,送袁州编管。臣切见皇太子本以伏暑微疾,未至膏,而医非其人,投药失当,议者谓陛下当取数人断其腰领,以快天下冤忿。俟命两日,不过贬黜杜楫一人,而所谓主病元恶如郭良者,盖偃然自若也。欲望圣断,将郭良、杜楫等明正典刑。纵未有肆诸市朝,犹当黥配海外,永不放还。"有旨,杜楫专充皇太子医官,最先用药无,可除名勒停,送韶州编管。郭良可降两官,送兴国军编管。风科秦铸可降两官,送处州编管。是日续有旨,郭良与免编管,仍追官勒停,仍且令临安府居住,听候德寿宫使唤。② 乾道四年(1168 年)六月八日,诏翰林医证、诊御脉、德寿宫祇应李延年供进德寿宫汤药有劳,特与转一官。八月八日,翰林院言:"太上皇帝圣旨,医官朱仲谦为医药有劳,特与赐紫服色,仍于祇候库取赐。今契勘《元丰令》,诸医官将恩例等改换服色者,候本色服及五年已上许改换。宣和二年四月(旨)指挥,应医官见系服绿、未经赐绯隔等赐紫者,听执奏不行。其朱仲谦于隆兴二年九月内补翰林医学,方及五年,未经赐绯,有碍本局条法,合行执奏。"诏为系德寿宫祇应,特依今来指挥。十一月二日,翰林院言:"准太上皇帝圣旨,百姓大方脉科赵确特与补翰林医学,差充德寿宫祇应。寻取到医官局检准宣和六年八月内旨挥,应补医学或祇候,自补受日实及五年,方许试验供职。今来赵确特补翰林医学无违碍

---

① 徐松:《宋会要辑稿》册 79,《职官》三六之一〇五,中华书局 1957 年版,第 3124 页。
② 徐松:《宋会要辑稿》册 79,《职官》三六之一二〇,中华书局 1957 年版,第 3131 页。

外,所有差充德寿宫祗应有碍前项指挥。"诏为系太上皇帝圣旨,特依今来指挥。十九日,翰林院言:"太上皇帝圣旨,翰林医证蔚绍祖为供应德寿宫汤药有劳,特差充入内内宿,兼德寿宫祗应。寻取医官局状,契勘蔚绍祖见系针科差兼德寿宫祗应,别无违碍。所有差入内内宿,缘元丰法'选保试补医师听御笔差填,御医已下阙即递迁,虽奉特旨传宣宣押等,仰医官局执奏不行。'合行执奏。"诏为系太上皇帝圣旨,特依今来指挥。乾道五年(1169 年)六月二十日,翰林院言:"太上皇帝圣旨,医官赵确为医药有劳,特与依朱仲谦例赐紫服色。"诏为系德寿宫祗应,特依今来指挥,内紫服色依例于祗候库取赐。① 乾道六年(1170 年)二月十五日,诏王继先子孙令依赦叙复职名指挥更不施行,从臣僚之请也。臣僚上言:"真宗皇帝时,工部郎中陈尧咨尝任龙图阁学士,坐事削职,会赦求牵复。上曰:'学士清近之职,非会赦可复。'祖宗爱惜名器如此。况延阁之直,祖宗所以待文学政事之臣。如王继先子孙本出医术,其文资职名,因附会秦桧,得所不当得。其后罪迹既著,太上皇帝特出睿断,尽从停废。当时言章所载过犯,其子孙所为。乾道三年已行复官,陛下之恩至矣。今又引赦复职,若遂放行,则是陈尧咨之贤不得之于真宗,而反使王守道辈乃得之于陛下,此臣之所甚惜也。欲望特赐寝罢。"有旨依奏。十二月二十日,翰林院奏:"太上皇帝圣旨,医官赵确为医有劳,特与依朱仲谦例赐紫服色。取到医官局状,本局契勘,赵见系翰林医学大方脉科,服绿至今未及五年,未曾赐绯,兼有碍宣和二年四月执奏指挥。"诏为系德寿宫祗应,特依今来指挥。② 乾道七年(1171 年)十月十四日,诏额外成安郎、诊御脉何滋特授额内成和郎,额内和安郎、诊御脉汤公材特授额外翰林良医,并以医药有也。③ 十二月二十三日,诏:"随龙太史局令、判太史局李继宗两经该遇德寿宫应奉有劳,特转三官,许回授,可将未曾收使三官特与男安国补太史局保章正,充历算科。"臣僚上言:"保章正虽号太史局,然从八品,与宣义郎、成忠郎等尔。祖宗着令,功赏转官碍止法者,许回授有服亲,皆谓有官人,非白身也。自大观、政和以后,蔡京紊乱法度,群臣始有以转官回授为荫补者,今吏部以为非乏补官而不与放

---

① 徐松:《宋会要辑稿》册 79,《职官》三六之一〇五,中华书局 1957 年版,第 3124 页。

② 徐松:《宋会要辑稿》册 79,《职官》三六之一二〇,中华书局 1957 年版,第 3132 页。

③ 徐松:《宋会要辑稿》册 79,《职官》三六之一〇五,中华书局 1957 年版,第 3124 页。

行致仕恩泽者是也。其后蔡攸遂又回授转官以为职名，其子蔡卫、蔡衍皆自待制以回授而迁直学士。由是武臣高俅亦用此例，其子尧康以回授自遥郡转正任，尧辅以回授自观察而转承宣。名器之滥，有不可胜言者。今陛下命一小臣为保章正，固无足惜，然使其精于历算，众所共推，则虽特命之可也，用其父之回授，臣恐不可开此例尔。"孝宗采纳了臣僚建议。① 乾道九年(1173年)十二月十六日，诏："内宿诊御脉、大方脉医官额管五员，内二员见差赴德寿宫祗应，内宿阙人应奉，可于元额内添置二员，通以七员为额。"②

淳熙元年(1174年)四月二十五日，诏翰林医候、小方脉科郭师谅医药有劳，特差入内内宿。已而医官局言："内宿医官旧法选保试补，政和改充铨择，有紊旧制。乞依元丰法选保试补，虽奉朝旨、特旨、传宣、宣押等，许执奏不行，违者以违制科罪。"诏特放行。其后大小诸科特差内宿者同此。③ 淳熙三年(1176年)十月四日，诏："翰林医官局自今应医官已授差遣违一年不赴任，及不到局公参者，并行退额。"从本局请也。十一月二十九日，诏："医官带遥郡，非祖宗旧制，自今不得转授。"④十二月二日，诏："太史局可增置春官、夏官、中官、秋官、冬官大夫五阶，令敕所修入杂压，其磨勘年限并请给则例，令吏、户部比拟以闻。"既而淳熙四年八月十四日，执政进呈吏、户部言："太史局官序、服色等并依医官见行格法，今比拟格目，自局生至春官大夫计一十六阶，共理一百四年磨勘，服色、封赠、恩泽、理年即与医官事理颇同，并将太史局学生及增置挈壶正至春官正请给依旧支破。其冬官大夫至春官大夫五阶，系是增置，其请给并依局令支破。"礼部又言："太史局官服色，欲自局丞以下并服绿，冬官正以上并服绯，冬官大夫以上并服紫。"参知政事李彦颖等奏曰："局生、灵台郎旧法并合试补，难用磨勘升转。盖医官独有劳可考，至太史局官只是历算，若免试补，恐其术不精。"上曰："善。"又奏："吏部参酌，局丞欲服绯，礼部欲服绿。"上曰："可服绯。"冬官正吏部欲服紫，礼部欲服绯，上曰："可许服紫，红鞋。"吏部以局生为太史局正，令为太史大夫，上曰："此两官不须置，盖春官大

① 徐松：《宋会要辑稿》册79，《职官》三六之一二二，中华书局1957年版，第3132页。
② 徐松：《宋会要辑稿》册79，《职官》三六之一〇六，中华书局1957年版，第3124页。
③ 徐松：《宋会要辑稿》册79，《职官》三六之一〇六，中华书局1957年版，第3124页。
④ 徐松：《宋会要辑稿》册79，《职官》三六之一二三，中华书局1957年版，第3133页。

夫以上,比医官已增展磨勘。"又奏:"见任李继宗是判局,吴泽同判局,恐升转却难。"上曰:"李继宗曾在嶽邸日久,特与换过冬官大夫。"诏令局丞许服绯,挈壶正至局丞若判太史局,带权字,冬官正至春官正,服紫,红鞋。余从之。①十六日,诏:"自今除授宰相、执政官及依执政体例人,初除并转厅合得选试医人、太医、助教仍依旧法外,转官、致仕、遗表所得上件恩例,并行住罢。"②淳熙六年(1179 年)四月二日,诏:"自今宰执、使相、侍从等不许奏试医人,其已奏试中人不得作有官人,取诸路转运司文解。"先是,上谓辅臣曰:"闻宰执医人只是量试补官,既得医官名目,走赴转运司解试,便作有官人取解。"雄等奏:"有官人取解,七名取一名,其侥幸如此。今后亦不须奏试。"上曰:"可拟指挥进呈。"③淳熙九年(1182 年)三月二十日,诏:"以降指挥,奉使金国上节内医官一名,吏部于大小使臣内差拨承代名色。自今令翰林医官局将在局大方脉医官依资定姓名申枢密院,轮差一名随逐前去。"淳熙十年(1183 年)八月十八日,臣僚言:"元丰旧法,内宿医官以选保试补,虽奉特旨许执奏不行。比来不问年甲,不行保试,结托求进,工拙相杂。乞杜绝侥求,遵守法令,申严选保试补之旧规,仍革迁就改科之近弊。非惟能否不杂,缓急可备使令,亦使侥幸息心,法令不至全废。"孝宗采纳了臣僚的建议。此时金大亨直疮肿科,以本局疮肿科人数已多,内宿不可复益,遂改为口齿科。于是臣僚言大亨平日止以疮肿为业,一旦改为口齿咽喉,但知徼冀内宿增俸,而不量艺术空疏,因有是请。④

绍熙元年(1190 年)四月十八日,户部言:"翰林医候龚泳状,已行改转服色,乞添请给。契勘本人系用史太师合得冠帔改换,若与增添请给,委实侥幸。乞将医学以上医治有劳改换服色人许令添请外,其余改换服色,并不许增添。"光宗采纳了户部的建议。淳熙二年(1191 年)正月二十四日,诏:"随龙和安大夫、诊御脉兼重华宫皇子嘉王府宿直周昭,为应奉两宫汤药日久,有劳

① 徐松:《宋会要辑稿》册 79,《职官》三六之一二三、一二四,中华书局 1957 年版,第 3133 页。
② 徐松:《宋会要辑稿》册 79,《职官》三六之一二四,中华书局 1957 年版,第 3133 页。
③ 徐松:《宋会要辑稿》册 79,《职官》三六之一二四,中华书局 1957 年版,第 3133 页。
④ 徐松:《宋会要辑稿》册 79,《职官》三六之一〇六,中华书局 1957 年版,第 3124 页。

效,可特与转行遥郡。余人不得援例。"①

嘉定二年(1210 年)三月十六日,知楚州赵师迥奏:"臣僚言,两淮曾经蹂践去处,所在冗员,令监司、郡守斟酌条具裁减。窃见本州岛岛驻泊医官熊澄今年十月已满,乞免行作阙,特与省并住罢。其见任及已授未赴上之人,别与改换一等差遣。"宁宗采纳了赵师迥建议。②

(二)管理评述

从上述南宋皇帝诏令、大臣建言来看,南宋中前期的高宗、孝宗、光宗和宁宗四位皇帝重视医疗卫生工作,建炎、绍兴、隆兴、乾道、淳熙、绍熙和嘉定年间的朝廷对医疗水平杰出者给以褒奖和提携,对临床诊断水平低下者给以降级和免职处分,孝宗倾注于医药卫生工作的力度更大,出台的方针政策亦更为详尽。而南宋中后期的理宗、度宗、恭帝、端宗和帝昺五位皇帝在医疗卫生工作上的建树史册少见。

绍兴年间(1131—1162 年),高宗指定内侍省官主持翰林医官局(院)工作,对内宿官的选拔作了规定,要求太医局生参加军队医疗卫生工作,对行在医官定额(编制)作了调整,根据临床实际需要补额到位。官方医生的选拔、任用、派遣、调转等组织工作,修订本草、校正编纂、颁布医书等组织工作,派医散药防治流行病等组织工作,宫廷及地方的医疗工作等凡与医药有关的管理工作,都由翰林医官院统一管理,提高了医药卫生日常运作的效力,对后世影响很大。如翰林医官的选拔录用程序复杂、甄别严格,在南宋时范围扩大,作用彰显。翰林医官,是选 40 岁以上、经过各科专业考试合格者。成绩最优秀的留翰林医官院,其他合格者分配为医学博士或外州医学教授。淳熙十五年(1188 年)后,考取医官的范围又扩大到外州各地民间医生。经过推荐、进修和一系列的考试,按成绩授予各级医官衔。当时,浙江余杭医学署在县境新图。③ 昌化县医学署在县城西面约 100 步距离。④ 宁波有翰林祗候驻治(医

---

① 徐松:《宋会要辑稿》册 79,《职官》三六之一二四,中华书局 1957 年版,第 3133 页。
② 徐松:《宋会要辑稿》册 79,《职官》三六之一二五,中华书局 1957 年版,第 3134 页。
③ 张吉安、朱文藻:(嘉庆)《余杭县志》,《官署》,1808 年版,第 8 页。
④ 曾国霖:(民国)《昌化县志》卷 3,《建置·公廨》,浙江印刷股份有限公司 1924 年版,第 4 页。

官)1 员。① 1206 年,衢州医学设教授、学正、学录各 1 人。当时,由于医务人员少,这类机构主要为王室、官员服务。南宋翰林医官院有到地方行政单位服务的制度——驻泊医官制度,《宋会要辑稿》载:"外方难得医药,在京医学等员数甚多,并令尚书省措置契勘;翰林医官院见在医官祗候七百余员,并无职事,诸州驻泊,额止百余员。令立较试之法,随所试中高下分遣,诸州军有大小远近之殊。"②驻泊医官除了给所在单位人员看病外,还要为当地的吏民治病。

隆兴、乾道、淳熙年间,孝宗指定精简医官局(院)的编制,从 1132 年额定43 员,1167 年减至 35 员,提高管理效率。同时,孝宗下诏提高医官在朝政中的地位,对医疗水平杰出的翰林医官赐紫服色,加多他们的粮食、绵绢配额和提高他们的工资待遇。对医疗水平低的医官,降级直至明正典刑、黥配海外。孝宗还规定了医官选拔任用的程序,增置春、夏、中、秋、冬医官五阶,规范官序和服色,对任用的医官一年内不到任者,科以重罪,并对一些临床学科作了调整。

当然,南宋政府管理医疗卫生工作还存在不足之处,如某些医疗卫生岗位职责与别的政府机构重叠,有的机构还隶属于别的部门,如尚药局隶属殿中省,太医局隶属太常寺等,导致官吏冗杂、权力交叉使用、遇事互相推诿、管理较为混乱。

二、药政机构及管理

南宋时期,许多涉猎医疗卫生事业和药品炮制销售事业的机构合二为一,有的机构名称以医疗诊治为主却兼营药材加工生产,有的机构名称以药材炮制营销为主却兼营治病救人工作,很难将其分开或归为某类。我们将以药字命名的御药院、尚药局、太平惠民局(惠民和剂局)、施药局等机构分述如下。

(一)御药院、尚药局、太平惠民局(惠民和剂局)、施药局及管理

1. 御药院

御药院在至道三年(997 年)设置,属内侍省。院领导称勾当官,无常员,

---

① 郑瑶、方仁荣:(景定)《严州续志》,载《景印文渊阁四库全书》册 487,台湾商务印书馆1984 年版,第 51 页。
② 徐松:《宋会要辑稿》册 72,《职官》二二之三八,中华书局 1957 年版,第 2878 页。

以入内内侍官充,间或参用士人。南宋定都临安时仍称御药院,负责人由勾当官改称干办官。御药院虽终宋存在,却不置医官,只配有药童及匠人,每遇皇室成员患病,多选相应科目的医生前往诊治。御药院掌应奉礼仪、衣服和汤药,[①]具体职责是检验秘方,以时剂和药品进御及供奉禁中之用。[②] 具体工作涉及四个方面:首先,搜集、研究、保管和颁发处方。"有奏方书,则集国医按验以闻。"社会上征集到秘方后,请御医们临床依此开方,并将疗效上报皇帝,根据实际临床结果决定是否采用。绍兴二十年(1150年)诏:"御药院供进汤药方书不许传录出外。如违。徒二年。干办官不觉察同罪,许人告捉,赏钱五百贯。"[③]给皇帝所开的处方严格保密,以防泄露皇帝健康信息,对此事定有明确的奖罚措施。依此而编撰的《御药院方》就是以南宋御药院处方为主的、汇集历代临床疗效显著的处方而成的中国较早的御用药典。[④] 其次,收集药材。药材一般从药材贸易市场进货,少数药材要求道地,由最佳产地上供。再次,"掌制药以进御"。从事这一专项工作的有典8人、药童11人、匠7人及"生熟药案"掌"日常承准应奉御前取索汤药"等,他们不仅供应皇宫药品,还支赐全国高级官员福利性质的药品。所谓"排办赐臣僚夏、腊药",即冬夏两季的常用或保健药品。比如"腊日赐宰执、亲王、三衙、从官、内侍省官并外阃、前宰执等腊药,系和剂局造进及御药院特旨制造银合……伏日赐暑药亦同"。[⑤]最后,诊疗工作。皇帝患病,由御药院派御医治疗。对症下药的炮制好的汤剂必须由专人先品尝,以防不测。此外,保管加工炮制国内外进贡药物,采购药材;官员也常奉敕出使,如代表皇帝向驻边臣帅赐药,率太医给疫区送药,所遣太医从不负责诊御脉的医官内差拨,以不致缺人祗应。此后御药院还兼持典礼及贡奉事,其职责已超出医药范围,御药院对官员的任用和迁官都有规定。

① 李心传:《建炎以来朝野杂记甲集》卷10,《内侍两省》,《景印文渊阁四库全书》册608,台湾商务印书馆1984年版,第317页。

② 许国祯:《癸巳新刊御药院方》卷11,载《续修四库全书》册1001,上海古籍出版社1996年版,第227页。

③ 徐松:《宋会要辑稿》,《职官》一九之一五,中华书局1957年版,第2818页。

④ 许国祯:《癸巳新刊御药院方》卷11,载《续修四库全书》册1001,上海古籍出版社1996年版,第227—228页。

⑤ 周密:《武林旧事》,《岁晚节物》卷3,浙江人民出版社1984年版,第47页。

淳熙十二年(1185 年)立春前一日,临安府进大春牛。设于福宁殿庭,及驾临幸。内官皆用五色采杖鞭牛。御药院制,取牛睛以充眼药。① 因此,御药院是南宋皇家医药主管部门,云集了全国最顶尖的医药学家,为达官贵胄提供全国最高水平的医疗保健服务,成为皇帝最亲密者,宋高宗曰:"朕今在宫中,都知押班御药素号最亲密者。"②

2.尚药局

尚药局属殿中省,为六尚局(尚食、尚药、尚酝、尚衣、尚舍、尚辇)之一,设有典御 2 人、奉御 4 或 6 人、监门 1 或 2 人及医师。仁宗、英宗时,尚药局一度并归医官局(院)。崇宁二年(1103 年)恢复六局及职掌,设有典御、奉御、监门、医师、御医、医正、医佐、药童、封人、药工、掌库、库典、局长、典事、局吏、局史、书史、帖书等职,计 88 人。靖康元年(1126 年)又废六局,终南宋未设尚药局,但其余音波及南宋。此外,尚食局设有食医 4 人经管皇帝的膳食。

3.太平惠民局(惠民和剂局)

南宋时期,中药制剂由国家专门设立的药局管理,药局分和剂局(制药工场)与惠民局(药店),终南宋建置不变。南宋时期的官药局又名熟药所、卖药所,是政府创办的药品专卖机构。南宋时期的官药局数量多、分布广、规模大、盛况空前。

建炎四年(1130 年),在临安设置和剂局(时称熟药所),初为理财,"以助户部经费",③后惠民功能逐步提升,服务对象增多。职能为制售成药,虽有营利性质,但所售成药比市价便宜 1/3,即"比之时直损三之一",价格比较合理,带有救济性质。④ 南宋初年,"都邑惠民多增五局,货药济四方,其盛举也。岁校出入,得息钱四十万缗,入户部助经费。……时上每饬和剂局,凡药材告阙,

---

① 西湖博览群书编委会:《南渡稗史》,杭州六艺出版社 1928 年版,第 4 页。

② 李心传:《建炎以来系年要录》卷 146,"绍兴十二年八月丙子",载《景印文渊阁四库全书》册 327,台湾商务印书馆 1984 年版,第 40 页。

③ 周辉:《清波杂志》卷 12《惠民局》,中华书局 1994 年版,第 525 页。

④ 周密:《癸辛杂识》,《别集上·和剂药局》,《丛书集成》册 2778,中华书局 1988 年点校本,第 424 页。

俾时上请焉"。① 惠民和济局在太府寺内之右,制药颁给民众。南宋临安除这些官药局外,宫城大内还设有内侍省的御药处、皇城司主管的御药院和香药库等御药机构。② 还有专办官府和达官贵胄筵席的四司六局,其中的香药局专提供各种医疗保健的香料,如龙涎、沉脑、香球、香饼、醒酒汤药等。

绍兴五年(1135 年),又并行另置惠民和剂局,惠民局则设在吴山书院侧,合暑药以备宣赐。正月四日,户部侍郎王俣奏请置太平惠民局,这是最早管理制药的机构,在临安太府寺右侧,以藏熟药,物美价廉惠民,下设 5 局。南局在临安御街南段三省前,西局在御街北段众安桥北,北局在御街中段市西坊南,南外局在嘉会门外浙江亭北,北外二局以余杭门外北郭税务兼领惠民药局收赎。③ 当时朝廷对这些官药局很重视,在南宋临安《京城图》中有特殊标记。同日,下诏和剂局、熟药所各级官吏的俸禄,如监官"除请受外,月支钱一十二贯,遇入局,日支食钱二百五十文",此外"每月从本部于一文息钱内添支犒设钱一十贯,修和官、杂买务辨验药材官薪俸,依监官例,添破茶汤钱八贯文";专知官"给钱一十五贯,每日食钱三百文";手分"料钱一十二贯,每日食钱二百文",后增为 300 文;书手、库子每月料钱 8 贯,每日食钱 180 文,后来书手、库子、秤子每日食钱增至 250 文。④

绍兴六年(1136 年)正月四日诏:熟药局及和剂局令临安差拨兵级巡防,为和剂局 11 人,卖药局各 4 人,又有监门官,⑤检查进出局内之人。二月二十三日,诏:"和剂局般担药至熟药所,并轮差巡防兵士,令本局量破脚钱,以药息钱支给。"三月六日朝旨:"和剂局令步军司更行选差少壮兵士一十五人,节级一人,赴局充般担杂用。每人日支食钱五十文,内东所添作七十文,西所一百文,于本局降到料次内支给。"十月四日,诏:"今后除本局合药糜费外,其应

① 蔡绦:《铁围山丛谈》卷 6,载《景印文渊阁四库全书》册 1037,台湾商务印书馆 1984 年版,第 618 页。

② 吴自牧:《梦粱录》,浙江人民出版社 1980 年版,第 63、81—82 页。

③ 吴自牧:《梦粱录》卷 9,《监当诸局》,载《笔记小说大观》21 编,新兴书局有限公司 1981 年版,第 1981 页。

④ 徐松:《宋会要辑稿》,《职官》二七之六六、六七,中华书局 1957 年版。第 2969—2970 页。

⑤ 周密:《癸辛杂识》别集上《和剂药局》,载《唐宋笔记丛刊》,中华书局 1988 年版,第 225 页。

干管司等处钱物并罢,不许应副。虽奉特旨,亦令户部执奏。"诏:"和剂局差专知官一名,手分二人,书手二人,生熟药库子、秤子各一名;熟药所各差专知官一名,书手一名,卖药库子三人,依法召募。内专知官于校副尉内踏逐。其请给并依杂卖场见请则例,专知官添给钱一十五贯,每日食钱三百文;手分料钱一十二贯,每日食钱二百文;书手、库子每月料钱八贯,每日食钱一百八十文。并推行仓法,内专知官与理当重格。"是年十月八日,朝旨:"和剂局专副知、手分并日支食钱三百文,书手二百五十文,库子、秤子二百五十文。熟药所专库书手等,并依此则例。"并从太府寺请增添也。诏:"杂买务收买药材,依杂卖场例,每贯收头子钱二十文省,市例钱五文足,应副脚剩钱等杂支使用。置历收支,年终将剩数并入息钱。所有熟药所纳钱看揩,并依左藏库条法。其纳到钱就支药材价钱外,余并行桩管。"诏:"和剂局合用工钱,每料五百贯文,申太府寺降帖,下杂买务支给。"诏:"撰合假药、伪造贴子印记,作官药货卖,并依伪造条法。"诏:"熟药所、和剂局监专公吏轮留宿直,遇夜民间缓急赎药,不即出卖,从杖一百科罪。"诏:"药局作匠,并不得占使,如违,从杖一百科罪。经时乃坐,许诸色人经部越诉。"诏:"和剂局药材令杂买务收买,仍就令太府寺准备差使兼杂买务监门,机察钱物出入。除本身请给外,每月添支和剂局监门官日支食钱一色。"绍兴九年(1139 年)二月五日,诏:"和剂局、熟药所监官任满,京朝官使臣并减二年磨勘,选人循一资。监门官、辨验药材官任满,诸局所专副界满,并减一年磨勘。如监官、监门、医官任内有碍赏罪名,及专副有旷缺事件,并不推赏。若不满任,即比附扐赏。"绍兴十年(1140 年)三月二十三日,诏:"熟药所监官依编估局,每月各添给钱一十贯,于本部一文息钱内支给。"[①]从上述高宗诏书中可以看出和剂局有"专知官一名,手分二人,掌生熟药库子、秤子各一名",熟药所有"专知官一名,书手一名,卖药库子三人",后来熟药南、北所各添书手、库子各一人。其中"专知官"是从"校尉内踏逐"选出,书手、手分、库子、秤子按招聘而来。和剂局还有修和官和杂买务辨验药材官各一名,修和官负责监督药品是否"修和粗弱不合法",杂买务辨验药材官要善于识别药材真伪,均从"医官局并有官人及在外有名目医流内踏逐",且

---

① 徐松:《宋会要辑稿》册 74,《职官》二七之六七,中华书局 1957 年版,第 2969—2970 页。

要"申户部审宴申差"。和剂局所制成药要送至各熟药所即惠民局,规定"轮差巡防兵士"。搬运工主要从"步军司更行选差少壮兵士一十五人,节给一人赴局充般担杂用"。熟药四所"分轮双只日启闭,遇启,即出卖汤药遇闭,则计算前一日卖到钱数,编排见在",并将买到药钱"每五日一次送纳药材所,听就支用药材价钱外,将见在钱纳杂买物"。① 熟药4所逢单双日轮流营业或休业,营业时出售成药与汤药,休业时结算前一天卖药钱,并将卖得药钱5日一次送纳药材所购买药材,剩下的现钱缴纳杂买务。今后交拨到熟药虚称阙绝者,并从太府寺觉察,从杖一百科罪。并下诏:"药局印记:'和剂局记'四字为文,熟药东西南北四所各以'之记'六字为文。"将撰合假药,假造贴马、印记冒充官药售卖,并依伪造条法惩处。同日,诏熟药所和剂局监专公吏轮留宿直。遇夜,民间缓急赎药,不即出卖,杖一百。经时乃坐,许诸色人经部越诉。② 这种以国家法令形式规范检验药材质量、销毁伪劣药品及惩罚制售假药的制度,亘古未有。

绍兴十八年(1148 年)闰八月二十三日,又将朝贡熟药所改作太平惠民局,售膏丹丸散和诊病付药。岁晚腊日。赐亲王宰执,三衙从官,内侍省及外阃前宰执等。腊药系和剂局造进。及御药院特造办,银合各 100 两以至 50两、30 两,各有差,伏日暑药亦同。③ 绍兴二十一年(1151 年)闰四月二日,诏:"诸路常平司行下会府州军,将熟药所并改作太平惠民局。"④不久淮东、淮西、襄阳、四川、陕西等地均仿照成立"惠民药局"。十二月十七日,诏将太平惠民局监本药方印颁诸路。除京城临安外,浙江府州县基本上设立了惠民药局等机构。⑤ 绍兴二十六年(1156 年)十月二十一日,诏:"惠民和剂局,令户部委官相验,将陈损旧药并行毁弃。"以太府少卿林觉言:"监专畏避陪偿,不肯依条申请。"⑥十一月八日,诏:"和剂局修合官、杂买务辨验药材官,下翰林院,于

① 徐松:《宋会要辑稿》册 74,《职官》二七之六六,中华书局 1957 年版。
② 西湖博览群书编委会:《南渡稗史》,杭州六艺出版社 1928 年版,第 41—42 页。
③ 徐松:《宋会要》,《职官》二七之六六,《续修四库全书》册 779,上海古籍出版社 1996 年版,第 77—93 页。
④ 徐松:《宋会要辑稿》册 74,《职官》二七之六七,中华书局 1957 年版,第 2970 页。
⑤ 徐松:《宋会要辑稿》册 74,《职官》二七之六七,中华书局 1957 年版,第 2970 页。
⑥ 徐松:《宋会要辑稿》册 74,《职官》二七之六七,中华书局 1957 年版,第 2970 页。

近上医官内选差保明,申户部审寔申差。和剂局修合官一员、杂买务辨验药材官一员,请给、人从、理任、酬赏,并依辨验官见行条法。如或所辨验药材伪滥,修合粗弱不如法,并从省寺点检,申取朝廷指挥。见任文臣候选差医官日并罢,内正官依省罢法。"①

绍兴二十一年(1151年)二月,朝廷颁布第一部成药制剂规范《太平惠民和剂局方》,让药局按照《局方》上的处方制药,以熟药出售病人,解除患者痛苦,临安遂成为全国的中成药制剂中心。当时,"和剂惠民药局制药有官监造、有官监门,又有官药成分之内外,凡七十局出售。则又各有监官,皆以选人经任者为之,谓之京局官,皆为异时朝士之储。悉属之太府寺,其药价比之时直损三之一。每岁糜户部缗钱数十万,朝廷举以偿之,祖宗初制,可谓仁矣。然弊出百端,往往为诸吏药生盗窃,至以樟脑易片脑,台附易川附,囊橐为奸,朝廷莫之知,亦不能革也。凡一剂成,则又皆为朝士及有力者所得,所谓惠民者原未当分毫及民也。独暑药、腊药分赐大臣及边帅者。虽隶御药,其实剂局为之。稍精致若至宝丹、紫雪膏之类,固非人间所可办也。若夫和剂局方,乃当时精集诸家名方。凡经几名医之手至提领,以从官内臣参校可谓精矣。然其间差讹者亦自不少,且以牛黄清心丸一方,言之凡用药二十九味,其间药味寒热讹杂殊不可晓。尝见一名医云:此方止是前八味至蒲黄而止,自干山药以后凡二十一味,乃补虚门中山芋丸。当时不知缘何? 误写在此方之后,因循不曾改正。余因其说而考之信然,凡此之类必多有之,信乎? 误注本草非细故也"。② 周密担任过临安府幕属,监和剂局,当时已有"监局三十人。"③

隆兴元年(1163年)五月二十八日,诏令户部行下所属,将今岁合发三衙官兵暑药目下计置津发。先期差官,趁末伏以前到军前。枢密院差使臣一员管押,去都督府差官给散。其行在诸军夏药,亦合勘量修制支散。以都省言:"和剂局逐年所支三衙官兵夏药二十余万贴,军身既已在外,切虑本局循例,

① 徐松:《宋会要辑稿》册74,《职官》二七之六七,中华书局1957年版,第2970页。

② 周密:《癸辛杂识》别集上,载《景印文渊阁四库全书》册1040,台湾商务印书馆1984年版,第115—116页。

③ 陆心源:《宋史翼》卷34,《遗献一·周密》,《续修四库全书》册311,上海古籍出版社1996年版,第642页。

就此支付本寨,理宜措置。"故有是命。诏:"和剂局所管药材,内有贵细物,除偷出门一节,已有监官、亲事官搜检罪赏外,其局内有肉药之类,若专典、作匠、公吏等缘事入局,辄将食用者,许人告,赏钱二十贯。监临不觉察同罪。"诏:"杂买务收买药材并收支钱……临安府税务遇有客旅贩到药材,关报和剂局,依市价收买。仍令和剂局约度月用数目,除行在库务并市舶务有见在名件取拨应副外,据寔缺数报杂买务收买。遇有药物入门,令临安府与免收税。"①

乾道元年(1165 年)三月五日,户部言:"淮西总领杨倓奏:'契勘淮西总领所惠民局及杂卖场,止是出卖药物,事务不多,乞将杂卖场并令惠民局官兼管。'本部勘当,欲依所乞,合以'监总领淮西江东军马钱粮所太平惠民局兼监行宫杂卖场'称呼。所有减罢去处,其已差下人并依省罢法施行。"②孝宗采纳了户部建议。

各地因战争经费自筹困难等原因执行缓慢,如广南东路诸州于淳熙二年(1175 年)置局,每局靠借 500 缗常平钱开办。后来,南宋廷多次下诏增置药局,宝祐五年(1257 年)十一月,又"批申饬军民五事,官药局其一也。令台阃严督所部,恪其奉行,剂料必真,修合必精,使民被实惠"。③

南宋官药局在各地的相继设立,成为地方救治疾疫的主要机构。南宋时药局主要分布在建康府、苏州府、明州、衢州等地,其中建康府药局有安抚司惠民局、总领所惠民局和都统司惠民局,临安府药局为施药局,苏州府药局有太平惠民药局、济民药局,衢州有惠民药局,江东路的江东药局等,其中尤以明州药局最具代表性,子局分布数量多、范围广,药品销量很大。

南宋明州和剂药局远近闻名,"府旧无药局,疾病者取药于市,假伪售真,其害滋甚。宝庆三年(1227 年),守胡榘始创局于郡圃射垛之西。为屋七间,有阁以居,药灶疱湢皆整,器用什物咸备。总费楮卷四千缗,外捐万缗市药。命官吏主之,剂量精审,阖境赖惠。渐收赢钱以补泛费,其万缗则循环充本"。

①　徐松:《宋会要辑稿》册 74,《职官》二七之六七,中华书局 1957 年版,第 2970 页。
②　徐松:《宋会要辑稿》册 74,《职官》二七之六七,中华书局 1957 年版,第 2970 页。
③　梅应发、刘锡:(开庆)《四明续志》卷 2,《惠民药局》,载《景印文渊阁四库全书》册 487,台湾商务印书馆 1984 年版,第 370—372 页。

其名称为"制置司和剂药局"。① 到宝祐五年(1257 年)十一月,知府吴潜将初创于宝庆三年(1227 年)的庆元府惠民药局扩大规模,移地扩建制药场所。惠民药局原设在校场口的射垛西面,因房屋简陋,地方潮湿,且出入给军事指挥部带来诸多不便。后迁移到原犒赏库的海晏楼,有十多楹房屋。楼上贮藏熟剂成料,使不梅润,楼下则为众工作场。前增门屋三,后增翼屋五,浚池置鼎焙室、烹釜,莫不毕备,辟为制药工场,规模非昔日可比。② 在城区设销售点,以府前班春亭为都局,子局有上马亭铺、南门裏大庙前铺、瓜亭铺、吴桥门铺、江东门外铺和东门水军共 7 处。在慈溪、奉化、昌国(今舟山)、象山、余姚、上虞各县各设一个子铺,服务范围辐射到州境各处。每年春夏,都向患者散药,酌收费用。如宝祐五年(1257 年),散药 2835 贴。开庆元年(1259 年),散药 2493 贴,数量相当可观。开办时药钱仅 14000 贯,至开庆元年四月,32 年来的药货钱会本息比创时增药钱 433139 贯 111 文。③ 此时的宁波地区惠民药局子局规模较大,列表 2-3 如下。

表 2-3 宁波地区惠民药局分局表④

地点	营业额	备注
府前班春亭都局	日报卖钱 1000 贯或 800 贯	以后四铺系本局差人前去发卖
上马宁铺	日报卖钱 90 贯或 80 贯	
南门里大庙前铺	日报卖钱 40 贯或 30 贯	
及瓜亭铺	日报卖钱 60 贯或 40 贯	
灵桥门铺	月取 1000 贯或 1.5 月 1000 贯	以后照例赍钱到铺,取赎以加一五分饶润
江东门外铺	月取 2000 贯	
慈溪县铺	月取 500 贯或两月取 500 贯	

① 胡榘、罗浚:(宝庆)《四明志》卷 3,载《续修四库全书》册 705,上海古籍出版社 1996 年版,第 42 页。

② 张传保、赵家荪:《鄞县通志》册 1,《舆地志》,宁波通志馆 1951 年版,第 825—826 页。

③ 梅应发、刘锡:(开庆)《四明续志》卷 2,《惠民药局》,载《景印文渊阁四库全书》,台湾商务印书馆 1984 年版,第 370—371 页。

④ 梅应发、刘锡:(开庆)《四明续志》卷 2,《惠民药局》,载《景印文渊阁四库全书》册 487,台湾商务印书馆 1984 年版,第 370—372 页。

地点	营业额	备注
东步铺	两月取 500 贯或三月取 500 贯	
奉化县铺	月取 100 贯或 50 日取 1000 贯	
昌国县铺	月取 700 贯或两月取 700 贯	
象山县铺	月取 300 贯或 1.5 月取 300 贯	
余姚县铺	月取 800 贯或两月取 1000 贯	
上虞县铺	两月取 500 贯	
东门水军	月取 1000 贯或取 2000 贯	
每年散药：宝祐五年（1257 年），散药 3835 帖。宝祐六年（1258 年），缺。开庆元年（1259 年），散药 2493 帖。		

　　宋末元初的战乱，使宁波慈善事业遭到很大破坏，许多慈善救济机构不复存在。"官有常平，私有社仓，皆所以得民也。常平废不复举，社仓之存者无几矣。"①只在医疗救济方面，元朝在宋朝的基础上有所发展，由宋开始的惠民药局在元朝更为普遍。如庆元路的鄞县药局在清渼桥北宋宣诏亭故址，1298年置，1309 年毁，1329 年郡守阿里牙答思下令复建，有楼房后厅各 3 间。②

　　1151 年，袁甫知衢州时，衢州郡官医提领设惠民药局，龙游亦然。《衢州续惠民药局记》载："局以惠民名，官取赢焉，则名与实背而驰矣。官不取赢，恣吏与工渔食焉。利归此曹，非惠民也。戢吏与工矣，不培其本，其惠易穷，犹无实也。局之本钱积累岁久，核其数以缗计者可三千。遂三分之以其一给费用，以其二买膏腴田。余百亩岁收，其入益市良药，药易售局，日兴钱羡，则田增。循环数载，本愈厚，药愈精，惠溥矣。局之官僚请记以诏来者。余曰：此在人方寸地耳，奚记焉。虽然蔽一言，可乎。曰：愿有请余。乃书曰：上毋以利妨义，下毋以伪乱真。"③作为一种融资手段，土地经营对拓宽药局的资金来源，田地收入购药，药局收入买田，形成一个良性循环，确保了药局正常运行起着

---

　　① 程巨夫：《雪楼集》卷 24，《跋鱼山李氏社仓事后》，载《景印文渊阁四库全书》册 1202，台湾商务印书馆 1984 年版，第 345 页。
　　② 张传保、汪焕章：(民国)《鄞县通志》册 1，《舆地志》，鄞县通志馆 1935 年版，第 826 页。
　　③ 袁甫：《蒙斋集》卷 12，《衢州续惠民药局记》，载《景印文渊阁四库全书》第 1175 册，台湾商务印书馆 1984 年版，第 479 页。

积极作用。当然,并不是所有的地方官员都有这样的经营意识,因此,绝大部分地方药局的资金都比较紧张,相当一部分来自地方官员和有识之士的捐助。台州府县设医官管理医政。东阳县在县城南侧150步处设有惠民药局,用官缗购药济民。兰溪县已设医学正、惠民药局等官员和官办设施,成为县医学史上的最初组织。嘉泰三年(1203年),会稽(今绍兴)府东,置提举司惠民局。①1239年,定海县令余桂在城内设惠民药局,督医施药。昌国县两度设药局。淳祐年间(1241—1252年),平湖县设置惠民药局,隶属海盐县。瑞安县医学已初具规模。

《姑苏志》记载:庆元元年(1195年),太府寺在苏州府醋库巷建太平惠民药局,香药场(司)在罗城内。②

淳熙年间(1174—1189年),王元敬任提点江东提刑时,鉴于"水毁之余,闾里大疫,病无药以疗,死无地以葬……今吾民贫到骨病则敛手待亡,死则蓬颗无托",他"捐司存羡钱百万",创建江东提刑司药局,"制急于民用者凡五十品,民有疾咸得赴局就医,切脉给药以归"。后又没收官田岁钱,其入增市药物,定其规约。令幕友三人更主之,既又以官田易浮图山地300亩作坟茔,划成井界葬死者。达到了"病者得不死,死者得所归"的目的。③绍定四年(1231年)八月,平江知府吴渊在苏州府鱼行桥东、广惠坊左建济民药局,起因是当年春季发生瘟疫,吴渊组织救治之后,深感仓促取药于市,真假难分,误事误人,因此自创一局,名济民药局。他还撰写《济民药局记》,阐述了平江府济民药局开办目的、投入资金、完成规模、设备设施、管理人员、药品采购、经营方针、社会反映和产权变更等梗概:

> 姑苏城大人众,余领郡适有春疫,亟择郡医之良,分比闾而治,某人某坊,某人某里,家至户到,悉给以药,窭而无力者则予钱粟,疾不可为者,复予周身之具,由二月迄七月,其得不夭者一千七百四十九人。因念仓卒取

---

① 施宿:(嘉泰)《会稽志》卷4,载《景印文渊阁四库全书》册486,台湾商务印书馆1984年版,第7页。
② 王鏊:《姑苏志》卷22,载《景印文渊阁四库全书》册493,台湾商务印书馆1984年版,第408—410页。
③ 高斯得:《耻存堂稿》卷4,《江东提刑司新创药局义阡记》,载《景印文渊阁四库全书》册1182,台湾商务印书馆1984年版,第62—63页。

药于市,既非其真,非惟不真,且弗可以继。乃创济民一局,为屋三十有五楹,炮泽之所,修和之地,监临之司,库廪庖湢,炉砧鼎白,翼然井然,罔不毕具。总夫匠木石之费,钱以缗计者,七千八百四十五;米以石计者,三百二十三。既落成,复以二万缗实之,为市材费。凡川广水陆之产,金石草木之品,无珍不致,无远不取,冀有益于人,故真其剂;弗求赢于官,故轻其值料置丰盈,芗味芳烈。较市炫玉贾石者,相去不啻万万列肆阛阓,过者欢喜。他日设遇流行之灾,四时之沴,则分医以疗,捐药以济。

上文中"炮泽之所"是制备药物的地方,"修和之地"是医院病房,"监临之司"是行政管理机关,"库廪庖湢"是贮藏室与厨房,这样一所有 35 楹房屋,一切必要设备"翼然井然,罔不毕具",确是一座较具规模的医院。上文充分展示了南宋理宗以民命为重、济药疗病、视四海之痒痾疾痛如在一体的德意,更是南宋药业一份极其珍贵的中药业历史文献。开庆元年(1259 年),马杨祖重新在子城内路分厅的故址建造济民药局,继又迁于其北。① 现在苏州文庙仍保存绍定五年(1232 年)所刻的平江图(即宋朝苏州府城图),图中刻有医学、和剂局、养济院和漏泽园等字样,便是佐证。

丰廉直知建昌军时,属岁大疫,挟医巡问周遍于委巷穷阎之间,察其致病之源,授以当用之药,药又甚精,全活者众,郡人甚德之。他又捐钱 300 万,创药局两所,"萃良药,惟真是求,不计其直……疾之效立见,人竞趋之,而不取赢焉"。② 尽管很艰难,药局还是蓬勃发展起来,并且从大中城市延伸到偏远地区。

建康府、平江府等地的官药局也很多,如建康府官药局有 1 所 2 局 11 铺:一是安抚司惠民局创建于淳祐十一年(1251 年)十月,马公光祖创。该局拨药,本收药材,委官提督,监视制修药品,并"置四铺发药,应济军民,收本钱,不收息。一在天津桥南、一在银行街、一在镇淮桥侧、一在靖安镇。总领所惠民局,在正厅东廊,置五铺发卖。一在本所衙门东南、一在太平桥南、一在银行

---

① 钱谷:《吴都文粹续集》卷 8,《济民药局记》,载《景印文渊阁四库全书》册 1385,台湾商务印书馆 1984 年版,第 204—205 页。

② 袁燮:《絜斋集》卷 10,《建昌军药局记》,载《景印文渊阁四库全书》册 1157,台湾商务印书馆 1984 年版,第 123—124 页。

街、一在凤台坊口、一在御街长乐坊。都统司惠民局在都统衙内,桥亭东置二铺发卖,一在天津桥南,一在太平桥南"。① 据各药铺位置来看,天津桥南有两铺,银行街两铺,太平桥南两铺,一条街上一个药铺满足不了民众撮药的需求,一街两铺应运而生。安抚司惠民局的 4 个药铺以成本价赈济军民,属官办药局,不营利,具有慈善性质。总领所和都统司所辖的 7 个药铺,属官办药局却营利,具有国营企业性质。这些医疗卫生机构的服务视角已从城市中心辐射到了乡镇僻壤。

宝祐年间(1253—1258 年),常州奉旨创建的惠民药局"在金斗门里"。②

福建路汀州惠民药局在金厅门左侧,两个药铺分别在州门首左庑和济川门内。③ 嘉定三年(1210 年),泉州安溪县令陈宓在县衙大门内建和剂局,在大门外开惠民局,招名医 1 人、司药 2 人诊病施药救治民众。

4.施药局

淳祐八年(1248 年)五月,因盛暑,民间病者颇多,朝廷令临安府尹赵与簹创置施药局,命职医分行巷陌,诊视给药,一月就花费数万钱,治愈了许多患者。④ 淳祐九年(1249 年),理宗诏令"置药局疗贫民疾病"。⑤ 淳祐十年(1250 年)二月,朝廷益以钱 10 万贯,令多方措置,以赏罚课督医员,为民悉心诊视疾病,是后都民多赴局请药,接踵填咽。⑥ 吴自牧对设在临安戒子桥西的施药局有详细记载:"民有疾病,州府设施药局于戒子桥西,委官监督,依方(药局所制药方)修制丸散。咬咀来者诊视,详其病源,给药医治,朝家拨钱 10 万贯下局,令帅府(地方政府)多方措置,行以赏罚,课督医员(医师),月以其

---

① 周应合:(景定)《建康志》卷 23,《城阙志四·药局》,载《景印文渊阁四库全书》册 489,台湾商务印书馆 1984 年版,第 191—192 页。

② 史能之:(咸淳)《重修毗陵志》卷 6,载《续修四库全书》册 699,上海古籍出版社 1996 年版,第 55 页。

③ 胡太初修,赵与沐纂:《临汀志》,载《福建方志丛刊》,福建人民出版社 1990 年版,第 321 页。

④ 施谔:(淳祐)《临安志》卷 7,《仓场库务·施药局》,钱塘丁氏嘉惠堂清光绪九年(1883 年)版,第 133 页。

⑤ 《二十五史·宋史(上)》册 7,上海古籍出版社、上海书店 1986 年版,第 5280 页。

⑥ 陈文骒、吴庆坻:《杭州府志》卷 73《恤政》四,民国 11 年(1922 年)铅印本,第 43 页。

数上(报)于州家,备申朝省(朝廷)。或民以病状投局,则畀之药,必奏更生之效。"①"民蒙更生,不知其几。"②设置在临安的施药局通过 70 个遍布于城区的分支机构来施舍药材。这些药按道理应以原价三分之一出售给城市居民,不过实际上它们却被施药局的雇员和官吏所盗用。1272 年,临安为江浙行省治所,改施药局为医学提举司,始置惠民药局,官给药值,设提领一员主持局务。

5.编估局

南宋编估局专门从事对外贸易管理工作。绍兴七年(1137 年)正月二十八日,户部言:"欲将三路发到市舶香药杂物,依旧令左藏东西库、榷货务交纳外,其编估职事,乞隔委左藏库监门官一员兼;其打套职事,乞委本府寺交引库监官兼。"高宗采纳了户部的建议。③ 绍兴九年(1139 年)六月四日,诏:"打套局监官如任内职事别无旷阙不了事件,依药局监官赏格,任满,京朝官、使臣并与减二年磨勘,选人循一资,仍许计日推赏。如三年为任之人,若及二年以上,并全给赏。所有编估局官系左藏库中门官,兼本门已有赏格,更不推赏。"④二十一日,诏:"编估局官一员,专一编打三路市舶司香药物货并诸州军起到无用赃罚衣服等。自来纳讫牒到,本局官吏将带行牙人前去,就库编拣等第色额,差南纲牙人等同本司看估时值价钱讫,供申尚书金部,符下太府寺,请寺丞一员覆估讫,径申金部提振郎中厅审验了当,申金部。内市舶香药物货等连估帐符下打套局,将合打套名件一一交跋打套。如不是打套之物,符下杂卖场,径行赴左藏库交跋,赴场出卖。其不堪支遣无用衣物等,修审覆讫,省部供申朝廷指挥,日下依此行下打套局,一面交跋打套,及杂卖场径行交跋出卖施行。"⑤高宗针对户部建议,下诏规定了编估局职官的品位、资薪及职掌。

6.药材管理

绍兴十六年(1146 年)八月十九日,太医局言:"《本草》玉石部中有砒霜

① 吴自牧:《梦粱录》,浙江人民出版社 1980 年版,第 174 页。
② 潜说友:(咸淳)《临安志》卷 88,载《景印文渊阁四库全书》册 490,台湾商务印书馆 1984 年版,第 939 页。
③ 徐松:《宋会要辑稿》册 74,《职官》二七之七〇,中华书局 1957 年版,第 2971 页。
④ 徐松:《宋会要辑稿》册 74,《职官》二七之七〇,中华书局 1957 年版,第 2971 页。
⑤ 徐松:《宋会要辑稿》册 74,《职官》二七之七〇,中华书局 1957 年版,第 2971 页。

一味,委有大毒,并无起病之功。望令出产州军今后不许收采,商旅不得依前货卖,见在者并令烧毁。重立断罪,许人告捉施行。"高宗采纳了太医局的建议,对剧毒药材作了严禁买卖的规定。①

(二)管理评述

南宋药政机构——官药局的发展可从三方面窥探:一是高宗朝在官药局质量安全管理上增添了不少新措施,如药局所定若干制度颇有价值,轮值制度,保证昼夜售药,如因失职,而影响急症病家购药者,"杖一百科罪";检验制度,经常检查药品质量,陈腐过时的药物及时废弃;施药制度,遇有贫困或水旱疫疠,施给药剂。② 当时的许多药品监督管理措施已与当今药品监督管理的最基本检查方法吻合,是对南宋官营、官商合营、私营药材药品营销单位的强有力约束,有利于药材药品贸易市场的健康发展和人民用药的安全,是南宋政权治国理政的业绩之一。二是4次修订太平惠民和剂局方,使其不断充实完善。推广了"局方",流行了"成药",这一传统至今沿用于国内外。三是根据形势变化需要,及时发展地方官营药局。南宋医药形势十分严峻,一方面,国家破碎,流通受阻,药品紧缺而药价昂贵。南宋药缺价高就更甚了,以致第二任皇帝宋孝宗赵昚下令:官药局防疫药虎头丹减价十分之九。另一方面,人民贫困,流民遍地,灾疫流行,极需药品救济。而宋宁宗时,金国不断蚕食南宋疆土,朝廷仍需积极备战,中央财力用于医药的不足,致使太府寺官药局网点少,规模小,远不能满足民众需要,故宋宁宗决定让地方政府也开办官营药局进行弥补。《宋会要辑稿》记载:嘉泰三年(1203年)五月十六日廷议时,臣僚建议宜命太医局选民间所常用及已试有效简要可行之方集为一部,颁发给诸路监司,监司在各州县执行,州县又撮其要者,大书揭示于聚落要闹去处。批准诸州拨(用)常平钱,收市药物合成丸散,贱价出卖以济民,略收利息以供官吏之费,使本钱不耗,为循环之用,常平钱是政府调节物资救济灾疫和供民借贷的储备金,故要求略有利润,使本钱不耗,以持续使用。③ 宁宗北伐逐金失败,使

---

① 徐松:《宋会要辑稿》册166,《刑法》二之一五二,中华书局1957年版,第6571页。
② 徐松:《宋会要辑稿》册74,《职官》二七之六六、六七,中华书局1957年版,第2969—2970页。
③ 徐松:《宋会要辑稿》册149,《食货》五八之二五,中华书局1957年版,第5833页。

中央财力进一步下降,太府寺官药局更加萎缩,促使有实力的州县开办药局参与自救。南宋官办药局的设置满足了救治形势与问病售药需要,使南宋官药局向回归医药结合方向发展。南宋官药局的设置是南宋药材市场区别于以往朝代药材市场的最大特色,政府参与药品生产和营销,抑制了私人药局的经营,最大限度地将政府掌握的医疗资源辐射到全国各地,统筹安排药业,兼管海外诸国药材的贡赐和贸易。同时,南宋官药局也增加了政府财政收入,官方制药的权威性和质量优级性得到了极大的加强,当时的药品市场基本上由官药局占据。

宋朝药政较为进步,药物管理设有尚药局,专门负责御药、和剂、诊疗疾病。又设御药院,为皇帝御用药房,多由宦官主管。在中外药材贸易方面,除有市舶司管理外,还有编估局参与其中。尚药局和御药院其实是南宋时和剂局的前身,它们从北宋至南宋职掌名称变化多端。熙宁九年(1076年)在开封首先设立太医局卖药所(又称熟药所),以后各地增设,称为和剂惠民局,也简称为惠民局或和剂局。熟药比生药便于医生和病人掌握使用,是中国药学史上一大进步。崇宁年间(1102—1106年)熟药所归属太府寺。崇宁二年(1103年)熟药所中制药和卖药的业务已明确划分。此时卖药场所已增至5处,又设两处修合药所。政和四年(1114年)经尚书省提议,并征得宋徽宗同意,将修合药所改名为"医药和剂局",卖药所改名为"医药惠民局"。

南宋在临安设置了太平惠民药局以后,为了防止药局人员舞弊,特地在药局内,委派了文武官各1名,称为"官监门"或"官监",来监督成药的制造和出售。药成分给内外70个局,出售时有监官监视,并规定遇急诊病人要及时配药,遇贫困及水旱疫疠的家庭要免费施药,要及时毁掉陈旧失效药品,对各种制剂所含药物的分量、质量标准以及原药炮制加工方法均有详细规定。绍兴二十六年(1156年)下诏令和剂局对所存药物进行总检查,凡属陈坏质劣者及时废弃。此外,各种剂型的生产也定有专人操作,还规定成药须经检验合格才能出售。这样就保证了中成药的质量。为了提高中成药疗效和经济效益,熟药所还派人征收民间验方,从事药物炮制、药剂修制的研究工作,不断改进制法。如在制丸药的炼合药方面就有水、醋、酒、蜜、甘草膏、阿膏、阿胶、猪胆、猪胰等。另外,药局还坚持昼夜售药,如因失职影响急症购买者,要杖一百。同时也订立了出售药品的章程,从当时的记载可归纳为六项:1.刊刻药局的印记,总局刻"和剂局记"四字,其余东西南北四局,各增刻二字,以为出售药品的图记。2.东西南北四局,轮流在单双日营业或休息。营业时除出售成药外,并出售汤药。休息时则结算前一天的卖账。3.卖到的药钱,五天一次送到药材所,购买药材。剩下的现钱,即上缴杂买务。4.管理药局的人员,轮流值夜班,如有急病发生,前来买药的,应立即出售,否则杖一百。5.药局里的工作人员,不许因工作关系,贪图便宜,买取药品,否则杖一百。6.交跋到熟药,虚称阙绝的,杖一百。从上述的 6 项章程看来,似乎和剂局的售药制度,是相当完美,真正达到了"惠民"的目的。但一经仔细研究,就发现这个章程并未付诸实行。上述这些措施,从表面看来,似乎是为了维护人民的健康,初办时虽也给了群众一些好处,如出售的药品质量较高,药价也比市价低 1/3,在疾病流行期间也曾免费施药。隆兴元年(1163 年)又下诏说"和剂局所管贵重药材不许偷窃,由监官、亲事官提检罪责,局内若有缘事入局滥用药物时,许人告发,告发者赏钱二十贯,监官不觉察者同罪"。到了南宋后期,由于药局的生产经营权掌握在太府寺官员手中,官吏从中贪污舞弊,以假药冒充真药之事频频发生,完全背离了朝廷建置惠民药局、太医局所,以达济利之心和赞仁寿之治的初创建愿景。[①] 1279 年,临安的太平惠民局随着南宋的灭亡而湮没。

执法犯法,监守自盗等职务犯罪屡现。临安城中的一些不法分子伪造官方商标,冒充和剂局的熟药出售。甚至临安城中的一些药店也参与制造假药牟取暴利,如用樟脑代冰片、用台附代川附。鲁应龙在其《闲窗括异志》中说华亭黄翁、海盐倪生、嘉兴周大郎等香药商人制造假药,欺骗患者。但局官配制官药时,常被朝官富家取去,老百姓根本无法享用,甚至错配药物,误人性命。临安 5 个药局的内部情况,都是弊病百出,所出售的药品中,大都掺了假。嘉定十二年(1219 年)太府少卿葛洪上奏:"惠民五局以伪药出卖。"[②]诏监官处罚,有的降资一级,有的展磨勘 2 年。官药掺假说明药品犯罪已从药局内延伸到药局外部。至于他们出售假药的方法,一般是以劣质药材掉换贵重药材,

---

① 俞文豹:《吹剑录外集》,载《景印文渊阁四库全书》册 865,台湾商务印书馆 1984 年版,第 488 页。

② 缪荃孙:《藕香零拾》卷 1《玉牒初草》,中华书局 1999 年版,第 143 页。

如偶尔该局为了平息民愤,也生产一些真药。但所制的真药,便为官僚地主阶级所攫取,而贫苦的劳动人民,仍然不能买到。绍兴二十六年(1156年)十月十九日,朝廷派员暗访街市货卖熟药店,售假药,谋图利,导致服用药者伤生。因此,当时人们对此大加抨击:"今惠民局以药材贵而药价廉,名虽存而实则泯,职其事者太府丞也。非唯药材不能通晓,而骤迁倏易,亦不暇究心职业。所谓四局,官止于受成坐肆而已,惟吏辈寝处其间,出入变化皆在其手。药材既苦恶,药料又减亏稍贵,细药则留应权贵之需,四局所卖者惟泛常麤药,缺者多而赝者亦罕。一局输费为数不赀,民拜其名,吏享其实。故都人谓惠民局为惠官局,和剂局为和吏局。"①这给南宋药界抹了黑,造成了不良的社会影响,这种"官"、"私"都出售假药的结果,严重地妨害了人民群众的健康。而"官家"所设的"和剂局",更因出售假药,每年都赚了很多钱。南宋临安所设的五局,也有同样的情况,同时他们还订出章程,对主持和剂局赚钱的人,加以奖励,"减磨勘三年"。这些具体的事例,就说明了和剂局只有"惠民"的名义,而无"惠民"的实质。封建时期所设立的这种机构,其情形大都如此,但是这些阴影遮盖不了南宋临安药业的繁华景象。

和剂局虽然没有惠民的实质,但它的成立却给我国的医药制度带来不小的贡献。发卖成品药,使缺乏医药的偏僻乡村,也能够"据症检方,即方用药,不必求医,不必修制,购买成丸散,病痛便可安全",南宋行都临安府内和剂惠民局的设置对军民治病确实起了较大的作用。如淳熙十四年(1187年)正月二十七日,孝宗诏令说:"军民多有疾病之人,可令和剂局取拨合用汤药,分下三衙(禁军机关)并临安府,各就本处医人巡门俵散。"②和剂局不仅有上述的成绩,而且它所制的成药,精集诸家名方,并交名医研究后炮制而成,故在临床方面,效果显著。在宋元之际,这些成药的处方就成为医师们对症用药的规矩准绳,一律都以局方来治病,其中如有不以局方治病的,便会成为医师们嘲笑的对象。和剂局方中绝大部分是名方,疗效很好。最值得称赞的,就是局方里的紫雪丹和至宝丹两方,对治疗乙型脑炎一症,皆有卓越的疗效。局方的疗效

————————

①　俞文豹:《吹剑录外集》,载《景印文渊阁四库全书》册865,台湾商务印书馆1984年版,第488页。

②　徐松:《宋会要辑稿》册149,《食货》五八之一五,中华书局1957年版,第5828页。

既好,故它在整个南宋和元代初年,成为医药界的指南针,"官府守之以为法",造成了凡病皆用局方治疗的风气。它不同程度地促进了中药炮制加工的规范和统一,推动了中成药的使用和流通。药局制定的一系列财政、保卫、营业法规,在医疗保健和扑灭疫疾等方面,都起过一定的积极作用,对药学事业的发展贡献非凡。

三、恩恤民瘼措施

南宋中前期的高宗、孝宗、光宗和宁宗四位皇帝在重视医政和药政之余,在绍兴、乾道、淳熙和嘉定年间还下达了大量的诏令,恩恤民瘼,亲自过问平民百姓的身体健康、用医服药问题,为这一时期药业的发展铺平了道路,催化了药事兴隆。

绍兴七年(1137年)七月二十四日,诏:"建康府内外居民病患者,令翰林院差官四员分诣看诊,其合用药,令户部药局应副,仍置历除破。如有死亡,委实贫乏,本府量度给钱助葬,仍具已支数申尚书省除破。"[1]

绍兴十六年(1146年)六月诏:"方此盛暑,切虑庶民阙药服饵,令翰林院差医官四员,遍诣临安京城内外看诊、合药,仰户部行下和剂局应副,置历支破,依例支给食钱,仍于本部辖下,差拨担药兵士二名,候秋凉日住罢,每岁依此。"每年夏季,传染病高发,和剂局制备常用成药发给京都民众。[2]

绍兴二十二年(1152年)六月十六日,尚书省言:"行在每岁差医官遍诣城内外看诊给药,其诸路州军亦有岁赐合药钱数,依法选官监视,随风俗气候所宜修合,许军民请服,县镇寨量应用数给付。缘方此盛暑,切虑州军不切奉行,未副朝廷矜恤之意。"诏令户部行下诸州军遵守施行。[3] 绍兴二十五年(1155年)十月,高宗下诏戒饬民间医药。诏曰:访闻今岁患时气,人皆缘谬医,例用发汗性热等药,及有素不习医,不识脉证,但图目前之利,妄施汤药,致死者甚众,深可悯怜。据医书所论,凡初得病,患头痛身热恶风肢节痛者,皆须发汗,缘即今地土气令不同,宜服疏涤邪毒如小柴胡汤等药,得大便快,利其病立愈,

① 徐松:《宋会要辑稿》册149,《食货》五九之二九,中华书局1957年版,第5853页。
② 徐松:《宋会要辑稿》册149,《食货》五九之三一,中华书局1957年版,第5854页。
③ 徐松:《宋会要辑稿》册79,《职官》三六之一〇四,中华书局1957年版,第3123页。

临安府可出榜晓示百姓通知。①

绍兴二十八年（1158 年）六月，诏令差医看诊病民给药："时当盛暑，恐细民阙药服饵，令翰林院差医官四员，偏诣临安府城内外，看诊含用药，令户部于和剂局支拨应副，候秋凉日住罢。"②十一月二十三日，病人无缌麻以上亲同居者，厥者报所属，官为医治。访闻比来客旅寄居店舍、寺蹙，遇有病患，避免看视，闻官逐赶出外，及道路暴病之人，店户不为安泊，风雨暴露，往往致毙，深可矜悯。可令州县委官内外检察，依条医治，仍功存恤，及出暝乡村晓谕。月具无违戾去处以闻。③

绍兴三十一年（1161 年）九月七日，知汉州王葆言："川蜀地狭民稠，贫窭者众窭，衣食不给，遂致乞丐。在法，每岁于十月初，差官检察内外老疾贫乏不能自存、乞丐之人非慵堕者，籍其姓名，自十一月一日起支，每人日支米或豆一升，七岁以下减半，每五日一次并给，至次年三月终止。缘州县自军兴以来，常平田土多已出卖，止是义仓米一色。其上件米，唯充灾伤，以备赈给，平时难以擅行支散。今养济指挥，既无常平钱、米，何以给散。欲乞如阙常平米豆去处，许于见管义仓米内通融应付，日后如有收到常平司田地收桩斗斛，逐旋拨还。"从之。④

乾道元年（1165 年）正月一日，南郊赦："在法，病人无缌麻以上亲同居者，厥者报所属，官为医治。访间比来客旅寄居店舍、寺蹙，遇有病患，避免看视，赶逐出外，及道路暴病之人，店户不为安泊，风雨暴露，往往致毙，深可悯怜。可令州县委官内外检察，依条医治，仍功存恤，及出暝乡村晓谕，月具有无违戾去处以闻。"⑤二月十一日，绍兴府饥民众多，政府除置场煮粥赈济外，对其中的"病患之人"，"官给药饵，专差职医调治。"⑥二十九日，孝宗诏："临安府见

---

① 潜说友：(咸淳)《临安志》卷 40，《诏令行禁止》，钱塘振绮堂汪氏仿宋本重雕本 1830 年版，第 10 页。

② 潜说友：(咸淳)《临安志》卷 40，《差医看诊病民给药》，钱塘振绮堂汪氏仿宋本重雕本 1830 年版，第 11 页。

③ 徐松：《宋会要辑稿》册 149，《食货》五九之三四，中华书局 1957 年版，第 5855 页。

④ 徐松：《宋会要辑稿》册 149，《食货》六十之一二，中华书局 1957 年版，第 5870 页。

⑤ 徐松：《宋会要辑稿》册 149，《食货》六十之一三，中华书局 1957 年版，第 5871 页。

⑥ 徐松：《宋会要辑稿》册 149，《食货》六十之一三，中华书局 1957 年版，第 5871 页。

行赈济饥民,访闻其间多有疾病之人,切虑阙药服饵,令医官局于见赈济去处,每处各差医官二员,将病患之人诊视医治,甚或用药于和剂局取拨,仍日具医过人并用过药数,申尚书省。"①三月十四日,准权发遣临安府薛良朋上言并于四月十五日停止对饥民施粥等措置。薛良朋言:"令来已是春深,正当农务,兼蚕麦将成,诸处流移饥民,利于(日)前赈济设粥,以致将来荒废农业,无所指望。今措置诸处籴米设粥,欲自四月十五日住罢,仍(谕)期出榜告谕,其壮健人,欲别给札付与各人,仰州县不得拘催官私欠负,并仰田主各支种粮,务要安居,不致离散。其有疾病、羸弱未能行履之人,欲(州)踏逐寺院,散粥煎药,以待痊安,方可发遣回归乡贯。"②五月二十三日,诏:"临安府内外有全家患病贫民,令本府差官抄札,予放房钱一月,毋致失实作弊。"③十二月二日,诏浙西常平司,于本司新籴到米内,取拨二千硕,应副赈济。归正不能自存之人,大人每日支米一升、小儿五合。内有笃残废患病不能经营之人,每日更各添支盐菜钱二十文,即不得妄有支用。④

乾道二年(1166年)八月十五日,诏令镇江府、建康府守臣,括责到贫之归正人,大人每日支米一升、小儿五合。内有笃残废患病不能经营之人,每日各更添支盐菜钱二十文省。指挥到日,于常平钱内支破,至乾道三年(1167年)五月终。仍踏逐空闲官屋应副居住。或间数不足,即将见赁屋人日纳房钱减半。⑤

乾道五年(1169年)六月五日,中书门下省言:"盛暑,细民阙药,已令翰林院差医官四员遍诣临安府城内外看诊,其合用药于和剂局置历支破,候秋凉日住罢。又勘会诸路州军亦有岁赐合药钱,许诸军民请服,尚虑州军不切奉行。"诏令户部申严条法,行下诸路州军遵守,务行实惠。⑥ 淳熙三年(1176年)十一月十二日敕:"编管、羁管人如无保识人,锁闭厢房,别无口食,其间饥饿疾病死亡。自今编管、羁管人无保识者,本州岛岛日支米二升、钱二十文赡

① 徐松:《宋会要辑稿》册149,《食货》六十之一四,中华书局1957年版,第5871页。
② 徐松:《宋会要辑稿》册149,《食货》六○之一四,中华书局1957年版。
③ 徐松:《宋会要辑稿》册149,《食货》六三之二四,中华书局1957年版。
④ 徐松:《宋会要辑稿》册149,《食货》六十之一五,中华书局1957年版,第5872页。
⑤ 徐松:《宋会要辑稿》册149,《食货》六十之一五,中华书局1957年版,第5872页。
⑥ 徐松:《宋会要辑稿》册79,《职官》三六之一○五,中华书局1957年版,第3124页。

养。如有疾病,实时差人医治,无致死亡。"①

嘉定二年(1209 年)四月八日,监行在登闻检院陈孔硕等言:"承降指挥,置(局)修合汤药,给散病民。其间请药之人,类皆细民,一染疫气,即便废业,例皆乏食。其间亦有得药病愈之后,因出求趁,再以劳复病患,委是可悯。已具申朝廷,蒙给降会子二千贯、米一千石,除已措置支散外,所存不多,又有增添患民,必是支散不敷。乞照元申尽数给散钱、米,下局接续支散。""诏令封桩库更支降会子三千贯,丰储仓取拨米二千石,接续支散,毋得漏落泛滥。"②

嘉定八年(1215 年)四月十二日,诏令封桩库日下支拨会子一千五百贯付殿前司、六百贯付步军司,仰各司取见的实孤、幼、病患人数,斟酌照等例给散一次,仰各司具已给散过人、钱数目申枢密院。以时雨未济,从枢密院所请么。③

由上诏令可以看出,南宋政府采取了许多恩恤民瘼的措施,对贫病交加的军民,派医生巡视,免费诊治,送医送药。对饥民、乞丐、孤幼、老弱病残者,政府补贴钱粮。对路人暴病者,请寺院暂作收留,散粥煎药,以待痊安,遣回乡贯。对疗效显著的药品张榜公布,以求患者尽早痊愈。对世无亲人且死亡者,政府出资瘗葬,确保环境卫生。

第二节　选拔医官及制定医药法律

一、选拔医官

南宋时期,医药职业是人们向往的职业,从业人员踊跃,从而推动了南宋医政机构的进步。南宋政府十分重视网罗医药人才,"御药御带内监寺厅,分顾觅大夫,书表司。……药铺要当铺郎中、前后作药生,均在顾觅的人才视眼中"。④

---

① 徐松:《宋会要辑稿》册 168,《刑法》四之五四,中华书局 1957 年版,第 6648 页。
② 徐松:《宋会要辑稿》册 149,《食货》六十八之一〇五,中华书局 1957 年版。
③ 徐松:《宋会要辑稿》册 149,《食货》五八之二九,中华书局 1957 年版,第 5835 页。
④ 吴自牧:《梦粱录》,见《笔记小说大观》21 编,新兴书局有限公司 1981 年版,第 1168 页。

南宋医官选拔严格,考核标准较高,整顿医药队伍及时,并有相应的法令。1131 年,"命太医局试补并募草泽医人",就是从各地区官府或民间选拔优秀医生。但是,做了医官后,不称职的可以罢黜。如乾道初,令太常寺"考校翰林医官艺术……绌其艺不精者二十二人"。再如 1167 年"东宫医官杜辑除名"。

(一)中央医官选任

1.中央医官来源

宋朝医官的来源,乾道七年(1171 年)十二月二十三日,宰执进呈太医局生乞附省试试补,虞允文等奏曰:"医人入仕之路三,有试补,有荫补,有荐补。今独试补之法废,恐庶民习医者无进取之望,不复读医书。且局生请给,岁不过四千缗;国用司省之过矣。"上曰:"然。"于是诏更不置局,依旧存留医学科,可令逐举附试。① 乾道九年(1174 年),诏:"太医局选试医生,差大方脉科或风科共四员,通行出题考校,支破公使钱一百五十贯。"②淳熙五年(1178 年)正月七日,礼部言:"据太常寺申,医生并局生并臣僚奏试医人,附省试别试所解发。所有出题考校试官,每科虽合差二员;缘就试人数不多,乞依淳熙四年指挥,通差大方脉或风科共四员,中书、门下省行下翰林医官局,取索有出身郎及大夫以上姓名,于引试前二日点差,降敕令宣押入院。合用经书,下国子监、临安府医院关借。附试所公使钱系临安府报点检所,下所属应副。"孝宗采纳了礼部的建议。③ 庆元元年(1195 年)九月,翰林院医候管震曰:"医官补授有四色,曰特补,曰奏荐,曰臣僚奏试,曰局生锁试。"④管氏所说"特补"指特旨补授,属较少的特例。医官补授有四条途径:即特补、奏荐、臣僚奏试与局生锁试。

试补、荫补和荐补 3 种方式入仕的医官其地位不太一样。南宋医官管震在为太医局选取考试考官时阐明其区别:"自局生出官者,系经三场试中,号为广场生,许充试官。其特补、奏荐、奏试,绍兴初闻止就医官局答墨义数篇而

---

① 徐松:《宋会要辑稿》册 72,《职官》二二之四一,中华书局 1957 年版,第 2880 页。
② 徐松:《宋会要辑稿》册 72,《职官》二二之四一,中华书局 1957 年版,第 2880 页。
③ 徐松:《宋会要辑稿》册 72,《职官》二二之四一,中华书局 1957 年版,第 2880 页。
④ 徐松:《宋会要辑稿》,《职官》二二,中华书局 1957 年版,第 2880、2881 页。

已,故不为广场生。"表明那些非太医局出身、非试补的医官,原来未经严格考试,因而没有资格出任医学考试考官。后来情况才有所改变:"比年以来,既将臣僚奏试之人与局生并附贡院,一体出题,赴试三场,合格方许出官,此谓广场可也。本局循习旧例,每差试官止以局生站授为广场生,其余不得预差。殊不知向来以局生补授者历年既久,事故死亡,目今止有十数辈,往往可以偏嘱,殊非公道。今乞将比年奏试曾与局生一例三场赴试合格出官之人,通为广场生数。如遇有试,令医官司局尽其员数,备申朝廷点差,以绝私弊。"奏试出身的医官参加了太医局生一样的考试,质量得到保证,再加上当时局生出身的医官不足,所以才允许从这些医官中选任考官。[①]

试补,主要指局生选试,即太医局(或太医学)学生通过考试成为医官,这是宋朝医学入仕的正途。一般在翰林医官院名额有空缺时,每年春季统一对学习 3 年以上的局生进行考试选补。这种考试与科举的春试同步进行,称为附试或别试。所谓别试,又叫别头试,本是指科举考试时,如有部分考生是考官亲属,则需设立专场,另选考官监考。医学考试虽不属科举,但既同时举行,又属专场考试,也叫别试。

乾道六年(1170 年)四月下诏:"自今宰执使相侍从等不许奏试医人,其已奏试中人不得作有官司人取诸路转运司文解。"其原因洞察到了一种情况,"先是上谓辅臣曰:闻宰执医人只是量试补官,既得医官名目,走赴转运司解试,便作有官人取解。雄等奏:有官人取解,七名取一名,其侥幸如此。今后亦不须奏试。上曰可拟指挥进呈,故有是命。"这又是利用宋朝科举制度中那条规定,即有官在身参加科举,可以优先取解。这样有士人企图通过医人荫补得官,然后凭官员身份参加科举,钻规定的空子。这种情况不算弊端,只是当时认为医人属杂流,通过这种途径跻身士林有取巧之嫌,孝宗遂中止了荫补奏试医人。

考试情况与授官级别挂钩,不同时期的考试内容和形式略有不同。淳熙十五年(1188 年)九月诏令:因近年来医官少精方脉,可自来年为始,令内外州县白身医人,各召文武臣选入医官一员,委保具状,经礼部陈乞,于省试前一年

---

① 徐松:《宋会要辑稿》册 72,《职官》二二之四二、四三,中华书局 1957 年版,第 2881 页。

附诠试场。随科目试义一场三道,以二通为合格,就本所拆卷,出给公据照会,赴次年省试场。学医学生补医官的考试是"省试场试经义三场,共一十二道,将五通为合格,以五人取一名,乞礼部给贴,八通补翰林医学,六通补祗候"。孝宗诏旨:"今后特补许有司执奉不行,其臣僚已奏试医人更不收试,仍仰礼部太常寺更参照太医局试补旧法条具尚书省取旨。"①即要求所有医官都通过考试录取,如有特旨免试,有关部门可抗命不遵。十二月初六日,礼部、太常寺乞令大方脉科、风科、小方脉科依今降指挥试脉义三道,其眼科以下依旧法试大道二道,假令法一道,以二通为合格。其次年省试经义一十二道,依旧法以六通为合格。"孝宗采纳了礼部、太常寺建议。②

2.内宿医官的考选

内宿医官,即指专门在内廷宿值,为皇室候疾的医官。这类医官由尚药局管理,官称有诊御脉、尚药奉御、御医等。其名额并不固定,入选方法早期为拣选,后来发展成规范的考试。

(1)名额与入选资格

绍兴十二年(1142年)所定的名额为:"诊御脉十人为额,御医十人为额,分番应奉",③比北宋为少。绍兴二十年(1150年)十二月二十五日,诏:"将来臣僚言试医人并太医局生附试,可令就本局专一试,务要严革弊幸。应合行事件,令条具申尚书省。"绍兴三十一年(1161年),诏:"太医局选试医生,差大方脉科或风科共四员通行出题考校,支破公使钱一百五十贯。旧制,分科差官及合破公使三百六十贯合",至是省之。④

隆兴元年(1163年)八月十四日,太医局状:"依指挥,条具并省本局医官八十八人,医生一百一人,并欲减半。除无医官外,止有诸科局生,大方脉科一百二十人,见管三十四人;风科八十人,见管四十七人;小方脉科二十人,见管六人;眼科二十人,见管五人;疮肿兼伤折科二十人,见管一人;产科十人,见管一人;口齿兼咽喉科一十人,见管三人;针灸科一十人,全阙;金镞兼书禁科一

---

① 徐松:《宋会要辑稿》,《职官》三六,中华书局1957年版,第3124页。
② 徐松:《宋会要辑稿》册79,《职官》三六之一〇六,中华书局1957年版,第3124页。
③ 徐松:《宋会要辑稿》,《职官》三六,中华书局1957年版,第3123页。
④ 徐松:《宋会要辑稿》册72,《职官》二二之四〇,中华书局1957年版,第2880页。

十人,见管一人。乞将大方脉科见管人为额,小方脉已下科目元额并减半。"
孝宗采纳了太医局的建议。①

乾道元年(1165 年)二月十六日,诏:"太医局选试医生,并臣僚奏试医补
医官名目,差大方脉科、风科共四员通行出题考校,支破公使钱二百五十
贯。"②乾道三年(1167 年),孝宗罢太医局时,将当时医官作了分配,其中具体
规定了内宿医官的编制:"诏御医内宿医官,大方脉五员,小方脉三员,风科、
品齿科、眼科、针科、疮肿科、产科各二员,通二十员为额。诊御脉四员,入内看
医三员。在内溢额人且令依旧,今后并不作缺。"③乾道四年(1168 年),高宗
要将一位百姓医生赵确特补翰林医学并入内侍应,翰林院曰:"检准宣和六年
八月内旨(指)挥,应补医学或祗候,自补受日实及五年,方许试验供职。今来
赵确特补翰林医学无违碍外,所有差充德寿宫祗应有碍前项指挥。"即至少入
仕 5 年以上才有资格参加内宿医官考试。乾道九年(1173 年),又增添大方脉
医官二员云:"内宿诊御脉大方脉医官额管五员,内二员见差赴德寿宫祗应,
内宿缺人应奉,可于原额内添置二员,通以七员为额。"④将徽宗宣和时对内宿
医官应试资格的具体要求,一直沿用到南宋。

(2)考试情况

隆兴元年(1163 年)三月,有旨让"大方脉科医官、殿前左右班宿直医治陈
舆、李延年,小方脉科潘与世,口齿科潘侃,并特与差充入内内宿,各填见缺,取
到医官局状"。⑤ 翰林医官局不同意未经考试选人,但孝宗仍要求特批。十三
日,中书舍人张震奏:"准御前降下圣旨,大方脉科医官、殿前左右班宿直医治
陈舆、李延年,小方脉科潘兴世,口齿科潘侃,并特与差充入内内宿,各填见阙。
取到医官局状,检准宣和二年三月十八日指挥:'内宿医官旧法选保试补,政
和改充铨择,有紊旧制,自今后并依元丰法选保试补,医师听御笔差填,御医已
下阙即递迁,虽奉特旨、传宣、宣押等,御医官局执奏不行,违者以违制科罪。'

① 徐松:《宋会要辑稿》册 72,《职官》二二之四〇,中华书局 1957 年版,第 2880 页。
② 徐松:《宋会要辑稿》册 72,《职官》二二之四〇,中华书局 1957 年版,第 2880 页。
③ 徐松:《宋会要辑稿》,《职官》三六,中华书局 1957 年版,第 3131 页。
④ 徐松:《宋会要辑稿》,《职官》三六,中华书局 1957 年版,第 3124 页。
⑤ 徐松:《宋会要辑稿》,《职官》三六,中华书局 1957 年版,第 3129 页。

契勘陈舆等并碍前项指挥,合行执奏。奉旨并特依今来指挥。臣闻医虽一伎,而执事禁掖者其选试之法加严,以其所系重也。谨按宣和指挥,立法甚严,今陈舆、潘兴世、潘侃并未尝试补,李延年以缪悮久罢,一旦忽奉特旨差充入内内宿,翰林院执奏,可谓能守法矣。仍复特依今来指挥,是法不信于下也。伏望圣慈令依旧法试补。"孝宗采纳了张震的建议。① 淳熙元年(1174 年),孝宗又"诏翰林医治候小方脉科郭师谅医药有劳,特差入内内宿"。医官局再次拿出徽宗的规定来反对,但孝宗"诏特放行",而且要求"其后大小诸科特差内宿者同此",②废除了"许执奏不行"的成例。不过除特旨外,南宋时内宿医官的正常考试仍存在,如隆兴元年(1163 年)五月十一日,"诏差两制二员选试尚药局医官,并依试诊御脉医官条例施行"。③ 此外虽说选考尚药局医官,但仍有诊御脉医官的考试条例。

南宋时也有官员上奏反映内宿医官不严格执行考试制度的弊端。淳熙十年(1183 年)有一名医官全大亨,原属疮肿科,"以本局疮肿科人数已多,内宿不可复益,遂改为口齿咽喉",这种行为被抨击为"但知徼翼内宿增俸,而不量艺术空疏"。官员们并奏称:"元丰旧法,内宿医官以选保试补,虽奉特旨许执奉不行。比来不问年甲,不行保试,结托求进,工拙口离。乞杜绝侥求,遵守法令,申严选保试补之旧规,仍革迁就改科之近弊,非惟能否不离缓急可备使令,亦使侥幸息心,法令不至全废。"④得到孝宗的同意。不过,也有个别医人凭一手绝技,入宫禁治疗有效,从而得官,如《续医说》载有宋孝宗时一则医事:"宋孝宗尝患痢,众医不效,德寿忧之。过青宫,偶见小药肆,遣使问之:能治痢否?对曰:专科。遂宣之,至,请得病之由,语以食胡蟹多,故致此疾。遂令诊脉,曰:此冷痢病也。遂进一方,用莲藕一味,不拘多寡,取新采者为佳,细捣汁以热酒调服,捣时用金杵臼酒调,数次而愈。德寿大喜,就以金杵臼之,仍命医以官。至今呼为金杵臼严防御家,可谓不世之遇。"⑤

---

① 徐松:《宋会要辑稿》册 79,《职官》三六之一一六、一一七,中华书局 1957 年版,第 3129—3130 页。

② 徐松:《宋会要辑稿》,《职官》三六,中华书局 1957 年版,第 3124 页。

③ 徐松:《宋会要辑稿》,《职官》一九,中华书局 1957 年版,第 2914 页。

④ 徐松:《宋会要辑稿》,《职官》三六,中华书局 1957 年版,第 3120、3120、3124 页。

⑤ 张杲:《医说》,《附续医说》,上海科学技术出版社 1984 年版,第 8 页。

（3）医官任差考试

医官的官与职分离，在有官无职的人数过多时，往往要通过考试来任差。有时任差虽不进行专门考试，但原来试补医官时的成绩有记录，可按当时成绩决定任差先后。绍兴十三年（1143年）曾规定，医官任差按到局供职日期先后安排，"如同日入仕，以先后并试补高下依次拨填"。①

在驻泊制度的实际执行中，有些翰林医官并不愿意离开京城尤其是到偏远地方外任。绍兴二十七年（1157年）对此做了一个规定："诏诸州驻派医官，并依元丰法差注。内无人愿就去处，许奏辟。又无人奏辟，听缺。其不愿就人令致仕，或放归田里。"不过，也有在外任职到期后不愿再回医官局述职，这也要同样处理："在外医人不愿赴医官局公参者依此。赴局公参人方许理磨勘差使。"②

（二）地方医官的选拔

南宋时期，地方医官设置较为严格。地方医职由本地医学生通过考试担任。乾道年间对州县医生的考任也作了规定："诸州职医阙，迁助教；助教阙，于本州县医生内选术优效著者充。无其人，选能者比试，虽非医生听补。""诸职医助教、医生，艺业不精，治疗多失者，长吏验实，听行别补。"乾道年间（1165—1173年），孝宗再次下令按元丰时以人口密度为标准向地方派遣医生，在地方州郡医官选择方面出台了一些规定：京府及上中州置职医、助教各1人。医生数额，京府节镇10人，其余州7人；万户县3人，每万户增1—5人，其余县2人。试所习方书义11道。所习方书，大方脉：《难经》《素问》、张仲景《伤寒论》各1部，巢氏《病源》24卷。小方脉：《难经》1部、巢氏《病源》6卷、《太平圣惠方》12卷。诸州职医阙，提升助教充任，助教阙，于本州县医生中选医术精良者入补。诸医生，每3人置小方脉1名，只有2人者也置1名。有阙者，就本州岛岛差官考试所习方书义，以五通为合格，3人中取1人，给帖补充，免医行祗应。诸职医、助教、医生医术不精，治疗多失误者，经上级查验属实，另选合格者充任。诸医愿意充当太医局生者，如未曾犯罪经决，允许经

---

① 徐松：《宋会要辑稿》，《职官》三六，中华书局1957年版，第3123页。
② 徐松：《宋会要辑稿》，《职官》三六，中华书局1957年版，第3129页。

所属投家状,考试其技艺。①

各州县的医药方书,都由州职医和县医生掌管,并设置印历听凭借人传录。州县的职医、医生还负责治疗当地人民及囚犯的疾病。上级规定:如遇灾伤及流民聚集疾疫流行时,又处于岁赐药钱不足时,可以申明监司审量,以系省或不系省头子钱增补,但不得过岁赐钱的一半。当时岁赐病囚合药钱,京府节镇 100 贯,其余州 50 贯,大县 30 贯,小县 20 贯;岁赐药钱京府节镇 200 贯,其余州 100 贯。②

南宋时期民间游医中不乏医术精湛者。如《夷坚丙志》记载绍兴年间(1131—1162 年),韩太尉暴得疾,太上皇帝令御医诊治无效,"适草泽医过门,呼曰:'有偏僻病者道来。'……医视色切脉,针其四体,至再三,鼻息拂拂,微能呻吟"。③ 南宋时期,通过中央和地方医官的严格甄筛,清洁了医疗队伍,使具有真才实学的民间医务工作者脱颖而出,这些政策不仅对当时的医学发展起到一定作用,而且对后世都产生很大影响。

二、制定医药法律

建炎三年(1129 年),太常寺、国子监归于礼部,医药政令归礼部下的祠部掌管。《宋史》记载:祠部郎中、员外郎"掌天下祀典、道释、祠庙、医药之政令"。④ 南宋政府下达了众多医学诏令,内容涉及对不同阶层疫病的救治、对医学文献的编纂、制度保证医学诏令的运作、医学教育的革新、选拔不同层次的医药人才和惩治巫术等。南宋政府钵依北宋《宋刑统》,主要践行了 12 大方面的医事律令。

(一)医事律令。诸医违方诈疗疾病而取财物者,以盗论。诸有诈病及死伤,受使检验不实者,依所欺减一等。若实病死及伤,不以实验者,以故入人罪论。诸丁匠在役及防人在防,若官户奴婢疾病,主司不为请医药救疗者,笞四

---

① 程迥:《医经正本书》,《本朝医政第二》,载《续修四库全书》册 1028,上海古籍出版社 1996 年版,第 172 页。
② 《续修四库全书》,上海古籍出版社 1996 年版,第 172 页。
③ 洪迈:《夷坚丙志》卷 18《韩太尉》,中华书局 1981 年版,第 514 页。
④ 《二十五史·宋史(上)·职官三》册 7,上海古籍出版社、上海书店 1986 年版,第 5669 页。

十;以故致死者,徒一年。诸从征及从行公使于所在身死,依令应送还本乡,违
而不送者,杖一百;若伤病而医食有阙者,杖六十;因而致死者,徒一年。

诸从征及从行公使于所在身死,依令应送还本乡,违而不送者,杖一百;若
伤病而医食有阙者,杖六十;因而致死者,徒一年。

(二)与药物有关的律令。绍兴六年(1136 年)正月四日诏:今后交拨到
熟药虚称阙绝者,并从太府寺觉察,从杖一百科罪。该年十月四日诏:撰合假
药,假造贴马、印记冒充官药售卖,并依伪造条法惩处。同日,诏熟药所和剂局
监专公吏轮留宿直。遇夜,民间缓急赎药,不即出卖,杖一百。经时乃坐,许诸
色人经部越诉。

绍兴二十六年(1156 年)下诏旨令和剂局对所存药物进行总检查,凡属陈
坏质劣者及时废弃。此外,各种剂型的生产也定有专人操作,还规定成药须经
检验合格才能出售。同时也订立了出售药品的章程,如药局里的工作人员,不
许因工作关系,贪图便宜,买取药品,否则杖一百。交趾到熟药,虚称阙绝的,
杖一百。十月十九日,严禁临安府及诸州县出卖假药。诏云:访闻街市货卖熟
药之家,往往图利,多用假药,致服者伤生,深为恻然。自今后卖药人有合用细
色药,敢以他物代者,许其家修合人陈首。如隐(蔽),却因他人告首者,与货
药人一等断罪,并追赏钱三百贯,先以官钱代支。其犯人不理有官及荫赎,并
依不如本方杀伤人科罪。令临安府及诸路州县出榜晓谕。

隆兴元年(1163 年)又下诏:和剂局所管贵重药材不许偷窃,由监官、亲事
官提检罪责,局内若有缘事入局滥用药物时,许人告发,告发者赏钱二十贯,监
官不觉察者同罪。

为皇帝合药有误,医生绞罪。合药如拣择不精处徒刑。医生对一般人合
药有误也处徒刑。买卖毒药以毒杀人者绞。买卖毒药而未毒杀人者放流二
千里。

诸合和御药误,不如本方及封题,误者医绞。合和御药,须先处方,依方合
和,不得差误。若有差误,不如本方,谓分两多少。不如本方法之类合成,仍题
封其上,注药迟驶,冷热之类并写本方,俱进若有误不如本方及封题有误等,但
一事有误,医即合绞。医谓:当合和药者,名例大不恭,条内已具解讫。

料理拣择不精者,徒一年。未进御者,各减一等。监当官司各减医一等。

注云:余条未进御及监当官司,并准此。议曰:料理谓应熬削洗渍之类,拣择谓去恶留善皆须精细之类,有不精者徒一年。其药未进御者,各减一等。谓应绞者从绞上减,应徒者从徒上减,是名各减一等。监当官司依令合和御药,在内诸省省别长官一人,并当上大将军、将军、卫别一人与尚药奉御等监视药成。医以上先尝,除医以外皆是监当官司,并于已进,未进上各减医罪一等。注云:余条未进御者谓下条,造御膳、御幸舟船、乘舆服、御物,但应供奉之物未进御者,各随轻重减一等。监当官司又各减一等,故云并准此。①

(三)与食品卫生有关的律令。诸造御膳误犯食禁者,主食绞。若秽恶之物在食饮中,徒二年。拣择不精及进御不时,减二等。不品尝者,杖一百。

造御膳者皆依食经,经有禁忌,不得辄造若干。脯不得入黍米中,苋菜不得和鳖肉之类。有所犯者主食,合绞。若秽恶之物,谓物是不洁之类在食饮中,徒二年。若拣择不精者,谓拣米择菜之类,有不精好及进御不时者,依礼饭齐视。春宜温羹齐视,夏宜热之类,或朝夕日中进奉失度及冷热不时者,减罪二等,谓从徒二年减二等。不品尝者,杖一百。谓酸咸苦辛之味不品及应尝不尝,俱得杖一百。

造御膳犯食禁者,绞。误将杂药至御膳所者,绞。供百官膳食犯禁者,根据情节处罚。脯肉有毒速焚,以故致药者,绞。

御厨造膳从造至进,皆有监当官司依令,主食得升阶进食,但是杂药误将至御膳所者,绞。杂药谓合和为药堪服饵者,若有毒性,虽不合和,亦为杂药。诸外膳(谓供百官)犯食禁者供膳,杖七十。若秽恶之物在食饮中及拣择不净者,笞五十。误者,各减二等。百官常食以上皆官厨所营,名为外膳。故注云:谓供百官犯食禁者,食禁已上解讫。若有犯者所由供膳,杖七十。秽恶之物谓不净物在食饮中,及拣择有不净其所由者,得笞五十若。有误失者,各减二等。误犯食禁者,笞五十。误拣不净,笞三十。②

(四)婚姻律令。同姓为婚者各徒3年。缌麻为婚以奸论。妻有严重疾

---

① 窦仪:《刑统》卷9,《职制律》,《嘉业堂丛书》册3,文物出版社据吴兴(今湖州)刘氏嘉业堂刻版重印1986年版,第8—9页。

② 窦仪:《刑统》卷9,《职制律》,《嘉业堂丛书》册3,文物出版社据吴兴(今湖州)刘氏嘉业堂刻版重印1986年版,第8—9页。

病可休弃。

（五）斗殴罪。诸斗殴人者笞四十，以他物殴人者杖六十，伤及拔发方寸以上杖八十；若血从耳目出及内损吐血者各加二等。诸斗殴人折齿，毁缺耳鼻，眇一目及折手足指，若破骨及汤火伤人者徒一年；折二齿二指以上及髡发者，徒一年半。诸以物置人耳鼻及孔窍中有所妨者杖八十。其故搦去人服用饮食之物，以故主伤者，各以斗杀伤论。

（六）囚犯医药。宋朝对狱政较为重视，对在狱罪囚，规定有病均应提供医药。如"咸平元年（998年），从黄州守王禹偁之请，诸路置病囚院，徒流以上有疾者处之，余责保于外"。① 宋徽宗曾"诏官支病囚药物钱"。② 负责狱中医疗的医生也从当地医官中委派。南宋时期变化最大的是病囚医药费改由中央户部拨支。囚犯应给衣食医药，囚犯有病未愈不准拷打。孕妇产后再行拷决等。

建炎二十一年（1147年）六月辛巳，朝廷规定每年赐钱给大理寺、三衙和诸州县，确保"和药剂疗病囚"。③

绍兴二年（1132年）七月十五日，刑部言："据臣僚奏请，县囚在禁病者，流罪以下情款已定，皆许如在京一司法，责保知在。缘依条犯罪徒以上送州，情款方定，即是在县别无流、徒罪情款已定禁囚外外：疑衍。看详在京法系谓病囚困重非凶恶者，许责保在外，损日追断；绍兴法，杖以下囚在禁病者，止系量病势听家人入侍，即无该载困重者许责保在外之文。今若依臣僚所乞，诸州病囚困重者，不问徒、流，并依在京法。缘在京病囚依法实时申所属并刑部、御史台，日具医治加减文状，困重者申所属，差不干碍官押医看验有无他故，及责囚得病所由连报，虽犯徒、流罪而情款已定非凶恶者，方许责保在外，损日追断。其在外州军即别无关申所属检察去处，若不委官看验，又虑别生奸弊。今欲乞诸州病囚比附在京法，实时申知、通，有监司处申监司，各常行检察，日具医治加减文状，困重者仍实时申州，差不干碍官押医验有无他故，及责囚得病所由

① 《二十五史·宋史（上）》册7，上海古籍出版社、上海书店1986年版，第5802页。
② 《二十五史·宋史（上）》册7，上海古籍出版社、上海书店1986年版，第5804页。
③ 《二十五史·宋史（上）·高宗纪七》册7，上海古籍出版社、上海书店1986年版，第5251页。

连报,虽犯徒、流罪而情款已定非凶恶者,即行责保知在。州委元差押医每三日一次看验,如委实病损,实时申所属,却行勾追赴狱,听候断遣。"高宗采纳了刑部的建议。①

绍兴五年(1135年),州县监狱官吏对囚犯采用酷刑,待其垂死,借托疾患杀之,没有及时医治。南宋政府为此出台政策,将狱吏的升降与罪囚死亡的多少相结合考核,这种官吏考核制度迫使狱吏确保囚犯身体健康,极具人性化,促进了监狱医疗卫生工作的完善和囚犯的改造。南宋初年实行计分以定奖惩,即以在押囚犯人数的比例决定奖惩。如一年内无病囚死亡者,当职官员转一官;病死人数在一分以内,延长磨勘一年;达到或超过一分者,当职官员降一官。绍兴五年(1135年),宣州在押囚犯共计355名,衢州618人,福州人数不详,均无一人病死,当职官各转一官;婺州(今金华)武义县收押72人,病死4人,不及6厘,增加一年磨勘;舒州宿松县7人,1人病死,计死一分,惠州病死二分六厘以上,当职官各降一官。绍兴六年(1136年),洋州收押122人,病死12人,当职官各降一官;绍兴七年(1137年),汀州武平县收押40人,病死2人,达到5厘,"当职官展一年磨勘"。并且规定每年年终限十日内,由各路提刑司汇总上报刑部。② 南宋制定的这套办法比较有效,由于与官吏的切身利益挂钩,因而对减少病囚死亡起到了有效作用。

南宋初规定每名狱囚每日官给盐米菜钱5文。绍兴十二年(1142年),由于物价上涨,"行在可增作二十文,外路增作一十五文。仍令当职官常切检察,毋令减扣作弊"。③

绍兴十三年(1143年)六月四日,诏:"今后应诸官司送下见禁取会未完,并患病罪人赴在城巡检司,知管责保人,并与依临安府见禁罪囚例支破饮食,内病患者差医人医治。"寻诏诸路州军依此照办。④

绍兴二十一年(1151年)闰四月二十六日,臣僚言:"绍兴令,诸囚在禁病

---

① 徐松:《宋会要辑稿》册170,《刑法》六之六三、六四,中华书局1957年版,第6725页。
② 徐松:《宋会要辑稿》册170,《刑法》六之六五、六六,中华书局1957年版,第6726页。
③ 徐松:《宋会要辑稿》册170,《刑法》六之六六,中华书局1957年版,第6726页。
④ 徐松:《宋会要辑稿》册170,《刑法》六之六六,中华书局1957年版,第6726页。

者,官给药物医治,大理寺医官二员轮日宿狱。"①说明京城监狱是由大理寺的医官轮值,当时还定下供医药支用的经费数额,以保证这一制度的实施。不过,医官常以值狱为苦差,有时会收买他人顶替。"缘官中不曾支给药物,又无合破官钱,或遇疾疫,名有医而实无药,法意几为虚设。望明诏有司,行下内外之狱,量支官钱,修合汤药,所费甚微而所利甚大。"上曰:"可令户部依绍兴令措置,官给药物,酌度合支钱数申尚书省。"寻诏户部措置到:每岁殿前、马、步军司各支钱五十贯文,大理寺一百贯文,京府、节镇一百贯文,余州六十贯文,大县三十贯文,小县二十贯文。置历收支,若岁终余剩钱数,即充次年支用。②

隆兴二年(1164年)六月八日,臣僚言:"比来州县狱囚率多死亡,盖由禁系猥众,牢户不清,当此蒸溽,易成疾疫。欲望严申敕守、令,将见禁罪囚除有罪犯深重速行勘结外,其余所犯稍轻并枝蔓干证人,并日下决遣疏放。"孝宗采纳了大臣的建议。③

乾道元年(1165年)正月一日大礼赦:"勘会在狱病囚,官给药物医治,病重责出,自有成宪。窃恐州县循习苟简,致有瘐死,诚可怜悯。仰诸监司、守倅常切检察,毋致违戾,即不得在职医官纠差医僧及货卖药人直狱,恣行追扰,启幸生事,以致淹延。"④一些平时慈善施药的僧人以及药铺卖药者,略通药性,却常被医官叫去顶替值狱,监狱医疗的实际水平较低。

乾道年间(1165—1173年),曾向每州下发病人的合药钱,各州可能均有这一类机构来掌管这批钱财:"岁赐病囚合药钱,京府节镇一百贯,余州五十贯,大县三十贯,小县二十贯,药钱岁赐京府节镇二百贯,余州一百贯"。⑤

乾道八年(1172年)五月一日,"刑部侍郎郑闻言:窃见州郡狱囚,方当盛

---

① 徐松:《宋会要》,《刑法》六,《续修四库全书》册784,上海古籍出版社1996年版,第568页。

② 徐松:《宋会要辑稿》册170,《刑法》六之六六、六七,中华书局1957年版,第6726—6727页。

③ 徐松:《宋会要辑稿》册170,《刑法》六之六七,中华书局1957年版,第6727页。

④ 徐松:《宋会要辑稿》册170,《刑法》六之六八,中华书局1957年版,第6727页。

⑤ 程迥:《医经正本书》,《本朝医政第二》,载《续修四库全书》册1028,上海古籍出版社1996年版,第172页。

暑,渐染时气,或致疾病,虽有医者疗治,多不留意,遂致死亡相继,乞下诸路提刑司,将州县医人姓名籍定,务在加意诊视,不得灭裂"。孝宗采纳了郑闻的建议。①

淳熙二年(1175年)四月二十七日,臣僚言:"狱者,愚民犯法,固其自取,然亦有迁延枝蔓而情实可悯者。窃见春夏之交,疫疠方作,囚系淹抑,最易传染。一人得疾,驯至满狱,州县谓之狱殟。乞明诏诸路监司、守臣,遵守成宪,入夏之初,躬亲或差官虑囚。如犯大辟,立限催促勘结,不得迁延枝蔓。其余罪轻者,实时断遣。见坐狱人或遇疾病,亦须支破官钱,为医药饘粥之费,具已断遣人数及有无疾病以闻。仲夏复命宪臣断行疏决,无致后时,务令囚系得脱疫疠炎暑之酷。"孝宗采纳了大臣的建议。②

庆元六年(1200年)五月六日,诏令大理寺、临安府并属县及三衙、诸路阙雨去处,见禁囚徒并仰实时点检看视,其间稍有病患,即遵守见行条法施行,毋为文具。③

嘉泰三年(1203年)十一月十一日,南郊赦文曰:"在法禁囚,应给饮食,合于转运司钱内支;其病囚药物,合于赃罚钱内支。"虽然当时规定禁囚应给饮食合于转运司内供给;病囚药物合于赃罚钱内支取,但有的州县不遵守这一制度,却将禁囚饮食只令狱子就街市打掠或取给,而吏卒病囚药物却抑勒医人陪备,以致禁囚饮食不足,饥饿致病。医人无钱合药,病囚无药可服,多致死亡。令今后应给囚粮于转运司钱内分明取拨,置造饮食。病囚药物,则于赃罚钱内支破修合,各县赤历收支,不得再像从前一样。如果再令狱子辄于街市打掠,及勒医人陪备药物,如违,由监司按勒以闻,重置典宪。④

南宋后期,由于政治逐渐腐败,各路提刑司没及时向上申报病囚死亡情况,而刑部也敷衍塞责,不加催督。据《宋会要辑稿》记载:嘉定三年(1210年)四月二十六日诏:"诸路提刑司岁终择一路狱囚瘐死最多者,必按劾以惩

---

① 徐松:《宋会要》,《刑法》六,载《续修四库全书》册784,上海古籍出版社1996年版,第570页。

② 徐松:《宋会要辑稿》册168,《刑法》四之八四,中华书局1957年版,第6663页。

③ 徐松:《宋会要辑稿》册170,《刑法》六之七三,中华书局1957年版,第6730页。

④ 徐松:《宋会要辑稿》册170,《刑法》六之七三,中华书局1957年版,第6730页。

不职;择一路医疗合活最多者,必荐举以劝其勤。刑部则总核之。"嘉定五年(1212年)岁终考核时因为宣州、衢州、福州没有病、死的囚犯,当职官可各转一官;而舒州、惠州因病死的囚犯较多,所以其当职官各降一官。①嘉定八年(1215年),又有臣僚上奏:"仍乞行下提刑司,申严见行条法,岁终类申刑部,阅瘐死人数,多者将守令量行责罚。"②可见当时吏治腐败。华岳《牢城言怀》诗曰:"冤鬼夜随风雨泣,病囚时作犬羊呻。"③真实地反映了病囚监狱中生活。

另据不著撰人的中国现存最早的一部州县治政专著《州县提纲》记载:"官须日给米二升,以为饮食,重囚则差人,入狱监给,轻囚则引出,对面给,庶免减克。"说明这一规定后来又有所变化。④《州县提纲》首先记载了南宋政权要求根除囚犯染病的病因事实,否则死囚接踵,长吏要担责。囚犯染病致死的原因在于时加拷打,死于非法,囹圄不扫,匣枙(古代刑具)不洁,秽气熏蒸,春夏之交疫疠扇毒,缺医少药,无法保证囚粮等。因此,政府要求监狱在当春之际,则深其狱之四围沟渠,蠲其秽污俾水,道流通地,无卑湿而又时时洒扫,使之洁净。盛暑,则通其窗牖,间日濯汤。严冬,则糊其窗牖,给之袄褥,庶令温暖。官须日给囚犯米二升以为饮食,重囚则差人入狱监给,轻囚则引出对面给,庶免减克,这样才使疾病无自而生。其次,该书记载了南宋政权要求狱官晚上查房时,闻有呻吟,必须翌旦亟命医诊,主案官吏要时时检视饮食病情,必要时请派驻名医诊治。该书再次记载了南宋政府要求重囚有病须别牢,选医问诊,请其家属看护。或有患疮者亦须别牢,盖囚者同匣而卧,朝夕熏蒸,必至传染,要对患疮者时其濯洗,勿使与余囚相近。该书最后记载了南宋政府要求"狱吏受赇,或诈申囚病脱出,至实有病,不得略反不即申,或死于狱。事属不明须严戒,有病即申,轻罪即出之,或病稍重,即委他官责词,内有以无病诈申

① 《二十五史·宋史(上)·刑法二》册7,上海古籍出版社、上海书店1986年版,第5804页。
② 徐松:《宋会要辑稿》册170,《刑法》六之七四、七五,中华书局1957年版,第6730—6731页。
③ 陈思:《两宋名贤小集》卷251,载《景印文渊阁四库全书》册1364,台湾商务印书馆1984年版,第55页。
④ 不著撰人:《州县提纲》卷3,《革囚病之源》,载《景印文渊阁四库全书》册602,台湾商务印书馆1984年版,第642页。

者,须亲检察"。这些措施杜绝了狱吏受贿将无病囚犯取保出狱的弊端,南宋政府管理病囚的一整套有效方法影响深远。①

南宋中期,因病囚无所栖止,散之城楼祠宇和僧庐三门,数有死者。官员便创建机构来安置病囚。如嘉定四年(1211 年),黄𫐓在台州司理院后设置了安济坊,用来安置病囚,坐卧百用皆具。按照政府的养济法,米盐药饵取之赃罚钱,冬给衾与薪炭。② 南宋后期有些地方的病囚院或罢废,或改名。陈耆卿的《安养院记》记载了苏州病囚院的变化情况:"在州钤厅后,旧曰医院,宝庆中改今名。安养院,尚书郎林公(林介建)之使浙右也,决而和威而爱,罪自死以下,周虑熟讅,不得其情不止焉。既而曰:'死于刑,吾不忍,而有死于病者,若之何忍之!'于是安养院成,郡府院四狱之以病告者而治。其医之政令,大𣕐屋百础、田三顷,饮食卧藉熏燎之物,靡不具;护视典领临督之人,靡不力;贮藏颁给,激犒之法,靡不臧;简良材,萃名方,以授大小医,而精炼治之。"从此文后的题款看,这个安养院建于宝庆二年(1226 年)八月,是一个为狱囚疗病的专门机构,对囚犯医治及时,关怀有加,深得囚犯的好评。③

南宋时期造成病囚死因,是因当时所制定的措施存在一些问题。如南宋规定病囚的药物费从赃赎钱中支出,可是很多地方政府却强令医人垫付药费,而"医人无钱合药,病囚无药可服,多致死亡"。规定囚犯的饮食从转运司钱内支出,诸县往往"不敢支破","例多倚办于推狱,私取于役户";或"止令狱子就街市打掠,或取给于吏卒"。"是致禁囚饮食不充,饥饿致病。"④另有官府支拨的米多为陈米,"其间有病患之人,理合改造粥食调理",而陈米"难以制造粥食,不免旋行兑换新色白米造食供给,仍监勒医人用药医疗,乃获痊",而狱吏却没有这样做,"至于损失人命者,往往缘此"。⑤ 此外,富裕之地能供给

---

① 不著撰人:《州县提纲》卷 3,《病囚责出》《病囚别牢》《病囚责词》,载《景印文渊阁四库全书》册 602,台湾商务印书馆 1984 年版,第 642—644 页。

② 陈耆卿:《赤城志》卷 5,《公廨门二》,载《景印文渊阁四库全书》册 486,台湾商务印书馆 1984 年版,第 611 页。

③ 钱谷:《吴都文粹续集》卷 8,《安养院记》,载《景印文渊阁四库全书》册 1385,台湾商务印书馆 1984 年版,第 206—207 页。

④ 徐松:《宋会要辑稿》册 170,《刑法》六之七四,中华书局 1957 年版,第 6730 页。

⑤ 徐松:《宋会要辑稿》册 170,《刑法》六之六〇,中华书局 1957 年版,第 6723 页。

狱囚饮食,贫穷之地则无法供给,所谓"江浙州郡,皆有囚粮,远州僻郡,大率疏略"。① 导致贫瘠地区狱囚大量致死。南宋虽然将病囚死亡的多少与当职官员的升迁与否直接挂钩,但仍不能杜绝弊端出现。据《宋会要辑稿》记载:开禧三年三月二十九日……臣僚言:"州县之狱,遇有病囚,多是不切医治,听其自愈,至疾势稍笃。欲避免在禁死亡之数,则一切付巡尉司交管。彼巡尉司既无医药可疗,又无饮食可给,拘系空屋,困顿饥饿,往往至于死亡。"② 导致病囚死亡的非制度性因素也多,如官吏克扣囚粮,牢狱不洁,"或致疾病","医者疗治,多不留意"等。③

（七）禁止遗弃患病亲属。乾德元年（963 年）诏"民有疾而亲属遗去者罪之"。④

（八）禁止遗弃患病父母。乾德四年（966 年）丁丑诏"蜀郡敢有不省父母疾者罪之"。⑤

（九）不得阉男童。乾德四年（966 年）六月诏:"士庶敢有阉童者,不赦。"⑥

（十）不得杀人祭鬼。太平兴国二年（977 年）禁"杀人祭鬼及僧人置妻孥"。淳化五年（994 年）"禁川、陕、岭南杀人祭鬼,州县察捕募告之"。⑦

（十一）禁弃杀婴儿。中国自古以来有溺婴现象。溺婴是将新生婴儿置入水桶、水盆等器皿中淹杀的行为,这种状况沿至宋朝。由于丁赋很重,使穷人家产竭尽,难以维生,人们很怕增添男孩,加重赋税,溺杀男婴,逐渐成为一种陋习。

宋朝禁止溺婴。为制止溺婴,宋朝法令规定故意杀害子孙,判刑 2 年。在《范成大佚著辑成·奏礼·论不举子疏》中记载绍兴十五年（1145 年）规定:"杀子之家,父母、邻保与收生之人,皆徙邢编置。"庆元元年（1195 年）诏曰:

---

①　徐松:《宋会要辑稿》册 170,《刑法》六之七五,中华书局 1957 年版,第 6731 页。
②　徐松:《宋会要辑稿》册 170,《刑法》六之七四,中华书局 1957 年版,第 6730 页。
③　徐松:《宋会要辑稿》册 170,《刑法》六之六九,中华书局 1957 年版,第 6728 页。
④　《二十五史·宋史（上）》册 7,上海古籍出版社、上海书店 1986 年版,第 5191 页。
⑤　《二十五史·宋史（上）》册 7,上海古籍出版社、上海书店 1986 年版,第 5191 页。
⑥　《二十五史·宋史（上）》册 7,上海古籍出版社、上海书店 1986 年版,第 5191 页。
⑦　《二十五史·宋史（上）》册 7,上海古籍出版社、上海书店 1986 年版,第 5198 页。

"闽浙、淮南、江东路歉、诸州收养遗弃小儿。"同年5月又诏"诸路提举司置广惠仓修胎养胎"。①

庆元元年(1195年)五月下诏南宋各路提举司建置广惠仓保胎育婴。②"开禧元年(1205年)三月申严民间生子弃杀之禁,仍令有司月给钱米收养。"③

宋朝政府规定:"无子者,听养同宗于昭穆相当者",收养异姓男子则有罪,但收养遗弃小儿例外。又规定:"其遗弃小儿年三岁以下,虽异姓,听收养,即从其姓",竭力保护婴儿生命。④

(十二)关心鳏寡孤独者。"诸鳏寡孤独、贫穷老疾,不能自存者,令近亲收养。若无近亲,付乡瑞安恤。如在路有疾患,不能自胜致者,当界官司收付村坊安养,仍加医疗,并堪问所由,具注贯籍、患损日,移送前所。"⑤

绍兴十三年(1143年)十月十四日,准臣僚及户部所言:下临安府并诸路常平司,对老疾贫乏不能自存及乞丐之人,依条养济。卧僚上言谓:欲望行下临安府钱塘、仁和县,踏逐近城寺院充安济坊。遇有无依倚病人,今本坊量支钱、米养济,轮差医人一名,专切看治。所用汤药,太医熟药局关(请),或有死亡,送旧漏泽园埋殡。于是户部上言:"今欲乞行下临安府并诸路常平司,仰常切检察所部州县,遵依见行条令,将城内外老疾贫乏不能自存及乞丐之人,依条养济。"每有病人,给药医治。如奉行灭裂违例,即仰按治,依条施行。⑥

绍兴十三年(1143年)十月,又因臣僚之请下钱塘、仁和两院,踏逐近城寺院充安济坊,籍定老疾贫乏不能自存及乞丐之人。自十一月一日起,支常平钱米每名日支米一升、钱十文、小儿半之,此次年(1144年)二月终。绍兴二十九年(1159年)以后,又屡降指挥展半月或再展,仍申严奉行减裂之罚。乾道元

---

① 《二十五史·宋史(上)》册7,上海古籍出版社、上海书店1986年版,第5267页。

② 《二十五史·宋史(上)》册7,上海古籍出版社、上海书店1986年版,第5191、5198、5267、5270页。

③ 《二十五史·宋史(上)》册7,上海古籍出版社、上海书店1986年版,第5270页。

④ 窦仪:《刑统》卷12,《养子》,载《嘉业堂丛书》册3,文物出版社据吴兴(今湖州)刘氏嘉业堂刻版重印1986年版,第6页。

⑤ 窦仪:《刑统》卷12,《户婚律》,载《嘉业堂丛书》册3,文物出版社据吴兴(今湖州)刘氏嘉业堂刻版重印1986年版,第4—5页。

⑥ 徐松:《宋会要辑稿》册149,《食货》六之九,中华书局1957年版。

年(1165 年)遂展至四月,终恐病者未愈。至七月,终食新方行住支。① 吴山金龙阁,阁外添造济人堂,专舍材施药。差医生 1 人专门医治,熟药所供给汤药,宋高宗诏令各地遵照施行。只有养济院收容路途病人,旅店不能客留者,轮差医生诊治,疾病愈后,再给钱米遣还乡里。政府对养济院的医生和管理人员定有奖惩条例,并置官经常检查。此外,当时地主官绅也有个人出资建立病坊,从事慈善事业者。1144 年初,院方对抚养人员的粮食、生活费和日用品都作出详尽规定。②

临安更有老疾孤害贫乏,不能自存者,州县陈请于朝,即委钱塘、仁和县官,以病坊改作养济院。籍家姓名,每名官给钱米赡之。③

乾道元年(1165 年)四月二十二日,从中书门下省请,诏:"两浙州军去岁水涝,流移缺食人颇众。朝廷措置赈粜,存济甚多。比因疫气传染,间有死亡,深可怜悯。可令行在翰林院差医官八员遍诣临安府城内外,每日巡门体问看诊,随证用药,其药令户部于和剂局应副。在外州军亦仰依法州委驻泊医官,县镇选差善医之人,多方救治。"同日,又诏:"临安府城内外见今养济饥民,已降指挥展至四月终。访闻其间多有疾病、残废等人,深虑难以一概便行住罢。令姜诜、薛良朋、韩彦古同本府通判、漕司属官各方一员,遍诣散粥及病坊去处,公共措置,躬亲拣点,将委实疾病残废、癃老羸弱、鳏寡孤独不能自存、见在病坊之人,更展限半月,给散粥药养济。"④

嘉泰三年(1203 年)十一月十一日,发布南郊赦文:临安府仁和、钱塘县及诸州县养济院每岁收养流寓乞丐要严加检察,须照应条令,从实根括。不得纵容作弊,将强壮有行业住家之人,违法冒滥,支给钱米,而委实老疾孤幼贫乏乞丐之人,正当存恤漏落,致失朝廷存恤之意。时访闻州县养济院违法收养乞丐,往往将强壮慵惰及有行业住家之人计嘱所属,冒滥支给,其委实老疾孤幼贫乏之人,不沾实惠。故重颁赦文,并强调如有违戾去处,提举常平司觉察,按

①　窦仪:《刑统》,《养子》卷 12,载《嘉业堂丛书》册 3,文物出版社据吴兴(今湖州)刘氏嘉业堂刻版重印 1986 年版,第 6 页。
②　翟灏:《艮山杂志》册 1,钱塘丁氏开雕本光绪九年(1883 年)年版,第 37—38 页。
③　吴自牧:《梦粱录》,载《笔记小说大观》21 编,册 2,新兴书局有限公司 1981 年版,第 1156 页。
④　徐松:《宋会要辑稿》册 149,《食货》六〇之一四、一五,中华书局 1957 年版。

治施行。①

南宋政府颁发的上述医药卫生律令或措施具有鲜明的时代特征,对违反医学伦理的行为严厉打击,从重量刑;对制售假、毒药者决不姑息,直至绞刑,这确保了中成药质量,提高了中成药疗效和经济效益;禁止遗弃父母和溺杀婴儿,彰显南宋政权注重中华传统美德和人文关怀情愫。这些强化了医生职业道德和医疗事故责任制,铲除了医药卫生行业的痼疾,规范了民间医药习俗,对发展医药、人才培养和安定民生意义重大,也对元明清历朝乃至当今医疗卫生保健事业具有指导意义,将永彪史册。

第三节　慈善医疗机构及管理

南宋区域与医药学有关的慈善事业出现较早,可能在战国时期越国就有慈善医药事业。随着政治、经济、科技文化的发展,尤其自魏晋南北朝以降,全国经济重心的南移,带动了当地慈善医药事业的跃进。时至南宋时期,朝廷减少宫廷医药机构,却增加了与医药有关的慈善机构慈幼局、养济院(或称安济坊、安养院、济人堂、居养院)、漏泽院等,这些机构收养孤儿,救治贫民,瘗葬弃尸,这对民众的救治、医疗保健及社会稳定发挥着重要作用。

南宋朝廷十分注重民众的生老病死。据《宋会要辑稿补编》记载:"绍兴十三年(1143年)十月十四日,臣僚言:欲望行下临安府钱塘、仁和县踏逐近城寺院充安济坊。遇有无依倚病人,令本坊量支钱米养济。轮差医人一名,专功看治。所用汤药,太医熟药局关请,或有死亡送旧漏泽园埋瘗。"于是,户部言:"今欲乞行下临安府并诸路,常平司仰常切检察所,部州县遵依见行条令,将城内外老疾贫乏不能自存及乞丐之人依条养济。每有病人给药医治,如奉行减裂违戾,即仰按治,依条施行。"高宗采纳了大臣和户部的建议。绍兴十四年(1144年)十二月三日,尚书户部员外郎遵知白伏睹陛下:惠恤穷民院,有养济给药,惟恐失所。岁所存活不可数计。独死者未有所处,往往散瘗道侧,实为可怜。居养漏泽盖先朝之仁政也。后来漏泽园地多为豪猾请佃,不为已

---

① 徐松:《宋会要辑稿》册149,《食货》六〇之一六、一七,中华书局1957年版。

死者,衔发掘之悲,而后死者失掩埋之所。欲乞首自临安府及诸郡,凡漏泽旧园志使收还,以葬死而无归者。发政施仁之方,掩骼埋胔,为大宝中兴之要务也。上曰:此乃仁政,所先可令临安府,先次措置。申尚书者行下诸路州军一体施行。十三日临安府言被旨措置漏泽园,葬无归者。本府欲下钱塘、仁和县,拘收官司见占佃元漏泽园,四至大尺为藩墙限隔。每处选募僧人二名,主管收拾埋瘗及二百人核实,申朝廷延发紫衣一道,逐处月交常平钱五贯米一硕,赡给僧人,委逐县知,佐检察。不得因缘科率骚扰。上曰:可令诸路州军仿临安府已行事理,一体措置施行。仍令常年司检察。绍兴十五年(1145年)六月二十三日,潭州言,崇宁间推行漏泽园,埋瘗无主死人。所降条格棺木、絮纸酒祭、作行下工食钱。破砖镌记死人姓名乡贯,以千字文为号。遇有识认,许令给还。每年三元春冬醮祭。缘逐件条格,烧毁不存,乞明降指挥施行。于是户部言:今欲下诸路州县,如委系无主,即于常平司钱内量行支给。仍每人不得过三贯文者。如法埋瘗。无令合干,人作弊科扰,并令本司常切不住检察。如达亦仰按治施,行从之。闰十一月六日,户部言:京西常平司开具诸州军府,已拘收措置修盖到漏泽园地段及召募僧人,每月支破常年钱米,看管内有随州信阳军,并无常平钱米支给。于是户部言:令乞下京西常平司,如委有见关常平钱米去处,于系省钱米旧支拔。应副施行从之。绍兴十六年(1146年)十一月十日,南郊赦贫乏乞丐,已约束如法,养济其死而无归者。旧法置漏泽园藏瘗,已降指挥令诸州依仿临安府措置。访闻尚有未就绪去处,可令诸军路常年司疾速检举措置施行,无致暴露,余同十三年之制。十二月十四日,给事中段拂言:仰惟国朝爱育元元者,垂意甚备。以居养名院而穷者有所归,以安济名坊而病者有所疗,以漏泽名园而死者有所葬,行之累年存殁受赐。望申饬有司,讲明居养、安济、漏浑之政酌中措置。令可久行,务使实惠。均被远迩诏令。户部看详措置申尚书省。绍兴十七年(1147年)二月二十六日臣僚言:伏望申饬有司,讲明漏泽园之政酌中措画。令可久行,务使实惠。均被诏令户部看详措置。其后,户部言:今措置欲乞行下诸路常平司,钤束觉察州县常切遵依见行条法指挥施行。庶使死者得以葬埋,以称朝廷宽恤之意。如稍有奉行减裂违戾去处,即仰按治,依法施行。绍兴十八年(1148年)八月十九日,臣寮言:郡县立漏泽园,以天下死亡者各得其所。州县奉行减裂所属监司,全不按举欲望举行之。俾死亡无人殡敛者,有园以葬埋之。诏令户部看详。其后,户部言:所置漏泽园,承降指挥,依仿临安府措置事理,令常平司常切检察。今乞诸路常平司检照见行,条法指挥下所属州县遵守施行。若有违戾去处,按治依法施行。高宗采纳了大臣的建议。绍兴二十二年(1152年)十一月十八日,南郊赦,已降指挥州县,旧有漏泽园去处复行措置,收瘗暴露骸骨。缘其间地段多是为人占佃,县道徇情不行措置,仰监行。①

由上可以看出,高宗采纳了众臣的建议,设置养济院,向老弱病残和乞丐提供食宿,给医给药,将无家可归、世无亲人的死者葬于漏泽园。后来到中国的马可·波罗给予了高度的关注,并在他的游记中描述临安城内慈善机构相当多,是由以前的王公贵族建的,资金雄厚,如临安慈济院在西湖藕庄桥,由僧若志精修,元末毁废。在临安城内还没有残疾人看护所,如果工作人员发现任何一个可怜的残疾人无力自谋生计,便把他送到一家医院。这类医院在临安为数不少,并得到政府和慈善机构的大笔捐资。如果一个残疾人能工作,看护所工作人员就会安排他去做力所能及的工作。

一、慈幼局

南宋时期,人们视堕胎药品为危险品,极其罕用。但溺婴邪风盛行乡间,波及城镇。杭州城内人们常将新生婴儿弃于街上,以致朝廷在绍兴八年(1138年)颁赦令严禁弃婴,同时广设育婴堂收容弃婴。②

马可·波罗曰:"在华南各省,贫困人家无需将新生婴儿弃置街头,各有皇上广设的慈幼局收容之。并有注明每个婴儿之生辰年月日。尚有富人无子女者,则可向皇上请求收养这些孤儿。日后孤儿长成,圣上且为之匹配成婚。不惜花费,玉成其事。每年皇上在这方面要照拂两万余男女孤儿。"马可·波罗这段记载可在元朝作家书中得到佐证。他说:"宋京畿各郡门有……慈幼局……贫家子多,则厌之,故不育,乃许其抱至局,书生年月日,时局有乳媪,鞠育之。他人家或无子女,却来取于局。岁禊子女多入慈幼局,故道无抛弃子

---

① 徐松:《宋会要辑稿补编》,《食货》六八,新文丰出版公司,第161—162页。
② 《二十五史·宋史(上)》册7,上海古籍出版社、上海书店1986年版,第5247页。

女。"①在安徽婺源一带重男轻女,存在溺杀女婴现象。福建农村生男至第四子,再多就弃婴;生女至第三,若再多,临产时用器贮水,生下后溺死。面对这种陋习,一些官吏提出拯救办法。南宋政府在各主要城市以建立慈幼局来挽救婴儿的生命和改善他们的生存状态。据《永乐大典·慈幼局、婴儿局》记载,南宋区域后期设立了很多慈幼局和婴儿局。②

慈幼局溯源于绍兴十三年(1143年)浙江钱塘、仁和两县,该局收养道路遗弃的新生婴儿,并设药局以治疗贫病患者,局址无从考证。如果贫穷市民无力养育子女,可以抱到局里,写好婴儿出生年月日,局里专设乳母抚养。其他人家若无子女,可到局来领养。每年灾荒发生,贫穷市民多抱子女入慈幼局,杜绝了路上弃婴恶习。据吴自牧记载,临安府慈幼局在戒子桥西施药局侧,"官给钱典顾乳妇,养之。月给钱米绢布,使其饱暖,养育成人,听其自便生理,官无所拘"。③ 现发现南宋收养弃婴的公立慈善机构慈幼院(局)瓷权,高7厘米,底径3厘米,葫芦形,器身一半上了褐釉,腹部下方印有"(兹)慈幼院"(见本书彩图)。

乾道元年(1165年)三月三日,尚书司勋员外郎、浙东检察赈济唐阅曰:"民间颇有遗弃小儿,足食之家愿得收养,正缘于法,遗弃小儿止许收养三岁以下。缘此三岁以上者人皆不敢。乞朝廷指挥,权于今年许令自十岁以下听人家收养,将来不许识认。"孝宗采纳了唐阅的建议。④

苏州慈幼局由姚宪建于乾道四年(1168年),地处教场西。宝祐年间(1253—1258年)赵与籆将其合并,地处府治东同乐园门里。⑤

淳熙七年(1180年),刺史周必达在江西分宜县立建立育婴堂,地处县仓左。⑥

① 郑元佑:《遂昌山樵杂录》,《激赏慈幼条》,涵芬楼民国九年(1920年)版,第341页。
② 解缙、姚广孝:《永乐大典》卷19781,《慈幼局、婴儿局》,载《四库全书存目丛书补编》册72,齐鲁书社2001年版,第16—19页。
③ 吴自牧:《梦粱录》卷18,《恩霈军民》,载《笔记小说大观》21编,新兴书局有限公司1981年版,第1156页。
④ 徐松:《宋会要辑稿》册1490,《食货》五九之四二,中华书局1957年版,第5859页。
⑤ 王鏊:《姑苏志》卷22,载《景印文渊阁四库全书》册493,台湾商务印书馆1984年版,第409页。
⑥ 曾国藩、刘坤一:(光绪)《江西通志》卷94,《经政略·恤政》,光绪七年(1881)版,第358页。

庆元元年(1195 年)正月,宁宗"诏两浙、淮南、江东路荒歉诸州收养遗弃小儿"。[1] 政府规定:"无子者,听养同宗于昭穆相当者",收养异姓男子则有罪。但收养遗弃小儿例外。又规定:"其遗弃小儿年三岁以下,虽异姓,听收养,即从其姓。"总旨保住婴儿生命。[2] 五月诏:"诸路提举习置广惠仓修胎养胎。"

开禧元年(1205 年)三月,南宋政府申发民间生子弃杀之禁,仍令有司月给钱米收养。

湖州婴儿局为通判袁甫创办于嘉定年间(1208—1224 年),"使乳母乳之,月给之粟,择媪五众,母长,众乳各哺其儿,又一人焉,以待不时而来者。……今有疾病者,医一人谨视焉"。[3]

嘉定九年(1216 年),建康府饥歉,民不聊生,多数家庭无力养育婴幼儿,遗弃道路,转死沟壑,殊可矜悯。

绍定九年(1236 年),又命临安府创慈幼局收养道路遗弃初生婴儿,仍置药局疗贫民疾药,[4]临安慈幼局在楼店务对河。淳祐七年(1247 年)十二月,有旨令临安府并屋为慈幼局,一应遗弃小儿,民间有愿收养者,月支钱一贯、米三斗,尽三岁止。其无人收养者,官为雇请贫妇,就局乳视,惟谨续有愿子之者,从官请仍给钱米如式。[5] 淳祐九年(1249 年)一月癸亥,理宗要求临安府准知临安府赵与𥱤请,诏给官田五百亩,命临安府创慈幼局,收养道路遗弃初生婴儿。[6]

咸淳元年(1265 年)正月,江东转运司真德秀创置慈幼庄,地处建康府上元县长乐乡皋桥,马光祖增添月给。收养建康府城内外诸厢贫民遗弃小儿,给医给药,提供扶养经费,并雇乳母照顾。收养之家,每月支钱壹贯文,米陆斗,

---

① 沈葆桢、吴坤:(光绪)《重修安徽通志》卷 80,1878 年版,第 759 页。

② 窦仪:《刑统》卷 12,《养子》,《嘉业堂丛书》册 3,文物出版社据吴兴(今湖州)刘氏嘉业堂刻版重印 1986 年版,第 6 页。

③ 袁甫:《蒙斋集》卷 12,《湖州婴儿局增田记》,载《景印文渊阁四库全书》册 1175,台湾商务印书馆 1984 年版,第 471 页。

④ 李卫:(雍正)《浙江通志》卷 75,《蠲恤》一,商务印书馆 1934 年版,第 1425 页。

⑤ 潜说友:(咸淳)《临安志》卷 88,载《景印文渊阁四库全书》册 490,台湾商务印书馆 1984 年版,第 938—939 页。

⑥ 《二十五史·宋史(上)》册 7,上海古籍出版社、上海书店 1986 年版,第 5280 页。

至五岁止。其无人收养者,所属官司召募有乳妇人寄养,月给一同,至七岁止。其病患者听自陈,给与药费。死亡者,支钱二十贯文,并支埋殡钱一贯文。慈幼庄管庄人系蒋山、保宁、清凉、天禧四寺,每岁轮差。僧一人、行者二人,专一管干庄务。①

南宋政府采取资助生育、收养弃婴、设立举子仓与举子田、给贫困家庭补助生育经费等措施,鼓励民间生育及领养,增加人口,稳定社会。

二、养济院

南宋时期,养济院已成为集收养与救治贫民于一体的医疗救治机构。养济院里的病人救治,主要由医官等负责,政府根据他们救治情况给以不同奖励。较著名的养济院有临安府、绍兴府和建康府养济院。

(一)浙江府州县养济院

1.临安府养济院

绍兴二年(1132 年),临安的养济院一在钱塘县界西石头之北(宝胜院),一在艮山门外,又有善化坊四所。先是守苏文忠公尝于城中创置病坊,名曰"安乐",以僧侣主持工作。自创建 3 年,医愈千人,乞赐紫衣并度牒一具,高宗同意褒奖。

绍兴十三年(1143 年)九月十五日,上曰:"诸处有癃老废疾之人,可依临安府例,令官司养济。"②十月十四日,臣僚言:"欲望行下临安府钱塘、仁和县,踏逐近城寺院充安济坊。遇有无依倚病人,令本坊量支钱、米养济,轮差医人一名,专切看治。所用汤药,太医熟药局关请请。或有死亡,送旧漏泽园埋殡。"于是户部言:"今欲乞行下临安府并诸路常平司,仰常切检察所部州县,遵依见行条令,将城内外老疾贫乏不能自存及乞丐之人,依条养济。每有病人,给药医治。如奉行灭裂违戾,即仰按治,依条施行。"高宗采纳户部的建议。③ 十月,又因臣僚之请,下钱塘、仁和两院,踏逐近城寺院充安济坊,籍定

---

①　周应合:(景定)《建康志》卷 23,《城阙志四·庐院》,载《景印文渊阁四库全书》册 489,台湾商务印书馆 1984 年版,第 198—200 页。

②　徐松:《宋会要辑稿》册 149,《食货》六十之九,中华书局 1957 年版,第 5869 页。

③　徐松:《宋会要辑稿》册 149,《食货》六十之九,中华书局 1957 年版,第 5869 页。

老疾贫乏不能自存及乞丐之人。自十一月一日起,支常平钱米每名日支米一升、钱十文、小儿半之,此次年(1144年)二月终。1144年初,院方每日给抚养人员1升米、10文钱,儿童减半,后院内救济者除八、九、十月外,一切生活必需品均由政府供给,养治人数颇多,院内规章制度十分详尽。① 临安更有老疾孤害贫乏,不能自存及匀者等人,州县陈请于朝,即委钱塘、仁和县官,以病坊改作养济院。籍家姓名,每名官给钱米瞻之,此见朝家恤贫救老如此。②

绍兴十三年(1143年)十一月八日,南郊赦:"老疾贫乏不能自存及乞丐之人,依法籍定姓名,自十一月一日起,支米豆养济,至次年三月终。病者,给药医治。访闻州县视为文具,不曾留意,监司亦不检察,致多失所,甚非惠养宽恤之意。仰提举司及州县当职官遵依条法指挥,多方存恤养济。其有病患,亦仰如法医治,不得灭裂。"③

绍兴十六年(1146年)十二月十四日,给事中段拂言:"仰惟国朝爱育元元者,垂意甚备。以居养名院,而穷者有所归;以安济名坊,而病者有所疗;以漏泽名园,而死者有所葬。行之累年,存殁受赐。望申饬有司,讲明居养、安济、漏泽之政,酌中措置。令可么行,务使寔惠,均被远迩。"诏令户部看详,措置申尚书省。④

乾道元年(1165年)三月十四日,权发遣临安府薛良朋言:"令来已是春深,正当农务,兼蚕麦将成,诸处流移饥民,利于目前赈济许粥目,以致将来荒废农业,无所指望。今措置,诸处籴米许粥,欲自四月十五日住罢,仍预期出暵告谕预。其壮健人,欲别给札付与各人,仰州县不得拘催官私欠负,并仰田主各支种粮,务要安居,不致离散。其有疾病、羸弱未能行履之人,欲别踏逐寺院别,散粥煎药,以待痊安,方可发遣回归乡贯。"孝宗采纳了薛良朋的建议。⑤四月二十二日,从中书门下省请,诏:"两浙州军去岁水涝,流移缺食人颇众。朝廷措置赈粜,存济甚多。比因疫气传染,间有死亡,深可怜悯。可令行在翰

①　翟灏:《艮山杂志》册1,钱塘丁氏开雕本光绪九年(1883年)版,第37—38页。
②　吴自牧:《梦粱录》,见《笔记小说大观》21编,册2,新兴书局有限公司1981年版,第1156页。
③　徐松:《宋会要辑稿》册149,《食货》六十之九,中华书局1957年版,第5869页。
④　徐松:《宋会要辑稿》册149,《食货》六十之九,中华书局1957年版,第5869页。
⑤　徐松:《宋会要辑稿》册149,《食货》六十之一三,中华书局1957年版,第5871页。

林院差医官八员遍诣临安府城内外,每日巡门体问看诊,随证用药,其药令户部于和剂局应副。在外州军亦仰依法州委驻泊医官,县镇选差善医之人,多方救治。"同日,又诏:"临安府城内外见今养济饥民,已降指挥展至四月终。访闻其间多有疾病、残废等人,深虑难以一概便行住罢。令姜诜、薛良朋、韩彦古同本府通判、漕司属官各方一员,遍谕散粥及病坊去处,公共措置,躬亲拣点,将委实疾病残废、癃老羸弱、鳏寡孤独不能自存、见在病坊之人,更展限半月,给散粥药养济。"既而,两浙路转运判官姜诜言:"赈济饥民,除拣选壮健愿还乡及有经济之人,各已给米使之自便外,有其余饥病之人,已申朝廷,每日人支米一升,各令自造粥,给历,五日一次支请。今尚有五千二百七十四人见行养济,缘目今新米成熟,街市米价减落,今来请米之人,易于求趁,不致饥饿。乞降指挥,至七月终住罢支散至。"孝宗采纳了姜诜的建议。① 乾道元年(1165年)遂展至四月,终恐病者未愈。至七月,终食新方行住支。② 养济院将城外老疾贫乏、不能自存者和乞丐,依条养济,遇有疾病给药医治。如吴山金龙阁,阁外添造济人堂,专舍材施药。差医生 1 人专门医治,熟药所供给汤药,宋高宗诏令各地遵照施行。只有养济院收容路途病人,旅店不能客留者,轮差医生诊治,疾病愈后,再给钱米遣还乡里。政府对养济院的医生和管理人员订有奖惩条例,并置官经常检查。此外,当时地主官绅也有个人出资建立病坊,从事慈善事业。十月十一日,诏:"诸路州县老疾贫乏、乞丐之人,在法以常平米斛养济。今来天气尚寒,养济月日不远,窃虑奉行灭裂,未副朝廷惠民之意。令户部检坐条法、指挥,申严行下,须管依时支给钱、米,如法养济,务行寔惠。"③

乾道二年(1166 年)十二月四日,浙东提举常平司言:"州县镇寨每岁给散老疾贫乏不能自存及乞丐之人米豆。言:州县镇寨每岁给散老疾,系将来常平司见管没官田产收到租课内给散。缘自出卖诸司官产,皆已卖过,即于常平司别无所入。欲将州县所管常平司义仓米权行散给。户部看详:义仓谷,在法唯

① 徐松:《宋会要辑稿》册 149,《食货》六十之一四、一五,中华书局 1957 年版,第 5871—5872 页。

② 潜说友:(咸淳)《临安志》卷 88,载《景印文渊阁四库全书》,台湾商务印书馆 1984 年版,第 490—939 页。

③ 徐松:《宋会要辑稿》册 149,《食货》六十之一五,中华书局 1957 年版,第 5872 页。

充赈给,不得他用,有碍上条。照得本司近申到诸州县通共籴得常平米一十四万三千余硕,乞下本司,仰据诸州县今各收养乞丐的寔合用米数,于前项籴到常平米内通融取拨应副。"孝宗采纳了浙东提举常平司的建议。①

绍熙五年(1194 年)九月十四日明堂赦文:"访闻往往将强壮慵惰及有行业住家之人计嘱所属,冒滥支给,其委实老疾孤幼贫乏之人不沾实惠。仰今后须管照应条令,从实根括,不得仍前纵容作弊。其临安府仁和、钱塘县养济院,收养流寓乞丐,亦仰依此施行,不得徒为文具。如有违戾去处,仰提举常平司觉察,按治施行。内有军人拣汰离军之后,残笃废疾不能自存、在外乞丐之人,仰本军随营分措置收养,毋致失所。"自后,郊祀明堂赦亦如之。②

赵汝愚捐私钱 100 多万创办一家养济院,"俾四方宾旅之疾病者得药与食",③后其长子赵崇宪又加以修复,并立数十条规章,把治愈病人的多少作为赏罚医师的标准。

嘉泰三年(1203 年)十一月十一日,发布南郊赦文:临安府仁和、钱塘县及诸州县养济院每岁收养流寓乞丐要严加检察,须照应条令,从实根括。不得纵容作弊,将强壮有行业住家之人,违法冒滥,支给钱米,而委实老疾孤幼贫乏乞丐之人,正当存恤漏落,致失朝廷存恤之意。时访闻州县养济院违法收养乞丐,往往将强壮慵惰及有行业住家之人计嘱所属,冒滥支给,其委实老疾孤幼贫乏之人,不沾实惠。故重颁赦文,并强调如有违戾去处,提举常平司觉察,按治施行。④ 此时的养济院在仁和同安坊,建屋四十间,在内安置孤老。万历中巡抚温纯移北关外,复移还此。⑤

2.临安府周边州县养济院

余杭县养济院,南宋建置安济坊在县东半里外,又置养济院在西门外城濠北半里,元仍其旧,明置存留仓东,后并于郡。成化间复置基址低洼,屋宇卑隘,难以安插孤老。正德六年(1511 年),知县彭辨之劝义民徐徽修筑高卓,周

---

① 徐松:《宋会要辑稿》册 149,《食货》六十之一五,中华书局 1957 年版,第 5872 页。
② 徐松:《宋会要辑稿》册 149,《食货》六十之一,中华书局 1957 年版,第 5865 页。
③ 《二十五史·宋史(下)·赵汝愚》册 8,上海古籍出版社、上海书店 1986 年版,第 6527 页。
④ 徐松:《宋会要辑稿》册 149,《食货》六十之一七,中华书局 1957 年版。
⑤ 陈文騄、吴庆坻:《杭州府志》卷 73,《恤政》四,民国十一年(1922 年)铅印本,第 1 页。

回缭垣,无风雨之患。清朝额设孤贫十五名,院在县东南一里。① 临安县养济院,宋元在县西一里罗村,明立于县西师姑桥,洪武初建。② 建德乡建有普济院。富阳县养济院在会江驿之左。新城县(今富阳新登)养济院,元至元年(1264年)置,在县治北半里。明洪武初重修屋三间,月给薪米,冬夏给布各三丈。嘉靖六年(1527年),知县袁泽重修,常加存恤。③ 於潜县养济院,宋在县南二里寂照寺,元徙置县西浮溪之滨。昌化令章伯奋置养济院于开禧年间(1205—1207年),为田五十亩。嘉定年间(1208—1224年),常平使程珌以筮仕此邑,拨钱置居养院,田一十七亩。既岁久养济田十失其八,居养田十失其三。淳祐八年(1248年),令叶采请买官田于府,益以他费买田,遂足元额白之仓基,以养济田隶治平寺,以居养田隶佑圣。尝各命主首掌之,主簿司掌之,出纳吏不得干预。④ 元仍其旧,田寻废。明嘉靖年,知县马逢伯重建旧处。⑤

3.宁波府养济院

宁波的养济院、安济坊、漏泽园规模较大,管理比较规范。⑥ 鄞县安济坊在西门里,大观元年(1107年)创建,养疾病者。⑦ 1133年,陈恕重建海宁养济院于光华亭北面。⑧ 宝庆三年(1227年),鄞县知县胡榘重修养济院,地处西门里,府城1.5里,旧有居养院,后废为威果全捷营,故置养济院,"日给百余人,人支米一升,钱十二文,省小者减半,亦一二十人"。但不久,名实俱亡。⑨ 宝祐五年(1257年),因在各地遍设广惠院著称的吴潜出守明州。经过调查,

---

① 陈文騄、吴庆坻:《杭州府志》卷73,《恤政》四,民国十一年(1922年)铅印本,第3页;褚成博:(光绪)《余杭县志稿》,《物产补遗·草本》,光绪三十四年(1908年)刻本。

② 陈文騄、吴庆坻:《杭州府志》,民国十一年(1922年)铅印本,第4页。

③ 陈文騄、吴庆坻:《杭州府志》卷73,《恤政》四,民国十一年(1922年)铅印本,第3页。

④ 潜说友:(咸淳)《临安志》卷88,载《景印文渊阁四库全书》,台湾商务印书馆1984年版,第490—940页;曾国霖:(民国)《昌化县志》,《建置·养济院》,浙江印刷股份有限公司1924年版,第13页。

⑤ 陈文騄、吴庆坻:《杭州府志》卷73,《恤政》四,民国11年(1922年)铅印本,第4—5页。

⑥ 胡榘、罗浚:(宝庆)《四明志》卷3,载《续修四库全书》册705,上海古籍出版社1996年版,第42页。

⑦ 张传保、赵家荪:《鄞县通志》册1《舆地志》,宁波通志馆1951年版,第825页。

⑧ 许三礼:(乾隆)《海宁县志》卷4,《恤政》,康熙二十二年(1683年)版,第50页。

⑨ 胡榘、罗浚:(宝庆)《四明志》卷3,载《景印文澜阁四库全书》册487,台湾商务印书馆1984年版,第43页。

他发现作为浙右大都会的四明,一方面是"强大之家豪奴黠隶极智术以牟利,而齐民之生理血脉日蹙,以至于竭。齐民困则穷民益困,于是鳏寡孤独癃聋跛躄之民得其生者鲜矣"。另一方面,"自淳祐初,柄国者立为厉禁,常平义禀之储,有司不得擅发,凡穷民遇岁晏始一济,所济者狭,而受济者寡"。于是,吴潜在已废养济院基础上扩建成广惠院,"合前后共一百五间,聚城内外鳏寡孤独癃聋跛躄之将沟壑者,使居焉"。该院300人为额,"大口月给米六斗,钱十千,中口四斗,七千,小口三斗,五千"。① 为保证广惠院能长期存在,在经费上,吴潜拨公田"以充养赡"。同时吴氏还制定了严格的规章制度《广惠院规式》。从院内事务的安排到接收对象的管理,该规式都有详尽的规定,从而有效地保障了广惠院的良性运作。

4.绍兴府养济院

绍兴元年(1131年)十二月十四日,通判绍兴府朱璞言:"绍兴府街市乞丐稍多,被旨令依去年例日下赈济。今乞委都监抄札五厢界应管无依倚流移、病患之人,发入养济院,仍差本府医官二名看治,童行二名煎煮汤药、照管粥食。将病患人拘籍,累及一千人以上,至来年三月一日死不及二分,给度牒一道;及五百人以上,死不及二分,支钱五十贯;二百人以上,死不及二分,支钱二十贯。并令童行分给。所有医官医治过病患人痊愈分数,比类支给。若满一千人,死不及一分,特与推恩。如有死亡之人,欲依去年例,委会谷、山阴县尉,各于城外踏逐空闲官地埋葬,仍委踏逐官点检,无令暴露。其养济院及外处方到未曾入院病患死亡之人,去年召到僧宗华收敛,雇人出城掩瘗雇。令县尉监视,置历拘籍。每及百人,次第保明申朝廷,给降度牒。诏每掩瘗及二百人,与给度牒一道,余依所乞。"② 后山阴、会稽(今绍兴一带)养济院多在县城西北3里的锦麟桥西的宋代浙东贡院内,占地27.33亩,房屋140间,3扇大门,规模较大。新昌县养济院在古东来第一门外,宋名居养院,寻改安养院,元末废。

乾道元年(1165年)二月十一日,知绍兴府赵令曰:"本府见行赈济,虽先就在城置场,煮粥给散养济,缘城外乡村阔远,窃虑饥荒流人奔趁不及。今措

① 梅应发、刘锡:(开庆)《四明续志》卷4,《广惠院》,载景印《文澜阁四库全书》册487,台湾商务印书馆1984年版,第394页。

② 徐松:《宋会要辑稿》册149,《食货》六十之八,中华书局1957年版,第5868页。

置,更于城南大禹寺、城西道士庄添置两场,随所大小,均定人数,并约定时辰,煮粥给散,以革重迭之弊,仍备办槁荐存养,从便宿泊,及将柴钱责令主首掌管支给。或恐内有病患之人,官给药饵,专差职医调治,及分委通判、职官簿、尉日逐往诸场提督点检。"诏:"如人数稍多,更令添场,依此赈济。"①

诸暨县北门外 1 里左右处设有居养院,有房屋 20 多间。② 收留孤老残病"不能自存及乞丐之人"的居养院,也由懂医药的僧人"轮差"为他们看病,用药调治。1211 年,临海县郡守黄□建立养济院,地处津桥南面,有房屋 20 楹,内设安老、慈幼二坊。③

5.湖州府养济院

"湖州转取行都本局熟药货卖,储米仓、贮钱库、茶盐场、酒税务,皆取诸民而资公家之用者也。然取必有子古者,有鳏寡孤独之养,有穷困疾病之饩,所以为惠也。今郡之惠民者有四焉:义仓以给贫困乞丐之有籍者,安济坊以养老疾病之无归者,养遗弃小儿所以收婴孩安弃之弗育者,太平惠民局则转取行都本局之药以货焉,虽以钱得之,而药材分剂,则可倚仗,今故表而出之。"④

湖州义仓令人户纳苗带纳,义仓米储在西仓,以乞丐人之有籍者。以收受老癃或病患无家可归者。其屋同门异户,男居左,女处右,颇为宽洁。后发其地佃为民居,其仓尚名养济院。按:唐会要会昌五年(844 年)十一月,动悲田养病坊,缘僧尼还俗无人主持,恐残病无以取给。两京量给寺田振济,诸州府七项至于十项,合于本贯。选老寿一人管,当以充粥科人。绍兴三年(1133 年),有养病坊碑,邵闻之撰,见金石录。今乞丐人所居,犹呼悲田坊,未详其处。同年,知州事王回复置在奉胜门内霸王庙旁,为屋二十七楹,号利济院。院即慈感旧名也,拨置田亩,岁收租养赡,差僧行各一名,主管收支。……散收养遗弃小儿,钱米所旧,在州学齐馆厅西。隆兴二年(1164 年),知州事郑作肃

---

① 徐松:《宋会要辑稿》册 149,《食货》六十之一三,中华书局 1957 年版,第 5871 页。
② 沈椿龄:《诸暨建置志》卷 3,《养济院》,诸暨县志办公室 1986 年版,第 13 页。
③ 张寅:(民国)《临海县志稿》卷 5,《建置·庶政》,1935 年版,第 28 页。
④ 谈钥:(嘉泰)《吴兴志》卷 8,载《续修四库全书》,《史部·地理类》,上海古籍出版社 1996 年版,第 112 页。

以遇岁歉,贫民有生子不举弃之道路者,募乳妪收养之,月给米一石,七岁而止。续又命医二人治其疾病,条事目立石于学,教授董其事。① 湖州还设有利济坊等,……以救助贫病无依百姓。②

6.金华府养济院

淳熙九年(1182 年)十二月十二日,新知婺州钱佃言:"臣前知隆兴府,于城外置养济院一所,收养贫病无依之人。先是,漕臣芮辉以俸钱千缗合药以济病者,赵汝愚以奉钱千四百缗买田以给病者食,臣又益以千缗增置长定一庄,仍创造屋一区,差人看守,轮遣医工诊视,日给口食药饵,委官提督。"③

7.台州府养济院

台州养济院原在资圣寺下,嘉定四年(1211 年),黄𡊷迁至中津桥南,内有20 楹屋用作安老坊和慈幼坊。政府曾购置 12 顷官民田,1 顷 16 亩多山林、园林,养济院每年可得政府资助的 1700 多石谷,79 贯多钱。政府又每年补贴千缗其他费用,可赡养 100 人,残废及罷疾者如不能入住亦给予补助。提督官吏典直,配备医职及服务人员。④

8.嘉兴府养济院

建炎年间(1127—1130 年),邑民请桐乡县废额建养济院。⑤

(二)其他省市养济院

1.江苏养济院

(1)嘉定养济院

嘉定县"养济院在城内八图,宋绍兴二年设"。⑥

---

① 谈铫:(嘉泰)《吴兴志》卷 8,载《续修四库全书》,《史部·地理类》,上海古籍出版社1996 年版,第 112—113 页。
② 谈铫:(嘉泰)《吴兴志》卷 8,上海古籍出版社据民国 3 年(1914 年)刘氏刻吴兴丛书本影印 1996 年版,第 112—113 页。
③ 徐松:《宋会要辑稿》册 149,《食货》五八之一五,中华书局 1957 年版,第 5828 页。
④ 陈耆卿:《赤城志》卷 5,《公廨门二》,载《景印文渊阁四库全书》册 486,台湾商务印书馆1984 年版,第 611 页。
⑤ 郑瑶、方仁荣:(景定)《严州续志》,载《景印文渊阁四库全书》,台湾商务印书馆 1984 年版,第 487—562 页。
⑥ 赵弘恩:《江南通志》,载《钦定四库全书》卷 23,台湾商务印书馆影印本 1984 年版,第684 页。

（2）建康府养济院

绍兴七年（1137年），高宗皇帝驻跸金陵。闰十月，诏令天下，天气寒凛，政府必须关心贫民乞丐，令建康府疾速踏逐舍屋，从户部支拨钱米，按照临安府例支散，指挥收养疲癃残疾民众。后知建康府钱良建有养济院。嘉定五年（1212年）七月，知建康府兼江淮制置使黄度在南京城南、北又建两所养济院，地处宋兴寺等地。两所养济院有100屋舍，每院由一名高僧掌管，收养500名贫民，使他们安居饱食，不再宛转于市井捐瘠，并医治病患，葬埋殁者。每年所消费之1500斛米，1000斛米从常平支出，500斛从府仓耗米挪拨。用去2000缗钱，从安抚司惠民药局支出。后改为居养院，宝祐五年（1257年），马光祖增葺居养院，收养孤贫、老弱、残疾、行丐者，备其器用，优其衣食。[①] 景定五年（1264年）二月十三日，姚希得制使兴工重新整葺养济院，总费11200余缗，米82石3斗。事关矜恤，政府特别关注。[②]

（3）苏州养济院

淳熙三年（1176年）八月，由于建炎兵火，原建的居养安济院所向无存，直徽猷阁陈岘自东浙转运判官秉麾来镇苏州，将建炎以来废置的居养安济院重建，"官为备费，民不知役，为屋六十有五，为楹三百有十，为室三十，长廊还础，对关列序"。并有僧坊，是一所医院、孤老院、育婴院和义冢性质兼而有之的综合性慈善机关。它收养"癃老之无子，妻妇人无夫，亲者分处之，幼失怙恃"等人，自负盈亏管理，"籍官民畴千六百六十亩，募民以耕……庖舍蔬间、食用寓具举无一遗"，此外"又立僧坊主其供，病给医药，死给槥椟，入业冢以葬。……"这充分反映了孝宗仁政、慕义存恤的恩德。[③]

苏州安养院，旧称医院，宝庆年间（1225—1227年），提举林介改建时换称安养院，地处苏州钤厅后。林介网罗天下名医，不仅医治贫民疾患，而且问病

---

① 周应合：(景定)《建康志》卷23，《城阙志四·庐院》，载《景印文渊阁四库全书》册489，台湾商务印书馆1984年版，第195—196页。

② 周应合：(景定)《建康志》卷23，《城阙志四·庐院》，载《景印文渊阁四库全书》册489，台湾商务印书馆1984年版，第200页。

③ 钱谷：《吴都文粹续集》卷8，《重建居养安济院记》，载《景印文渊阁四库全书》册1385，台湾商务印书馆1984年版，第205—206页。

囚犯,深得民众点赞。①

苏州慈济局,在府治东南夫子巷。嘉定年间(1208—1224 年),做棺赠给贫民。

(4)常熟县养济院

常熟养济院有 2 所,分别在县城东北和西南。②

(5)镇江丹阳县养济院

镇江丹阳县养济院在利涉门里长巷北,屋凡百有六间,初名居养院,旧有三所。嘉熙三年(1239 年)由郡守吴潜创建,合三所为一,建在府治之西,易名广惠院。③

2.江西养济院

江西南昌县养济院在隆兴府城东崇和门内,江南西路转运使钱佃创建。朱子记江南西路转运司养济院在隆兴府城东崇和门内,转运副使吴郡钱公某之所,为而判官嘉禾郎公某昆陵,尤公衮之所徙也,豫章为江西一都会,地大物众,而四方宾旅之有事于其上者,又不绝于道路,平时通功易事,足以相生养独,不幸一旦有疾疢则疗然,无所归求药与食,或无得焉,则转死于满壑者,瘁不知几何人,而有司者莫之知也。乾道九年(1173 年),转运副使吴兴(今湖州)芮烨始有闻而闵焉,去之日留私钱百万,以诿后人间贷贸易,收其赢以市药物给病者。淳熙五年(1178 年),判官开封赵公杲复以私钱百四十万买田东关罗舍,病者又得以食。淳熙七年(1180 年),钱公实来而芮公已为吏部侍郎。是年春,赵公亦以吏部侍郎召越公,知公雅意,亦有乐乎,此也。因亟以书来诿公,则移书芮公,请所留钱,益以已资百三十万买田长定,而又创为此院,延庆、崇和两门之外,使病者有以居焉。自经始至落成若干日而就,凡为门五间、堂三间,腋以便房中。为丈室东疱、西圃、左右庑各五开,庑深三寻,修七寻,有半中设巨榻。十有八冬加障蔽,以御风寒暑,则拆之以泄烦。醫诊治有工,药石

① 王鏊:《姑苏志》卷 22,载《景印文渊阁四库全书》册 493,台湾商务印书馆 1984 年版,第409—410 页。

② 孙应时、鲍廉:(宝祐)《重修琴川志》卷 1,载《续修四库全书》册 698,上海古籍出版社1995 年版,第 292 页。

③ 俞希鲁:(至顺)《镇江志》14 卷,载《续修四库全书》册 698,上海古籍出版社 1995 年版,第 686 页。

有剂,其不可疗者亦予楎椟以葬。职掌之人皆赋以禄,俾供厥事。又专属僚吏,以时行视而课督之。盖三公所捐皆四万之聘币,不以入于家者,合之为钱三百七十万,所买三墅,为田千有一百十一亩,岁入租为谷九百八十二斛有奇。其详则书之,赎藏之。有司而院之,戒令杀禁。京书而揭之堂上,既钱公又列其事以闻,诏下施行如章,而钱公去矣,二公踵至,周视钱公之所为者而屡叹之。然犹以院在门阙之外,权夫病者之有所不便医药也,乃相门内得,故归德佛舍之废址而迁焉。凡增屋十有八,钻井内得。故僧田六顷,又市锺陵灌城两墅之。山七十亩,岁收谷三百余斛,钱五万有奇,以充入之。盖自足以来病而无归者,多赖以全活,不幸死者亦眠目,而无所憾焉。[①] 为防止后任者挪用经费导致病院倒闭,已迁知婺州(今浙江义乌)的钱宴专门上疏朝廷,请求下诏禁止挪用养济院经费,并责令江南西路转运使经常督察此事。因此,隆兴府养济院管理较好,并在后来历届官员的共同努力下有所发展。

江西省高安县养济院在府治西,宋为慰养院、慈幼院,并在旧城隍仙门外,元末毁。新喻县养济院,元符二年(1099 年),置在地藏院后,延至南宋。泰和县养济院在治北,宋崇宁间置,旧名居养院,延至南宋。永丰县养济院在西坊马巷内,宋建。[②]

3.安徽养济院

嘉泰元年(1201 年)三月十一日,安徽和州言:"以本路提举韩挺申请,置居养院,收养孤老残疾不出外乞食之人,起造屋宇,支给钱米,拣选僧行看管轸恤。本州岛岛岛去年二月,于城西踏逐买到民田,修筑墙园五十三丈九尺,创建居养院,根括到鳏寡孤独无依倚人六十九口,每人日支米一升,至岁终,共支米一百七十二石八斗五升。今来已行收买材植物料,起造到养济院一所,计瓦屋二十五间,置造应干合用床荐、什物、器用之属,约可存养一百余人。计支用钱三千二百余贯、米二十石,并系搏节那融支使,即不敢支破朝廷钱物。乞行下提举常平司及本州岛,照会常切遵守。如遇歉岁阙乏,许于本州岛别项米内

① 曾国藩、刘坤一:(光绪)《江西通志》卷 94,《经政略・恤政》,光绪七年(1881)版,第 353 页。

② 曾国藩、刘坤一:(光绪)《江西通志》卷 94,《经政略・恤政》,光绪七年(1881)版,第 356—359 页。

借拨,候丰年拘收拨还。轮差僧行各一名,主掌点检粥食,分差兵士充火头,造饭煮粥、洒扫杂使、把门使唤;轮差医人诊候病人,用药调治。有过往人卧病在道路、店肆不能行履,许其入院,官给钱米、药饵,候安可日,再给钱米,津遣还乡。以养济一百人为率,一岁约用米四百七十余石、钱六百贯文。根括到含山县桐城、度安、湘城、太浦四圩课子米,令项置籍拘催。委自历阳知县,令大军仓交受置历收附,专一拨充养济院支用。如有余剩,即充给散贫民,或散施贫病药饵之用。专差巡辖兼监,知县检点,通判提督。"宁宗采纳了和州政府的建议。① 安徽宁国县"养济院在社坛前,宋名安养院"。② 望江县"养济院在邑西治民坊,后徙青林寺西"。③

4.福建养济院

《晋江县志》记载:"宋有居养院,在城左北厢。嘉定十一年,守真德秀建。安济坊,在临漳门外,石笋桥南,守邓驿建,嘉定十一年守真德秀重修。安乐居,在府南左厢,绍定二年守真德秀建。"以上均指善举机构,所谓"庇护所"当是居养院、安济坊、安乐舍之类的善举场所。

5.湖北养济院

湖北兴国州养济院即旧安养院,宋知军田仅创,在北门外历澶之西。④

上述养济院等机构不仅得到政府认可、资金充盈,而且服务名目清晰、医疗设备较好、生前治病和死后瘗葬一应俱全,是南宋地方医疗资源的有机组成部分。

三、安乐庐

建康安乐庐有两所,马光祖创立。其中一所在北门内高阳楼侧,东南路自五龙真圣庙街进入,西北路自笪桥一直取高阳楼街进入,宝祐四年(1256 年)冬所创。安乐庐共享费 61131 贯 195 文钱,31 石 7 斗 2 升 5 合米,钱粮取自国

---

① 徐松:《宋会要辑稿》册 149,《食货》六十之一,中华书局 1957 年版,第 5865 页。
② 赵弘恩:《江南通志》,载《钦定四库全书》卷 24,台湾商务印书馆影印本 1984 年版,第 697 页。
③ 赵弘恩:《江南通志》,载《钦定四库全书》卷 24,台湾商务印书馆影印本 1984 年版,第 693 页。
④ 张仲炘:《湖北通志》,载《志》四九,1921 版,第 40 页。

库,汤药随证取自惠民药局。庐内床榻器具齐备,庖湢沐浴各有其所,高明整洁。后来由于北门内高阳楼"第僻处一隅,非惟官府耳目不及,而病者至庐亦已困殆"。所以于开庆元年(1259年)12月改建后迁至御街西醋库后。改建后的安乐庐增加了三之二房舍和1000多件器物,僧室、医房、神栖、佛宇、煎饪场地、湢沐之处和衾簟器用更加完善,马光祖亲自题写"安乐坊"匾额。

安乐庐创建的原因在于建康军民杂处,商旅往来频繁,道途常见无家可归、无医无药而危在旦夕的病患者,由此建康府创立安乐庐,收养病人。凡行旅在途及传递过军罪囚等,应有疾病,并经提督官审核,收入安乐庐。政府选择精医的僧侣管理,差医命药。马光祖还制定了详细的管理规则,包括病人入院手续、医僧职责、经费申领手续、病患财物管理、恶性传染病管理等,共有9条庐规:

一军民在路过疾,往往客店户恶其扰人,又虑传染,多是不肯安著。本府已告示城内外客店户并军巡地方,遇有经过人病患,仰即时具状,经提督官随即押下,差医人诊视,给药医治;一诸司及邻郡传送到过军等,应有不测病患,仰防押人即时具状,经提督厅押下医治,仍仰元押人同共看视监管;一两狱或有罪囚不测病患,亦仰推狱具申,本府取判押下医治,仍责本牢狱子同共看视监管;一病人入庐,即时差当月医官,诊视脉息证候,其合用药饵,经提督厅点对批,历赴安抚司药局支请责付,医人并看守僧如法煎煮服饵;一病人入庐,合用粥米,已置历成料,关请每病人;一名日支白米一升,柴炭钱三百,按日支给。若病重不食者,仰分明报闻其病愈。能食之人,请提督官契勘,量添半升,勿令失饱、伤饱,仄致成疾。其专典等人减克作弊,全在提督官觉察。钱米料尽,接续申关。病愈之人无力可归者,计其远近,量给钱米,津送出庐;一病人入庐,应有随身行李、什物。仰专典即时对众上簿收寄,令病人押字。候痊可出庐日,照数给还取领;一病民有疾势危笃及病证奇异,非见丸散可以治疗者,仰医人审细立方,别收买药材修合,其当月医人不能办者,提督官申来。或唤上全行,或请各医同共诊视;一病人在庐,仰看守僧,加意监督。火头煎药煮粥,粥不许冷,药不许生。本府不测差人点撞,如不留意,并加责罚;一病人或有痼癞疮疡恶疾,臭秽不堪,亲近之人却不许入,东、西两厢合移入别房医治。

建康府安乐庐的创建,煦寒濯瘵,苏醒雕瘵,使府内民众安居乐业、入庐患者如归家舍,全活甚众,在救治病人上作用很大。①

四、漏泽园

据《宋史》载:"高宗南渡,民之从者如归市,既为之衣食以振其饥寒,又为之医药以救其疾病,其有损于戈甲、毙于道路者,则给度牒瘗埋之。若丐者育之于居养院,其病也疗之于安济坊,其死也安葬之于漏泽园,岁以为常。"②南宋对尸体的丧葬方式有土葬、水葬、悬棺葬、天葬、野葬、塔葬、火葬等多种形式,尤其火葬的推行对环境卫生治理意义重大。当然,土葬盛行南宋各地,漏泽园如雨后春笋般地营建起来,政府把战死者、弃尸和家贫无地埋葬者由地方政府统一葬入漏泽园,并规定深埋3尺,不准露于野,由监司巡查,预防疾疫传染及保护环境卫生。

(一)火葬

南宋土葬虽是主流,但火葬十分盛行。南宋所以盛行火葬,一是受佛教僧侣圆寂后焚化尸体的影响;二是当时丧事活动烦琐,花费巨大,从看风水、择墓地、置棺木到举行一系列丧礼,已使一般百姓不堪重负,火化比较省钱省力,又保护环境卫生。据史书记载,吴越国盛行佛教,当时仅首府临安城内外就建有寺院360座,一些僧侣和佛教就是采用佛家的火葬葬俗。宋室定都临安后,火葬迅速在两浙地区盛行起来。当时不仅贫苦人家多以火化为主,就是富裕人家也是如此。南宋周辉在《清波杂志》卷12中说:"浙右水乡风俗,人死,虽富有力者,不办蕞尔之土以安厝,亦致焚如僧寺。"南宋定都临安是当时火葬最为盛行的地区,西湖东北角的圆觉禅寺和钱塘门外的九曲城菩提院,是市民焚化尸体的主要场所,专设有"化人亭"(时人或称"焚人亭")。但火化必须花费大量的柴薪和油料,非常贫困的人家只能择近荒地草草埋葬,而不火葬。焚尸时,一般要"具威仪",也就是请僧道在旁边念经超度,为死者减罪拜福,以助超生。至于焚尸之所,一般都设在城外。如南宋临安的化人亭设在西湖东

---

① 周应合:(景定)《建康志》卷23,《城阙志四·庐院》,载《景印文渊阁四库全书》册489,台湾商务印书馆1984年版,第196—198页。

② 《二十五史·宋史(上)》册7,上海古籍出版社、上海书店1986年版,第5733—5734页。

北角的圆觉禅寺和钱塘门外的九曲城菩提院等处。海盐县设在城西五里外的景德禅院内,吴郡和吴县的化人亭设在平江城盘门外的齐升院、通济寺。

绍兴二十七年(1157 年),据监登闻鼓院范同上奏说:"今民俗有所谓火化者,生则奉养之具唯恐不至,死则燔热而弃捐之,何独厚于生而薄于死乎? 甚者焚而置之水中,识者见之动心。……方今火葬之惨,日益炽甚。"从文献记载来看,南宋火葬风气盛行。

12 世纪初,火葬虽已普及,仍使官府及盛行儒家礼教地方的人们反对。一位高级官吏在呈皇帝的奏疏中,抨击这种葬仪是对逝者的轻侮,并要求无力土葬者应允许其将逝者葬于国家公墓中。一些市民也反对火葬,如咸淳九年(1273 年),杭州艮山门东,昔蔡汝拨的庶母沈氏死亡,汝拨尚幼,父用火葬,汝拨伤母无松楸之地,尝言之辄泣。自后长成,以木刻母形,以衣衾棺椁择地葬之,仍置田亩,造庵舍,命僧以奉晨香夕灯,乡人遂称为木娘墓。①

13 世纪,杭州西湖东北部的圆觉禅寺内,就是火葬场地。苏州城一个佛教寺庙内也有类似火葬场,内装 10 个焚化炉。景定二年(1261 年),一场飓风摧毁了火葬场。苏州县令曾试图阻其重建,却没有成功。在杭州和苏州焚化的骨灰,由火葬场的僧侣撒于湖中。由于火葬盛行,当时的临安还出现了现代意义上的"殡仪馆",并专门设有存放骨灰盒罐的房舍。

浙西"衢人之俗,送死者皆火化于西溪沙洲上"。四明也盛行火葬,"丰时中死,贫甚,族姻欲葬于火"。此外,据《睽车志》、《马可·波罗游记》、《夷坚志》等书所载,两浙地区的湖州、嘉兴、萧山、桐庐等地都流行火葬。至于焚尸场所,一般设在城外,并且大多放在寺院中进行。海盐县是在城西万里外的景德禅院设"焚化院"。

福建也流行火葬,真德秀在《泉州劝孝文》中曰:"闻乡俗相承,亲宾送葬……当悲而乐,尤为非礼。至于贫窭之家,委以火化,积习岁久,视以为常。"②又如罗源县"丧死者焚尸,糜其骨,众董合和,凌风飘飏,命曰升天,以尤

---

① 吴自牧:《梦粱录》卷 14—15,《土俗祠至历代古墓》,载《笔记小说大观》21 编,新兴书局有限公司 1981 年版,第 1097—1112 页。

② 真德秀:《西山先生真文忠公文集》卷 40,涵芬楼 1920—1922 年版。

细为孝"。①

吴县"合城愚民悉为所诱,新死肉未寒而付之烈焰,权棒碎析,以燔以炙,余骸不化则又举而投之深渊"。吴县则在城外的通济寺内设"化人亭"。

四川自孝宗淳熙以后,火葬大盛。有人统计,南宋时期四川的火葬约占宋朝火葬墓总数的80%以上。当时成都是四川火葬最盛行的地区。②

虽然南宋火葬无论从目的和做法上都与今天大不相同,但对于今天推广火葬有借鉴作用。

(二)土葬

南宋政府对染疾疫死亡者给予瘗葬。建炎四年(1130年)十月三日,诏曰:"诸处流移老弱到行在者,日夕饥饿。可专委官具数量支米、钱赈济。死亡者,委诸寺僧行收瘗,计数给赐度牒。务使寔惠功于存没,以称朕意。"③

绍兴十四年(1144年)十二月三日,尚书户部员外郎边知白曰:"伏陛下惠恤穷民,院有养济、给药,惟恐失所。岁所存活,不可数计。独死者未有所处,往往散瘗道侧,寔为可悯。居养、漏泽,盖先朝之仁政也,后来漏泽园地多为豪猾请佃,不惟已死者衔发掘之悲,而后死者失掩埋之所。欲乞自自临安府,及诸郡,凡漏泽旧园,悉使收还,以葬死而无归者。发政施仁之方,掩骼埋赀为大,实中兴之要务也。"上曰:"此乃仁政所先,可令临安府先次措置申尚书省,行下诸路州军,一体施行。"④

绍兴十六年(1146年)十一月十日,南郊赦:"贫乏乞丐,已约束如法养济;其死而无归者,旧法置漏泽园藏瘗。已降指挥,令诸州依仿临安府措置。访闻尚有未就绪去处,可令诸路常平司疾速检举,措置施行,无致暴露。"⑤

庆元六年(1200年)十一月二十四日,右司郎中李寅仲言:"恭惟国朝漏泽园之制恩及枯骴,前古未有。窃见诸州县寺院多有攒殡,历年滋多。家贫,子

① 叶适:《水心集》卷16,《林正仲墓志铭》,载《景印文渊阁四库全书》第1164册,台湾商务印书馆1984年版,第307页。
② 洪剑民:《略谈成都近效五代至南宋的墓葬形制》,《考古》1959年第1期;陈建中:《成都市效的宋墓》,《文物参考资料》1956年第6期。
③ 徐松:《宋会要辑稿》册149,《食货》六十之八,中华书局1957年版,第5868页。
④ 徐松:《宋会要辑稿》册149,《食货》六十之九,中华书局1957年版,第5869页。
⑤ 徐松:《宋会要辑稿》册149,《食货》六十之九,中华书局1957年版,第5869页。

娉无力收葬;或远宦咤循不举,僧徒玩视,公肆徵求,驯致暴露,枯骨无归,深可悯恤。欲每岁委自逐路提举司近冬检举,行下诸州县委官躬亲抄札,如年深无主、家贫无力者,官为择地置义冢以葬之;其有子娉,不愿入义冢者,责以近限收葬,庶几枯胔不致暴露失所。岁一举行,无为文具,无令骚扰,庶几仰称圣朝泽及漏泉之意。"宁宗采纳了李寅仲的建议。①

宝祐五年(1257年)十一月,宣帝赵昀诏令:"尝令天下诸州建慈幼局、平米仓、官药局矣,又给官钱付诸营置库,收息济贫乏……夏有毙于疫疠、水灾与夫殁于军者,遗骸暴露,尤不忍闻也。可行下各路清强监司,严督守臣宣制安抚。"②

1.浙江

绍兴元年(1131年)四月,临安疫,政府出钱付贫民的医药棺敛费及赐诸军疫死者,帮助死者瘗葬。十四年(1144年)十二月十三日,朝廷下诏临安府措置漏泽园,遂下令钱塘、仁和两县悉行建造,委托2名德行僧主管其事,专门收葬无主尸体,一所在钱塘县惠民乡,各阔40多亩地。一所在仁和县界芳林乡,阔70多亩。后园址增到12所。朝廷每月给主管僧人常平钱5贯1石米,该年共埋尸体200具,朝廷奖励紫衣一道。既又有旨令诸路州军一体措置施行,仍委常平司检察。③ 十七日,诏临安府及诸府州复置漏泽园,收养老疾贫乏之民,葬死而无归者。时奉圣旨,令临安府先次措置,委知佐几察,仍造庵屋,募僧人主管,月给常平钱五贯,米一石。埋瘗及二百人,申朝廷,降紫衣一道。继准指挥,令诸路州军依仿临安府已行事理,一体措置施行。时漏泽园二所,在钱塘县惠民乡,各阔四十余县。一所在仁和县界芳林乡,阔七十余亩。④钱塘、仁和二县,宋时共置漏泽园十二所,别有宁远阡葬太学生死而无归者,在方家峪梯子岭下。⑤ 同时,吴自牧记载:"……两县(钱塘县、仁和县)置漏泽

---

① 徐松:《宋会要辑稿》册149,《食货》五八之二三,中华书局1957年版,第5832页。

② 毕沅:《续资治通鉴》卷175,载《续修四库全书》册346,上海古籍出版社1995年版,第146页。

③ 徐松:《宋会要辑稿》册149,《食货》六十之九,中华书局1957年版,第5869页。

④ 施谔:(淳祐)《临安志》卷7,《仓场库务·漏泽园》,钱塘丁氏嘉惠堂清光绪九年(1883年)年版,第134页。

⑤ 陈文骒、吴庆坻:《杭州府志》卷73,《恤政》四,民国十一年(1922年)铅印本,第10页。

园一十二所,寺庵寄留櫘椟无主者,或暴露遗骸,具瘗其中。仍置屋以为春秋祭奠,听其亲属亨祀。官府委德行僧二员主管,月给支常平钱五贯,米一石。"①绍兴三十年(1160 年)五月十八日,御史中丞兼侍讲朱倬、殿中侍御史汪澈言:"临安府於潜、临安两县,山水暴至,居民屋庐漂荡甚众。望令临安府速下两县,委令、佐躬亲看验,如有未收瘗者,官给钱收瘗之。及随被害之小大,条具赈恤。"诏令转运司支拨系官钱米,就委令、佐躬亲赈济,无令失所。其未收瘗人口,给官钱如法埋瘗,不得灭裂。②

乾道元年(1165 年)三月八日,权发临安府薛良朋言:得旨,收拾街市为患不能行步贫民,用粥药医治。如有死亡,每名给钱三贯文,收买棺木埋瘗。本府今选募到有心力行者王祖禧、邵惠亲专一管干津送。收给降度牒二道与王祖禧、邵惠亲披剃收。③

淳熙元年(1174 年)八月九日,诏:"临安府以买到北上门外杨桥东地充漏泽园,埋瘗遗骸,及日后无主死亡军民,亦听埋瘗。"次月二十六日,又诏:"临安府,东青门外驹子院地,将一半充漏泽园,拨付殿前司埋瘗亡殁军民。"④淳熙八年(1181 年)四月十八日,诏:"临安府于府城四门外相视隙地作大冢各一所,每处委僧十人、童行三十人,凡遗弃骸骨不问新旧,并行收拾丛葬。棺检(敛)之具并僧行食钱,令本府量行支给。仍出榜禁戢,今后如有发去旧冢之人,依掘冢法科罪。以是岁多疾疫,已降指挥广差医官救寮。死者尚众,缘地主利于得钱,往往发旧改新,是致骸骨遗弃,不复收瘗,故有是命。"⑤

庆元元年(1195 年)四月,临安大疫,政府出资付贫民的医药棺殓费及赐诸军疫死者家,帮助死者瘗葬。⑥ 由于办事妥当,朝廷下令诸路州军依仿临安府的漏泽园施行扩建。于是,在临安方家峪梯子岭下建有宁远阡,专埋葬无主太学生。北山表芝坞专门瘗葬营殿前诸军中死者。在清波门外的聚景园专门

① 吴自牧:《梦粱录》卷 18,《恩需军民》,载《笔记小说大观》21 编,新兴书局有限公司 1981 年版,第 1155—1156 页。

② 徐松:《宋会要辑稿》册 149,《食货》五九之三六,中华书局 1957 年版,第 5856 页。

③ 徐松:《宋会要辑稿》册 149,《食货》五九之四二,中华书局 1957 年版,第 5859 页。

④ 徐松:《宋会要辑稿》册 149,《食货》六十之一六,中华书局 1957 年版,第 5872 页。

⑤ 徐松:《宋会要辑稿》册 149,《食货》五八之一四、一五,中华书局 1957 年版,第 5828 页。

⑥ 《二十五史·宋史(上)》册 7,上海古籍出版社、上海书店 1986 年版,第 5268 页。

埋葬来临安贸易的阿拉伯海商。① 庆元六年(1200年)五月十八日,御史中丞兼侍讲朱倬、殿中侍御史汪澈言:"临安府於潜、临安两县,山水暴至,居民屋庐漂荡甚众。望令临安府速下两县,委令、佐躬亲看验,如有未收瘗者,官给钱收瘗之。及随被害之小大,条具赈恤。"诏令转运司支拨系官钱米,就委令、佐躬亲赈济,无令失所。其未收瘗人口,给官钱如法埋瘗,不得灭裂。②

嘉定二年(1209年)三月二十九日,御笔:"访闻都城疾疫流行……其有病死,无力殡葬,于内藏库拨钱一十万贯,别差官抄札,畀以棺衬。诸路州县或有疾疫去处,令监司、守令叶(专)心赈救,务在实惠及民,副朕恻恒之意。"③政府将因疾疫死亡而无人收敛者瘗葬。嘉定三年(1210年)四月十四日,中书门下省言:"临安府城内外近有病死之人,无力殡瘗,理宜赈恤。"诏令封桩库支降官会三万贯付临安府,专充支给细民病死棺椁。委守臣措置,选差通练诚实官属分明给散,毋容吏奸,以亏实惠。仍开具支散过实数申尚书省。四月,宁宗又出内库钱23万缗赐给临安军民,不久又诏临安府赐给贫民死者棺材。④嘉定四年(1211年)三月,临安府再次赈济得病百姓,"死者赐棺钱"。⑤

余杭县漏泽园,宋置在县东七里南渠河之南,元置于安乐乡徐湖界。⑥

富阳县漏泽园,宋置,在离县城1里半处的锁石山后。⑦

新城县(今富阳新登)漏泽园,宋无考。明在县西。嘉靖年间,知县袁泽改建邑,历坛侧,教谕刘宗武购地,以广其址。⑧

临安县漏泽园,宋置,在县西三里。明在西郭外。⑨

於潜县漏泽园,宋置,在县南三里。明在县南一里,万历间在县治北石

---

① 陶宗仪:《辍耕录》卷28《嘲回回文》,载《景印文澜阁四库全书》册1041,台湾商务印书馆1984年版,第721页。

② 徐松:《宋会要辑稿》册149,《食货》五九之三六,中华书局1957年版,第5856页。

③ 徐松:《宋会要辑稿》册149,《食货》五八之二七,中华书局1957年版,第5834页。

④ 徐松:《宋会要辑稿》册149,《食货》五八之二八,中华书局1957年版,第5835页。

⑤ 徐松:《宋会要辑稿》册149,《食货》五八之二八,中华书局1957年版,第5835页。

⑥ 陈文骤、吴庆坻:《杭州府志》卷73,《恤政》四,民国十一年(1922年)铅印本,第14—16页。

⑦ 陈文骤、吴庆坻:《杭州府志》卷73,《恤政》四,民国十一年(1922年)铅印本,第14页。

⑧ 陈文骤、吴庆坻:《杭州府志》卷73,《恤政》四,民国十一年(1922年)铅印本,第16页。

⑨ 陈文骤、吴庆坻:《杭州府志》卷73,《恤政》四,民国十一年(1922年)铅印本,第16页。

龙坞。①

昌化县漏泽园一在县西二里凤凰岭下,宋置官地;一在县东接官亭内。②明在县西一里上滩园。康熙十一年(1672年),知县周颂孙增置下滩园,县东接官亭内外。③

海宁州漏泽园,宋置,在州西南三里戒坛院侧。1190—1194年,陈恕重修海宁州漏泽园,在州治西南3里戒坛院侧,筑坛立门。典田三十亩,以其利属院僧为棺埋葬费。明初,海坍不存。正德年间(1506—1521年),令曹珪创设南门外海塘南沙场约四十亩,为大冢。嘉靖八年(1529年),潮蚀不存,移置州西一里半。④ 盐官漏泽园在县西三里。

新昌县漏泽园一在县东五里,一在县西五里。宋宝庆间县令赵给立分宜县漏泽园三:一在官塘西,宋县令邓友龙立。一在水南芒陂上,一在水南西上真观。

台州漏泽园在城东法安院侧,初奉旨建,嘉定四年(1211年)黄䒶重建,官府对于尸体埋葬及相应的环境卫生管理较为规范:

> 先是地止三十余亩,守以僧行力不任,近舍有民王姓者自为之守,四缭以墙,其后屡坏,民死皆道攒路瘗,过者恻焉。黄遣于东西南三隅,比城五里,循古城根、山宫梅花园、后岭麻车衕等处括遗骸一千五百余,乃先葺旧园,且求园外地及威神院侧后岭庵三所,置新园,永为邦人聚葬之地焉。旧园内立墙,墙内分为若干层,层分为若干穴,自东取西,或自南取北,每穴地广七尺,修一丈,比葬,掘深五尺,每三层横穿一沟,沟广三尺,深六尺,仍相一低处笕沟水出溪,约可瘗一千五百四十八人。余三所可瘗二千五百人。有地而无力者,官量给其费。宗室命士大五千,小二千。余则大三千,小一千五百。俗尚火化,有谕而不格者,亦助之钱,钱稍下于瘗。已化而愿以灰骨葬者,听。其暴露无主者,一百七十余人。棺损者易之,瘗

---

① 陈文骤、吴庆坻:《杭州府志》卷73,《恤政》四,民国十一年(1922年)铅印本,第16页。
② 曾国霖:(民国)《昌化县志》,《建置·漏泽园》,浙江印刷股份有限公司1924年版,第13页。
③ 陈文骤、吴庆坻:《杭州府志》卷73,《恤政》四,民国十一年(1922年)铅印本,第16页。
④ 陈文骤、吴庆坻:《杭州府志》卷73,《恤政》四,民国十一年(1922年)铅印本,第14页。

于旧园如前式。①

2.江苏

嘉定元年(1208 年)夏,淮甸大疫,"官募掩骼及二百人者度为僧"。②

常熟县漏泽园在县北宣化门外。③

3.江西

江西大庾县漏泽园在治东麓,淳熙九年(1182 年),知军管锐建。安远县漏泽园在古田坊,宋建,久废。④

4.湖南

淳熙二年(1175 年)闰九月十四日,诏:"湖南、江西昨缘茶寇蹂践,阵亡将佐官兵等遗骸,令所在官司即为埋瘗,毋致暴露。及被烧毁屋宇贫乏下户、孤老、童幼、寡妇未有居止,可令于诸寺院及系官屋宇安泊。日计人口给义仓米二升。并遗弃小儿未有人识认,日给钱米;若有亲属,责归存养,毋令失所。"⑤

5.湖北

湖北漏泽园宋知军虞旐孙置田架屋舍僧守之今失其处。⑥

6.福建

《八闽通志》:"泉州府晋江县漏泽园,在府城东仁风门外三十六都,乾道元年(1165 年),郡守韩仲通建。"福建人们还将骨灰置于俗称黄金瓮的陶罐中。

因此,南宋时期各地各级政府比较重视弃婴、孤儿的养育和医疗保障,慈幼局措施得当;养济院如雨后春笋般地遍布南宋各府州县,规章制度日趋完

---

①　陈耆卿:《赤城志》卷5,《公廨门二》,载《景印文渊阁四库全书》册486,台湾商务印书馆1984 年版,第611—612 页。

②　《二十五史·宋史(上)·五行一下》册7,上海古籍出版社、上海书店1986 年版,第5345页。

③　孙应时、鲍廉:(宝祐)《重修琴川志》卷1,载《续修四库全书》册698,上海古籍出版社1995 年版,第293 页。

④　曾国藩、刘坤一:(光绪)《江西通志》卷94,《经政略·恤政》,光绪七年(1881)年版,第357—365 页。

⑤　徐松:《宋会要辑稿》册149,《食货》五八之一三、一四,中华书局1957 年版,第5872—5828 页。

⑥　张仲炘:《湖北通志》,《志》四九,1921 年版,第40 页。

善、管理较为规范,使无家可归的贫病者得到及时的治疗;漏泽园的建立,被南宋历代皇帝执行,有益于城市环境卫生的整治,有助于疾病控制和社会治安综合治理,是南宋公共卫生管理的重要举措。

第四节　医药机构及管理的意义

通过以上中央和地方医药机构及管理、选拔医官及制定医药法律、慈善医疗机构及管理等三节的条分缕析,我们认为南宋时期无论是太平惠民局、惠民和剂局和惠民(药)局,还是1248年春设置的施药局,均归属太府寺丞管辖,由官方监督制药。南宋这些官药局的产生与发展意义重大。

第一,药品专卖制度发端于北宋,南宋进一步发展,各路、府、州、县创立的地方官药局非常活跃,它是一种经济体制创新,使南宋药业出现了官营、民营两种所有制并存局面,两者互相竞争、补充,客观上改善了城乡医药供给结构。官药局为民间私营药业注入活力,促使城乡生、熟药业步入良性竞争,使得民间私营药业在数量、规模和分工等方面也比前代有长足进步。特别是在一些大都市,民间生熟药铺鳞次栉比,生机盎然。如南宋临安城药铺林立,仅"自淳祐年有名相传者"就有20多家,有利于药业健康发展。[1]

第二,地方药局大大增加了地方社会的药品储备,提高了基层社会防病治病的能力。当发生疫病或季节性流行病时,官药局还积极实施医疗救助,经常向老百姓免费散药,有利于患者。如庆元药局"宝庆五年,散药二千八百三十五贴";"开庆元年,散药二千四百九十三贴"。[2] 龙州(今四川平武县)所管镇寨有疾无医药,死者不少,要求本州岛岛县供应熟药出卖,得到了一定满足。更重要的是,如遇灾情、疫情和军需,官药局能够迅速组织药品生产进行救治。南宋初期,和剂局逐年支付三衙官兵防暑药20余万帖,绍兴十六年(1146年)以后成为惯例。隆兴二年(1164年),两淮瘟疫流行,朝廷急令和剂局疾速品搭修合用药4万帖,派使臣送往两淮州县乡村散给民众。乾道元年(1165

---

① 吴自牧:《梦粱录》卷15,《铺席》,浙江人民出版社1980年版,第116—117页。

② 梅应发、刘锡:(开庆)《四明续志》卷2《惠民药局》,载俞福海主编《宁波市志外编》,第138页。

年),临安水涝引起疫病流行,朝廷派医生救治,由和剂局发药。

第三,官药局对防范假冒伪劣药品,保障药品的质量,确保人们用药安全起到了积极作用。如绍兴二十六年(1156年)十月十九日,高宗有感于南宋都城临安卖熟药之家"多用假药,致服者伤生",遂诏令临安府及诸路州县出榜晓谕:"自今后卖药人有合用细色药数以他物代者,许其家修合人陈首……货药人一等断罪,并追赏钱三百贯。先以官钱代支,其犯人不理有官及荫赎,并依不如本方杀伤人科罪。"①这些举措有力地促进了城乡医疗卫生状况的改善,体现了"上勿以利妨义,下勿以伪乱真"②的惠民宗旨,使得官药局实际上具有了医疗保障机构的性质。官药局体制在全国州县的推广,有利于禁止巫医行医。在防范假冒伪劣药品,增进人民身心健康及抵制巫术等方面产生了积极影响。地方官在处理官药局事务中,提高了卫生观念和医药素养,认识到卫生知识匮乏是巫术迷信的重要诱因,于是积极致力于医药卫生知识的宣传和增加医药供给。

第四,官药局颁行的《太平惠民和剂局方》,是成药生产的国家标准,使调制的各种成药有一定的质量保障,是古代中国一部比较完备的国家药典,为南宋及后世的成药生产与宣传推广,起到了重大促进作用。官药局创建之初,药品质量和信誉较能得到保障。如庆元府官药局"遵监临之选,严修制之防,品剂既真……岁春夏数施药饵无闲"。③深受医家和患者的欢迎,生意兴隆,利润可观。如庆元府官药局药货钱会本息,截至开庆元年(1259年)四月,共计447129贯100文,比宝庆三年(1227年)增加433139贯100文,药局及其十四子局的日营业额很大,有的竟高达1000贯,④实现了经济效益和社会效益的双丰收。官药局是南宋国家级制药业和零售业,规模相对较大,产品以成药形态流通,提高了药品附加值,增进了经济效益,带动了药材生产流通,使药业的

---

① 徐松:《宋会要辑稿》册170,《刑法》二之一五四,中华书局1957年版,第6572页。

② 袁甫:《蒙斋集》卷12《衢州续惠民药局记》,载《景印文澜阁四库全书》第1175册,台湾商务印书馆1984年版,第178页。

③ 梅应发、刘锡:(开庆)《四明续志》卷2《惠民药局》,载俞福海主编《宁波市志外编》,中华书局1998年版,第138页。

④ 梅应发、刘锡:(开庆)《四明续志》卷2《惠民药局》,载俞福海主编《宁波市志外编》,中华书局1998年版,第138页。

整体水平上了一个新台阶。

第五,南宋中央及地方医药卫生机构在体恤民众、诊治疾病、规范行规、炮炙药物、施舍军民诸方面建树非凡。熟药所的某些规章制度,如轮流值班全天候出售药品,便利了患者随时购药治病。南宋政权所选拔的中央和地方医官及所制定的相应医药法律,为这一时期的医疗卫生事业做出了一定的贡献。南宋慈善医疗机构的产生与发展意义重大,它们共同撑起了城镇和乡村医疗卫生工作,对民众的救济、医疗保健及社会稳定起着重要作用,对后代影响深远,在中国慈善医药发展史上树立了丰碑。

第三章　医家学派及医学教育

医学世家的特征为代有名医,医疗水平高,病人信赖,医名鼎盛乡间。古有"医无三世,勿服其药"的说法,家学渲染,秉承祖业,深入研究,使臻完美,而成世家。在中医药学的发展过程中,通过世传、讲经、办学、投师、访友、自学等多种形式,并加上地理环境、风俗习惯、素体禀赋等多因素作用,自然地形成了各种特色显明的"世医"派系。南宋家传世医大多始于隋唐,亘延清末,遍及内、外、妇、儿、骨伤等专科。南宋出现了众多医家学派,出现了名医带徒的师承教育,这种中医教育形式越过了"医术秘不外传"的雷池,扩大了医学流传的范围,有利于培养更多的医生,适应民众防治疾病的需求。许多医学家在传授医术时结合自己的经验,以自己的见解发挥前人的学术,各树一帜,各成一家,从而形成了不同的中医流派,他们具有独特的医疗方法,疗效如神,形成了完整的中医药理论体系,衣钵薪传,为中国医药学发展作出了卓越的贡献,并受到南宋朝廷的首肯和民众的青睐。南宋中央官学主要有太学、武学、宗学、律学、算学、书学、医学、画学8种。其中,前3种的地位最高,医学最为朝廷留意。宋室南渡后,朝廷在临安设立了太医局,为朝廷培养太医,南宋时期医学教育便拉开了序幕。南宋朝廷十分重视医学教育,设太医局从事相关教育工作,实行严格的考试和奖惩制度,并不断改进医学教育制度,为社会培养了大量的医务工作者。各府州县大都开办医学教育,极大地推动了中医药事业的发展。

第一节　医家学派

历数千载,铸成了南宋时期众多的医家学派如镇江何氏医学、昆山郑氏女科、萧山竹林寺妇科、绍兴钱氏女科、宁波宋氏女科、陈木扇女科、海宁郭氏女科、绍兴"三六九"伤科、永嘉医派等,他们的世家医疗特征及在中医药学上的成就,对后世影响深远。

一、镇江何氏医学世家

江苏镇江何氏医学世家的渊源,可追溯到南宋。据《宋史·岳飞本传》记载,时任大理寺丞的何彦猷等人,负责审理岳飞冤案一事。他们认为岳飞无罪,没有顺从秦桧之意,因而被罢官。岳飞的冤狱发生在绍兴十一年(1141年),何彦猷被罢官也在此时。被罢官后的何彦猷逃至镇江,居京口(今镇江)十字街,开始行医。据《京江何氏家乘》,何彦猷是何氏 28 代医的第一人。而在何彦猷之上,何氏家族已有四世三代为医,即何公务、何朝柱、何光启。何公务曾任德寿宫太医院使,何朝柱为太医院使,何光启为御医。宋、元、明、清各朝都称何氏为"伤寒世家"或"伤寒何太医"。此后,何氏医学世家代代相传,绵延不断,涌现出许多杰出的医家,如何侃、何天祥、何士方、何九经、何从政、何汝阚、何炫、何王模、何其伟等。江南何氏从南宋初年到现在,800 多年间产生了 350 多位医生,始终不懈地为民众服务。

二、昆山郑氏女科

江苏省昆山历朝杏林茂盛,名医辈出。宋末医家薛将仕精于女科,名震东吴,为昆山著名世医郑氏妇科的祖师。自宋以降,昆山医家不仅"儒医"多、"太医"多,而且"世医"也多。最著名者是自宋末世代相承、绵延近 800 年的昆山郑氏二十九世女科,子孙繁衍,逐渐迁移吴中各地,郑氏妇科遍布吴中苏州、吴县、太仓、嘉定等地,成为当地妇科名医。而其发祥地昆山,以城内乐输桥和菉葭韩泾滩两支最负盛名,其积 20 多代祖传经验和秘术良方,凡妇、产诸症而求治者,均能应手奏效,被誉为"女科圣手"。

周氏先世舂陵人,南宋时周律迁居昆山,后代遂为昆山人,业医。第 2—7世,名字失传,均继医业。

三、绍兴钱氏女科

绍兴钱氏女科,世居山阴石门槛,又称石门槛女科。钱氏第 11 代女科始操女科业(北宋末年),是钱氏女科鼻祖。迄今22代,代有传人。据(嘉庆)《山阴县志》记载:"钱象垌,字承怀,医名显著。钱氏自南宋以来,代有名家,至象垌而荟萃先世情蕴,声远播焉。"考证其人是钱氏女科第14代世医,著有《胎产要诀》,象垌之子廷选(第15代世医)、孙登谷(第16代世医)、曾孙琦瑶(第17代世医)"俱能绍先业"、"精妇科",第18代世医茹玉"亦精胎产"。1130年4月至1132年,小康王赵构在绍兴行宫称帝期间,浙东女科只有钱氏一家,因此后、妃、嫔染疾都请钱氏女科诊治,因每能应手取效,颇得皇家青睐,钱氏医名鹊起,并世代相传。《大生秘旨》《胎产要诀》两书作为世传衣钵。

钱氏女科医学得自家传,识症用药与一般医家迥然不同,自成一家。现将其医疗经验胪述如下。

(一)治经病自成一家之言:其一,调经善用药。陈自明认为:"妇人月水不调,乃风乘虚客于胎中,伤冲任之脉"。简述了六淫、七情可导致经候不调的机理。钱氏根据经病的成因,在熟习内科及深究督脉的基础上,创造了独特风格的调经方,运用风药调经,开风药调经之风。其二,治崩漏特色:钱氏认为:血崩的原因多为喜怒劳役伤肝,导致血热沸奔,顺肝经下行,暴则为崩,缓则为漏,斯症平肝清热凉血之品当为首选。治崩漏不用固涩方,喜用清肝凉备以澄源、析流,以桑叶菊花为治崩之功臣,临床建功卓著。至于归、芎之类。钱氏认为:动而走窜,虽伍以寒凉之品,亦难以制其慓悍之性,于血症多弊,皆宜慎用。

(二)治带下新招迭出:钱氏诊治带下,虽无秘本家传,但以口授言示相传不湮,以五脏五色理论为依据,临证处理则灵活变通。

(三)注重胎前调养:其一,孕后宜补母寿子安胎。钱氏女科认为,孕妇脾胃旺盛,胎安正产,则不必服药,若因母血弱不能令分荫其胎,则应"借药补以培胎元",汉先以服补母寿子安胎饮,以补先天之不足,对"屡产子无气或育而不寿"者,此方胎前即宜服,若孕成之后,更"宜多服以全胎元"钱氏妇科于此自云:"经验多,以录以示人。"钱氏女科对当时一些医生为达到易产目的而妄用枳壳、香附等耗气药品,极不赞同。钱氏指出:"一丹之气,分荫其胎,业已两,正宜大补母弱",若反用耗气药,"则母救已不暇,奚有余血分荫其胎,是以亏损胎元,日渐伶丁瘦焉"。这是钱氏女科传世的经验。其二,胎前宜调肝脾、补气血。钱氏法宗《金匮要略》，其诊治胎前病常用归、芎、术、芩为主；如脾胃偏弱者加人参、大枣、陈皮、藿香；偏肝血虚不能养胎者，则每加阿胶、熟地、河车、龙眼。一般通论认为胎前多实，产后病多虚。但钱氏认为"孕妇脾胃旺，气血充则胎安正产，且子精神而寿"，"若禀气不足而气血衰，脾胃弱而气血少，则虚证百出，孕虽成而易坠，生子或不寿，是必资药力以助母安胎寿子也"。钱氏常用补气血法以治胎前病人。

（四）产后以通补为贵：其一，宜补慎攻。钱氏女科认为："产后忧惊动倦，气血暴虚"，治疗大法"必以大补气血为主，虽有他症，以末治之"。它以治验为依据，认为产后病变虽多，统以气血之虚为本，外邪滞血为标，用药强调守调补之常，慎攻击伤正。其二，宜通忌滞。钱氏认为治产后病宜通补兼顾，用药不可太偏一端。取中和平正之品，拟生化汤一方，从而确立了传世治产后病的良法。钱氏还主张产后病宜用动药缓补，而反对静药狂补。其三，用生化汤。初产当用生化汤治产后病，是钱氏女科第一常法。产妇一般身体较好，初产都以生化汤为基本方，酌情加减。如不兼外邪而只血块痛，或血晕，或胎衣不下皆用原方（一方有益母草）；如感冒风寒加葱或桂枝；如心下痞满，加陈皮、桔梗、木香；如感寒咳嗽或身热，加杏仁、知母、天冬、桔梗；产后伤食加神曲、麦芽、山楂等；如遇实证均用祛邪药物，不能突然大量采用。如遇去血多形虚明显者，以急急扶正为要，倍参生化汤为基本方，酌情加减，其加减法不少于10种。

（五）胎产须注重宜忌：其一，孕妇禁忌。钱氏女科专门研究了孕妇的食忌和药忌。对饮食、环境、情志、劳逸及房事都作了规定，以适度为宜，不舒适为不宜。禁忌耗气药、攻下药、祛瘀药的使用。其二，产妇禁忌。《产科秘诀》中有"产妇宜戒"、"产妇禁药"、"产后忌物"等论述。《大生秘旨》中亦有类似记载：1.产后三戒。戒怒气、戒勉强起居、戒七日内沐浴梳头。2.服药六戒。气不顺须禁青皮枳壳之类以防耗气；伤食禁用枳实、大黄类药以防伤正；身热者禁芩、连、柏类以防损；七日内血虚亦禁用地、芎之品，以防滞血；血块痛者禁用牛膝、莪术、苏木以防破血；大便不通须禁大黄、芒硝以防耗津。3.饮食四忌。果食类中如藕、橘、柿、柑、西瓜、绿豆、冷粥、冷面等。宜忌肉食类中如猪头、鸡肉、鹅肉；独煎山楂汤及沙糖酒能损新血，当忌姜及胡椒辣味之类食品，易耗气动血致崩。

四、宁波宋氏女科

根据史料记载,宋氏祖居湖南郡县,是当地望族、官宦家庭,子孙学文,并非以医术为生。唐朝开元时期(713—741年),始祖广平公宋璟,由儒精医,每次见到下属生病,仔细诊治,用药如神。他的夫人余氏,偷学了他的医术,专门研究妇女疾病。余氏夫人行医济世,乡里贫民妇女都受其恩惠,宋氏女科实际上是从她开始。

建炎初年(1127—1130年),宋家子孙宋祖玑(钦),因中了进士而担任七子城使,随皇帝南行,居住宁波。之后,宋家子孙有的因当官而名扬当朝,有的以医术闻名遐迩。如明朝27世孙宋林皋和清初宋博川,名重一时。宋氏女科有遗迹可考者当推杏春堂,始于清朝,租用宁波小尚书桥埭楼层一幢房子作为诊所。近代,宋氏女科传人宋紫清在宁波谦和堂弄分设济世堂,宁波两个宋氏女科诊所并存。宁波人民习称杏春堂为老宋家、济世堂为新宋家。宋氏女科传承谱系如图3-1所示。

宋氏女科从唐朝宋广平至宋琳奕已延绵44代,历时1300多年。从起初医术只传子孙辈,后来也传外姓弟子,现在宋氏女科传人分布在宁波、舟山、杭州等地,桃李遍布江浙。当今,宋氏妇科擅长经、带、胎、产诸疾,尤其对不孕不育、痛经、产后病的治疗用方轻灵,费用不高,深受患者好评,名噪宁波、舟山等地。

五、陈木扇女科

"陈木扇"女科,起源于唐朝。乾宁年间(894—898年),陈仕良,钱塘(今杭州)人,以医术闻名,尤擅自调治妇科各病,后又任剑州(今四川剑阁县)医学助教,撰有《食性本草》。到南宋,陈沂继承了陈仕良的医术,技艺更加精深。建炎年间(1127—1130年),康王妃得重病,陈沂奉召入宫诊治,用药奇效,治愈康王妃重疾,得到皇帝的宠信。此后凡宫中人患疾,都召陈沂入宫,为了方便出入,皇帝特赐他"罗扇",陈沂拿着扇子,可随时进出禁宫,畅通无阻。他官至翰林院金紫良医,陈木扇女科名声大噪。陈氏子孙辈的传承,都仿照宫

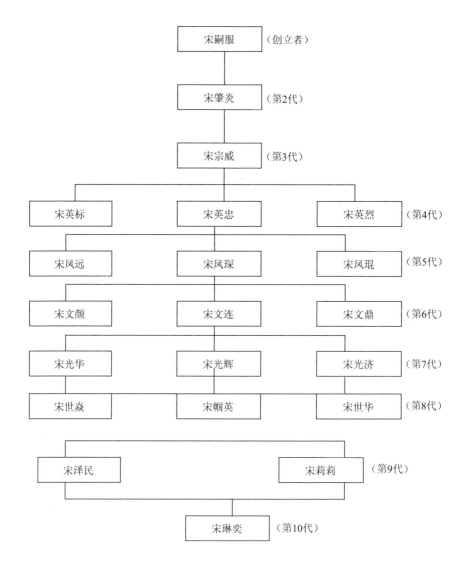

图 3-1　宋氏女科传承谱系

赐的"木扇"刻扇,作为嫡传的凭证,上面写着"宋赐宫扇,陈氏女科,君惠不忘,刻木为记"16字,此为"陈木扇"的由来。陈沂之后,有陈谏,居住钱塘,也精通祖辈医术,能治疑难杂症,著有《苌斋医要》。

陈木扇女科,家学薪传,疗效如神,深受患者信赖,传承不绝。清初,有陈梦熊,精通经典,其子陈德潜,医名显著。道光年间的陈善南是陈沂第22世裔孙,撰有《医案略综》。陈善南的儿子陈宜南,陈宜南的儿子陈维枚,均熟谙典籍,博通诸家,名动一时,被称为"八百年世医"。陈氏妇科,世相沿袭,至今已有 25 世,经历 1200 多年。当今,继承家业的还有桐乡、海宁、嘉兴 3 支,形成了独具风格的妇科世医系统。

六、海宁郭氏女科

海宁郭氏女科,始于宋朝郭昭乾、唐代汾阳王的后代,祖籍河南。由儒学医,擅长诊治妇产各病,享誉汴京,1013 年徙临安。高宗南渡,郭氏全家南迁,居住武林(今杭州)。相传郭府男女都通医理。郭昭乾的媳妇冯夫人尤精于妇科。建炎元年(1127 年),冯夫人奉诏进宫,治好了孟太后的病,被封为"安国夫人",并赐国姓"赵",在海昌(今海宁)建了府第,世代蛰居此地。郭家一贯乐善好施,闻名遐迩。某日,有一道长病倒在郭家门前,郭敬仲(系第三代传人)立请家人将道长抬至中厅,给他调治,一个月后,道长康复后不辞而别,只在桌上留下一朵大牡丹,共有 13 个花瓣,每瓣写着药方,共 13 个药方,凡是妇科疾病据这些药方辨别医治,立即奏效,被称为"郭氏女科十三方",成为传世秘本。"十三方"依托这一传说走红乡里,实是郭氏几代行医的经验积累。"郭氏女科",从昭乾伊始至"安国夫人",再传至郭敬仲。因郭敬仲善于医药,敕封"光禄大夫"。此后历代相传,达 20 多代。至今,海宁还有继承者为民治病。

七、绍兴"三六九"伤科

南宋定都临安,北方一大批太医院医官及家属定居绍兴,形成了绍兴"三六九"伤科,其世居山阴下方桥禅寺里西房,故又称"下方寺里西房伤科",为南宋著名的伤科世家。它始自绍兴年间(1131—1162 年),相沿 20 多代,迄今已有 800 多年历史,支派繁衍,代有传人,在民间深负盛誉。"三六九"伤科源于少林,据《下方寺里西房秘传伤科》序中记载:其鼻祖稽幼域,字霞坡,早年拜少林武师徐神翁为师,授其武功及医术,后护驾绍兴,悬壶行医,堂曰:"善风草堂",不久医名鹊起。稽幼域收授孤苦贫孩,传艺授徒,创"下方寺里西房伤科",著《秘传伤科》为寺中传钵。子稽绍师承其业。直至明清间,其中一支迁来山阴居下方禅寺,创立"下方寺里西房伤科",宏达祖师授钵于南洲和尚,再传张梅亭、王春亭。张梅亭因家道贫寒,自幼入寺,因敏悟超群,颇得住持青睐,故独得秘传,医名渐噪。张梅亭不但医术高超,而且医德高尚,为照顾远道百姓求诊方便,亦解决下方寺应诊不暇的局面,特遣师弟、徒弟,或亲自出门远诊。每逢农历"二、五、八"赴萧山县城坐诊,"一、四、七"在寺中候诊,"三、六、九"亲自到绍兴府宝珠桥河沿坐诊。后竟以"三六九"伤科闻名于世。张梅亭传子授徒共六门,其孙张凤鸣、徒弟王俊林水平更高。"三六九"伤科以完整的诊疗技术成名于浙东北,其临床特色显著:

(一)四诊五参、尤重按摸

在诊断上重视望、问、闻、切,全面了解病情,局部整体互参,诊断正确,用药合理。

其一,望诊察局部,观畸形。在望诊方面着重观其损伤部位的形态变化,即损伤后有无明鲜畸行,肿胀程度,肤色变化,更察其神色,以知其病的轻重,病势转归。尤其对畸形更为重视。察局部,当辨致命之处与非致命之处。并绘图描写 22 个致命之处,告诫后人致命之处及致命伤,尤宜慎重。

其二,问诊参病史,损伤重病因。对骨折损伤,除受伤时间、伤痛程度及机能障碍等问清外,还注重病史及体位,了解新伤与陈伤,结合损伤原因、体位,以辨伤势轻重及性质,骨折脱位的移位方向。针对病史新、旧之伤,其处方用药则大不相同,并问清病情,以免误诊。

其三,闻诊听骨音,小儿闻哭声。听"骨擦音"一可辨有否骨折,二辨骨折性质。《跌打大成》认为:"小孩更宜闻哭声",患儿及家长对病情陈述不清时,闻哭声轻重亦有诊断作用。如摸到骨折处,其哭声必加剧。

其四,切诊重按摸,脉诊尤合参。"三六九"伤科切诊重视按摸,更结合脉诊以判别病情。在伤科中,切脉对气血的盛衰、病情的虚实、预后的顺逆有重要参考价值。其重视脉诊方面,在伤科诸家中更为突出。"三六九"伤科对按摸尤为重视,有"以手按摸之,自悉其情"的神奇。通过按摸可明确骨折(骨断、骨裂、骨碎)、脱臼、伤筋等状况。"三六九"伤科认为:望、问、闻、切四诊,重在切诊的按摸,按摸才能辨清内伤、外伤、伤重、伤轻,或内重外轻,或外重内轻、骨折脱臼、挫伤碎裂。

（二）内外兼治、辨证用药

"三六九"伤科在治疗上重视内外兼治,药针并施。除讲究手法外,对不同损伤采用不同方药。其一,手法。"三六九"伤科手法分拔、拽、摸、提、按、摩、推、拿八法。其二,法随病变。"三六九"伤科立法遣药,以调和气血,补益肝肾为常法。它强调:"治伤以调气血为佳,续骨须补肝肾为法。"在治疗时始终体现通权达变,知常识异,法随病变的指导思想。如治疗损伤脱臼,除用手法、膏药、汤药外,还用针灸辅治。如开放性骨折或损伤,不仅调气血、补肝肾还注重清创包扎,预防破伤风。根据不同程度的损伤、骨折的新旧、部位的异同,内服外敷掺药等治疗措施不同。如上肢损伤,服上肢损伤汤。在下肢损伤,服下肢损伤汤。内伤脏腑经络、气血不和者,根据上、中、下三焦,分投上伤汤、中伤汤、下伤汤,形成了"内伤可服上、中、下三汤调治"治法。掺药末药,也视体位上、中、下,分为上、中、下三种药末,药随位异。其三,固定方法有特色。"三六九"固定夹板用杉树皮、松树皮固定,长短适度,柔软不伤筋肉,并取料方便。小夹板除用薄竹片外,常用桑树锯成薄板,固定骨折,取其既固定柔软,又祛风通络的优点。"三六九"伤科既强调正复固定,又重视"动静结合",并注意长期的固定会影响气血的流通、导致肌肉筋脉萎缩和关节活动不利等后果。其四,采集野生药材。因"三六九"伤科源于少林,用药原系和尚上山采摘或寺中自植。故药多用生品、鲜品,取其性野力宏、功专效速、直达病所。如生草乌、生川乌、鲜红夏、鲜南星、生白附、鲜赤芍、鲜羌活、鲜白芷等。处方多世代相传,经历代验证筛选,择优去劣,灵验神效,活人无数,遗患极少。临床使用的独特秘方制成的"三六九"伤膏,煎熬考究,要求老嫩适中,乌黑发亮,故该伤膏对跌打损伤、扭伤、闪挫、骨折等疗效卓著。

八、永嘉医派

永嘉医派活跃于淳熙至淳祐年间(1174—1244年)的医药界,它以陈无择为龙头,以其弟子王硕、孙志宁、施发、卢檀、王玮为骨干,以《三因方》为中医理论基础,以《易简方》为学术核心。这一医家学派,围绕着编著、修订、校刊、评点《易简方》,开展热烈的学术研究和争鸣。永嘉医派能在南宋时期孕育而成,绝非偶然,它由当时特定的政治、经济、文化条件所决定。当然,永嘉医派的产生还直接源于医疗实践的需要。唐宋时期,医疗实践积累了丰富的经验,大批方书的涌现成了这一时代的特征。然而,由于理论研究的滞后,这种实践对疾病和治疗缺乏深入的理性认识,处于一种零乱经验的境地,导致方书泛滥,方多药杂,浩如烟海,使得临床无所适从。随着临床实践的进一步深入,医学不仅要在丰富实践经验的基础上,进行总结提高,从中发现疾病发生、发展的新规律,探索防病治病的新途径,丰富原有的中医理论,使理论更加适应日益发展的医学实践的需求。而且,还要对汗牛充栋的方药进行筛选、鉴别,以确认它们的疗效。永嘉医派的学术活动正是围绕既要从浩如烟海的方剂中走出一条由博返约的"易简"之路,又要切合临床辨证论治的规律而有广泛的实践应用价值这两方面展开。

永嘉医派的学术思想和用药特色还受到温州地处温带,依山傍水,四季气候温热而且潮湿的气候环境影响。因此,永嘉医派无论是认病识证、处方用药或是医学理论探讨都充满着浓郁的温州地方特色。

南宋时期的青田鹤溪(今景宁县鹤溪镇)走出了永嘉医派的创始人、医学大家——陈言。陈言,字无择。他来到东瓯名城温州时,温州正遭遇瘟疫肆虐,他目睹广大劳苦民众死于非命,痛心疾首。他一方面开设医馆,治病救人,另一方面在治病之余广收徒弟,开展医学教育,传授医学知识。因为陈无择医德高尚,仗义疏财,精通医理,医术超群,很快在温州赢得了声誉。陈无择还著书立说,撰有《三因极一病证方论》一书,简称为《三因方》,成书于淳熙元年(1174 年)。《三因方》全书共 18 卷,按照病因来分类,列为 180 门,记载了1000 多首方,包括内、外、妇、儿、五官各科病证的临床证治,由于这部书内容丰富,分析病理详尽,后人给予很高的评价。该书文词典雅,理致简核,论据确凿。首卷论脉,有《脉经序》、《学诊例》、《总论脉式》、《三部分位》、《六经五脏所属》、《六经五脏本脉体》及《六经五脏》、《七表八里》、《九道诸病脉形体主症》等 15 篇。卷 2 首先总论,有太医习业、五科凡例、纪用备论、脏腑配天地论、三因论、外所因论及中风、中寒、中暑、中湿的证治方药。卷 3 以下均为诸病证治方药:卷 3 论痹、历节、脚气;卷 4 据六经论伤风、伤寒及其变症;卷 5 论伤寒坏证及狐惑、谵语、虚烦、伤暑、伤湿、寒湿、风湿等;卷 6 论疫、疟;卷 7 论疝、厥、眩晕、痉、破伤风;卷 8 为内所因论,及五脏六腑虚实寒热,癫冷积热、五积六聚、五劳六极、七气五噎等;卷 9 论痃、健忘、虚烦、痿、血证、癫狂;卷 10 论劳瘵、蛊、惊悸、自汗、消渴、黄疸及虫兽伤和缢、压、溺、魇、产乳五绝;卷 11 论胀满、霍乱、呕吐、哕逆、泄泻;卷 12 论带下、便秘、脱肛、淋闭、九虫、咳嗽;卷 13 论痰饮、喘、肺痿、肺痈、腰痛、虚损;卷 14 论水肿、气分、阴㿗、痈疽;卷 15 论瘰疬、瘿瘤、附骨疽、肠痈、五痔、肠风、疮疡、癣等;卷 16 论斑疮、丹毒、隐疹、胡(狐)臭、头痛、眼、鼻、唇、口、齿、舌、咽喉、耳病;卷 17、卷 18 论妇产科和小儿诸病。该书的特点是在继承医圣张仲景病因三因说的基础上,进行了发挥和创新,重点论述了致病的内因、外因、不内外因的"三因"学说。内因为七情,发自脏腑,形于肢体。外因为欲起自经络,舍于脏腑。不内外因为饮食、饥饱、叫呼、伤气及虎狼、毒虫、金疮、压溺之类,每类有论有方,强调了明确区分三种不同的致病原因,以求得治病求本这一目的。因而把这书取名为"三因极一"。陈无择在分析"三因"学说的同时,还注意到了自唐宋以来积累起来了丰富的医学实践经验,对众多的方药进行了筛选鉴别,确认疗效,就成为医学发展的必然趋势和要求。陈无择所著的《三因方》主张从病人的脉象、临床表现入手,根据发病原因来判断疾病,并且应用这些理论对方剂学进行归类,使得方药简明而精要。[1] 当时有缙云的《纂类本草》(1165—1173 年),削冗纂要,混合经注,一反前代本草层层加注的旧例。各药以"名体性用"四字为目,为后世分项提要论药的嚆矢。据初步推考,南宋名医陈无择很可能就是该书的实际编撰者。由此可见,陈无择所创立的理论和对方剂学进行归类的思维方法,代表了当时医学发展的必然要求,为永嘉医派的产生和发展奠定了理论基础,对温州的医学界产生了极大的影响。

温州不仅气候温和,而且湿浊伤人,一直以来,民间广为流传着使用具有独到功效的平胃散,取得明显效益。陈无择领悟到胃气对人体防治疾病的重要意义,倡导增强体质,提高机体的抗病能力,是祛除湿浊、热毒邪气的关键,也是治疗疾病的第一要义。陈无择在吸取这些临床经验的同时,结合对藿香正气散、不换金正气散分析的基础上,创制了温养脾胃、消散痰浊、帮助消食、

---

[1]　陈无择:《三因极一病证方论》,载《景印文渊阁四库全书》册 743,台湾商务印书馆 1984 年版,第 149—150 页。

增强体质的"养骨汤"。这处方一问世,广泛流传,风行一时。另外陈无择创立"和气饮",根据温州地处东南海滨,地气湿热,不宜服用麻黄、桂枝等辛散、温热、发汗的特点而研发的药物,收到了极好的治疗效果。永嘉医派的医家还善于应用温州道地药材。在温州民间一直流传着苎麻根治疗先兆流产的单方和验方。陈无择创立了苎根汤,用苎麻根为主药,配合金银药,治疗妇女胎漏下血,腹部疼痛难忍。后来卢祖常进一步发挥了苎麻根的临床应用,在胶艾汤中配以苎麻根,取名为安胎饮。孙志宁用温州枳壳,不拘多少,逐个刮去瓤,加入去壳巴豆一粒,用线扎两片合定,银石器内加米醋将枳壳煮烂,洗净后去掉巴豆,将枳壳焙为粉末,用醋糊为绿豆大小的丸药,每服 30 粒,用于治疗肠风、肠毒、便血、痢疾等疾病,疗效显著。

南宋时期的温州,真正能把陈无择思想体系继承并发展、把易简的学风推向极致之人,是他的得意门生永嘉人王硕。王硕字德肤。在陈无择医学思想的影响下,在担任承节郎新差监临安府富阳县酒税务官衔之时的王硕完成了《易简方》的编写工作。《易简方》全书不分卷,仅 1 卷,该书增损方 30 首,㕮咀药 30 品,市肆常货圆子药 10 种,以为仓促应用之备。所录方剂几乎全部源于《局方》及其师陈言的《三因极一病证方论》,用药也继承了《局方》辛燥温热的特点。首页记录《直斋书录解题》和《经籍访古志》的有关描述;次页为日本宽延元年望月三英的《重刻易简方叙》;后为王硕自序。正文主要有三方面内容:一是"㕮咀生药料三十品性治",记载人参、甘草、附子等 30 味药物的性味、功效、主治;其次是"增损饮子药三十方纲目",是全书的主要部分,记载 30 方,附 100 方,分别介绍诸方组成、功效、主治;再次是"市肆丸子药一十方纲目",介绍 10 种成药。这一方书在选方用药上以简便有效为选择方药的首要原则,全书仅收录了 30 首验方加减变化,用于应付治疗临床千变万化的各种疾病。由于该书选方用药简明扼要,治疗疾病疗效独特,实用性强,救治了众多的危急病人,尤其适用于那些缺医少药的穷乡僻壤。世人给予该书很高的评价,吴澄在《仁斋直指方论》中评价曰:"特为穷乡僻壤医药不便之地一时救急而设。"在当时医界掀起了围绕研究《易简方》的热潮,该书在国外也有一定的知名度。王硕的《易简方》能在当时产生如此大的影响,是因为他代表了南宋医学的一种学风和潮流,深受当时及后世医家的推崇,形成了务实的永嘉医派。

然而,刊刻《易简方》的本意是为边远地区缺医少药的民众服务,力求简明扼要、取用方便,必然导致在认识疾病,选方用药的过程中过于粗糙和简略。因此,对该书的非议、批评、辩驳、纠谬也不绝于耳,这方面的代表人物首先是陈无择的门生,王硕的同门师兄施发,字政卿。他年轻时习儒,中年后专心医道,他撰写了《续易简方》,全书6卷,书中列述《易简》30方及10个成药方,不及附方。该书在全面分析《易简方》的基础上,批评了王硕一味追求易简而忽视了辨证论治中医学的精髓。施发的这种不抱个人恩怨和成见、客观冷静的学术分析和争鸣,进一步充实和完善了《易简方》的内容。两书并行,相得益彰,促进了当时的学术争鸣,丰富了永嘉医派的内涵。其次,对《易简方》批评最为严厉的还是与陈无择有师生之谊的卢檀,字祖常。他撰《易简方纠谬》,后改名为《续易简方后集》,向《易简方》发难。卢祖常认为作为一名医技精湛的医师要具有广博学识、关心民众疾苦、不图钱财名利、根据病情的变化合理用药的崇高医德,反对在治疗疾病时以《易简方》为唯一选药标准。《易简方纠谬》一书记载了许多卢檀的医案和效验方剂,是永嘉医派系列著作中独有的,具有很高的临床价值的医籍。卢祖常还著有《拟进南阳活人参同余议》、《拟进太平惠民和剂类例》等医书,阐发临床经验。再次,在众多的研究《易简方》的学者中,还有王玮,字养中。1244年撰写了《续易简方脉论》,该书不仅是对书中方剂的整理和发挥,而是别出心裁、自成体系,形成了完整的理法方药内容和以诊法、治法为主的理论体系。王硕《易简方》因虚损劳瘵等疾病既难呕愈,而不予著录。王玮则首列《论劳瘵痫疾》,但并没有提出什么有效的治疗方法,只是进一步强调了治疗困难。对于诸病的诊治,王玮选病不多,但有论有方,论述简略,选方精当,通过方剂加减配伍的变化而适应证候的变化。诸病首论病因病机,再及证候表现,一证一方,加减以治,虽简短扼要,理法方药俱全,颇有可取之处。其中以两个章节的篇幅立专方专论治疗"中风寒暑湿"和"五脏补泻",以体现外所因和内所因的治疗特点。外因以六淫尤其风寒暑湿为中心,以桂枝汤、麻黄汤、六味香薷汤和香术汤四方加减为经纬;同时,内因致病则以五脏补泻为主方。诸病中属外感病者有中风寒暑湿、脚气、疟3篇,属内伤病者有咳嗽、七气、呕吐、水盅胀满、消渴五篇,内外合邪则有泻痢一篇。值得注意的是,王玮在篇末另立"炮炙煎制"专章,讨论四诊及证治方剂而涉及药物炮炙煎制,全面完整。《续易简方脉论》是南宋时期在温州研究《易简方》系列著作中的最后一部专著,王玮也成了最后一位彪炳医学史册的研究《易简方》大家。最后,陈无择的另一位学生孙志宁,也是温州名医,1241年编著了《增修易简方》,他广泛补充和完善了《易简方》的内容,添加方剂,以更加切合临床实际的需要。对《易简方》书中的条文进行了认真的注释和详细的说明,使得全书清晰易懂。孙氏强调甘温补益之品有"恋膈碍胃"的副作用,主张辛温理气以"快脾"。善用毒剧药如巴豆,告诫人们慎用温热药和艾灸法。孙志宁为王硕的《易简方》问世和传播做了大量的宣传工作,起到了推波助澜的作用,成为永嘉医派中维护和支持王硕《易简方》的代表人物。

当然,永嘉医派局囿于历史条件,并非尽善至美。南宋医学被《局方》一统天下,重方药而轻变通,守古法而少创新,平庸平淡。永嘉医派面对迅速发展的医学实践经验,缺乏理论勇气,缺乏创新精神。陈无择的三因理论是一种创新尝试,但仍与实践有一定距离,病因理论只是停留在疾病分类上,而这种分类还算不上精确,指导临床立法、处方、用药,并不切合临床实际情况,"近代医方,惟陈无择议论最有根柢,而其药多不验"即恰中要害。而王硕非但谈不上创新发展,一味追求易简,虽盛行一时,在当时就被人认为"非可通于久远"。孙志宁的增修,施发的续作,卢祖常的纠谬,王玮的归纳总结,都只是补缺修漏,尽管永嘉医派已经站在南方医学的最前列,代表了当时的最高水平,但仍无法改变整个学界状态。不过,永嘉医派由陈无择创始,至王硕的《易简方》诞生,历经了孙志宁的增修,施发的续作,卢祖常的纠谬,直到王玮形成了完整的理论体系,走过了一条艰难的发展路程。从此以后,虽然永嘉医派的医事活动逐渐销声匿迹,但由此所倡导的务实医风,经久不衰,一直影响着浙江乃至全国的中医学发展,它足以与宋金元朝时期的河间、易水三足鼎立,在中国医学史上占有一席之地。①

综上所述,南宋时期各医家学派硕果累累。江苏省昆山郑氏女科,成为中外医学史上罕见的奇迹;萧山竹林寺妇科医家学派得到蛰居临安朝廷的首肯,

---

① 刘时觉:《永嘉医派研究》,中医古籍出版社2000年版,第1—72页。

僧医辈出,名声大噪;绍兴钱氏女科家传深渊,有独特的医疗方法;陈本扇女科疗效如神,更受到皇帝的青睐;海宁郭氏女科十三方历代相传,传至今人;绍兴"三六九"伤科,承袭少林,普及浙东北,内外兼治、辨证用药,形成独具风格的骨伤科世医系统;永嘉医派以陈无择为嚆矢,其门人王硕、孙志宁、施发、卢嬗、王玮为骨干,以《三因方》为理论基础,《易简方》为学术中心,千峦竞秀,奇发异想,浩瀚精深,形成了完整的中医药理论体系,一直照耀着我国中医药的发展蹊径。

第二节　医学教育

一、太医局机构调整

太医局是国家医政管理部门,医学教育除了归属于国子监的时期外,也在其管理范围之内。熙宁九年(1076年),宋承唐制,成立了由国家主持的太医局,后迁于杭州。太医局分科招收学生,初隶太常寺。终宋一代,太医局培养医务人才、补充医官的职责未变,它为南宋输送了大批医务人员。

元丰年间(1078—1085年),设置提举判局,设三科。以教之曰方脉科、针科、疡科。凡方脉以素问、难经、脉经为大经,以巢氏病源、龙树论、千金翼方为小经,针科、疡科则去脉经,而增三部针灸经。常以春试,学生愿与者听。崇宁二年(1103年),太医局改隶国子监,实行上舍、内舍、外舍三舍法。其考试法,第一场问三经、大义、五道。次场方脉及临证、运气各二道,针科、疡科试小经、大义三道,运气二道。三场假令治病法三道,中格、高等为尚药局医师以下职。[①] 大观四年(1110年),并入太医局,改称太医学。

绍兴十七年(1147年),在临安府依照汴京旧制修建太医局殿宇,于次年完工。1156年,具有医学教育机构性质的太医局就设在临安通江桥北,设1名提举、2名判局,"建殿扁曰神应,奉医师神应王,以岐伯善济公配祀。讲堂扁曰正纪,朝家以御诊长听充判局职(即副校长),本学以医官充教授四员,领

---

① 何大任:《太医局储科程文格》,载《景印文渊阁四库全书》册743,台湾商务印书馆1984年版,第1—2页。

斋生二百五十人,月季教课,出入冠带如儒学礼,学禀饮膳丰厚不苟,大约视学校规式严肃。局有斋舍八:匾曰守一、金冲、精微、立本、慈和、致用、深明、稽疾"。① 学校规模较大,章法较严,分设方脉科、针科、疡科等九科。每科设教授1人,判局及教授皆由懂医学的或翰林医官担任。教学内容方脉科分大、小经,大经为《素问》《难经》《脉经》;小经为《巢氏病源》《龙树论》《千金翼方》。针、疡两科,删去《脉经》,增加3部针灸经。在教学中较多地运用了一些医药学名著、插图解说、法医学专著。当然,在教学中还存在考题穿凿附会、脱离实际和考试作弊的弊端。虽为医校,但儒家正统的气息十分浓厚,上至学校的制度,下到学生的制服都效法礼部领导下的太学。学生毕业后根据优劣分配,优秀者派为尚药局医师以下职位,其余的任本学博士正录和外州医学教授。

隆兴元年(1163年),太医局依指挥条具精减人员,设官3人,由提举官1人主管,判局2人组成。当时有医官88人,医生101人。为了节省国用,除大方脉以现有人数为额外,自小方脉以下科目的员额一律减半。曾省并医官而罢局生,后因虞允文请求而保留医学科。

乾道三年(1167年),孝宗断然废除太医局,依旧存留御医诸科,后更不置局,仅存医学科,由太常寺掌管御医诸科。② "诏御医内宿医官,大方脉五员,小方脉三员、风科、口齿科、眼科、针科、疮肿科、产科各二员,通二十员为额。诊御脉四员,入内看医三员。在内溢额人且令依旧,今后并不作缺。差人其在外职事人内,除德寿宫六员,殿前左右班宿直四员,国子监、大理寺、和剂局、杂买务各一员,大宗正司一员许存留外,余人并在局祗应、直日、太医局及局生、医生并罢,今后更不试补。"③将现有医官一一作出安置,然后罢闭太医局。乾道八年(1172年)正月二日,诏:"太医局更不置局,依旧存留医学科。逐举许行赴试逐举,权令太常寺掌行。其试补约束等,依已降指挥。"④

① 吴自牧:《梦粱录》,载《笔记小说大观》21编,新兴书局有限公司1981年版,第1105—1106页。
② 何大任:《太医局储科程文格》,载《景印文渊阁四库全书》册743,台湾商务印书馆1984年版,第2页。
③ 徐松:《宋会要辑稿》,《职官》三六,中华书局1957年版,第3131页。
④ 徐松:《宋会要辑稿》册72,《职官》二二之四一,中华书局1957年版,第2880页。

孝宗罢局事出有因。《宋会要辑稿》记载:"先是宰执进呈国用事数,内医官请钱甚多,上曰:此辈最无用,亦可省钱。故有是命。"①时人洪迈亦记载此事,较为具体:"乾道三年正月,随龙医官、平和大夫、阶州团练使潘攸差判太医局,请依能诚例支破。迈时在西掖,取会能诚全支本色,因依(能)诚系和安大夫、谭州观察使,月请米麦百余硕,钱百千,春冬棉绢之属,比他人十倍,因上章极论之,乞将攸合得请给,令户部照条支破。孝宗圣谕云:'岂惟潘攸不合得,并能诚亦合住了。'即日御笔批依,仍改正能诚已得真俸之旨,旋又罢医官局。"②洪迈当时的奏章,在《宋会要辑稿》有记录,内容大致相同,并讲到依能诚高俸的原因:"因依系与陈孝廉皆援干办军头司王公济例,特旨用随龙恩数。在于禄令,固无伎术官请真奉之文。依能诚支钱比他人十倍,今潘攸官秩虽降诚两级,然其所得亦已多美。以医职而授观察团练使厚俸,何以别将帅勋旧哉!"③

洪迈虽建议将潘攸俸禄按实际应得支给,但孝宗仍觉过多,进而认为医官"无用",罢置太医局。到乾道七年(1171年),大臣虞允文上奏,指出废除太医局使得学医者考试入仕之路断绝,"恐庶民习医者无进取之望,不复读医书",对医学发展不利,医官的补充也缺乏来源,况且所节约的钱粮也很有限:"局生请给,岁不过四千缗,国用司省之,过矣!"④乾道八年(1172年),又有"臣僚言乙置太医局及医生试补之法",孝宗遂诏"更不置局,依旧存留医学科,逐举许令赴试。"⑤即虽同意恢复医学考试,但仍不设太医局,只保留医学1科。这里的"医学",同样也不是像宋徽宗时的专门机构,而是指在科举考试的同时附设医学科考试。应试者来自民间,与科举的制度有类似之处。淳熙年间(1174—1189年),稍变其制,对已废的太医局略有恢复意向。直到绍熙二年(1191年)七月十九日,才重新设置太医局,仍隶太常寺,一切制度恢复如旧,"从旧格法试补医人","吏额依未罢局前人数,局生以一百人为额"。⑥ 南

---

① 徐松:《宋会要辑稿》,《职官》二二,中华书局1957年版,第2880页。
② 洪迈:《容斋随笔》册3,远方出版社2002年版,第980页。
③ 徐松:《宋会要辑稿》,《职官》三六,中华书局1957年版,第3131页。
④ 徐松:《宋会要辑稿》,《职官》二二,中华书局1957年版,第2880页。
⑤ 《续修四库全书》册348,上海古籍出版社1996年版,第601页。
⑥ 《二十五史·宋史(上)》册7,上海古籍出版社、上海书店1986年版,第5671—5674页。

宋末年,增至 250 人。① 一开始名额不满,还采取了措施。如绍熙三年二月规定:"淳熙十六年铨试待补习学医生,已赴绍熙元年省试内有不中之人,每乞省试年分径赴省试,再赴铨试。"并要求"……铨试中太医局习学生,不限人数取放,盖将尽取合格以足所立员额之数"。当时还规定太医局教授两年为一任,"如教授任内教导有方,可令太医局保明存留再任"。局生的学习内容有《素问》《难经》《脉经》《巢氏病源》《龙树论》《千金翼方》《三部针灸经》等,各以学科不同作增减。局生考试成绩高者,授尚药局医师以下医职,其他各按等级补官,为本科医学博士、正、录和外州医学教授等。② 孝宗时(1163—1189 年)已将局生 300 人裁为 131 人,未罢局之前,实际人数仅85 人。

绍熙元年(1190 年)正月七日,翰林院言:"医官局申,该遇淳熙十六年二月四日覃恩。今措置下项:今来医官该遇覃恩展官,若该赦日如是解官持服并停废,或不得到局,及曾用上件赦恩序复官资之人,欲乞并不在今来展官之限;医官该遇覃恩展官,如是未曾依条赴局试验供给之人,欲乞先次出给展官公据。候公职参局了日改展。其已降指挥放行合该展官之人,如该赦日别无前顷事故,并具申所属,改展施行;绍兴三十二年医官能蒙等该遇覃恩展官蒙,与不隔磨勘。今来医官所得覃恩展官,未审合与不合隔磨勘。"光宗采纳了翰林院的建议。二月一日,诏医官能蒙、李九龄每日御前医药祗应,特与免今春点试官一次。③ 绍熙二年(1191 年)七月十九日,诏复置太医局。九月三日,诏:封桩库地一段空闲,令转运使修盖,充太医局。④ 八月二十三日,礼部言:"太常寺检照太医局旧法下项:本局官二员,朝官充判,京官为主管,选人为丞。未罢局之前,止差一员,教授四员,于翰林医官内差权。吏额四人,未罢局之前,系前行一人,手分一人。后来权令太常寺掌行,存留一人行遣。局生以三百人为额,裁减作一百三十一人。未罢局之前,八十五人,铜印壹颗。乞以'绍熙太医局记'六字为文。"诏:"和安大夫、诊御脉周昭判太医局,太医丞可于选人

① 《二十五史·宋史(上)》册 7,上海古籍出版社、上海书店 1986 年版,第 5671—5674 页。
② 《二十五史·宋史(上)》册 7,上海古籍出版社、上海书店 1986 年版,第 5646—5650 页。
③ 徐松:《宋会要辑稿》册 72,《职官》二二之四三,中华书局 1957 年版,第 2881 页。
④ 徐松:《宋会要辑稿》册 72,《职官》二二之四一,中华书局 1957 年版,第 2880 页。

内选差。教授、翰林良医、诊御脉能蒙,翰林医证李九龄、高永年提举翰林院,李宗回差主管太医局。吏额依未罢局前人数,局生以一百人为额。"光宗采纳了礼部的建议。① 八月三十日,诏:"入内侍省东头供奉官、主管太医局邓铙可改作提点太医局。"②十月十四日,礼部言:"太常寺看详到太医局申请下项:乞以提点太医局为名,铸造印记。今欲止令就用目今所领本职印记,不必别行铸造;乞差人吏三人,点检文字一名。今欲令提点官遇有行移文字,就用所领本职人吏兼行。或止用本局人吏,亦不致阙事;乞差破赏擎案牍兵士四人,乞止令于步军司差破兵士二人;乞将太医局应有行移申请事节,并申提点官取旨施行;乞将提点官月给职钱等,依太医局主管局官则例,帮勘支破。不隶省、台、曹、部、寺、监等处,今乞依国朝典故,太医局隶太常礼部。遇有申请合行事件及取索供报,并照应未罢局前体例施行。"光宗采纳了礼部的建议。既而御史台言:"近降指挥,提点太医局申请事节,并申提点官取旨施行,与不隶省、台、曹、部、寺、监等处,取索簿籍供报。今若不隶三省,则将来试选医官、补授太医、助教等事,亦可不由朝省,径自施行。独以不隶省、台、曹、部、寺、监一事,有碍成法,诚不可行。"光宗采纳了御史台的建议。③ 绍熙三年(1192 年)二月十九日,礼部言:"今指定到太医局申,淳熙十六年铨试待补习学医生,今来复置太医局,本局参照旧法,申明朝廷,乞将上件名色改作铨试中太医局习医生。已赴绍熙元年省试。内有不中之人,每乞省试年分径赴省试,更不再赴铨试。"光宗采纳了礼部的建议。④ 二十四日,臣僚言:"铨试中待补习学医生,今来已改作铨试中太医局习学生,不限人数取放。盖将尽取合格,以足所立员额之数。缘所差试官除假故避亲外,诸科共不过十人,可以揣度,阴相计会。今欲候会题之时,每道令出题官多供二三十件,从监试官对众抽摘,依格给与。且倍严怀挟、传义、代笔之禁。其将来试三场,亦合以第一场定去留。所供墨义大义等题目,仿此施行。其第二、第三场,每题亦合多供三五件,抽摘出题,

---

① 徐松:《宋会要辑稿》册 72,《职官》二二之四一,中华书局 1957 年版,第 2880 页。
② 徐松:《宋会要辑稿》册 72,《职官》二二之四一,中华书局 1957 年版,第 2880 页。
③ 徐松:《宋会要辑稿》册 72,《职官》二二之四一、四二,中华书局 1957 年版,第 2880—2881 页。
④ 徐松:《宋会要辑稿》册 72,《职官》二二之四二,中华书局 1957 年版,第 2881 页。

庶几少革冒滥之弊。"光宗采纳了大臣的建议。① 四月十二日,诏:"今已复置太医局,从旧格法试补医人,其淳熙十五年九月十日试补医人指挥更不施行。判局以下三年为任,教授以下二年为任。如教授任内教导有方,可令太医局保明,存留再任。余并依未罢局前已降指挥。"②二十八日,礼部言:"太医局申,提点官不应干涉本局事务。照得提点太医局系属承受,所有每遇勘当申请并出给收使太医助教等应干事务,自来系朝廷批送礼部,行下太常寺,勘当行移。其提点太医局即不合干预。今欲从所乞施行。"光宗采纳了礼部的建议。③ 十一月二十日,诏:"太医局缺少什物,令取会本局数目,差人计料制造。"④绍熙四年(1193 年)九月二日,诏:"太医局奉安神应王善济公,每遇春秋二祭,太常寺差官行事。并九月九日神应王生日,令临安府支钱二百贯文,充祠祭、斋醮使用,逐年准此。"⑤

庆元元年(1195 年)二月二十六日,诏:"太医局教导生员、试选医官,性命所系,岂宜苟简,见行试法,带入经方数部,许就试所捡阅,因此诸生都不记念,其弊寖久。今后并不许携带经书入试。"⑥庆元四年(1198 年)二月八日,太常寺言:"庆元三年六月十九日指挥,究见渗漏登耗,合行撙节。数内翰林医官、太医局人吏、学生委是数多,若不量行裁减,显是虚费钱物。将太医局元立局生一百人为额,今欲十分为率,减去四分,以六十人立为定额。"既而本局开具:"未罢局以前局生以三百人为额。至绍熙二年九月内,复置局生,以一百人为额:大方脉科以三十人,风科以三十人,小方脉科以十人,产科、眼科、口齿兼咽喉科、疮肿兼伤折科、兼灸科、金镞兼书禁科各以五人为额。目今本局见管额内局生,大方脉科二十六人,风科三十人。请给三分减去一分,每人三贯六百六十六文。风科二十三人,即无请给。小方脉科三人,产科二人,眼科一人,口齿兼咽喉科一人,疮肿兼伤折科二人。请给三分减去一分,每人二贯文。已上并系额内局生之数,针兼灸科、金镞兼书禁科额内局生见阙。今承指挥,

① 徐松:《宋会要辑稿》册 72,《职官》二二之四二,中华书局 1957 年版,第 2881 页。
② 徐松:《宋会要辑稿》册 72,《职官》二二之四二,中华书局 1957 年版,第 2881 页。
③ 徐松:《宋会要辑稿》册 72,《职官》二二之四二,中华书局 1957 年版,第 2881 页。
④ 徐松:《宋会要辑稿》册 72,《职官》二二之四二,中华书局 1957 年版,第 2881 页。
⑤ 徐松:《宋会要辑稿》册 72,《职官》二二之四二,中华书局 1957 年版,第 2881 页。
⑥ 徐松:《宋会要辑稿》册 72,《职官》二二之四二,中华书局 1957 年版,第 2881 页。

将太医局元立局生一百人为额减去四分,以六十人立为定额。本局今欲分拨
大方脉科、风科各以二十人,小方脉科以五人,产科、眼科、口齿兼咽喉科各以
三人,疮肿兼伤折科,针兼灸科,金镞兼书禁科各以二人,已上计六十人为
额。"宁宗采纳了太常寺的建议。① 同年,再度因节省费用,削减太医局规模。
太常寺奏:"数内翰林医官太医局人吏学生委是数多。若不量行裁减,显是虚
费钱物,今看详将太医局元立局生一百人为额,今欲十分为率,减去四分,以六
十人为额。"②据随后太医局的报告,其实当时实际局生并不算多,而且所领钱
粮早已裁减过:"目今本局见管生内,局生大方脉科二十六人……请给三分减
去一分,每人三贯六百六十六文;风科二十三人即无请给;小方脉科三人,产科
二人,眼科一人,口齿兼咽喉科一人,疮肿兼伤折科二人,请给三分减去一分,
每人二贯文;以上并系额内局生之数,针兼灸科、金镞兼书禁科额内局生见
缺。"③即实有局生仅只 58 人而已,太常寺显然就以此实际人数为依据,将员
额减至 60 人。宁宗后期,太医局又逐渐发展起来。何大任在嘉定五年(1212
年)的《太医局诸科程文格序》中曰:"今也局学生徒几三百员,率皆京邑辅郡
之人。"则学生又增加到将近 300 人,考试文体格式用崇宁体例。

　　嘉泰三年(1203 年)九月二十四日,诏:"医生试中日,即理为给帖月日,寔
及三年,方许就省试。"先是,礼部奏:"太医局局生陈天麟等状,'伏睹在法,诸
习医生试中局生,理为给帖日,寔及三年,方令附省试。'缘本局前政官吏一时
失于稽考,误以给帖之日方拟寔历。局生文帖系属省、部奏钞画闻,次第行移
圆备,方与给帖。其或经由官司滞留,或遇假故,致受帖月日有不及三年之限,
是无罪而殿举也。"宁宗采纳了太常寺的建议。④

　　绍定年间(1228—1233 年),太医局甚受重视,不但重建房舍,理宗还御书
赐匾。此时的太医局,规章制度均"视学校"(指太学),仍然实行"月书季
考",考试维持了原有制度。

　　总之,南宋太医局不如北宋兴盛,规模也一度缩小。南宋不同时期太医局

---

① 徐松:《宋会要辑稿》册 72,《职官》二二之四三,中华书局 1957 年版,第 2881 页。
② 徐松:《宋会要辑稿》,《职官》二二,中华书局 1957 年版,第 2880—2881 页。
③ 徐松:《宋会要辑稿》,《职官》二二,中华书局 1957 年版,第 2880—2881 页。
④ 徐松:《宋会要辑稿》册 72,《职官》二二之四三,中华书局 1957 年版,第 2881 页。

局生员额的变化参见下表3-1、表3-2、表3-3、表3-4。

表3-1 隆兴元年（1163年）太医局各科学生人数表

科目	大方脉	小方脉	风科	眼科	疮肿兼伤折	产科	口齿兼咽喉	针灸	金镞兼书禁	合计
名额	120	20	80	20	20	10	10	10	10	300
实有人数	34	6	47	5	1	1	3	1	0	104
核减后人数	34	10	40	10	10	5	5	5	5	124

表3-2 绍熙二年（1191年）太医局学生名额表

科目	大方脉	风科	小方脉	产科	眼科	口齿兼咽喉	疮肿兼伤折	针灸	金镞兼书禁	合计
人数	30	30	10	5	5	5	5	5	5	100

表3-3 庆元四年（1198年）太医局学生人数表

科目	大方脉	风科	小方脉	产科	眼科	口齿兼咽喉	疮肿表伤折	针灸	金镞兼书禁	合计
原有人数	26	23	30	2	1	1	2	0	0	85
核减后人数	20	20	5	3	3	3	2	2	2	60

表3-4 嘉定五年（1212年）和绍定年间（1228—1233年）太医局学生人数表

科目	大方脉	风科	小方脉	产科	眼科	口齿兼咽喉	疮肿兼伤折		金镞兼书禁	合计
人数										约300
人数										250

二、招生

太医局生既有当地招收、也有陆续从旧京逃亡过来的人。如绍兴元年

（1131 年）就有原太医局生 9 人来到临安，仍依原太医局制度安置。绍兴十二年（1142 年），"诏医官、局生员额并依旧制"，①并令户部确定太医局局生的钱粮。《宋史·选举志》记载："绍兴中，复置医学，以医师主之。翰林局医生并奏试人，并试经义一十二道，取六通为合格。"②这里的"绍兴中"可能指绍兴二十一年（1151 年）。据《中兴两朝圣政》目录，这一年曾"定试医格"，③可惜该卷内容已佚。另外，此处虽言"医学"，但据后来情况看，可能不是专门机构，而是指太医局的教育，不过也采取了宋徽宗时的一些制度。学生仍实行分斋教养，如当时记录局生俸钱标准时云："大方脉、风科每月各请食钱二贯文，内有职事，充堂长、斋长、司书、司门、斋谕各添月俸钱一贯文。"④可见，宋徽宗在医学中引入太学的学习考试制度后，对医学教育起到明显促进作用，因而为南宋所沿用。

孝宗隆兴元年（1163 年），太医局局生人数尚不足额，据当时报告："诸科局生，大方脉科一百二十人，见管三十四人；风科八十人，见管四十七人；小方脉科二十人，见管六人；眼科二十人，见管五人；疮肿兼伤折科一十人，见管一人；产科十人，见管一人；口齿兼咽喉科一十人，见管三人；针灸科一十人，全缺；金镞兼书禁科一十人，见管一人。"长期缺额的结果，是削减名额，孝宗决定"将大方脉科见管人为额，小方脉已下科目原额减半"。⑤

三、医学考试

为了防止考试舞弊，自北宋时即实行"弥封"的办法，当时只要文章合格，任何人都有被录取做官的希望，朝廷企图通过这一办法使得一般士子只埋头读书、追求升官发财，再没有时间来关心国家大事、做出朝廷所谓"越轨"的行为。但南宋朝廷由于政治腐败，无论密封怎样严密，仍无法避免考试作弊的风气，医学考试也染恶习。

---

① 徐松：《宋会要辑稿》，《职官》二二，中华书局 1957 年版，第 2880 页。
② 《二十五史·宋史（上）》册 7，上海古籍出版社、上海书店 1986 年版，第 5646—5650 页。
③ 《续修四库全书》，上海古籍出版社 1996 年版，第 208 页。
④ 徐松：《宋会要辑稿》，《职官》二二，中华书局 1957 年版，第 2880 页。
⑤ 徐松：《宋会要辑稿》，《职官》二二，中华书局 1957 年版，第 2880 页。

绍兴年间(1131—1162 年),翰林医官局的医生与奏试人,经考试义十二道,如答对六通者为合格。乾道七年(1171 年)十二月二十三日,宰执进太医局生,乞附省试试补,虞允文等奏:"医生入仕之路有三:有试补,有荫补,有荐补,今独试补之法废,恐庶民习医者,无进取之望,不复读医书,且局生请给,岁不过四十缗,国用司省之过矣!"孝宗采纳了虞允文的意见,于是下诏更不置局,依旧存留医学科,可令逐举赴试。没过几年,医学考试放宽了要求,按照"太医局考试程文"分为六项:"一、墨义,试验记问;二、脉义,试验察脉;三、大义,试验天地之奥及脏腑之源;四、论方,试验古人制方佐辅之法;五、假令,试验证候方治之宜;六、运气,试验一岁之阴阳客主及人生感应之理。"考试以六通为合格,还规定医学生定期为太学、律学、武学三学的学生及军营官兵诊疗疾病,记录病案。最后以临床疗效与考试成绩相结合,评定技术等级。成绩优良者,派为尚药局医师,其次或为博士正录,或委为路州担任医学教授。南宋时期,由于医官缺额,曾决定从民医、僧人、道士中择优考补。如淳熙十五年(1188 年),诏曰:"命内外白身医生,经礼部先附铨阐,试脉义一场三道,取其二通者,赴次年省试,试经义三场一十二道,以五通为合格,五取其一补医生。俟再赴省试升补,八通翰林医学、六通祗候。"由于功名利禄的吸引,虽每次报名数百人之多,而录取者不过寥寥几人。至此,南宋医学教育及医生录用等方面的考试都有了一定规范。

绍熙二年(1191 年),在临安复置太医局隶属太常寺,局生额定 100 人。实行铨试,依照旧格,省试三场,以第一场定去留。南宋朝廷害怕学生议论朝政,在学风上大力提倡引经据典和咬文嚼字的文章,考生因而缺乏发明创造和求实的精神。考试医生也不注重技艺而只看重文字。同年,医学考试按《太医局诸科程文》进行,内容包括笔试记问(墨义)、试验察脉(脉义)、试验天地之奥及脏腑之源(大义)、试验古人制方佐辅之法(论方)、试验证候方治之真(假令)、试验一岁之阴阳客主及人身感应之理(运气)等 6 个方面,成为当时的标准试题,现仍有清朝辑出的残本,这些程文全是就字义上往返讨论,穿凿附会,不接触实际。如所出题目中有"问唇至齿长几分","问齿已后至会厌深三寸半"等毫无实际意义的题目。而且规定当时考题中必须有"运气"一项,明确指出学医的人必须学习充满运气学说的《圣济经》。

以往测试医官多采取开卷考试,即允许带经书入场,致使局生不用心研读医书。宁宗加以改革,朝廷于庆元元年(1195 年)下诏"太医局教导生员、试选医官,性命所系,岂宜苟简",所以命令今后考试医官"不许携带经书入试"。①进一步严格了医官选拔制度,提高了医官质量。庆元四年(1198 年)又因为"太医局人吏学生委是数多……显是虚费钱物",②故将局生由绍熙时定立的100 员减为 60 员,仍分为 9 科。咸淳年间(1265—1274 年),太医局有"判局一、教授四、生员二百五十……月书季考"。③

(一)命题制度的改革

南宋太医局的考试与北宋类似,所谓"从旧格法试补医人"。其考任医官制度也与北宋类似,即局生学习 3 年以上,可以参加医官升任考试。嘉泰三年(1203 年),还要求礼部给太医局生"给贴"(类似证件)的日期与考中局生之日为准,因为以前考中之后往往"给贴"的时间拖延,使局生本来 3 年到期参加考试,但按"给贴"上的时间却未够 3 年,影响操作。④ 不过,南宋在考试的命题制度上有一些创新。

医学命题考官从翰林医官局中选取。淳熙五年(1178 年)正月七日,"礼部言,据太常寺申,医生并生并臣僚奏试医人,附省试别试所,解发所有出题考校试官,每科虽合差二员。缘就试人数不多,乞依淳熙四年指挥,通差大方脉或风科共四员,中书门下省行下翰林医官局,取索有出身郎及大夫以上姓名,于引试前二日点差,降敕令宣押入院。合用经书下国子监、临安府医院关借附试所,公使钱系临安府报点检所下所属应付"。⑤

这里提到命题官应"有出身",即经正规太医局考试成为医官之人。到庆元年间(1195—1200 年)由于这种有出身医官不足,管震才提出让奏试出身、曾参加过太医局考试的医官也可任考官。分科命题,医学分科的情况前面已经述及,考试命题本来就分科进行。不过南宋时出于节俭,将分科出题改为各

---

① 徐松:《宋会要辑稿》册 72,《职官》二二之四二,中华书局 1957 年版,第 2881 页。

② 徐松:《宋会要辑稿》册 72,《职官》二二之四三,中华书局 1957 年版,第 2881 页。

③ 潜说友:《咸淳临安志》卷 12,《太医局》,《景印文渊阁四库全书》册 490,台湾商务印书馆 1984 年版,第 157 页。

④ 徐松:《宋会要辑稿》,《职官》二二,中华书局 1957 年版,第 2880—2881 页。

⑤ 徐松:《宋会要辑稿》,《职官》二二,中华书局 1957 年版,第 2880—2881 页。

科通考,以减少出题官人数及支出,有关诏旨多次颁发。如绍兴三十一年(1161年)诏:"太医局选试医生差大方脉或风科共四员通行出题考校,支破公使钱一百五十贯,旧制分科差官及四破公使三百六十贯,至是省之。"①

乾道元年(1165年)二月十六日诏:"太医局选试医生,差大方脉或风科共四员通行出题考校,支破公使钱二百五十贯。旧制分科差官及合破公使三百六十贯,至是省之。"②乾道九年(1173年)诏:"太医局选试医生,差大方脉或风科共四员通行出题考校,支破公使钱一百五十贯。旧制分科差官及合破公使钱三百六十贯,元年指挥已省作三百五十贯,至是又省之。"为了节约考试费用,将医学各科合并考试,以免出题人多而破费,其窘迫之境可见一斑,而考试内容也就变成以通用的内科为主。

南宋时期,由于医官不足,在命题时创造了题库与随机命题的形式。绍熙三年(1192年),有官员提出太医局命题官人数少:"缘所差试官,除假故避亲外,诸科共不过十人,可以揣度,阴相计会。今欲候会题之时,每道令出题官多供二三十件,从监试官司对众抽摘,依格给与,且倍严怀挟、传义、代笔之禁。其将来试三场,亦合以第一场定去留,所供墨义、大义等题目仿此施行,其第二、第三场每题亦合多供三五件,抽摘出题,庶几少革冒滥之弊。"要求每个出题官按80—90分钟的题量出题,然后随机抽取,包含有题库、交叉命题、随机命题的概念,确是医学考试中的一个创举。

(二)严格的考试管理制度

在考场管理方面,宋朝有很完善严密的制度。禁携书,南宋时考试,有时考生可以携带经书,即相当于开卷考试。其实对于当时所考的题目而言,开卷意义不大,例如"大义"、"假令"之类题目测试考生对经义的理解,单凭经书不可能完成。后为了使学医生员更重视熟背医经,庆元元年(1195年)二月,经太常寺请求,下诏曰:"试选医官,性命所系,岂宜苟简?见行试法带入经方数部,许就试所检阅,因此诸生都不记念,其弊寝久。今后不许携带经书入试。"③

---

① 徐松:《宋会要辑稿》,《职官》二二,中华书局1957年版,第2880—2881页。
② 徐松:《宋会要辑稿》,《职官》二二,中华书局1957年版,第2880—2881页。
③ 徐松:《宋会要辑稿》,《职官》二二,中华书局1957年版,第2880—2881页。

防止作弊措施。南宋医学考试时考场"倍严怀挟、传义、代笔之禁"。① 这三者都是考试中常见的作弊形式。怀挟是指挟带书本或预先抄录的纸条入场,为防止挟带,考场设有监门、巡铺等官员,负责检查,进行搜身;传义指遥口相传或传递文字;代笔是由他人代考,这些都在严禁之列。另外,锁试也是一种防弊的制度:"(绍兴)二十年十二月二十五日,诏将来臣僚言试医人并太医局生附试,可令就本局专一锁试,务要严革弊幸,应合行事件令条具申尚书省。"②所谓锁试,又叫锁厅试,《宋史·选举志》云:"凡命士应举,谓之锁厅试。"③是指有命官的解人参加科举应另设考场,紧锁大门单独考试,以防有官员作弊。由于医人属有官之人,太医局生平时上课与太医局官员有相熟的可能,故也要采用这一方式。

《宋史》中详细记载南宋时作弊之风盛行的现象:"至理宗朝,奸弊愈滋。有司命题苟简,或执偏见臆说。互相背驰,或发策用事讹舛,故士子眩惑,莫知适从,才者或反见遗。所取之士既不精,数年之后,复俾之主文,是非颠倒逾甚,时谓之缪种流传。复容情任意,不学之流,往往中第。而举人之弊凡五:曰传义,曰换卷,曰易号,曰卷子出外,曰誊录灭裂。迨宝庆二年,左谏议大夫朱端常奏防戢之策,谓:'试院监大门、中门官,乃一院襟喉切要,乞差有风力者,入试日,一切不许传递。门禁既严,则数弊自清。士人暮夜纳卷,易于散失。宜令封弥官躬亲封镭卷匮,士人亲书幕历损匮中。俟举人尽出院,然后启封,分类抄上,即付举录所。明旦,申逐扬名数于御史台检核。其撰号法,上一字许同,下二字各异,以杜讹易之弊。誊录人选择书手充,不许代名,具姓名字样,申院覆写检实。传主置窠之人,委临安府严捕。其考官容情任意者,许台谏风闻弹奏,重真典宪。及出官钱,立赏格,许告捉怀挟、传题、传稿、全身代名入试之人。'帝翻从之,且命精择考官,毋仍旧习。"④

完善考试题型。嘉定五年(1212年),太医局判何大任为使更多人熟悉考试

① 徐松:《宋会要辑稿》,《职官》二二,中华书局1957年版,第2880—2881页。
② 徐松:《宋会要辑稿》,《职官》二二,中华书局1957年版,第2880页。
③ 《二十五史·宋史(上)》册7,上海古籍出版社、上海书店1986年版,第5639—5641页。
④ 《二十五史·宋史(上)》册7,上海古籍出版社、上海书店1986年版,第5641—5644页。

的题型和答题格式,"遂相与搜括,近年合格程文,拔颖取尤,每科依式各列三场,仍分类当治之,经冠于篇首,捐俸锓梓,以广其传,使凡有志于斯者,得所矜式,翕然肯来,傥异才由是而出,庶无负科目之设。"①

现存的《太医局诸科程文格》是清朝修撰《四库全书》时从《永乐大典》中辑出,基本保留了原书面貌。《四库全书总目提要》云:"臣等谨按,《太医局程文》九卷,宋时考试医学之制也。其命题有六,一曰墨义,试以记问之博;二曰脉义,试以察脉之精;三曰大义,试以天地之奥与脏腑之源;四曰论方,试以古人制方佐辅之法;五曰假令,试以证候方治之宜;六曰运气,试以一岁阴阳客主与人身感应之理。……此太医局系绍熙二年后所置,程文以墨义为第一道,较旧制又稍异矣。其衷为一集,不知何人所编。今从《永乐大典》中排纂得墨义九道,脉义六道,大义三十七道,论方八道,假令十八道,运气九道,谨厘次为九卷,其文皆通贯三经及三部,针灸之法暨金石之品,草木之性,辨析精微,足资启发,盖有宋一代于医学最为留意。"②《太医局诸科程文格》共9卷。该书汇集宋代考医试题问答记录,全书分六种命题:墨义、脉义、大义、论方、假令、运气共88个问题。第1卷有墨义3道、脉义2道、大义3道、论方1道、假令1道、运气1道;第2卷有墨义3道、脉义2道、大义3道、论方1道、假令1道、运气1道;第1卷与第2卷相同。第3卷有大义5道、论方1道、假令2道、运气1道;第4卷有大义5道、假令2道、运气1道;第5卷有大义5道、论方1道、假令2道、运气1道;第3卷、第5卷、第6卷、第7卷相同;第6卷有大义5道、论方1道、假令2道、运气1道;第7卷有大义5道、论方1道、假令2道、运气1道;第8卷有脉义2道、大义3道、论方1道、假令2道、运气1道;第9卷有墨义3道、脉义2道、大义3道、论方1道、假令2道、运气1道。第1卷与第2卷考试内容相同,第3卷、第5卷、第6卷、第7卷考试内容相同,而第9卷考试内容最难、量最多。9卷中察脉和诊治类有一定实用价值,其余论述则不免空泛、机械,运气一章尤为突出。但《太医局诸科程文格》对研究有宋一

① 何大任:《太医局储科程文格》,《原序》,载《景印文渊阁四库全书》册743,台湾商务印书馆1984年版,第5页。
② 何大任:《太医局储科程文格》,载《景印文渊阁四库全书》册743,台湾商务印书馆1984年版,第1—2页。

146

代医事制度和医学教育价值非凡。①

（三）孝宗时的医学科考试

孝宗虽然罢太医局，但存留医学科。开始医学科附于科举，在省试时同时举行附试以考选医官。如淳熙五年（1178年）礼部奏定：“医生并生并臣僚奏试医人，附省试别试所解发。”②淳熙十五年（1188年），较详尽地确定了医学科的考试考选方式：“比年医官少精方脉，可自来年为始，令内外州县自身医人，各召文武臣选人医官一员委保具状，经礼陈乞于省试前一年附铨试场，随科目试脉义一场，三道以二通为格，就本所拆卷，出给公据照会，赴次年省试场，试经义三场共一十二道，将五通为合格，以五人取一名，令礼部给帖补，充习医生。”考试内容则是：“方脉科、风科、小方脉科依今降指挥试脉义三道，其眼科以下依旧法试大义二道，假令法一道，以二通为合格，其次年省试经义一十二道，依旧法以六通为合格。”这里考试采取两级考试制，先铨试，后省试，从各地选考医学生。然后，医学生在第二年参加“次举”，亦即医官选试，“候次举再赴省试场，试经义三场，共一十二遵，以五人取一名，八通补翰林医学，六通补祗候。”③这一考试程序与科举考试基本一样，只是没有最后的殿试。

四、其他省市的医学教育

南宋政府向地方推广医学教育。地方医学生的分科主要设大、小方脉。④当时还允许临安之外人士入京参加太医局考试。乾道年间（1165—1173年），孝宗规定：“（州县）诸医愿充太医局学生者，如不曾犯罪经决，许经所属投家状，试其艺业。”⑤不过京外医人想考太医局有一定难度，嘉定年间（1208—1224年）太医局判何大任之所以编《太医局诸科程文格》，就是有鉴于太医局所取“率皆京邑辅郡之人”，少有外州人士。他认为原因是“自来诸科所习篇目课试之文，未尝流布，远方之士无所指南，虽欲从之而不可得”。所以他编

---

① 何大任：《太医局储科程文格》，《目录》，载《景印文渊阁四库全书》册743，台湾商务印书馆1984年版，第3页。
② 徐松：《宋会要辑稿》，《职官》二二，中华书局1957年版，第2881页。
③ 徐松：《宋会要辑稿》，《职官》二二，中华书局1957年版，第3124页。
④ 《续修四库全书》，上海古籍出版社1996年版，第172页。
⑤ 《续修四库全书》，上海古籍出版社1996年版，第172页。

成此书,"开板流传",希望"庶使外方之士知所矜式,翕然肯来,上可无负朝廷待遇之意"。①

南宋虽维持着医学教育和医学考试,但其学生素质和纪律已不如前朝。有宋一代太医局又将医学教育局囿于京师,优质医学教育资源无法波及各地区,优秀毕业生又不愿涉足边陲,致使穷乡僻壤缺医少药,巫医横行。淳熙七年(1180年),政府在巫祝盛行的广南烟瘴诸州设立医官以期实现废巫祝、兴医学的目的,但不法之徒混入医疗队伍谋取私利者有之。② 南宋有识志士抨击道:"所谓太医局生者,始以赂隶名籍,每年则随铨闱公试,题目以士经为主,程文以一义为限,考试以五日为期,考官则判局选差,率皆市井、盘药、合药、货生药之徒,捐数百缗赂判局,即得之。其就试者亦是赂判局指授。考官临去取,不看文字,惟寻暗号,钱到则虽乳臭小儿、庸鄙麁材、不识方脉、不识医书,姓名亦皆上榜。监试者视为文具,率不经意。向惟察院吕午知此文义,遂去一二考官,稍取得几人尔。局有八斋,率四日设一早膳,公帑、钱粮悉入局长之家,为生员者志不在食,惟欲侥幸。省试一得,便可授驻泊,坐享俸给矣。"他们向政府建议:"惠民局莫若依嘉熙间太府丞,陈请罢去此局。太医局则照太史局委朝士提督,每日行食,每旬堂课,每月私试,其公试、省试考官则临时委朝士及监司太守,举儒医,取朝旨点差,庶几人知习学,不至以庸医杀人。"③

总之,南宋朝廷虽然继承了北宋的医学三舍法,在中央和地方都设立了医学教育机构,但由于偏安浙江,国势衰微,不论在医学教育的实施以及医生名额的设置方面,望北宋莫及。不过,南宋在医学教育和遴选医官方面建立了一些制度,为南宋培养了大量医务工作者,极大地推动了南宋医学教育事业的嬗进,功不可没。

---

① 何大任:《太医局储科程文格》,载《景印文渊阁四库全书》册743,台湾商务印书馆1984年版。

② 俞文豹:《吹剑录外集》,载《景印文渊阁四库全书》册865,台湾商务印书馆1984年版,第488—489页。

③ 俞文豹:《吹剑录外集》,载《景印文渊阁四库全书》册865,台湾商务印书馆1984年版,第488—489页。

第四章　医药学家及著作

　　南宋社会普遍重视医学，上至皇帝，下至黎民，乃至大量社会名彦如朱熹、陆游等与医界名宿过从甚密，甚至参加行医、著述，一时间形成名人尚医、文人知医的社会风尚和"不为良相，当为良医"的社会心理，一旦科场失意，弃举从医者不在少数，他们有着较高的社会地位与文化素养，具有一定的研究能力，喜好著书立说，因而在医学理论的总结研究、整理推广方面有着得天独厚的条件，产生了"儒医"这一医学人才类型，创造了医药发展腾飞的良好氛围。大多数医务工作者注重医疗技术，崇尚优良的医德医风。南宋政府兴办医学教育，重视对医药人才的选拔，广征医学资料，严格校正医书等方面的举措，促使医药学家辈出，医药著作琳琅满目。

　　南宋医药学家大体可分为官医与民间医者，官医分为中央与地方的医者，民间医者包括药肆医者（坐堂行医）。药肆既诊疗又卖药，药肆坐堂医生是医疗队伍的重要部分；草泽医，又称走方医、铃医、旅医等，是南宋医疗队伍的组成部分。草泽医医疗技术及品行参差不齐，大都师徒口授，中医理论浅显，实践经验丰富，其中不乏医技精湛者，救治了名医束手无策的疑难杂症，有的甚至受达官贵胄的青睐。草泽医人数众多，他们负箧行医在街头巷尾和穷乡僻壤。《夷坚志》中镶嵌着许多草泽医的生动史迹和宗教人士精医者等。《马可·波罗游记》记载"（苏州）有许多医术高明的医生，善于探出病根，对症下药。……在（杭州）另一些街道上，住着医师和星占学家。"尤其值得一提的是绍兴十八年（1149年），宋高宗赵构在德寿宫书《嵇康养生论》卷，后有德寿御书印。此卷是其晚年为太上皇时的典型书风，同时其内容也反映了其颐养天年时平和悠闲的心境。该卷为纸本，高23.5厘米，长602.8厘米，真草各书一遍，共2836字，以朱丝栏界行，每行11字。楷书端庄敦正，捺笔稍肥厚。草书则温婉淳熟,自有一种从容敦厚之气,与智永《千字文》风格相近,该书卷现庋藏于上海博物馆。南宋高宗赵构的这一举措,着实彰显了朝廷酷爱中医药学的风气。南宋医药学领域可谓人才济济,有史可考者上海2名、江苏41名、江西58名、福建31名、安徽28名、广东4名、广西1名、四川16名、湖南9名、湖北6名、浙江113名,共达309名,其中浙江占36.57%。群星璀璨,他们阐发中医药理论,酷似千峦竞秀、百舸争流,不胜枚举。他们携手为祖国医药学的发展筚路蓝缕,作出了卓越的贡献。

南宋印刷业发达,从投资和经营性质来看,大致可分为官刻、私刻和民间刻3种,三驾马车同时驾驭医药著作的刊刻工作,致使医著盛行,医药知识深入人心,这一盛况,一直传延至1949年。我们认为,南宋之前,南宋区域刊刻机构付梓的医籍较少。南宋时期,该区域出版的医籍处井喷状态,在153年中约达161部医药著作面世并留及当今,几乎每年一本。有众多医家由于各种缘由,撰成的手稿无法付梓,流失严重,数量较大。两方相加,数量颇为可观。南宋区域刊医药著作量最多的省市前三甲为临安、四川和福建,这折射出政治、经济和文化发展的不平衡性导致刊刻机构主要云集临安、四川和福建等省市这一特征。尤其南宋浙江刊刻业规模庞大,印刷机构琳琅满目,刊工众多,刻书点燎原全省,以至"浙刻本"蜚声海内外。从医药传本来看,刻书最多且最精的首推临安。临安刻书之多,雕镂之广,规模之大,版印之精,流通之宽,在中国印刷史上占有重要地位。我们通过褐橥南宋各地区刻书业和中医药发展的不平衡性规律,有利于系统反映这一时期该区域今江苏、上海、安徽、浙江、江西、福建、台湾、湖北、湖南、广东、香港、澳门、海南、四川、重庆、贵州、广西、云南、西藏等省、市、自治区和特区当时刊刻医药著作的状况和当今中医古籍收藏分布的情况;通过鸟瞰南宋时期日本人士浸淫中医药学、大量手抄和印制相关著作、将中医药学原汁原味携回东瀛、最终酿造成与中医药学相媲美的"汉方医学"、转而影响中医药学的革故鼎新历程,很有必要。当时,日本抄刻南宋付梓的中医药古籍约达13部,高丽2部。当时,除东北亚日本和高丽刊刻南宋中医药古籍外,别无他国付梓中医药古籍。这一时期,这两国主要倾向于临证各科、诊法和方书类医籍的引进和出版工作。这些中医药古籍在日本临床应用十分广泛,需求量大,最受日本医药界青睐。因此,厘清当时国外抄刻南宋中医药古籍的细节,也有助于多角度研究中外科技交流史。

第一节　医药学家

抚今追昔,我们根据已掌握的史载资料及李云主编的《中医人名辞典》,[①]把南宋时期医药学家按里贯归纳麇集,[②]以便窥探他们的分布特征和群体贡献。

一、上海医药学家

聂从志,仪州华亭(今上海市)人。以医为业,知名于时。县丞妻李氏患病,垂死,从志治之得生。李氏感从志之德,复喜其貌美,欲与私通,从志绝袖而去。寿至70岁。其孙聂图南,绍兴年间(1131—1162年)任雒县丞。

何侃,字直哉,华亭县青龙镇(今上海青浦县)人。绍定年间(1228—1232年),由儒士选授严州淳安县主簿,官至将仕郎。后归隐于医,后代世医。

二、江苏医药学家

宋以前江苏省医家限于史料匮乏、无从查考,宋以后医家渐多。

范仲淹(989—1052年),字希文,苏州吴县人。1043年,任参知政事,实行"庆历新政"。范文正少养于朱氏,朱氏为南京人。文正幼年肄业京学,同舍有病者亲为调药,以病亟属。文正曰:"吾无以报子平生,有一术游远方,未尝穷乏者,用此术也。今以遗子,因授药一囊,方书一小册,文正不得已留之,未尝取视。后二十余年,得其子还之,封记如故。"[③]他还提出"不为良相,当为良医"的口号,深入人心,沿用至今。

杨介,字吉老。泗州(今江苏盱眙县东北)人。世医出身,精其术,名闻四

---

①　《二十五史·宋史》册7—8,上海古籍出版社、上海书店1986年版;李云:《中医人名辞典》,国际出版公司1988年版。

②　浙江省医史分会:《浙江历代医林人物》,浙江中医药学会1987年版,第12—21页。

③　龚明之:《中吴纪闻》,《范文正不取烧炼方》卷4,载《景印文渊阁四库全书》册589,台湾商务印书馆1984年版,第331页。

方。曾任州太医生。徽宗日食冰,尝苦脾疾,诸医用"理中汤"不效,杨介以冰水煎药与服,立愈;广州府判杨立之喉间生痈,浓血流注,寝食俱废。介予生姜啖之,服至半斤,痛处觉宽;至一斤,始觉辛辣,脓血顷尽,饭食无滞。询其故,曰:"公好食鹧鸪、竹鸡,此二禽好食半夏,遗毒于喉间,非姜无以解半夏之毒。"崇宁年间(1102—1106 年),泗州刑贼于市,郡守李夷行遣杨介并画工赴视,剖内脏图之,尽得纤悉。后杨介校以古书,著《存真环中图》(又名《存真图》)1 卷,行于世。此书已佚。杨介还著有《明堂针灸图》3 卷、《四时伤寒总病论》6 卷、《伤寒论脉诀》1 卷,均佚。

许叔微(约 1079—1154 年),字知可,真州白沙(今江苏省仪征市真州镇)人。初业儒、屡试乡闱不第,直至绍兴二年(1132 年)才中进士。曾任集贤院学士,故有"许学士"之称。家素贫,梦人告之曰:汝欲登科,须积阴德。许度力不足,惟从事于医乃可,遂留意方书,久之所活不可胜计。复梦前人来持一诗赠之,其词曰:药有阴功,陈楼间处,堂岳如其言,遂去时,绍兴七年(1137年)也。[1] 许叔微 11 岁时,连遭家祸。父染时疫,母患气中,百日之内相继病故。所以他认为学医"可以养生,可以全身,可以利天下后世"。因此在业儒以外,致力于医。"刻意方书,誓欲以救物为心",终于成为宋朝名医。许氏为人诊病,无问贵贱悉心治疗,不计报酬。在长期临床实践中,积累了丰富的经验,尤对《伤寒论》的研究更有心得。许叔微重视辨证论治,尤其注重对中医基本理论的阐发。他不为当时医界普遍存在的重方药、轻理论倾向所囿,在学术上取得了相当成就。如认为在伤寒辨证中,表里虚实是辨证的关键,指出:"伤寒治法,先要明表里虚实,能明此四字,则仲景三百九十七法可坐而定矣。"对杂病的诊治,他提倡脾胃并重,随宜用药,把调补脾胃和温肾填精之法灵活地运用于临床。如善用人参、白术、茯苓、甘草、黄芪、山药补脾,地黄、鹿茸、苁蓉、山萸、菟丝子益肾填精,附子、肉桂、巴戟、补骨脂温补腰肾,促进了后世脾胃学说的发展。他并完善和充实了《内经》的病机理论,在注重补益脾肾的同时,也重视邪实。认为人体往往因虚受邪,留而成实,故又提出"先去邪

---

[1] 洪迈:《夷坚志》,《甲志》卷 5,载《续修四库全书》册 1264,上海古籍出版社 1996 年版,第 678—679 页。

后议补"的见解。许氏还长于创制新方,如破阴丹、玉真散、红棉散等。他在针灸方面也很有造诣。许叔微著有《新编张仲景注解伤寒百证歌》5 卷,《伤寒发微论》2 卷,《伤寒九十论》1 卷。晚年又整理平生所用验方和医案,辑成《普济本事方》10 卷,在南宋多次印发,销售到湖南、湖北、江苏、浙江、福建、四川及长江以北金朝控制区域,该书对当时社会的影响更广,流传迄今。另著有《治法八十一篇》、《翼伤寒论》、《辨类》和《仲景三十六种脉法图》,惜已亡佚。[①]

李朝正(1096—1155 年),字治表,溧阳(今江苏溧阳县)人。性刚直,不苟于势力。游太学,建炎二年(1128 年)登进士第。历任敕令所删定官、溧水知县、太府寺簿、户部侍郎、平江知府等职。绍兴二十五年(1155 年)卒,年 60岁。朝正留心医药,辑有《备急总效方》40 卷,刊于世。今世存《备全总效方》40 卷,当即此书。

严彦博,字文益,号葆真居士。太和县(今江苏泰和县)人。居乡以德义著称。博极群书,邃于理学,尤好炼丹术。政和年间(1111—1117 年)诏求遗书,使者以彦博所著《内外丹图诀》上于朝,赐号"葆真居士"。

祁宰(? —1160 年),字彦辅,江淮人,徙居甘泉县。宋时以医术补官。

金兵破汴京得之,令供职于太医院。后历官中奉大夫、太医院使,数被赏赍。正隆十年(1160 年)因直谏为海陵王所杀。金世宗继位,追封为"资政大夫",复其田宅。章宗时,赐谥"忠毅",并赐其子为尚药局都监。

张元珪,丹徒(今江苏丹徒县)人。建炎年间(1127—1130 年)任太医院御医。高宗太子有痔疾,元珪药之得愈,赐金虾蟆一,并金帛酒果。敕书刻于石,其辞曰:"朕置太医院,储奇艺以寿国脉,蓄药饵以拯疾厄。其任非轻,非知运变权宜之士,其奚以堪? 尔元敕业由世授,术贯天人,神功圣巧,悉皆备焉,可宜旌嘉,用彰不朽。太子久患痔疾,诸医不瘥,未究其源。卿不雷同,深识标本,一药而愈,安不移时。朕甚异之,对以虾蟆痔也。特赐金虾蟆及金帛酒果,以赉不次之功。钦哉! 非怪证无以显奇效,非奇效无以著神功。加秩褒宠,无待费辞!"元珪后裔世以医术著名。世称"张虾蟆"。

---

① 故宫博物院:《江苏府武进县志》卷 10,《方伎》,海南出版社 2001 年版,第 361 页。

何公务,字子忠。丹徒县(今江苏丹徒县)人。绍兴年间(1131—1162年),官康州防御史。精医理,高宗患疾,征入侍药,疾愈。授德寿宫太医院使。时秦桧执政,公务遂辞官隐居京城,不久卒,赐葬凤凰山。子何朝柱,袭官太医院使。

殷震亨,字符震,号在山。宋末元初淮东崇明(今属上海)人。生于淳祐七年(1247年),卒于元至顺三年七月十八日(1332年8月9日)。出身海漕显宦之家,震亨独喜诗文。初居苏州,为苏州宝庆寺住持。元大德初年徙昆山,住持岳宫开山。性嗜书,尤好岐黄术,著有《简验医方》、《在山吟稿》、《太上感应篇集注》,皆锓梓以行。①

李日普,溧阳(今江苏溧阳县)人,生平未详。著有《续附经验奇方》一书,今存乾道八年(1172年)刊本。

胡元质,字长文,长洲(今江苏吴县)人。绍兴十八年(1148年)进士。初任太学正,迁秘书省正字。出守和州、太平、建康。淳熙年间(1174—1189年),任四川制置使,知成都。奏减蜀盐虚额钱,又请免夔路九州岛岛民间岁置金银重币,蜀人德之。63岁卒。辑有《总效方》(又名《经效方》)10卷,已佚。

刘师道家,江苏涟水军医,家在金城,徙居邑市,再世业医,至其身声价始振。起为军助教,醇谨修饬。绍兴十八年(1148年)冬,非浦人王彦礼病,遣仆马邀迎。回次中涂,逢妇人跨驴,一仆从后。妇先举鞭招揖,呼其字。曰:显道别来安乐。刘思向来不曾与接识,驻马问之。答曰:我是魏思诚之妻,相与为姻戚。缘丈夫久伏枕,遣我诣君,欲板屋至敝庐诊视。适尔值遇真,非偶然也。刘意不愿行,妇强之甚,力不得已而随往。并驰三十里,臂力疲倦,而妇无怠色。度独木桥,经烟村院落,到一宅,请下马,升堂啜著会食。遂入宅,见魏元无半面之雅,神手求脉,觉骨节硬如木石,全无暖气,心怪之投以汤剂……妇在傍忽鼓掌笑曰:刘郎中细审此病,不可医也。刘曰:娘子拉我来何得却如此?妇曰:郎中试看,转耳间俄化为狐狸奔而出。刘与仆怖,叫室宇,惧不见正坐古

---

① 连德英:(民国)《昆新两县续补合志》卷15,《人物·方外补遗·殷震亨传》,成文出版有限公司据民国十二年刻本影印1982年版。

塚上所铖者,一朽骸耳,即疾驱而归。及家则妇已在门内曰:说道医不得郎中,不信奈何。刘大怒,取长矛将刺之,复化为狐跃出户,登屋鸣噪。唤集弓矢丛射之,急失所向。刘自是得心疾累岁,始愈。①

邹放,淮海(今江苏甘泉县)人,善医。秦观赠诗曰:"百工皆圣作,惟医有书传。绪余起人死,妙处实通天。邹子本淮海,弱龄加讨研。岐扁逢卷中,遂知百病先。往岁游京室,公侯纷荐延。国工不敢妒,遣儿求执鞭。晚弃本州岛岛役,青衫鬓萧然。临衢开大肆,旁午送金钱。嗣子颇不凡,文场早周旋。行期抬青紫,善积神所怜。"由此诗可略见其事迹。

段承务,宜兴(今江苏宜兴县)人。医术精高,然甚贪财贿,非大势力者不能屈致。翟汝文居常熟时,欲见之,不赴。翟委平江太守梁尚书邀之,始来,及归,平江一富人求诊,段曰:"此病不过汤药数剂可疗,然非五百千为谢不可!"富家许其半数,拂衣而去。富家从其请,另出银五十两为药资,段求增至百两,始出药为治,数日病愈。段承务载所获西归,至中途,夜梦一朱衣曰:"上帝以汝为医而专贪财贿,无济人留物之心,命杖脊二十。"遂叱左右捽而杖之。既寤觉脊痛,呼仆视之,棰痕宛然,还家未几而死。

段康年,镇江(今江苏镇江)人。其父从高宗南迁,深知朝廷衰败,嘱康年曰:"宋室日促,非可仕时,唯医可托迹。"他遂隐于医。凡患病者,皆以药济之,不求报。王实斋欲荐之于朝,坚辞不起。后裔段璜,亦精医术。

谭永德,宋代下邳(今江苏邳县)人,生平未详。辑有《谭氏殊圣》(又作《殊圣方》)一书,已佚。

颜直之(1172—1222 年),字方叔,号乐闻居士,长洲(今江苏吴县)人。以弓矢应格,差监省仓。平生乐施予,于外科有研究,常以医药济人,赖以全活者甚众。著有《疡医方论》、《外科会海》、《疡医本草》诸书,均佚。嘉定十五年(1222 年)卒,时年 51 岁。

滕伯祥,吴县(今江苏苏州)人,庆元年间(1195—1200 年)在世。乐善好施,乡人称之为"滕佛子"。曾遇良师习岐黄术,授以治小儿疳积之法,遂业儿

---

① 洪迈:《夷坚志》,《三志已》卷 3,载《续修四库全书》册 1266,上海古籍出版社 1996 年版,第 14 页。

科。子孙传其术。辑有《走马急疳真方》1卷,刊刻于世。

杨吉,医术通神。杨立之自广府通判归江苏楚州,喉间生痈,既肿溃而浓血流注。晓夕不止,寝食俱废,医者为之束手。适杨吉老来,赴郡守,招立之,两子走往邀之。至熟视良久曰:不须看脉已得之矣,此疾甚异。先吃生姜片一斤,乃可投药,否则无法治也,语毕即去。子有难色曰:喉中溃浓痛楚,岂宜食姜? 立之曰:吉老医术通神,其言必不妄。试以一二片吃,我如不能进,则屏去无害。遂食之初时,殊为甘香,稍复加益至半斤许,痛处已宽。满一斤,始觉味辛辣,脓血顿尽。粥饵入口无滞疑,明日招吉老谢而问之。对曰:君官南方,必多食鹧鸪,此禽好啖半夏,久而毒发,故以姜制之。今病源已清,无用服他药也。予记唐小说载:崔魏公暴亡,医梁新诊之曰:中食毒。仆曰:常好食竹鸡。梁曰:竹鸡多食半夏苗,盖其毒也。命掠生姜汁折齿而灌之,遂复活,甚与此相类。① 薛辛,字将仕,号古愚,佚其名。昆山县城(今江苏昆山县玉山镇)人,生卒年月不详。他学医于外家郑氏(郑氏为钱复门生),精于医术,尤擅女科,治多良效,名闻遐迩,人称薛医产家,是江苏省昆山著名世医郑氏女科的鼻祖。得外家郑氏带下医方,因无子嗣,传医术给女婿钱氏。钱氏复传医术于女婿郑公显,郑氏遂世业女科。薛将仕是郑氏女科世医的始姐,其医学经验,经郑氏后裔整理成医著的有《女科万金方》1卷,刊于咸淳元年(1265年),今存。他还著有《女科胎产问答要旨》3卷;今存抄本。《薛医产女科真传要旨》,今存抄本。②

郑公显,昆山县(州)城(今玉山镇)人,生卒年月不详,南宋监察御史郑元辅长子。得岳父钱氏传授外祖薛将仕女科医术,遂擅名于时。郑氏累世业医,皆自公显始。③

李栝,姑孰人,字与儿。李栝生平不详,仅知曾仕尚书左司郎。与李栝同时的程迥著《医经正本书》1卷,于刻书《论医书第六》一节云:近有尚书左司

① 洪迈:《夷坚志》,《三志已》卷8,载《续修四库全书》册1266,上海古籍出版社1996年版,第38页。

② 连德英:《昆新两县续补合志》(二),成文出版有限公司据民国十二年刻本影印1982年版,第626—627页。

③ 连德英:《昆新两县续补合志》(二),成文出版有限公司据民国十二年刻本影印1982年版,第629页。

郎姑孰李梴与几作《伤寒要指》,发明仲景论。《医药正本书》撰于淳熙三年(1176 年),称"近有尚书左司郎",则梴当为南宋孝宗朝的尚书左司郎。李梴著《伤寒要旨》1 卷,附药方 1 卷,后者记载了 108 道药方。《伤寒要旨药方》一书颇切实用。程迥《医经正本书》云:"近有尚书左司郎姑孰李梴与几作《伤寒要旨》,发明仲景论。其言曰:伤寒病有定证,治有定法,如响应声,毫发无差,其病不过三阴三阳与夫合并为证,其治不过汗吐下。其他杂证,皆误医所致,亦有治法。世人不法仲景,妄作常病治之,十失八九。"《伤寒要旨药方》卷终后刊刻如下文字:"右《伤寒要旨》一卷,《药方》一卷。乾道辛卯岁刻于姑孰郡斋。"初刻本今藏北京国家图书馆,写有如下鉴定文字:"《伤寒要旨》一卷,《药方》一卷。宋李梴撰。宋乾道七年姑孰郡斋刻本(黄丕烈跋,杨象济题款)二册。"其下有"甲子医家"诸字,为馆藏图书分类标志。李梴除《伤寒要旨药方》外,尚有《小儿保生方》3 卷。南宋陈振孙《直斋书录解题》卷 13 云:"小儿保生方三卷,左司郎姑孰李梴与几撰。"《宋史·艺文志》云:"李梴伤寒要旨一卷,医家妙语一卷,小儿保生方三卷。"

范成大,字致能,号石湖居士,吴县(今苏州)人,南宋诗人。他生性乐观,不为愁缠。他认为人到老年,性情变化,遇事多思,愁肠百转,而易悲观。往往把自己比喻"落叶"、"枯荷"、"风前灯"、"瓦上霜"以衰翁自叹。而范成大却不然,他写诗批评过白居易晚年依靠歌酒宣泄郁闷的"及时行乐"的颓废思想。他严于律己,表示虽年老但不愿耽于歌酒之中,要保持努力进取,奋发向上的积极态度。范成大认为,一个人只要丢掉玩心,除其贪心,割断私心,则能消愁乐怀,健康长寿。范成大富于幽默,从不悲观。当他发现自己朱颜已去,面目憔悴时,并未灰心,而是觉得童心焕发,壮志犹在。因此,他在花甲之年身心健康,在养生理念上有自己的独到见解。

《宋史·王洙传》记载:"王洙,字原叔,应天宋城人。少聪悟,博学记问过人。……洙泛览传记,至图纬、方技、阴阳五行、算数、音律、诂训、篆隶之学,无所不通。……预修集韵、祖宗故事、三朝经武圣略、乡兵制度。著《易传》十卷,杂文千有余篇。"①

---

① 《二十五史·宋史(下)》册 8,上海古籍出版社、上海书店 1986 年版,第 6704 页。

朱勔,苏州人。……遇异人得金及方书归,设肆卖药,病人服之辄效,远近辐辏,家遂富。

王擫之,江宁(今江苏南京市)人,生平未详。著有《伤寒活人书》,已佚。

王宗正,字诚叔。绍兴人,生平未详。著有《难经疏义》2卷,已佚。

王性,无锡(今江苏无锡县)人。善绘山水,兼精医术。

王鉴,山阳(今江苏山阳县)人。业小儿医,以"黑神丸"治急慢惊风极效。

尧允恭,字克逊,晚号观物老人。海陵(今江苏泰县)人,淳祐年间(1241—1252年)随父徙居京口。景定、咸淳年间(1260—1274年)两领乡荐。宋亡,绝意仕途,专意于经传,尤邃《易经》。安贫乐善,四方从学者甚众。匾所居曰:"葵轩"。82岁卒。平生留意医药,辑有《德安堂方》100卷,已佚。

朱杰,建康府人。精眼科术、其效如神,针甫下而翳(白内障)旋彻。其后裔有名鼎者,亦精此术。

朱绂,镇江人。世代业医,至绂尤精。至元二十年(1283年)选为省医,授本路医学教授。元世祖闻其名,召为御诊太医,赐名"塔儿虎"。

刘沫,字道源,彭城(今江苏铜山县)人,生平不详。著有《刘沫疮疹诀》,已佚。

葛应雷,字震父。吴县人。祖父葛思恭、父葛从豫,皆精医术。南宋灭亡之际,翻阅家藏医籍,刻苦钻研,以医问世。曾曰:"医不可无恒也",取斋名"恒斋"。后任平江路医学教授,再任江浙医官提举。著有《医学会同》20卷,其弟葛应泽、子葛乾孙,均从事医学。

郑春敷,昆山医家。早年习读妇产科诸书,集诸家之善,抄传世验方,隆兴二年(1164年)撰成《女科济阴要语万金方》2卷。其后裔仲饶,咸淳年间(1265—1274年)为太医院监局兼翰林院提举。

张应雷,号梅轩,镇江府人。世代业医,至元年间(1264—1294年)召为太医。晚年归乡,授本路医学教授。

陆文圭,字子方,号墙东,江阴县人。幼颖悟,读书过目成诵,博通经史百家及天文、地理、律历、医药、算术之学。咸淳初(1265—1274年),文圭年十八,以《春秋》中乡选。宋亡,隐居城东,学者称之曰"墙东先生"。元帝数遣使驰币聘之,以老疾不果行,卒年85岁。

陆怡,号悦道,华亭县人。为人诚朴,尝于杭州得遗珠,价值千金,候失者还之。尤善医,汴人段氏客于比邻,一夕溘死,怡取马枥,置大釜上,舁死者内之,蒸以葱药,及旦,皮腐而气复。大德年间(1297—1307 年),召至京师。右丞相答剌罕哈剌哈孙欲试其技,令怡切诊,怡曰:"丞相无疾。"哈孙叹服,称之为神人,欲授以官,力辞。及归,帝赐号"悦道处士"。

沈良惠,佚其名。汴京(今河南开封)人,徙居江苏吴县。以医术得官,高宗尝赐书"良惠"两字,吴人遂以此称之。其后裔沈玄,亦工医术,曾任御医。

周真,字子固,号玉田,仪真(今江苏仪征县)人。性敏好学,元贞年间(1295—1296 年)荐于朝,不仕。究心医学,每遇奇疾,以意与药,辄效。一妇产子后,舌出不收,周直以朱砂傅其舌,令作产子状,以两女子扶掖之,于壁外置瓦盆,坠地作声,声闻而舌收矣;又一女子嗜食泥,日食河中污泥三碗许。周真取壁间败人土调后饮之,遂愈。

三、江西医药学家

黄庭坚(1045—1105 年),字鲁直,号山谷道人,晚号涪翁,洪州分宁(今江西修水县)人,北宋著名文学家、书法家,撰有《士大夫食时五观》,提出了食疗养生理念。

罗升,宜春人。少贫业屠狗,晚乃货药。市中遇异人授以方术,年几百岁。忽一日辞亲故,安然而逝,时政和二年(1112 年)也,后有客见升在浏阳市货药,有书寄乡人归,乃其没之明日也。①

洪遵(1120—1174 年),字景严,鄱阳人(今江西省波阳县人)。徽猷阁学士洪皓之次子。父皓,《宋史》卷 373 有传,附长子洪适、次子洪遵、三子洪迈传。乾道六年(1170 年),遵起知信州,徙知太平州。后官拜资政殿学士。淳熙元年(1174 年)提举洞霄宫,同年十一月卒,谥文安。遵耿直亲民,政暇熟读医书,兼事治疗。辑有《洪氏集验方》6 卷,刊于乾道六年(1170 年),今存。编辑《洪氏集验方》时引沈括《良方》、王氏《博济方》、《外台》、《金匮》、《伤寒》

---

① 曾国藩、刘坤一:(光绪)《江西通志》卷 178,《仙释·袁州府》,光绪七年(1881 年),第508 页。

等,洪遵不仅勤于收集江南官府及民间验方,亦博览医书,颇有中医理论修养。

李迅,字嗣立,生卒年不详,遂江人(在今江西省遂川县境)。其上世多官,以儒学传家,李迅亦官至大理寺评事,以医著名。李氏一直留心医药,广收医方,济世活人,遇有医生方士存守秘方而不与人者,则不惜重金得之,所收医方,必亲自试用以验其疗效,每有病人前来求治,即随证赠方,毫不吝啬。李迅积方颇多,且以医术知名,治疗背疽疗效尤为显著。李迅屡欲编辑成书,以贻后人,但愧于自己并非专门人才而未曾动笔,后有郭应祥任官泉江,对此事关注有加,李迅便在庆元二年(1196年)撰成《集验背疽方》1卷,郭应祥作序。该书对痈疽治法论述精当,所用方药,大多疗效显著且简便易得,适用于穷乡僻壤。书中注重灸法,强调内治,在外科学方面亦有贡献。李迅,字嗣立,泉州(今福建晋江县)人。世以儒术名家,官至大理评事。以医著名,尤精外科,背疽一证,世医以为奇疾,每望风而敛手,迅乃精选所集之方,撰《集验背疽方》1卷,刊于世,今存。

伍起予,南宋时人,生平里居未详。知医学,藏有疗背疽之方,屡用屡效,遂辑《外科新书》1卷,刊于(1207年)10月,邹应龙为之序跋。其书已佚,陈自明著《外科精要》尝引据此书。

刘闻芳,字仲阳,饶州鄱阳(今江西鄱阳县)人。隐于医,治贫家疾,辄怀金置席下,别时令其家人自得之,病者喜而疾已解半。闻芳子孙繁盛,世传家业。

柴彦升,字明甫。乐平(今江西万年县)人。游心内典,以医知名。宣和年间(1119—1125年),皇叔温州观察使道过乐平,得伤寒,彦升以阳证论治,立愈,因授以牒,补濮王宫助教。子柴唐卿、柴舜卿,传父业。

陈自明(约1190—1270年),字良甫,临川(江西抚州)人。南宋著名医学家,以妇科见长。出身于世医家庭,幼受熏陶而志于医学。三世业医,曾任建康府明道书院医学教谕。[1] 他不满足于学习前人的一方一药,特别重视理论研究,认为医生遣方用药必以理论为指导,所以他一面遍走东南各地,尽索方

---

[1] 陈自明:《妇人大全良方》,载《景印文渊阁四库全书》册742,台湾商务印书馆1984年版,第445页。

书,一面研读《内经》、《诸病源候论》等书,在理论上亦有很深造诣。他深得《内经》要旨,博览历代医家著述,遍行东南各地,汲取诸家之长,并继承家传良方,因而医术高明。他说:"盖医之术难,医妇人尤难,医产中数证(症),则又险而难。"陈自明深知治妇科病不仅难,而且险。但他努力探索治疗妇女病的办法。他广泛收集宋以前有关妇产科文献 30 多种,并结合自己的医疗实践,呕心沥血撰写成了《妇人大全良方》。①

　　王克明,字彦昭,饶州乐平人,后徙乌程县(今湖州)。初生时,母乏乳,饵以粥,遂得脾胃疾。长益甚,医以为不可治。克明自读难经素问以求其法,刻意处药,其病乃愈。始以术行江淮,入苏湖,针灸尤精。诊脉有难疗者,必沉思得其要,然后与之药,病虽数证,或用一药以除其本,本除而余病自去。亦有不予药,期以某日自安。有以为非药之过,过在某事,当随其事治之,言无不验。魏安行妻风瘘十年不起,克明施针而步履如实初。胡秉彝妻病,气秘腹胀,呼号踰旬。克明以半硫丸碾生姜,调乳香下之,俄起,对食如常。卢州守王安道风喑不语旬日,他医莫知所为。克明令炽炭烧地,湿药置安道于上,须臾而苏。金使黑鹿谷过姑苏,病伤寒,垂死。克明治之,明日愈。及从徐度聘金,黑鹿谷适为先排,使待克明厚甚,克明讶之,谷乃道其故,由是名闻北方。克明颇知书,好侠尚义,常数千里赴人之急。初试礼部中选,累任医官。王炎宣抚四川,辟克明不就。炎怒劾克明,避事坐贬。后迁至内翰林医痊局,赐金紫。绍兴五年(1135 年)卒,年六十七。②

　　许奇,字彦国。开封(今河南开封)人。自幼习儒,不第,遂弃举子业。精医学,官至太医院院判。建炎年间(1127—1130 年),孟太后赴赣州,许奇扈驾,遂定居于江西渝江。乾道五年(1169 年)孝宗因骑射伤目,令所在贡医,有司以奇应。奇奏曰:"兴复之举,任能为大。射骑细事也,愿勿学。"孝宗然之,擢太医院使。卒年 87 岁。

　　杨贲亨,鄱阳人,博君书,精脉理,每心计造方。有患饥者,诸医以火证治,贲亨久思之未得。顷见堂上木橙自仆乃为湿气所蒸致朽,忽悟水能消物,不独

①　曾国藩、刘坤一:(光绪)《江西通志》卷 170,《方术》,光绪七年(1881 年),第 282 页。
②　曾国藩、刘坤一:(光绪)《江西通志》卷 170,《方术》,光绪七年(1881 年),第 285—286 页。

属火,此湿消尔,投热剂而愈。又有显者瘴目性躁,日忧切益不廖。贲亨给曰:目可计日即痊。第惧毒发于股,又日抚其股忧之。后目忽瘳,而股亦无恙。盖诱其心火下降尔,术遂大名于时。①

李医者,抚州人,医道大行,十年间致家赀巨万。崇仁县富民病邀李治之,约以钱五百万为谢,李疗旬日,不少差,乃求去使别呼医,且曰:他医不宜用,独王生可耳。时王李名相,甲乙皆良医也。病者家亦以李久留不效,许其辞。李留数药而去,归未半道,逢王医,王询李所往,告之故。王曰:兄犹不能治吾伎,出兄下远甚,今往无益,不如俱归。李曰:不然。吾得其脉甚精,处药甚当,然不能成功者,自度运穷不当,得谢钱未闻也。②

蔡助教者,江西信州人,精儿科。③

周惟简,饶州鄱阳人。隐居好学,间明易义。……臣素闻终南山多灵药,事宁后愿得栖隐,太祖许之。

严用和(约1200—1267年),字子礼,庐陵(今江西九江)人,一说南唐人。7岁即勤奋好学,12岁开始行医,历时数十载,在江西九江一带远近闻名。经过长期临床实践,他深感世态变化有古今不同,风土气候有燥湿差异,人体禀赋有厚薄不齐,如一概以古方疗今病,必不尽合。他审度时宜,博采众方,结合自己的体会,1253年编成《济生方》10卷,后15年又补撰《续方》8卷,该书集中反映了严用和的学术思想。严用和十分重视以脏腑学说立论,使中医治病求本的精神在脾肾并重的治疗思想中得到充分展现,其用药偏于温补,对明以后温补学派产生一定的影响。在遣方用药方面,严氏也有鲜明特点,他不仅注意吸收前人的用方经验,如采录《和剂局方》、《三因极一病证方论》两书的方论,善于对前人之方因证化裁,注重配伍,讲究刚柔相济,补泻合宜,体现出实用、创新的制方特色。如济生肾气丸虽由肾气丸加减而来,但与原方适应证有所不同,具有柔而不潜,专而不杂的特点。其他新方还有归脾汤、鳖甲饮子、实

---

① 曾国藩、刘坤一:(光绪)《江西通志》卷170,《方术》,光绪七年(1881年),第286页。

② 洪迈:《夷坚志》,《甲志》卷9,载《续修四库全书》册1264,上海古籍出版社1996年版,第702—703页。

③ 郭彖:《睽车志》卷1,载《景印文渊阁四库全书》册1047,台湾商务印书馆1984年版,第226页。

脾散、橘皮竹茹汤等,严氏创制的一批新方被后世医家采用。严用和继承崔嘉彦、刘开的脉学思想,临证重视凭脉辨证,同时又强调脉、因、证治结合,在这方面积累了丰富的经验。严氏的医学成就,得到后代医家的充分肯定,其学术著作陆续传到日本、朝鲜,如 15 世纪中叶,朝鲜医家金礼蒙等编纂《医方类聚》,辑录了很多《济生方》及《续方》的内容,对该国医学的发展产生一定的影响。

王炎,字晦叔,1138—1218 年在世,婺源(今江西婺源县)武溪人。乾道五年(1169 年)乙科进士,调鄂州崇阳主簿。历任潭州教授、临江通判、太学博士、饶州知府、湖州知府,官至军器监中奉大夫,赐金紫。嘉定十一年(1218年),卒于家,年 81 岁。王炎好著述,撰有《伤寒论》《资生经》,已佚。

王幼孙,字季稚,号自观先生,1223—1298 年在世,庐陵(今江西吉安)栋头人。性笃孝,因母刘氏患痰疾而留心医药。素习儒学,立志报国。宝祐四年(1256 年)赴阙上书,言国事万余言,不见纳,归乡教授生徒。宋亡,其友文天祥兵败被执,解往京师,过庐陵。幼孙谒之于驿舍,著文祭之,期以必死,辞气慷慨悲壮。大德二年(1298 年)正月十一日,幼孙殁,终年 76 岁。所著甚富,医书有《简便方》1 卷、《经验方》1 卷,均佚。

王朝弼,字良叔。庐陵(今江西吉安)人。早年习儒,涉猎医书,而不欲行医。一日,遇数十人患同病,医者曰:"此阴证也。其用药某(味)无疑!"药下,数人亡,而医者犹不变。朝弼断为阳证,稍更其方,服者皆生。朝弼痛惜前者之冤死,遂发念攻医。久之,无不贯通,辨证察脉,造神入妙。嗣后,广采良方,编为歌括,著《金匮歌》一书,文天祥为之作序,惜此书已佚。其子王渊、孙王槐,均以医知名。

王槐,字庭举,庐陵(今江西吉安县)人。邑名医王渊之子。槐早年刻志于文学,中年取祖父(王朝弼)所著《金匮方》读之,后以医术知名。

胡霆桂,字直翁,进贤(今江西进贤县)人。开庆元年(1259 年)进士,为铅山主簿。他天经、地志、礼乐、名物及医药、卜筮之书无不究核。[①]

危亦林,字达斋,1277—1347 年在世,南丰县人。邑名医危云仙五世孙,

危碧崖之孙。亦林自幼好学,博极群书。乃长,嗜岐黄术,尽发祖父所遗诸书,晓夜披览。通晓内、妇、儿、眼、骨、喉、口齿各科,于骨科最为擅长,官至杭州医学教授。亦林有感于医书浩若沧海,卒有所检,目不能周,乃于天历初年(1328年),以十三科为类分,编选古今验方。历时十载,于至元三年(1337年)著成《世医得效方》19卷,经江西医学提举司送太医院审阅,刊刻于至正五年(1345年)。

危碧崖,南丰县人,邑名医危云仙曾孙。碧崖早年习医,师事周伯熙。凡《素问》以下诸医书,无不穷究。其孙危亦林,医名益盛。

刘从周,饶州曲江(今江西波阳县)人。妙于医术,有自得之见,著书10篇,与世俗相异。其书论痢疾云:"常人以白痢为冷证,赤痢为热证,故所用药如冰炭,其实不然。但手足和缓则为热,当煎粟米汤,调五苓散,继服感应圆二十粒即愈;手足厥冷为寒,当服已寒圆之类。凡治痢当以此别之,初不问赤白也。如盛夏发热,有伤寒、冒暑之证,若热有进退,则为冒暑;一向热不止,则为伤寒,当以此别之。"又云:"谷道外肾之间所生痈毒,名为'悬痈',医书所不载,世亦希有知者。初发时唯觉甚痒,状如松子大,渐如莲实,四十余日后,如赤肿如胡桃,遂破,若破则大小便皆自此出,不可治矣。"其药用横纹大甘草一两,截为条,每长三寸许,取山涧东流水一大盏,以甘草沾水,文武火慢炙,水尽为度,继以无灰酒两碗煮,俟至一半,作一服,温服之。过二十日痈消不破,可保安平。广东提刑林谦之,与从周相友善,尝许为此书制序,未果,从周亡,书亦散失。后兴化太守姚康朝患"悬痈",林氏授以此方,两服而愈。

刘岳,字公泰,世称"刘三点",南康星子(今江西星子县)人。其祖父刘闻,为宋末名医。刘岳读书于白鹿洞书院,兼能世其家学。诊病以指抚按三个,即知受病之源,故人称"刘三点"。元世祖平定江南,有司荐刘岳应聘,召对于便殿,世祖善其才,命以奉议大夫官太医院使。未几,改翰林学士知制诰,同修国史。后出任建昌路推官,卒于任所。

刘闻,南康星子(今江西星子县)人,以医名世。其孙刘岳,继承家学,亦为名医。

江矗,字明远。婺源(今江西婺源县)人。以医名家十五世,至矗益精,远近病者麇集,常一剂即瘥。邑尝大疫,矗煮药遍饮之,多有效验。宋理宗久病不豫,前郡守范钟荐之,召至,进药遂安。宝祐年间(1253—1258 年),又愈公主漏胎之疾。帝屡官之,辞而不授。居京师 10 年,称疾乞归,赐宅一区。

汤执中,宋代人,原籍未详。宋南渡时徙居江西永丰县。与金吉甫均任医官,两人俱擅妇科。

严三点,佚其名,江西人,精于医术,以三指按脉,即能知受病之源,世人奇之,遂以"严三点"称之。著有《脉法摄要》1 卷,今存。

李医者,佚其名,抚州(今江西临川县)人,医道大行。十年间,致家赀巨万,崇仁县富民病,邀李治之,约以钱五百万为谢。李拯疗旬日,不少差,乃求去,使别呼医。且曰:"他医不宜用,独王生可耳。"时王李名相甲乙,皆良医也。病者家亦以李久留不效,许其辞,李留数药而去。归未半,道逢王医,王询李所往,告之故。王曰:"兄犹不能治,吾伎出兄下远甚,今往无益,不如俱归。"李曰:"不然,吾得其脉甚精,处药甚当,然不能成功者,自度运穷,不当得谢钱耳,故告辞,君但一往,吾所用药,悉与君,以此治之必愈。"王素敬李,如其戒,既见病者,尽用李药,微易汤,使次第以进,阅三日有瘳。富家大喜,如约谢遣之。王归郡,盛具享李生。曰:"崇仁之役,某略无功,皆兄之教,谢钱不敢独擅,今进其半为兄寿。"李力辞,曰:"吾不应得此,故主人病不愈,今之所以愈,君力也,吾何功? 君治疾而吾受谢,必不可。"王不能强,他日以饷遗为名,致物几千缗,李始受之。二医本出庸人,而服义重取予如此,士大夫或有所不若也,今相去数十年,临川人犹喜道其事。①

吴曾,字虎臣。崇仁(今江西崇仁县)人。高宗朝(1127—1162 年),吴曾以献书得官,累迁吏部郎中。孝宗朝(1163—1189 年),以严州知府致仕。其平生苦学,好著述,以《能改斋漫录》最著名。又以济世为怀,博采古书中方药,推阐前人制方之意,辑《医学方书》(一作《医药方书》)500 卷,收入秘府。

邱可封,字汝礼,贵溪(今江西贵溪县)人。由岁贡历官国子典籍。博览群书,尤精《素问》。善以"太素脉"论人休咎、终身,不可取。著有《经验奇方》等医书,多出自创,均佚。

张松,字茂之,南宋人,里居未详。尝任承节郎,任职于饶州。松兼习医

①　洪迈:《夷坚志》,《甲志》卷 9,《王李二医》,涵芬楼藏民国版,第 1 页。

术,诊疾不问贵贱,皆精察体认,以求其受病之源;每用一药,不问精粗,未尝不审酌寒温,以图其愈病之效。一生以济人为务,不图专己之利。尝博采古来必验之方,摄拾家传、己试经验,辑《究源方》5卷,成于嘉定六年(1213年),今佚。

周鼎(1245—1327年),字德卿,又字仲恒,晚号洞真处士。庐陵县大庚村人,祖籍成安县。博览群书,奋励治学。宋亡,无意仕进,游历四方,凡达官贵人无一苟合,所至皆僻陋隐约之家。工琴,善射,独步江右。兼读医经,贯通仲景之书。泰定丁卯,客居清江县彭氏之馆,豪饮朗吟数日,无疾而终,时年83岁。著有《仲景伤寒论治法歌诀》1书,已佚。

练谦,字孟叔,婺州(今江西婺源县)人,迁居德兴县。嘉泰四年(1204年)举乡魁。后从张忠献公使金,金人幽禁之,经数月,谦作《苏武仗节歌》示意,金知不可屈,释之。及归,皇帝嘉其忠义,诏赠承务郎,秘书省正字。著有《本草释义》一书,已佚。

胡铨,庐陵(今江西吉安)人,生平未详。著有《活国本草》一书,已佚。

柴唐卿,乐平(今江西万年县)人,邑名医柴彦升之子,唐卿与弟柴舜卿均传父业。

柴舜卿,乐平(今江西万年县)人。邑名医柴彦升之子,舜卿与兄唐卿均传父业。

黄彦远,字思貌,金溪(今江西金溪县)人。宣和二年(1120年)任平江府教授,官至吉水县知事。后归隐,居东庵。彦远博学多识,深通《易经》。著有《运气要览》一书,已佚。

程约,字孟博,婺源(今江西婺源县)人。世代工医,承家学,以针术知名于世。同时有针医马荀仲,与约齐名。太守韩瓗患疾,马氏针其右胁,半入而针折,马失色曰:"非程孟博不可!"急邀约,至则针其左胁,须臾,折针出,病亦瘥。其后裔程汝清,亦以针术名世。著有《医方图说》,今佚。

傅常,今广昌县人,曾任澧阳教授。著有《产乳备要》一书,已佚。

曾敏行,字达臣,吉水县人,生平未详。辑有《应验方》一书,已佚。

黎民寿,字景仁,南城县人。幼年从父(黎何)习举业,屡试不得志,慨然叹曰:"既未能得志科第以光世,则医亦济人也,与仕而济人者同。"自此拜师学医,技成,悬壶问世。深悟医学奥理,广蓄有效之方,治病多良效,患者争造其门。平生淡泊寡欲,视人之疾犹如已病,虽应接不暇,不怠不厌,乡里敬重之。著有《简易方论》11 卷、《决脉精要》1 卷、《广成先生玉函经解》3 卷。诸书国内未见,日本尚存。

文天祥,字宋瑞,一字履善,号文山。吉州庐陵(今江西吉安)人。南宋文学家。他胸怀大志,一身正气,为图志而修身养性,已为世人熟知。他一直坚持修身养性,锻炼身体,不但没有生病,还创作了《正气歌》。他倡导世人为图志而养生。同乡王良叔看到百姓死于疾病者甚多,立志学医,并把一生的经验写成秘方歌诀《金匮歌》秘藏。其子季浩、其孙庭举,皆读此书而成名医。文天祥得知此事后,便劝导庭举,献出秘方,造福世人。他说如今世道不好,社会风俗败坏。人都偏爱自己的形体气质,生病难免。而世上又无好医生,只有一些以药试病的庸医。庭举听后深受教诲,决定把《金匮歌》献出。"以广之于人","百世可以及人"。这使《金匮歌》由传家之宝,变成救人济世的国宝。文天祥欣然为《金匮歌》作序刊出。

张敦,庐陵(今江西吉安市)人,精于医术,浪迹岭外。当侨寓潮州,梦人邀去大屋,沉沉如王居。立俟门,左吏导之,使入及廷下。望其上帟幕,赫然。主人冠服正坐,一少年着浅色衣、红勒巾,引敦上诊脉。敦云:肾藏风虚,恐耳鸣为害。冠服者曰:连日正苦耳痛,看得极好。且觅药顾少年,可与钱二十千。敦未暇,予药惊而悟,不省为何处? 疑必神祠也。①

杨道珍,饶州人。善医,精针灸。市民余百三苦鼻衄沉笃,前后数十名医生治疗,均未见效。请杨道珍医治,令病人卧在门扇上,在两肩井间齐插两针,罢衄立止,身体舒适。温州季先同患者此疾有年,亲朋好友提供处方无数,均无效,杨道珍针灸治疗,立愈。一官人宠妾怀妊八个多月,朝夕恹恹,困卧乏力,饮食不下咽,自不能言其痛挠处。杨为诊脉而曰:"此非好孕,正恐是鬼胎耳。"后产一物,小如拳状,类水蛙,始信鬼胎不疑。②

---

① 洪迈:《夷坚志》,《丁志》卷 2,载《续修四库全书》册 1265,上海古籍出版社 1996 年版,第 272 页。

② 洪迈:《夷坚志》,《支癸》卷 8,载《杨道珍医》,涵芬楼藏民国版,第 3 页。

姜彦荣,鄱阳人,医者,淳熙十二年(1185 年),迁居丰泰门内。①

张二大夫,京师医家,后徙临安。从临安官至翰林医官。晚退居江西吉州,启药肆。技能不甚高,而一意牟利,累资数万缗。屋后小圃广袤,不能十丈。日生纵步,忽垣墙颓仆正压右足踝,折骨破痛,不堪忍。市民范接骨以外科著名,亟招之。范视其骨胫中,但黑膜存。叹曰:凡人上自头下至足,皆以髓为主。故能恃以久长,方盛壮之时。或有毁折,苟精髓充盈,则可施板夹揿伤处,乃用外药涂,传随其轻重浅深,刻日复旧。今大夫髓枯矣,无复可接。是病非吾所能医也,即舍去。张宛转榻上,呻呼几半年而死。②

潘璋,乐平市医士,居于县市。③

刘舜臣,鄱阳人,医官,其技甚高。汪橞居于城外数十里间,妻喻氏以绍熙五年(1194 年)初秋感疾伏枕两旬,更数医治疗,弗效。其家议欲招刘昶者,世为医,用叔阴补右。列尝为江东提刑司缉补官,因寓处城中,是夜橞梦一异人授以金刃,光彩灿然,长径尺,觉而默喜。自念金刀者刘也,当付于昶,无所疑。夙与命仆,且行方启门,而其友宋震适至,问疾云:昨晚人从郡中来,言新驻泊,医官刘舜臣其技甚高,盍使视之,橞始悟己梦,验为神告,即易书遣仆焉邀致。到时日将暮,喻氏已困焉,舜臣授以两药,及旦洒然顿苏,信宿而愈。至后再无染患之事矣。④

席天佑,乐平人,父衮精于医,尝从刘武忠军中。天佑象用兵之势一寓于棋,遂成绝艺。淳熙六年(1179 年)冬,醉卧僧床,赋一诗云:霜侵古屋月侵窗,拨尽寒灰夜未央。仗剑起看吴楚分,将星今现几分光。俄得目疾,经岁后不复见物。几十年自省元无大恫,何以至于此极。一夕梦一秃翁,为其徒乞命。席曰:我病废待尽,不握死生之柄,胡为而出此言,谢之使去。翁曰:若能置念,目

---

① 洪迈:《夷坚志》,《支甲》卷 3,载《续修四库全书》册 1265,上海古籍出版社 1996 年版,第 405 页。
② 洪迈:《夷坚志》,《支乙》卷 7,载《续修四库全书》册 1265,上海古籍出版社 1996 年版,第 475 页。
③ 洪迈:《夷坚志》,《支乙》卷 7,载《续修四库全书》册 1265,上海古籍出版社 1996 年版,第 478 页。
④ 洪迈:《夷坚志》,《支乙》卷 7,载《续修四库全书》册 1265,上海古籍出版社 1996 年版,第 478 页。

眚可廖。翌早见渔人负担遇门,问其何物? 皆虾蛤螺蟏之属也。顿悟梦告悉买之,使童纵于江中,双目已有明意。叹曰:梦岂欺我为善,愈力才数月,眸子了然,天佑医术不减其父。庆元三年(1197 年),邑西周恂病,风人皆以死证,共邀视之。佑曰:左以瘫右,以缓何计之,可为幸犹,早一月大药尚可及也,遂探囊出三药。指其一曰:服此一句,口当能言;指其二曰:服此一句,手且能运掉。指其三曰:服此一句,足且能移步。俟三者既效,当别告,汝恂妻举所戒,尽如其言。复迎之求所谓常饵者哭曰:吾技止此,耳病势既退,但调和气血,以平之恂意其有靳扣请不已。天佑曰:果欲知常饵乎? 汝出入公门,当用方便一味切忌,鬻狱舞文,贪顾财物,此神仙上方能服之,则疾永下作矣。恂顿首受教,旋执役如初。一日相遇于市,徇曰:感君再生之恩,恨无以报。如县道有使令,愿效犬马。天佑责之曰:汝忘我语,故态复发耶,间愧谢而退。①

熊邦俊,"郡医熊邦俊年三十八岁时,以淳熙十六年五月三日得热疾。其父彦诚老矣,招一同事视之"。②

杨氏,"饶州市人李三妻杨氏,郡史之女也。绍熙五年春染时疾,招里医郑庄治疗"。③

汪经,江西人,既以术显,与邑士徐圣愈厚善。庆元元年(1195 年)重九日,相遇于村店。临别曰:后二年当复会于县中,正恐不能从款尔。徐怪而诘之,汪云:尊夫人星数到,彼时必有脏腑之疾,当逢异人而安。及庆元三年(1197 年),就馆县市士人家汪果来访。阅两日,得仆报母患痢。母年七十六矣,正忧恼间。崇圣长老慧月闻之,急抄一方。来其方用樱粟壳 7 颗、乌梅 7 个、陈橘皮 7 片,皆如常法。而甘草 7 寸,炙其半生姜 7 片,煨其半黑。荳四 19 粒,炒其半,同一水大盆入小罐内,文武火熟者而饭之。徐即买药奔归及家,已三鼓,立治药,一服痛止,丹服脱然。④

刘开,字立之,号三点,又号复真先生,南康(今江西南康县)人。师事道

①　洪迈:《夷坚志》,《三志辛》卷 5,载《续修四库全书》册 1266,上海古籍出版社 1996 年版,第 72 页。
②　洪迈:《夷坚志》,《三志辛》卷 9,《熊邦俊病状》,涵芬楼藏民国版,第 6 页。
③　洪迈:《夷坚志》,《支景》卷 9,《李三妻》,涵芬楼藏民国版,第 4—5 页。
④　洪迈:《夷坚志》,《甲志》卷 5,《续修四库全书》册 1266,上海古籍出版社 1996 年版,第 73 页。

士崔嘉彦,得脉学真传,遂精医术,人以"神医"目之。据《百川书志》载:开尝仕宋为太医。《南府志》载:开尝仕宋为太医。《南康府志》曰:元帝曾召之赴阙,赐号"复真先生"。卒,葬于西古山。著有《复真刘三点脉诀》、《脉诀理玄》、《太素脉诀》、《医林阐微》、《伤寒直诀元微》、《方脉举要》等书,今有《脉诀元微》、《方脉举要》、《复真子刘先生脉法》三种存世。弟子严用和,亦以医知名。

史可苏,鄱阳(今江西鄱阳县)人。生而笃学,博涉群书,旁通医学。元初曾辟为郡学录,义不忘宋,故屡征不就,有陶渊明之风。晚岁隐于医,活人甚众。邑人德其起死之功,榜其堂曰:"更生"。章起凤赞曰:"术能托乎精微,志不厌乎淡泊,其抱道白晦,寓意于术,以神其用。《易》称潜德,非其选欤!"。

赵希鹄,约1231年前后在世,袁州宜春人,撰有《调燮类编》,4卷,1276年版。

张拱,"母党龚氏世为医,故拱亦能方术,置药肆于宜春门后坊"。①

朱熹(1130—1200年),字元晦,又字仲晦,号晦庵,晚称晦翁,谥文,世称朱文公。祖籍江南东路徽州府婺源县(今江西省婺源),出生于南剑州尤溪(今属福建省尤溪县)。宋朝著名的理学家、思想家、哲学家、教育家、诗人,闽学派的代表人物,儒学集大成者,世尊称为朱子。绍兴二十一年(1151年),朱熹拜访隐居在浙江黄岩灵石山的药寮居士谢极。谢极所建药寮,离城西40里。主人在修竹苍松下荷锄种药,服食自求长生久视,过着儒释道兼修的隐士生活,朱熹十分羡慕,赠主人诗词以示纪念:"谢公种药地,窈窕青山阿。青山固不群,花药亦婆娑。一掇召冲气,三掇散沉疴。先生澹无事,端居味天和。老木百年姿,对立方磋峨。持此供日夕,不乐复如何!""小儒泰师训,迷谬失其方。一为狂瘖病,望道空茫茫。颇闻东山园,艺术缘高冈。痔聋百不治,效在一探囊。再拜药园翁,何以起膏肓?"②朱熹还为许多医药学家题写医著序言和墓志铭。绍熙五年(1194年)夏,朱熹赴长沙,途经新喻,谒见谢昌国。谢昌国向朱熹推荐理学名家郭长阳在淳熙八年(1181年)撰写的《仲景伤寒补亡

---

① 洪迈:《夷坚志》,《丙志》卷18,《张拱遇仙》,涵芬楼藏民国版,第6页。
② 束景南:《朱子大传》,福建教育出版社1992年版,第98页。

论》医书,朱熹谦虚地表示不太谙熟这门学问,将书带回后加以精读。由于朱熹公私倥偬、水陆奔驰、全年无暇详阅医书。庆元元年(1195年)夏,大病几死,适逢王伯纪、綦伯谟同来探病。朱熹将郭长阳医书请他们审阅,均称奇书。朱熹认为此医书照搬中医经典、无所益损,而且此书分门别类,易于读者查找,可供世人学习并收藏,了解古代医家精华,防病治病,值得推广。庆元元年(1195年)五月,朱熹欣然跋郭长阳《仲景伤寒补亡论》:

> 古人之于脉,其察之固非一道,然今世通行,唯寸关尺之法为最要。且其说具于难经之首篇,则亦非下俚俗说也。故郭公此书,备载其语,而并取丁德用密排三指之法以释之,夫难经则至矣。至于德用之法,则予窃意诊者之指有肥瘠,病者之臂有长短,以是相求,或未得为定论也。盖尝细考经之所以分寸尺者,皆自关而前却,以距乎鱼际尺泽。是则所谓关者,必有一定之处,亦若鱼际尺泽之可以外见而先识也。然今诸害,诸无的然之论,唯千金以为寸口之处,其骨自高,而关尺皆由是而却取焉。则其言之先后,位之进退,若与经文不合,独俗间所传脉诀五七言韵语者。词最鄙浅,非叔和本书明甚,乃能直指高骨为关,而分其前后以为寸尺阴阳之位,似得难经本指。然世之高医,以其赝也,遂委弃而羞言之。予非精于道者,不能有以正也。姑附见其说于此,以俟明者而折中焉。

从上跋文中洋溢着朱熹精通中医基础理论的才情,在点赞《仲景伤寒补亡论》具有历代相传正法之际,指出了该书不足之处。[①] 朱熹著述甚多,朱熹撰有导引、气功类著作《朱子静坐说》,1200年版。

四、福建医药学家

张致远(1090—1147年),字子猷,南剑州沙县(今福建沙县)人。宣和三年(1121年)举进士。绍兴八年(1138年)召为给事中,出知广州。以显谟阁待制致仕。绍兴十七年(1147年)卒,年58岁。致远广有学识,兼知医药,尝与李璆合著《瘴论》2卷,已佚。

① 郭雍:《仲景伤寒补亡论》,《朱子跋郭长阳医书》,载《续修四库全书》册984,上海古籍出版社1995年版,第175—176页。

郑樵(1103—1162年),字渔仲,世称"夹漈先生"。南宋兴化莆田(今福建莆田县)人。博学强记,好著述,初隐居夹漈山,久之遍游名山大川,搜奇访古,遇藏书家必借留,读尽乃去。于经旨、礼乐、文字、天文、地理、虫鱼草木、医方之学皆有研究。绍兴十九年(1149年),授右迪功郎,官至枢密院编修官。郑樵著有《通志》一书,其中《艺文略》著录医籍26类,是为医书详细分类之开端;其中《昆虫草木略》中缺失药理解说部分,将内容分为草、蔬、稻粱、木、果、虫鱼、兽、禽八大类,收录了340种植物和130多种动物,是南宋医药学家本草学著作系例外的一部史学名家本草学专著。他另撰《鹤顶方》24卷、《本草成书》24卷、《本草外类》5卷、《食鉴》4卷,均佚。

钱闻礼,生平里居未详。绍兴年间(1131—1162年)任建宁府(今福建建瓯)通判。好医方,尤精于《伤寒》。著有《伤寒百问歌》3卷,刊于世,今存。

蔡元定(1135—1198年),字季通,世称西山先生,建阳(今福建建阳县)人,蔡发之子。元定自幼颖悟,八岁能诗,日记千言。后师事名儒朱熹,朱以友人待之。太常少卿尤袤等荐之于朝,坚辞不往。时韩侂胄排斥朱熹之学,州县捕元定甚急,乃携子蔡沉步行三千里,避于舂陵(今湖北枣阳),从学者甚众。卒于舂陵。后侂胄伏诛,宋廷追赠元宝为迪功郎,谥"文节"。元定兼通医理,著有《蔡氏脉经》1卷。此书国内未见,日人丹波元胤谓此书尚存。

一足妇人,绍兴十七年(1147年),泉州有一名妇女,身边伴随着两名女童。白天在市场上卖药,晚上回封崇寺的僧堂捣药,旦则复出继续卖药。①

庄绰,字季裕。清源(今山西清源县)人,学有根柢,多识逸闻旧事。曾官于福建顺昌、湖南沣州等地。建炎年间(1127—1130年),任朝奉郎。绰以医术显于时,尤精针灸微蕴。著有《灸膏肓法》(又名《膏肓腧穴灸法》)2卷、《本草节要》3卷、《明堂针灸经》2卷。上三书国内未见,今日本存《新刊庄季裕编灸膏肓腧穴法》抄本,为天正二年(1574年)王月轩写本。

汤尹才,号龙溪隐士,生平未详,龙溪(今福建龙溪县)人。著有《伤寒解惑论》1卷,刊于乾道九年(1173年),收于钱闻礼撰《伤寒百问歌》卷1,有1309年刊本和1912年武昌医馆重刊本,新中国成立后有排印本。

---

① 洪迈:《夷坚志》,《甲志》卷20,《一足妇人》,涵芬楼藏民国版,第7页。

　　朱端章,生年不详,长乐县人,淳熙年间(1174—1189 年),主管江西南康军,廉以律己,宽以爱民,济世救民。朱氏非医学出身,生平喜好方书,疫病流行时亲访民间,处治方药,经其救治痊活者甚多。曾召南康军判官厅公事徐安国,示以方书数编,包括先世所传及经手所录医方数百首,请徐氏增补。徐氏素好医药,积方颇多,在朱氏僚朋、乡贵、寒儒、方士之间进一步访讨,最后将其所得进行整理,删繁掇要,条贯缕析撰成一书,朱氏定名为《卫生家宝方》,于淳熙十一年(1184 年)刊行。该书共 5 卷,卷首为药物修治总则,记述了 300 多种药物的炮炙方法,而后分 43 门论述各科病证,列方 880 多首。同年十二月,朱氏又将所藏诸家产科验方编为 8 卷刊行,名为《卫生家宝产科方》(又名《卫生家宝产科备要》,简称《产科备要》)。此外,朱氏还辑有《卫生家宝方》6 卷、《卫生家宝小儿方》1 卷、《卫生家宝汤方》2 卷等书,均佚。①

　　宋慈(1186—1249 年),字惠父,建阳(今属福建)人,是南宋福建地区最为杰出的法医学家,被称为“法医学之父”,著有《洗冤集录》。嘉定十年(1217 年)登进士第,他曾任长汀县令。淳祐五年(1245 年),开始收集编写《洗冤集录》资料。淳祐七年(1247 年),除宋慈直秘阁,提点湖南刑狱。这时枢密使陈铧出为湖南安抚大使,兼节制广西。宋慈兼大使行府参议官,协助陈铧处理军政要务。宋慈在长期从事提点刑狱工作中,深深懂得“狱事莫重于大辟,大辟莫重于初情,初情莫重于检验”。认为检验关系整个案件“死生出入”、“幽枉曲伸”。因此自己对于狱案总是“审之又审,不敢萌一毫慢易心”,每当发现吏作奸巧欺侮,则亟予驳正。若疑信未决,必反复深思,唯恐率然而行,使死者蒙冤。通过认真审慎的实践,宋慈总结出重要的经验:“狱情之失,多起于发端之差;定验之误,皆原于历试之浅”,认识到错案、冤案与检验经验不足关系密切。于是博采近世所传诸书,自《内恕录》以下数家,荟萃厘正,增补己见,撰成《洗冤集录》5 卷,刊于湖南宪治,供省内检验官吏参考,借以达到“洗冤泽物”目的。这部法医名著一经问世迅速传遍全国各地,并成为后世众多检验书籍的祖本,该书为现存第一部系统司法检验专书,比欧洲最早法医学专著早350 多年。1779 年法国《中国历史艺术科学杂志》首先节译刊出,以后相继被

---

　　①　朱端章:《卫生家宝产科备要》,《丛书集成初编》册 1422,中华书局 1985 年版,第 1 页。

译为英、荷、德、日、朝等近十国文字,流传于世界,西方认为宋慈于1235年开创了"法医鉴定学"。宋慈死后,理宗为了表彰他的功绩,曾为其御书墓门。刘克庄在墓志铭中盛赞他:"听讼清明,决事刚果,扶善良甚恩,临毫猾甚威,属部官吏以至穷阎委巷、深山幽谷之民,咸若有一宋提刑之临其前。"

杨士瀛,字登父,号仁斋,生卒不详,三山(今福建省福州市)人,出身于世医家庭,自幼习医,对《内经》、《难经》、《伤寒论》等古典医籍及历代医学名著研究颇深,在脉学、伤寒、儿科及内科杂病方面有一定成就,所撰《伤寒类书活人总括》7卷,总括张仲景《伤寒论》及朱肱《类证活人书》,并参附自己的学术见解而成,每条都冠以歌诀,便于后学记诵。杨士瀛还著有《仁斋直指方论》、《医脉真经》2卷,新安朱崇正附遗。善本书室藏书志云:是书四库未收,登父首著《活人总括》时在庚申,越翌岁更著此书,最后则仁斋直指也。仪顾堂题跋云:前有景定三年(1262年),登父自序:首为察脉总论,次脉诀,次论七表脉,次论八里脉,次论九道脉,其杂证脉状及药象,则朱崇正所附也。是书虽以伪本王叔和脉诀为经,而能参以百家之言,去其谬而撷其精。自序所谓发先哲未尽之言而揆之理,约诸子异同之说而归之正,非夸也。其《三部九候论》、《脏腑部位论》、《诊候论脉病》、《消息论诸篇》,简要易明,多前人所未发,以视濒湖脉学,无不及也。《仁斋直指》26卷,附伤寒类书《活人总括》7卷,杨士瀛著。乾隆四十二年(1777年)五月《钦定四库全书》、《仁斋直指》提要曰:

> 此本为明嘉靖庚戌所刻,前有余镈,序称直指,列为28卷,析79条。今考79条之数与序相符,而其书实止26卷。焦竑《国史经籍志》载有此书,亦作26卷,盖序文偶悮然。士瀛所撰本名《仁斋直指》,其每条之后题曰:附遗者,则明嘉靖中朱崇正所续加。崇正,字宗儒,号惠斋,徽州人,即刊此本者也。焦志既题曰:《仁斋直指》附遗方,乃惟注杨士瀛撰,则并附遗归之。士瀛亦未免小误也,其伤寒类书7卷,焦志不著录,据《仁斋直指》自序,其成书尚在《直指》前,此本以卷帙较少,故刻于后。卷首标题亦称朱崇正附遗,然核其全编,每条皆文义相属,绝无所谓附遗者,惟卷一《活人证治》。赋后有司天在泉图、五运六气图、伤寒脉法指掌图,标目录上冠一附字耳。或因此一卷有附遗而牵连题及七卷,或因《直指》有附遗而牵连题及此书,均未可定。宋椠旧本既已不存,今亦无从证,故疑以

传疑可矣。①

皕宋楼藏书志引杨士瀛《仁斋直指》自序曰：

明白易晓之谓直发，纵以示之谓指剖，前哲未言之蕴，摘诸家已效之方，济以家传参之，肘后使读者心目了然，对病识证，因证得药，犹绳墨诚陈之，不可欺，庶几仁意周流亹亹，相续非深愿欤。②

从以上纪昀和杨士瀛序言来看，《仁斋直指方论》是一部以治疗内科杂病为主的方书。该书所载方剂多为历代各家名方、家传效验方以及个人临床心得，因此具有很高的实用性。原书已经亡佚，现存有明嘉靖刻本、日抄本、清《四库全书》本。全书共 26 卷，其法多遵于仲景，强调气血调制，用药取诸家之长，但又灵活多变，对后世有一定影响。除此之外，杨氏还撰有《察脉总括》、《仁斋小儿方论》4 卷等。③

叶大廉，延平（今福建南平县）人。官至太社令。性好藏书，于方书尤为注重。宦游四方，每岁辑录医方，抄录成册。后取其试用应验者。略分门类，由刘良弼、许尧臣加以校正成书，辑成《叶氏录验方》3 卷，刊刻于淳熙十二年（1186 年）。现有抄本存于日本。

田嵩，福建人。好学善医，尤工于治疗。为人重财利，治病察形诊候，度疾浅深，先计所酬之值，始肯治疗，为医中之贪者。

刘柏桓，一名元伯，崇安人，翰六世孙。天资淳朴，尝遇异人，授以岐黄之术，自是病者求治，无不全活。④

刘言甫，号桃溪居士，桃溪（今福建龙岩县）人。自幼习儒，屡摈名场，乃弃而习医。及长，游于四方，挟技活人。凡用药取效者及秘传妙方，皆随手抄录，辑《活人事证方》20 卷，嘉定九年（1216 年），由叶麟之作序，刊于世。又有《活人事证方后集》、《新编类要图注本草》等书，均传于世。

---

① 杨士瀛：《仁斋直指》，《提要》，载《景印文渊阁四库全书》册 744，台湾商务印书馆 1984 年版，第 1—2 页。

② 杨士瀛：《仁斋直指》，《提要》，载《景印文渊阁四库全书》册 744，台湾商务印书馆 1984 年版，第 2 页。

③ 陈仪：《福建通志》卷 46，《福建艺文志·子部五·医家类一·宋》，1938 年版，第 3—4 页。

④ 陈仪：《福建通志》总卷 44，《福建艺术传·医》，1938 年版，第 1 页。

李师圣辑《卫生家宝·产科备要》8卷,长乐朱端章编石遗室书录云:宋本作此书名《读书敏求记》,只称产科备要。铁琴铜剑楼书目云:是书集诸家产科经验方成帙,首列入月产图,中有借地禁草禁水逐月安产法。书录解题所载《产宝证诸方》一卷,以十二月产图,冠之疑即此书也。卷四李师圣编论郭稽中附方,疑即直斋书录所载《产育保庆集》一卷也。卷六许学士产科方,当谓绍兴中许叔微其余杂采诸家方论,甚备目录,后有翰林医学差充南康军驻泊张永校勘一行,卷末有自记三行。皕宋楼藏书志云:其所载《产育宝庆集方》,陈直斋谓,李师圣有说无方,医学教授郭稽中为时良医,以方附诸论,遂为完书。今考师圣自序知郭与李同时是书,实成于师圣也。当归一味,散注引王子亨指迷论,子亨名贶,直斋书目载之,今已失传。桃仁承气汤,谓庞安常用之验,安常名安时,今有《伤寒总病论》行世,产育方药专书。唐志载昝殷《产宝》1卷,今惟《宝庆集方》尚存,《永乐大典》中然已佚去,借地法矣。犹赖此书传之,所采虞流《备产济用方》诸论尤为切要,书成于淳熙中,四库全书未收。

赵植吾,闽潭城人。京本校正注释音文《黄帝内经》、《素问灵枢集注》十五卷,隋全元起训释,唐王冰次注,宋林亿奉敕校正,孙兆改误,闽潭城赵植吾编正善本,书室藏书志云:明刊本前有唐宝应元年岁次壬寅序,目录第一卷至十二卷为《素问》,八十一论篇第十三卷为《素问》,亡篇第十四、十五两卷为《灵枢》,八十一章编次与其他本不同,殆福建书肆刻本,有井家藏书印,殆曾至东瀛,复归中土者欤。[①]

李辰拱,字正心,延平(今福建延平)人。壮岁游三山县,从名医杨士瀛游,志趣相投。杨以《伤寒总括》授之,且语之曰:"治杂病有方,治伤寒有法,一法既通,其余可触类而长矣。"辰拱归乡后,取杨士瀛《活人治例》一书,研精覃思,历30年,编《伤寒集成方法》一书(未见传世)。延祐五年(1318年)又撰《胎产救急方》1卷,国内未见,今日本内库文库藏有抄本。

张炳,字明叔,建宁浦城(今福建浦城县)人。少有奇疾,师事名医史载之,遂极医学之妙。及归,以医济世,无问贵贱,凡请必往视之,全活甚多。又

---

① 陈仪:《福建通志》卷46,《福建艺文志·子部五·医家类一·宋》,1938年版,第2—3页。

嗜学能文,老而不倦,同郡魏挨之称其为太古遗民。历任蕲州主簿、丰州录事参军。

陈孔硕,字肤仲,长乐(今福建长乐县)人。少时其母多病,久治不效,乃发愿习医,久之精其术。后出仕,官直龙图阁。辑有《伤寒泻痢要方》1 卷,已佚。

陈抃,建安(今福建建瓯县)人,生平不详。著有《手集备急经效方》(又名《陈氏手集方》)1 卷,已佚。

郑浆,字孔济,长乐(今福建长乐县)人。能诗,工医术,诊脉能预知生死。

敖继翁,字君寿,福州人,寓居湖州。深通经学,行动必循礼法。赵孟頫尝师事之。元初,平章(即宰相)高显卿荐之于朝,诏授信州教授,命下而继翁卒。平生于治经外,专究医学,尝谓:"医经即儒经中一种实学。《内》《难》而后,唯张机为第一人。"敖氏于《伤寒论》多有研究,认为此书原有"辨舌之法",大多散佚不传。后依据仲景之论补"验舌法"12 条,著成《金镜录》一书,藏于家。后杜本(号清碧)复增补 24 条,配以简图,命名为《敖氏伤寒金镜录》,刊刻于至正元年(1341 年)。据明代医家薛己言,敖氏还著有《点点金》一书,今未见。

何希彭,闽县人,初太宗命集古今名方、药石、诊视之法,敕国医诠次,类分百卷,号《太平圣惠方》,诏颁州郡。希彭者,通方伎之学,凡圣惠方有异域、瓖怪、难致之物,若食金石草木得不死之篇,一皆置之。酌其便于民用者,得方6096。希彭为乡间所信,蔡襄知福州日,因取其本,誊载于板,列牙门之左右云。①

林士元,闽人。仁宗以福建奏狱多虫毒害人者,闻士元能以药下之,诏录其方。②

许洪,字可大,武夷(今属福建)人。祖、父均业医,洪绍承家学,好读方书,亦以医知名。曾供职于四川总领所检察惠民局,后敕授太医助教。嘉定元年(1208 年),对《太平惠民和剂局方》进行校订,并择本草所载药性,将于功

① 陈仪:《福建通志》总卷 44,《福建艺术传·医》,1938 年版,第 1 页。
② 陈仪:《福建通志》总卷 44,《福建艺术传·医》,1938 年版,第 1 页。

效加以注明,并将《得效名方》及其他有关方剂附之,编成《和剂指南总论》冠其篇首,此书一名《药石炮制总论》。

郑德孚,仙游人,耕老之裔,学医精其术。①

刘彝,闽县人,著《赣州正俗方》2卷。道光通志云:彝知虔州,俗信巫,医药集此方,以教之,遂初堂书目作赣上证俗方,彝已见周礼下。②

上官彦成,邵武人,医者。自称北京驻泊。云:宣和中,在京中试铁灸,得翰林医学,转至副使,皆妄也。乾道初来鄱阳,其技亦平,平而能实言。宗室公颐,颇滑稽善谑,因坐群客。次有言:某人病势可虑,一客云:可招上官驻泊。公颐蹙言曰:上官来则下官去矣,坐皆笑倒。盖州郡,每日申时,兵校交番,其当置军员,必大声曰:上番来,当下者继之曰:下番去,故用此以为戏。彦成闻而甚病,其语、声誉日削焉。③ 时人认为来自中央的医官医术高超,事实上,这样的头衔对自己生意也确有帮助,即使是在离职之后。

周霞,字史卿。元祐年间(1086—1094年)遇异人,得养生术。炼丹油果山二十年,丹垂成。④

白玉蟾(1194—?),本姓葛,名长庚。为白氏继子,故又名白玉蟾。字如晦等。南宋时人,祖籍福建闽清,生于琼州(今海南琼山)人,为道教金丹派南五祖之一,是内丹理论家。他才华横溢,著作甚丰。致力于传播丹道,广收弟子,成为道教内丹派南宗的实际创始者。

五、安徽医药学家

张扩,字子克,歙县人,精医,能以太素知人贵贱、祸福。南陵有富人子伤寒,气息仅存,不省人事。扩曰:"此嗜卧证也,后三日当苏,苏当欲饮,饮则与此药必熟睡,觉当得汗而愈。"已而果然。

程约,字孟博,婺源人,精针法,太守韩瑗疾,同邑马荀仲针其右胁,半入而

---

① 陈仪:《福建通志》总卷44,《福建艺术传·医》,1938年版,第1页。

② 陈仪:《福建通志》卷46,《福建艺文志·子部五·医家类一·宋》,1938年版,第1页。

③ 洪迈:《夷坚志》,《支景》卷8,载《续修四库全书》册1265,上海古籍出版社1996年版,第536页。

④ 《福建续修浦城县志》卷31,《方外》,1894年版,第1—2页。

针折。荀仲失色曰："非孟博不可。"约至,针其左胁而右胁折针出,遂愈。马荀仲亦名医,辛弃疾赏赠之词……著《医方图说》。①

王博、韩荧皆宿州人,医道通神。王博路遇异棺,验其血不死,启棺针之,子下母苏。一金陵贾病危,韩荧认为不过中药毒,投以甘草汤而愈。又宿州卫百户季泉,少时弱疾不起,请他们诊疗,韩荧速治愈。寿八十余,王再视,谓八十四,果如其言。②

杨介,字吉老,盱眙人,善医,著《伤寒论脉诀》,行世。徽宗苦脾疾,国医进药不效。介言饮水太过。以米煎理中汤,服之,遂愈。③

陈文中,字文秀,生卒年不详,宿州符篱(今安徽省宿县)人,家乡为金人攻占后逃归南宋。曾任和安郎判太医局兼翰林良医等职,精通内科、儿科。在江苏涟水一带行医15年,涟水自守将至达官富民之家,皆重其术,凡群医缩手之症,延之多愈,尊称"宿州陈令"。陈氏认为小儿病证虽多,但以痘疹为第一重病,且此病辨证多有疑似,用药易出舛误,遂集家传、已验之方,于1254年撰成《小儿痘疹方论》1卷,对痘疹进行了专门论述。该书首论痘疹发病之源,次论痘疹之治,次列效验之方,内容全面,文字简要,明朝薛己曾校注此书。除《小儿痘疹方论》之外,陈氏还撰有《小儿病证方论》4卷,其卷1为《养子真诀》及《小儿变蒸候》,叙小儿的保养和发育;卷2为"形证门",论小儿指纹及面部形色望诊,并附望诊图;卷3和卷4论惊风及痘疹证治,附列方药。1958年商务印书馆将陈氏两书合刊,名为《小儿病源痘疹方论》。综观两书,陈氏学术重要特点是重视脾胃、善用温补,丹溪对其多有异议。后迁居杭州,医名益盛。

王寔,颍州(今安徽阜阳)人。为名医宠安时高弟,官至信阳太守。曾集诸家伤寒方论,撰《伤寒证治》3卷、《局方续添伤寒证治》1卷,均佚。

朱肯堂,怀远县人。祖上五代业医,至肯堂亦有盛名。与朱彦实、朱莹、秦子通等并为怀远名医。

朱彦实,怀远县人。五世业医,至彦实亦精其术,与同时良医朱肯堂、朱

① 沈葆桢、吴坤:(光绪)《重修安徽通志》卷262,《人物》,1878年版,第392—393页。
② 沈葆桢、吴坤:(光绪)《重修安徽通志》卷262,《人物》,1878年版,第408页。
③ 沈葆桢、吴坤:(光绪)《重修安徽通志》卷262,《人物》,1878年版,第414页。

莹、秦子通齐名。

李百全,字儿道,舒州桐城(今安徽桐城县)人。从名医宠安时游,尽得其传,为桐城名医。有何翁者,以资财豪于桐城,嗜酒色。年五十,手足偏废不举,就百全求疗,治疗月余而愈。将去,百全饮之酒,酒半问之曰:"死与生孰美?"翁愕然曰:"公,医也,以救人为业,岂不知死不如生? 何用问?"百全曰:"吾以君为不畏死耳。若能知死之可恶,甚善。君从死中得生,宜永断房室,若不知悔,则必死矣! 不复再相见也。"翁闻言大悟,归家即结草庵独居,却妻妾不见。如是二年,勇健如三十许人,徒步进城一日行百二十里。

李惟熙,舒州(今安徽潜山县)人。以医为业,博学善察物理。其论药曰:"菱、芡皆水物,菱寒而芡暖者,菱开花背日,芡开花向日故也。"可见其观察之细。

吴诚,休宁(今安徽歙县)人。本嗜儒学,后遇异人于郊,授以秘藏医籍,遂造活人之妙。其子吴豫、孙吴源,均以医知名。

吴源(? —1173年),字德信,晚号南熏老人,休宁(今安徽歙县)人。其曾祖吴诚、父吴豫,均以医术名世。源继承家学,治病有奇效,尤擅治劳瘵,有"神医"之称。曾因枢密使汪勃之荐,入京考医。赴试医者数百人,朝廷以医学"七经"考之,源独冠其首,乃入内府为医。不久,迁翰林医官。吴氏甚重功名,常曰:"医至十全不过一艺。官至和安,不过一医。"遂弃官隐于儒。乾道癸巳(1173年)冬,建康留守洪枢密抱病,群医不能疗。程叔达以同乡之好,强引吴源治之。吴诊视毕,曰:"由惊气入心而得。"洪惊悟曰:"何其神也!"服药即瘳。洪留以待春,源曰:"吾无春脉。"归甫旬,摄衣而逝。[1]

吴镕,字国器,宁国县(今安徽宁国县)人。业儒,兼通医术,全活甚众,略不计利。善养生,年近百岁,耳聪目明,发黑如漆,面奕奕有光,人目之为"不老仙"。其孙吴应昂中举人,镕因此得授迪功郎,寻卒。[2]

吴豫,号松萝居士,休宁(今安徽歙县)人,长于诗。得祖父吴诚之传,精于医术。子吴源,以医名世。

汪纲,字仲举,黟县(今安徽黟县)人。淳熙十四年(1187年)中铨试,调

---

① 沈葆桢、吴坤:(光绪)《重修安徽通志》卷262,《徽州府·人物志·方技五》,1938年版,第392页。

② 沈葆桢、吴坤:(光绪)《重修安徽通志》卷262,《人物》,1878年版,第392—398页。

镇江府司户,迁平阳县令,以户部侍郎致仕。学有本原,多闻博记,兵、农、医、卜、阴阳、律历诸书,靡不研究。

张杲(1149—1227年),字季明,新安(今安徽歙县)人。邑名医张挥之孙,张彦仁之子。杲早年习儒,得家传,尤精医理。以儒医著称,活人甚多,潜心医学50余年,博览前代诸书,尝集其多年见闻,于淳熙十六年(1189年)著成《医说》10卷,今存。

张彦明,新安(今安徽歙县)人。善医、有医德,凡僧道、贫士、军兵及贫者求药,皆不受钱,或反以钱米赠之。病家来请,虽至贫之家亦往。

张济,无为(今安徽无为)人。得秘诀于异人,善用针。岁饥大疫,济以针治一百七十人,无不应验;有孕妇因仆地而腹偏左,济针其右手指而胎正;有久患脱肛者,针其头顶心而愈;有伤寒翻胃,呕逆累日,食不下者,针眼眦,立能食。所用之法皆古方书所不载。陈莹中尝为之作传。

陆阳(?—1139年),字义若,宣城(今安徽宣城县)管内水阳村人。以医为业,无医德。绍兴九年(1139年),陆暴卒,闻者称快。如建炎年间(1127—1130年),一南下避难的北人老编修朱莘的妻子,"病心躁、呼陆治之"。妻为言:"吾平生气血劣弱,不堪服凉剂。今虽心躁,元不作渴,盖因避寇惊忧,失饥所致。切不可据外证,投我以凉药。编修嗜酒得渴疾,每主药必以凉为上,不必与渠议也。我有私藏珍珠,可为药直。君但买好药见疗,欲君知我虚实,故丁宁相语。"陆诊脉后认为:"伤寒阳证。"煮小茈胡汤以来。妇人曰:"香气类茈胡,君宜审细,我服此立死。"陆曰:"非也,幸宁心饮之。"妇人又申言甚切,陆竟不变。才下咽,吐泻交作,妇遂委顿。犹呼云:"陆助教,与汝地狱下理会。"语罢而绝。后数年,溧水高淳镇李氏子病瘵,来召之。用功数日未效,出从倡家饮。而索钱并酒馔于李氏,李之兄怒,叱不予。及归已黄昏,乘醉下药数十粒。病者云:"药在鬲间,热如火。"又云:"到腹中亦如火。"又云:"到脐下亦如火。"须臾大叫,痛不可忍,自床颤悸坠地。至夜半,陆急投附子丹沙,皆不能纳。潜引舟,遁去,未旦李死。绍兴九年(1139年),陆暴得病,日夜呼曰:"朱宜人、李六郎,休打我。我便去也。"旬日而死。[1]

---

① 洪迈:《夷坚志》,《丁志》卷10,《水阳陆医》,涵芬楼藏民国版,第2—3页。

孙道,淳熙二年(1183 年)时的义乌名医,擅长眼科。①

符助教,宣城(今安徽宣城县)符里镇人,以医为业。无医德,其治痈疽,虽非毒疮亦敷药使之溃烂,为世人所不齿。②

章迪,字吉老,庐州府无为州人,博览医书,得针刺之术于《素问》《灵枢》之间。以其道治病,有着手成春之效,世有"华佗再世"之誉。隐于医,善针术,以其道救人。传子济,济誓救三千人,不复针。又以父道付子权,起病如神。米芾志其墓,亲为书石。③

章济,无为(今安徽无为县)人,针灸名医章迪之子。济绍承父学,亦精医术,尤擅九针之法,临证能立起沉疴。尝发愿救治三千人,及数满,不复操针,以术传其子章权。

章权,无为(今安徽无为县)人。祖父章迪、父章济,均以医名世。权继承家学,精于针灸术,起病如神。

徐楼台,当涂人,外科医生,累世能治痈疖。其门首画楼台标记,以故得名。传至孙大郎者,尝获乡贡,于祖业尤精。绍兴八年(1138 年),溧水县蜡山富人江舜明背疽发,叩门求医。徐云可治,与其家立约,俟病愈,入谢钱三百千。凡攻疗旬日,饮食悉如平常,笑语精神殊不衰减,唯卧起略假人力,疮忽甚痛且痒。徐曰:法当溃脓,脓出即愈。是夜用,众客环视。徐以针刺其疮,捻然纸长五寸许,如钱缗大,点药插窍中,江随呼好痛,连声渐高。徐曰:别以银二十五两赏我,便出纸,脓才溃,痛当立定。江之子源怒,坚不肯与,曰:元约不为少,今夕无事,明日便奉赏。徐必欲得之,江族人元绰亦在旁谓源曰:病者痛已极,复何惜此? 遂与其半,时然纸入已逾一更,及拔云:血液交涌如泉,呼声浸低,徐方诧为痛定,家人视之,盖已毙,脓出犹不止。不一年,徐病热疾,哀叫不绝声。但云:舜明莫打我,我固不是汝儿子,亦不是如是。数日乃死,二子随母改嫁,其家医遂绝。④ 徐楼台擅长治痈疖,医德很差。治病前已与江舜明谈妥

---

① 洪迈:《夷坚志》,《支丁》卷5,《义乌孙道》,涵芬楼藏民国版,第4—5页。
② 张杲:《医说》,载《景印文渊阁四库全书》册742,台湾商务印书馆1984年版,第224页。
③ 沈葆桢、吴坤:(光绪)《重修安徽通志》卷262,《人物》,1878年版,第406页。
④ 洪迈:《夷坚志》,《丁志》卷10,载《续修四库全书》册1265,上海古籍出版社1996年版,第322—323页。

医药费用,却在治病中要挟病家额外给小费,与病家讨价还价,无视病人疾苦,造成患者死亡的医疗事故。①

六、广东医药学家

刘昉(？—1150 年),后改名旦,字方明。潮阳县人。宣和六年(1124 年)进士,绍兴九年(1139 年)以礼部员外郎兼实录检讨官出知虔州。绍兴十三年(1143 年)八月,知潭州。镇抚之暇,每患小儿疾苦,不唯世无良医,且无全书。乃取前贤方论及世传之方,命干办公事王历、乡贡进士王湜、汇编成帙,名之曰《幼幼新书》,凡 40 卷。绍兴二十年(1150 年)秋,此书刻成 38 卷,昉因病而殁。

崔世明,增城县人。早年习举业,屡试不中,乃曰:"不为良相,则为良医。"遂究心于岐黄之书,以医问世。有医德,凡贫病者求疗,不取其酬。子崔与之,官至广东经略安抚使。

陈昭遇,岭南人。医术精验,太平兴国初受诏与王怀隐等编类经、验方一百卷。太宗御制序赐名曰《太平圣惠方》。昭凭加光禄寺丞赐金紫。②

李关,海阳人……其笔札尤精医术,乡人赖之,号北源先生。③

七、广西医药学家

何首乌,顺州南河县(今广西陆川县西五十里)人。其祖父何能嗣,慕道术,尝随师入山修行。一日,醉卧山野,见藤二株,苗蔓相交,久而分解,解后复交,能嗣惊讶其异,天明掘其根而归。一老者示之曰:"子既无嗣,其滕乃异,恐神仙之药,何不服之?"遂杵为末,空心酒服一钱,数月后似觉强健,因此加至两钱。长服之,旧疾皆痊,发黑颜少,数年之内即有子,名延秀。延秀之子名首乌,后世乃以"首乌"名此滕,以为药中神品。

---

① 张杲:《医说》,载《景印文渊阁四库全书》册 742,台湾商务印书馆 1984 年版,第 224—225 页。

② 阮元、陈昌齐:(道光)《广东通志》卷 326,《方技》,1822 年版,第 620 页。

③ 阮元、陈昌齐:(道光)《广东通志》卷 326,《方技》,1822 年版,第 620—621 页。

八、四川医药学家

史堪,字载之。眉州(今四川眉山)人。尝官至郡守,精于医药。治病以法炮制用药,审证精当,常三四服药即效。不愈即重新审证,检讨其由,改用他法,以符病情。尝治一同邑人,恶闻食臭,神倦消瘦,医莫能愈。史氏依《内经》诊为"食挂",予以调治而愈。又蔡京患便秘,史氏以紫菀清其肺气调治而愈。著有《史载之方》行世,全书凡 31 门,多论述内、妇科病,另有《史载之指南方》,或云即《史载之方》。

唐慎微(约 1056—1136 年),字审元,蜀州晋原(今四川崇庆县)人,徙居成都华阳。出身于世医之家,相貌寝陋,举措语言朴讷,而聪慧明敏,学问赅博。精于医药之学,治病百不失一,知名于时。凡以病求诊,不分贫富,召之必往,寒暑风雨不辞。每言证候不过数语,再问之辄怒不应。同邑宇文虚中之父患风毒,慎微治之,药下而神效。又预言疾当复作,疏三方付之。后病果再发,依言服药,半月而瘁。慎微好读书,凡经史、医药、佛道之书无所不读,得一方、一论必记录之。大观二年(1108 年),慎微取嘉祐补注本草及图经本草合为一书,复拾唐本草、陈藏器本草、孟诜食疗本草旧本所遗者五百余种,附入各部,并增五种,仍采雷公炮炙及唐本食疗陈藏器诸说。收本书者附于各条之后,又采古今丹方并经史百家之书。有关药物者,亦附之共 31 卷,名《证类本草》。上之朝廷,故名《大观本草》。慎微貌寝陋而学赅博,使诸家本草及各药丹方垂之千古,皆其功也。①

李铭骠,字西美,汴梁(今河南开封)人。政和年间(1111—1117 年)进士,调陈州教授,入为国子博士,出知房州。绍兴四年(1134 年),以集应殿修撰知士州,累迁徽猷阁直学士,四川安抚制置使。著有《岭南卫生方》4 卷,刊于世(今存)。还与户部侍郎张致远合辑《瘴论》2 卷,已佚。

史崧,锦官(即四川成都)人。精通医学。自髫龄迄壮年,潜心于《内经》,颇涉其理。尝取其家藏旧本《内经·灵枢》9 卷,参对诸书,重行校正,又增修《音释》附于卷末,汇为 12 卷,并由朝廷刊印颁行之后。《灵枢经》这一失传多

---

① 常明、杨芳灿:《四川通志》卷 166,《人物·艺术》卷 34《成都府》,巴蜀书社 1984 年版,第 4924 页。

年的医学经典著作,才得以再度流传于世而裨利医家,造福人民。据史崧（序）称:"但恨《灵枢》不传久矣,世莫能究……家藏旧本,《灵枢》9 卷,共 81 篇……除已具状经所属申明外,准使府指挥,依条申转运司,选宫评定,具书送秘书省国子监",刊印颁行。由此可见,这一重要医学典籍,整整过了二百五六十年,才得以重新完整出现,并一直流传至今,史崧的这一贡献具有重大价值。史崧对于《灵枢》和医学的研究,确有见解。如他对《南阳活人书》以咳逆为哕的提法,认为不合经义。他引证《灵枢经》说的"新谷气入于胃,与故寒气相争,故曰哕"的论述,论证了上述提法的不当。又引证《灵枢经》关于节、神气和流注的经文,来驳正一般对《难经·六十五难》所论理解为流注的不正确认识等。他认为:"自髫迄壮,潜心斯道,颇涉其理。"此外,史崧对医家应读研医书、深诘医理有独到见解。他曰:"夫医者在读医书耳,读而不能为医者有矣,未有不读而能为医者也。不读医书,又非世业,杀人尤毒于梃刃。"这种看法十分正确。史崧在其所著《黄帝素问灵枢集注》自序中云:昔黄帝作《内经》18 卷、《灵枢》9 卷、《素问》9 卷,乃其数焉,世所奉行唯《素问》耳。越人得其一二,而述《难经》,皇甫谧次而为甲乙诸家之说,悉自此始。其间或有得失,未可为后世法。则谓如《南阳活人书》,称欬逆者哕也。谨按《灵枢》经曰:新谷气入于胃,与故寒气相争,故曰:哕,举而并方则理可断矣。又如《难经》第六十五篇,是越人根植《灵枢》本轮之大略。世或以为流注,谨按《灵枢》经曰:所言节者,神气之所游行出人也,非皮肉筋骨也。又曰:神气者正气也,神气之所游行出入者流注也。并荣轮经合者,本轮也。举而并之,则知相去不啻天壤之异,但恨《灵枢》不传久矣,世莫能究夫。为医者在读医书耳,读而不能为医者有矣,未有不读而能为医者也。不读医书,又非世业,杀人尤毒于梃刃。是故古人有言曰:为人子而不读医书,犹为不孝也。仅本庸昧,自髫迄壮,潜心斯道,颇涉其理,参对诸书,再行校正。家藏《灵枢》九卷,其八十一篇增修音释附于卷末,勒为二十四卷。庶使好生之人开卷易明,了无差别。今崧专访明医,更迄参详,免误将来,利益无穷,功实有自。①

---

① 常明、杨芳灿:《四川通志》卷 166,《人物·艺术·成都府》卷 34,巴蜀书社 1984 年版,第 4924—4925 页。

王进嘉,王好学,工飞白、篆籀,尤好医书。手抄《普惠集效方》,且储药以救病者。①

杨子建,青神县人。他所著的《十产论》一书,对胎位异常的纠正及难产的处理等作了较详的论述,反映了当时在产科方面所积累的经验和达到的成就。

王朴,西蜀人。精脉理,自称能以太素脉知人。张扩从之期年,朴将所藏《素书》授之,扩后为良医。

石用之,字藏用,蜀人。以医术游于都城,声名甚著。治病喜用热药,尝谓:"今人禀赋怯薄,故按古方用药,多不能愈病,非独人也。金石草木之药亦皆比古力弱,非倍用之,不能取效。"故藏用以喜用热药,得谤君医。……予族子相,少服菟丝子,凡数年所服,至多饮食,倍常气血充盛。忽因浴,去背垢,背觉肿,急视之,随视随长,赤焮异常,盖大疽也。适四五月间,金银藤开花时,乃大取,依良方所载法,饮至两日,至数斤背肿消尽,以此知非独金石,不可妄服菟丝,过饵亦能作疽,如此不可不戒。"②有名晁之道者,甚服石氏之论,每见亲友蓄丹药,无论多寡,尽取食之,初不为害,晚年乃病,盛冬伏石上,为寒气所逼而死。余杭医家陈承,治病专用寒凉,与石氏相反,故世有"藏用檐头三斗火,陈承箧里一盘冰"之语。两人均为名医,用药偏执,各有所短。

初虞世,字和甫,四川人,以医名天下。元符中,皇子邓王生月余,得痫疾危甚,群医束手,虞世独以为必无可虑。不三日,王死信乎,医之难也。③

曹孝忠,四川人,以医得幸。政和、宣和间,其子以翰林医官换武官,俄又换文,遂除馆职。④

李鉤,绵州(今四川绵州)人。于书无所不读,尤长于医,活人数以千计。

① 常明、杨芳灿:《四川通志》卷166,《人物·艺术·成都府》卷34,巴蜀书社1984年版,第5501页。
② 常明、杨芳灿:《四川通志》卷166,《人物·艺术·成都府》卷34,巴蜀书社1984年版,第5502页。
③ 常明、杨芳灿:《四川通志》卷166,《人物·艺术·成都府》卷34,巴蜀书社1984年版,第5502页。
④ 常明、杨芳灿:《四川通志》卷166,《人物·艺术·成都府》卷34,巴蜀书社1984年版,第5503页。

张立德子,佚其名。蜀地人。眉山有名颖臣者,长七尺,健饮啖,忽得消渴疾,日饮水数斗,食倍常而数溺,服消渴药半年而疾日甚,自度必死,乃预治棺衾。蜀人张立德之子为当时良医,为之诊脉,笑曰:"君几误死矣!"取麝香当门子以酒濡之,作十许丸,取枳椇子为汤饮之,遂愈。问其故,曰:"消渴、消中皆脾衰而肾败。今诊颖臣,脉热而肾且衰,当由食果酒过度,虚热在脾,故饮食兼人而多饮水,非消渴也。"其神验若此。

郭长孺,成都人。风致闲逸,博学多闻。于佛道、阴阳、地理、医卜等均有研究。著有《阴阳杂证图说》、《蔬食》,均佚。

魏了翁(1178—1237 年),字华父,号鹤山,邛州蒲江(今四川蒲江)人。自幼从诸兄读书,稍长,英悟绝人,日诵千言,过目不忘,乡里称之为神童。庆元五年(1199 年)登进士第,历官四川节度判官、国子正、武学博士、秘书省正字、校书郎、嘉定知府、汉州知府、眉州知州、潼州路提点刑狱、转运判官、绍兴知府、福建安抚使,以资政殿大学士通奉大夫致仕。嘉熙元年卒,诏赠太师,谥"文靖"。能诗词,善属文,其词语意高旷,风格或清丽,或悲壮。了翁旁涉医学,撰有《学医随笔》1 卷(今存)。

刘昉,徽宗朝龙图阁学士、医学家。宣和六年(1124 年)进士,历任礼部员外郎、太常寺少卿、夔州(今四川奉节)知州、荆湖转远副使、潭州(今湖南长沙)知州兼荆湖南路经略安抚使等官职,还被授予龙图阁学士,世人因此称之为刘龙图,知潭州。因见小儿疾苦甚深,而世又无儿科全书以救济之。因录取前贤关于儿科之论述,命干办公事王历及乡贡进士王湜共同编集,汇成巨帙,名《幼幼新书》,全 40 卷,因病其最后 2 卷由门生李庚代其作序。此书所引前代资料颇为丰富,其中不乏后来已佚之医著或其他文献,故具有一定文献学价值,为宋以前儿科学之集大成者。

赵士行,南宋官吏。任右监门卫大将军忠州(今四川省忠县),防御使等职。通医学,撰《九钥卫生方》3 卷,原书佚,部分佚文存《幼幼新书》、《叶氏录验方》。

九、湖南医药学家

万应雷,字震父。平江州(今湖南平江县)人。曾任江浙医学提举,著有

《医学会同》20卷,已佚。

刘祀,字茂先,号固穷山叟。衡阳(今湖南衡阳)丞西高原人。精于幼科,名著朝野。其五世孙刘思道,亦精医术。

刘思道,字直甫,衡阳(今湖南衡阳)丞西高原人,邑儿科名医刘祀五世孙。思道深得家学,治病多效。

苏耽,在山下凿井、种橘,以救乡民之疾。橘井在郴州城东,即耽之故宅,今为观。耽将上升白母曰:明年郡有疫,可取庭前井水、橘叶救之亦可。少助甘旨,果如所言。①

黄璘,湘乡人。政和五年(1115年)为广州观察使,奏:南诏大理国慕义怀徕,愿为臣妾。欲听其人贡,诏璘置局于宾州,凡有奏请,皆俟进止。政和六年(1116年),大理遣进奉使李紫琮等来,诏璘与广东转运副使徐惕偕诣阙。政和七年(1117年),至京师贡马380匹及麝香、牛黄诸物。朝廷以为璘功并其子晖,昨皆迁官。②

曾世荣,号盲溪,衡阳人,精方脉,著《活幼心书》。③

西阳子,姓氏不详,自蜀将往九疑过祁阳。祁阳人卢玉铉延之别室,数月远近病人往求药,取壶芦中丸与之,皆立愈。虽给百余人不匮酬,以金币不受。叩以仙术则曰:忠臣孝子便是世上神仙,一切服药、导引皆妄为不可学也。后还蜀,不知所终。

朱佐,字君辅,湘麓人,其生平欠详。辑有《类编朱氏集验医方》15卷,序刊于1266年。此书广搜博采,征引《小儿病源方论》等多种医籍处方,使大量前人留下的处方得以保存传世,保留了一些古代已佚之可贵资料。

郑克,字克明,又字武子,开封(今河南开封)人。北宋时曾以迪功郎任建康府上元县尉。南宋初曾以承直郎任湖南提刑司干官。绍兴间(1131—1162年),郑克阅和凝《疑狱集》,嘉其用心,乃采掇旧文,补苴其阙,易名为《折狱龟鉴》,刊于世。是书虽非医籍,然对后世法医学之形成极有影响。

---

① 卞宝第、李瀚章:(光绪)《湖南通志》卷61,1885年版,第727页。
② 卞宝第、李瀚章:(光绪)《湖南通志》卷242,1885年版,第184页。
③ 卞宝第、李瀚章:(光绪)《湖南通志》卷242,1885年版,第620页。

十、湖北医药学家

王汉东,佚其名,汉东(今湖北随县)人,生平未详。著有《汉东王先生小儿形证方》3 卷,已佚。

吴彦夔(1117—?),字节夫,永兴(今湖北阳新)人。绍兴十八年(1148年)进士。孝宗乾道年间知武宁县。吴彦夔撰《传信适用方》,4 卷,1180年版。

谢与权,蕲州(今湖北蕲春县)人。世代业儒,兼工医理,至与权尤精。杨惟忠病时,面发赤如火,群医不能疗。子婿陈栖忧之,以问胡悠然,有蕲人谢与权世为儒医,悠然引之视疾,既入不诊脉,曰:"证候已可见。"杨公夫人滕氏令与众议药饵。朱张二医曰:"已下正阳,舟白泽圆,加钟乳、附子矣。"谢曰:"此伏暑证也,宜用大黄、黄檗等物。"因疏一方,议不合。时杨公年六十余,新纳妾,嬖甚。夫人意其以是得疾,不用谢言,谢退,谓悠然曰:"公往听诸人所议,统及门众",极口诋谢曰:"此乃千金中一治暑方,用药七品渠,只记其丑,乃欲疗贵人疾邪。"悠然以告谢,谢曰:"五药本以治暑,虑其太过,故加二物制之。今杨公病深矣,当专听五物之为,不容复制,若果服前两药,明日午当躁渴,未时必死,吾来助诸公哭弟也。"悠然语陈栖,陈栖不敢泄,明日杨卒,皆如谢言。①

张道清,字得一,郓之蒲骚里人。绍兴六年(1136 年),母感梦而生,周岁能言。徙居长森湾,日著灵异。儿时不茹荤酒或数日不食。入山不返踪迹之,乃执书坐崖下,猛虎踞其侧,乡间旱涝请祈辄应,病者求符水立愈,莫知其所师。淳熙十年(1183 年),因访李府,御带为中都之游,李府慈懿皇后宅也。慈懿晦迹汉川之日,道清过其父李道,道闻善相人命,诸女出拜,慈懿在中,道清惊曰:"此天下人母,何敢受其拜耶?"至是光宗在储,齐安郡主病呕,慈懿曰:"若张先生来,病可疗,但卒难至耳。"李府以告东宫,即召入,咒水以进,郡主立苏。孝宗厚赐,皆不受。东宫镂"真牧"二字以赐,召见非问不答,归长森营

① 洪迈:《夷坚志》,《甲志》卷 2,载《续修四库全书》册 1264,上海古籍出版社 1996 年版,第 663 页。

万寿观。淳熙十四年(1187年)入九宫山,光宗临御齐安主又病,玺书宣召,以九宫方辟命徒王宗成,赴京旋入觐,亦不乐久居,未几乞归。①

唐守澄,随州人。幼入武当为道士,姿貌清奇,杖头长挂葫芦数十,往来均房间豫。道人吉凶多奇中,常无故叱辱人,人被叱辱者必得福庆,人称之曰唐风仙,或立积雪或卧道旁。常有虎豹守卫,住紫霄南岩诸宫,年八十余,道著远近黑墨片纸可疗异疾,度徒百余人,解化之日,面若童子。②

张八叔,居平江,祖母汪氏卧病,更数医不效。有客叩门,青巾乌袍,白皙而髯。言:"吾乃润州范公桥织罗张八叔也,前巷袁,二十五秀才,令来切脉,公式出见之。"客曰:"不必诊脉,吾已得尊夫人疾状,留一药方,曰'乌金散'。"使即饮之。边氏家小黄犬方生数日,背有黑绶带文。客曰:"幸以与我后三日,复来取矣。"公式笑不答后,三日犬忽死,汪氏病亦愈。乃诣袁秀才谢其意,袁殊大惊,坐侧有画图视之,乃吕洞宾像,宛然前所见者画,本实得于张八叔家。③

十一、浙江医药学家

靳豪,原籍河南开封,北宋时居住汴京显仁坊,卖药兼行医,每日设浆、粥于肆,免费济贫。宣和年间(1119—1125年)得治儿疾秘方,用于临床效果特好,遂以儿科享誉京城。高宗南渡,豪扈跸临安,操业儿科,凡仕大夫子女有病,必邀他治疗,辄有显效。皇上遂诏进太医院,晋为太医。靳从谦,靳豪之后。为御直翰林医官,因医术精湛,特敕赐晋三阶,并恩赏《百子图》,把他居住的里巷命名为"百子图巷"。绍兴三年(1133年)开始,靳家有《百子图》传世。靳起蛟,字霖六,临安人。他是靳从谦后代,著有《本草会编》10卷。靳鸿绪,字若霖,起蛟儿子,临安人。其先世以儿医名世,到鸿绪医术更精。他编辑了《内经纂要》。其子咸,字以虚;吉,字符庵;谦,字仁若,都继承父业,精通医学。

---

① 张仲炘:《湖北通志》卷169,《人物47·仙释传》,1921年版,第16—17页。

② 张仲炘:《湖北通志》卷169,《人物47·仙释传》,1921年版,第19页。

③ 洪迈:《夷坚志》,《乙志》卷17,载《续修四库全书》册1265,上海古籍出版社1996年版,第105页。

稽清,字伯仁,是南宋浙江一位"善疗金疮骨损"的骨科名医。他父亲也是一位汴京(今河南开封)名医。稽清的精湛医术是"世传秘本"。因宋室南迁临安,稽清随同他父亲南渡临安。在南迁的路途中,他父亲为许多逃难的军民医治疾病。由于医疗工作繁忙,他父亲不得不请稽清帮忙或代治。他小小年纪便得到父亲的教诲,医术大有长进。立足临安后,在州桥旁开了一个医药店。《两浙名贤录》说:"日有扶疾就视者,续断起废,辄见奇效",成为一个骨科名医。据明朝《万历临安府志》记载,他在临安以骨科远近闻名,群众前来医治,他都认真治疗,深受百姓欢迎。人们称他为"稽接骨"。民间相传他的药铺开在中河东面,门口没有桥相通,因此到他的药铺看病十分不便。他正想积蓄资金,在药铺门口的中河上造一座桥,以便病人就医。恰好宋孝宗恢复中原,亲自骑射训练,不慎落地跌伤,摔断脚踝骨。御林军急忙抬回皇宫中,御医不能治愈,十分着急。有人推荐稽清。孝宗立即诏他入宫,他妙手回春,很快接骨治愈了皇上疾病。孝宗赐他金银,他不要,只提出在药铺门口造一座桥,以方便病人就诊。孝宗马上命令工部主持此事,一座古朴典雅长约140多米、宽约2米的石拱桥很快建成,人们把它称为"稽接骨桥",至今尚存。

王介,字圣与,号默庵,临安人,约生活于南宋孝宗至宁宗年间(1163—1224年)。他善书画,懂医药。庆元年间(1195—1120年),官内阁太尉,晚年退居临安慈云岭西,山中有堂,号"履巉岩",因以书名,于嘉定十三年(1220年)著彩绘本《履巉岩本草》上、中、下3卷。他日砺月磨,开荒几百亩山地,发现野草可入药者极多,能辨其名及知其用者200种。因拟图经,参考单方数百只,编次成集《履巉岩本草》,以期召和穷壤,跻民仁寿。①

严防御,临安人。据记载:宋孝宗因食湖蟹过多而患痢,诸医不能救治,遂宣严入宫诊治,严用新米藕节细研,以热酒调服,数服而愈。皇上以金杵臼奖励他,并授给官职,后人称他的住宅为"金杵臼严防御家"。

严观,仁和县(今浙江杭州)人。精医术,治病不拘古方,颇有胆识。尝用姜汁制附子,人难之曰:"附子性热,当以童便制,奈何复益以姜?"观曰:"附子性大热而有毒,用之取其性悍而行速。若制以童便则缓矣,缓则非其治也。今

---

①　王介:《履巉岩本草》,《续修四库全书》册990,上海古籍出版社1995年版,第74页。

佐以生姜之辛,而去其毒,不尤见其妙乎?"其临证多用此法,皆获奇效,人称"严附子"。著有方书,行于世(今未见)。弟严泰,继兄而出,亦为时所推重。

严泰,仁和县(今浙江杭州)人,邑名医严观之弟。泰继兄而出,精于方脉,治伤寒效如决川,为时所推重。

严子成,字伯玉,临安人。其父严秋蟾卖药于浙江,承父业,医技更精。乐为贫病者施医,经济拮据,群众崇尚他的医德,称他为"药师"。大书法家赵孟頫病危,特邀他医治,手到疾除,感其德,赞其术,并画《杏林图》和孙思邈像送给他,意为医药合璧之妙。大德年间(1297—1307 年),京师设御药局,征召他任官,他婉言拒绝,享年 99 岁。

沈垚,杭医老张防御,向为谢太后殿医官。革命后,犹出入杨驸马家。①

周守忠,字榕庵(或称松庵),临安人。宋宁宗时在世。著有《历代名医蒙求》分上、下两卷论述。据钱塘苏霖作序评介:清雅好事,退公多暇,博览古今,尝辑前医事迹,凡得二百事著为一百联,姓氏枚举,韵语连珠。《历代名医蒙求》成于嘉定十三年(1220 年),书中广泛收集有关医药典故及治疗实例,保存了不少宝贵史料。该书自上古迄南宋,将历代文史和医籍中所载名医事迹,医林典故,加以汇集,用韵语形式,上下各以四字为联,每联下加注材料出处。如该书首联为"神农百草、伏羲九针",前者以《史记》记载炎帝神农氏"始尝百草,始有医药"为依据;后者则以《帝王世纪》记述伏羲氏"制九针,以拯夭枉"为资料来源,使人读韵语便于记诵,读注文又颇便了解 202 名医事迹,这对于了解医学历史的发展,有参考意义。② 此外,周氏还著有《养生纂要》。

刑氏,佚名,绍熙年间(1190—1194 年)人。据明万历《临安府志》记载:以医名于杭,术业甚奇。时韩平原知阁门事,将出使,请他诊脉。曰:和平无可言,所可忧者,夫人耳。知阁回辂日,恐未能相见也。韩妻本无疾,怪其妄诞,然私忧之。泊出疆甫月,其妻果报卒矣。又朱丞相胜非子妇偶小疾,刑曰:小

---

① 周密:《癸辛杂识续集》卷下,载《景印文渊阁四库全书》,台湾商务印书馆 1984 年版,第 93 页。

② 周守忠:《历代名医蒙求》,载《景印文渊阁四库全书》册 1030,台湾商务印书馆 1984 年版,第 175—220 页。

疾不药亦愈,然不宜孕,孕必死。家属认为狂言。一年后,朱妇得男,其家方有抱孙之喜,朱弥月而妇疾发作,病死。

郭昭乾,字汝端,临安人。汾阳王裔孙。妇产科医生。郭氏医名从昭乾发迹,三传至曾孙时义(字敬仲)。郭昭乾得神效妇科秘方十三首,按方治病无不奇验。

冯氏,临安人,郭敬仲母亲。1127年,孟太后患病,高宗诏遍名医。郭敬仲因母精于医学,遂引母入宫,进药3剂后太后病愈,被皇上封为安国夫人,成为古代浙江难得的女医师。

汪夫人,佚其姓名,兰溪(今浙江兰溪县)人。知书善医,擅治妇人病,有名于时。尝掌内府药院事,封温国太夫人。子孙世承其业,后随宋南迁,散居于浙之东西,杭州、绍兴、金华皆其族。

郭敬仲,字时义,原籍河南汴梁,约1013年祖父昭乾徙临安。擅长妇科,已历3世。据传有《牡丹十三方》1卷,为其家秘。凡妇科疾病,以此13方辨证遣药医治。敬仲为光禄大夫,赐第海昌,并赐国姓"赵"。

萧氏,名佚,临安人。得古方奇效,救治许多重症病人,与郭昭乾齐名,倾动一时。

陈谏,陈沂后代,临安人,尤精医业,能治疑难重症,在胚胎学上屡建奇迹,著有《荩斋医要》一书。

天医波利多,即天医菩提的化身,淳熙年间(1179—1189年)居住在临安飞来峰。

曹五,临安人,生活于南宋高宗统治时期,曾为南宋高宗取痔千金方治愈痔疾,被提拔观察使。这说明南宋时期浙江已出现了治疗痔疾的专科及医家。

林洪,字可山,号龙发,临安人,生活于1150—1223年,著有食疗学著作《山家清供》2卷。

陈仁玉(1212—?),字德公,一字德翁、德韬、德翰,号碧栖。嘉定五年(1212年)出生于浙江仙居县城南黄村(今浙江仙居县城关镇小南门附近)。淳祐三年(1243年),仙居盛产合蕈、稠膏蕈、栗壳蕈、松蕈、竹蕈、麦蕈、玉蕈、黄蕈、紫蕈、四季蕈、鹅膏蕈11种食用菌,陈仁玉通过观察、品尝、研究,于淳祐五年(1245年)写成《菌谱》1卷。此书为目前所知的世界最早的食用菌专著,被编入《四库全书》。①

李立之,临安人,儿科医生。

罗知悌,字子敬,临安人,生于嘉熙年间(1238年),泰定年间(1327年)去世。因为他对佛和道有偏好,所以自号"太无"。他曾经做过理宗皇帝的"寺人"和"宫中医侍",师从金代名医刘河间弟子荆山浮屠(僧),又悉心钻研金元时期另外两大名医张从正、李杲的学术思想,终于成为集金元时期三大名医之大成者,促进了北学南渐,开创了"医之门户分于金元"的新时代,名闻一时。宝祐年间(1253—1259年),以医术侍奉宋理宗,甚得宠厚。德祐二年(1276年)三月,元兵攻占南宋临安,掳恭宗及太后等北行,知悌随三宫同入元都;后因病而得赐外居,乃闭门绝人事,好读书,善识天文、地理、艺术。其侄罗司徒,以知悌老且病颠,奏乞骸骨还乡。蒙准,把他所积金帛、玩好送给邻里、故人,唯存书籍数千部运回故里。泰定二年(1325年)春,返回临安定居,泰定四年(1327年)卒。罗氏性格孤僻,嫉世愤俗,隐居在杭州附近的山林之中,除治病外,很少与人接触。他选徒弟的标准又很严格,直到晚年也没有收徒。罗氏治病无一定之方,每日有求医者,必令弟子诊视脉状,回禀后听其口授,用某药治某病,以某药监某药,以某药为引经,自有攻补兼用者,亦有先攻后补者,有先补后攻者。罗氏著有《心印绀珠》1卷,他文章隽永,书法飘逸。

李信,原籍开封,迁居临安义和坊,精通儿科,任太医院判。《钱塘县志》载:"高宗得危疾,曾诏其入宫陪侍,因年老行走不便,特许乘小车直入宫,故时称李车儿。"子孙继承其业。

楼文隽,字符英,号澄斋(1221—1296年),萧山人。1259年,授登仕郎检阅文字。平生精研医学。凡经史、天文、历律、阴阳、医药靡不精研,并究其蕴,以医药济乡民,不图利益。

夏祖姑,萧山人,医术高明,被圣诣召赴京城行医。

钱惟演,昌化人,著有《箧中方》1卷。

唐子霞,於潜人,著名的食疗学家,著有《天目真镜录》,记载天目山有养

---

① 陈仁玉:《菌谱》,载《景印文渊阁四库全书》册845,台湾商务印书馆1984年版,第206页。

生药材。

王作肃，号诚庵野人，鄞县人。精于医术。《南阳活人书》为宋无求子朱肱所著，作肃以此为本，博取众书，编纂成《增释南阳活人书》。

高衍孙，鄞县人。精轩岐，尤其精通脉学。撰有《脉图》1卷。

史源，字建安，鄞县人。精外科，擅治背疽，撰《背疽方》1卷，是他多年临床外科经验的总结，书已失传。

魏岘，嘉定至绍定（1208—1233年）时在世，鄞县人。绍定初，官朝奉郎，提举福建路市舶，绍兴初官都大坑治司，为忌者所讦，去职还乡。其颇通水利学，著有《四明它山水利备览》2卷。因素弱多病，故留意医药，取祖父所录医方，附从亲试经验。宝庆丁亥年撰《魏氏家藏方》10卷，1227年刊印。本书收作者家传及其亲自试用有效的验方共1051首。分为中风、一切气、头风头痛、伤寒、伏暑、疟疾、肾气、痰饮、补益等41门，均有方而论述简略。① 魏岘在《魏氏家藏方》中记载庆元五年（1199年）正月望日，魏岘之父宝斋居士因备受痔疮困扰而认为"世间大小方脉皆有方书，独痔疾苦无好方"，魏岘特辑自己亲身试验确有疗效的李防御等治痔方给予治疗。②《魏氏家藏方》中保存的"不老圆"方，"治脏腑虚滑、久泻，健脾胃，消痰饮，进美饮食"，就是史越王（史浩）传授给魏岘祖父文节公魏杞的。③

史弥宁，鄞县人，曾知事邵阳，寻知泰州，兼任淮安提举。他平生奋力著书，写成了《友林稿》，诗笔清癯，出尘萧然。他精通医术、著有《治背疮方》1卷。

温大明，字隐居，四明人，自淳熙元年（1174年）业医，执业40多年。1216年，著《应急仙方》1卷，后又撰《温舍人方》、《温隐居海上仙方》以及《温隐居服药须知》1卷。

王俟，余姚人，官至工部侍郎，撰有《编类本草单方》35卷，取本草诸药条

---

① 魏岘：《魏氏家藏方》，载《续修四库全书》册1000，上海古籍出版社1996年版，第465—663页。

② 魏岘：《魏氏家藏方》卷7，《先君刑部所藏五痔方》，载《续修四库全书》册1000，上海古籍出版社1996年版，第581页。

③ 魏岘：《魏氏家藏方》卷5，《不老圆》，载《景印文渊阁四库全书》册1203，台湾商务印书馆1984年版，第533页。

下单方,以门类编之,共 4206 方。

张永,高宗年间(1127—1162 年)在世,洛阳(今河南洛阳)人。精医术,官翰林医学,与太医令李会通同时。李会通治宫中疾,用汤剂不效。永建议进散剂,李纳其言,疾乃愈。诏会通为驻泊郎,会通奏:"功由于永。"因同授驻泊郎。永排行第八,人呼为"八伯驻泊"。后扈高宗南渡,迁家于余姚县。随后考取进士,官至礼部尚书。辑有《卫生家宝》《小儿方》等书,传于世(均佚)。子孙精医者甚多。按:今世传朱端章《卫生家宝方》乡即张永所辑者。朱、张为同时代人,朱尝知南康,非医家。据钱大昕《竹汀先生日记钞》载,宋版《卫生家宝产科备要》"目录末一项有'翰林医学差充南康驻泊张永校勘'字"。据此,朱、张曾共任职于南康,又有同名著作,究谁为作者,待详考。子孙后代精通儿科。

程迥,字可久,1131—1178 年间人,应天府宁陵(今河南宁陵县)人,世居沙随。靖康之乱,徙居余姚。15 岁父母相继亡故,漂泊无依。20 多岁始知读书。隆兴元年(1163 年)中进士,历官扬州、泰兴尉、训武郎、德兴县丞、进贤知县、上饶知县,历官朝奉郎,卒于官。程迥博学多识,兼通医学,著述甚富,撰有《医经正本书》1 卷,今存。

刘拱辰,名子逸,永嘉人。徽宗政和间以方技至京师,甚见宠幸,赐号纯和处士。南宋时,医名大盛,医技精湛。

黄伯沈,永嘉人,辑《本草之节》。

王杓,永嘉人,著有《续易简方脉论》1 卷。根据《经籍访古志》所记,所载系四诊论及证治方剂,而标以脉论,未审何解。日本曾有影宋本和写本。

王硕,字德肤,永嘉人。官承节郎,监临安府富阳酒税。师事南宋名医陈言,精医药。王氏有感于"病证多端复杂,治法亦多而广,但古今方论不可胜记,如掌握不当,用药颠错,诸证峰起",于绍熙年间(1190—1194 年)集常用治验方,著《易简方论》1 卷,又称《易简方》,现存清代重刻本。

孙志宁,永嘉人,陈无择的学生,在温州行医颇著声誉。著有《增修易简方论》和《伤寒简要》。

施发(1190—?),字政卿,淳祐年间(1241—1252 年)永嘉人,青年时代攻读医学并举子业,年长后,专心致力于医学研究,对疾病诊断理论及技术用力尤勤,取《内经》《难经》《甲乙经》学说,与有关脉学、诊法论著相互参正,分门别类,撰成《察病指南》3 卷。书中以脉诊内容为主,沿用"七表八里九道"24 脉分类法,创造性地绘制了 33 幅脉象图,用圆圈表示脉管,在圆圈内绘出各种图像以表示各种听声、察色、考味等,对其他诊法也作了一定的论述,是现存较早的一部诊断学专著。① 施发对王硕《易简方》不辨寒热虚实,将医学理论简单化的倾向不以为然,因而再撰成《续易简方论》6 卷。另外,还撰有《本草辨异》一书,今佚。

卢檀,字祖常,别号砥镜老人,绍兴年间(1131—1162 年)永嘉人。著《易简纠谬方》,又名《续易简方后集》。书中自称:少婴异疾,因有所遇,癖于论医。吾乡良医陈无择先生,每一会面必相加议。据此,可知卢氏和陈言为同一时代人。还著有《拟进活人参同余议》。

王玮,字养中,永嘉人。著有《续易简方脉论》,日本曾有影宋本和写本。据《经籍访古志》说:"所载系四诊论及证治方剂,而标以脉论,未审何解。"

屠鹏,字时举,永嘉人。著《四时治要方》1 卷。陈振孙《直斋书录解题》认为本书专为时疾、疟痢、吐泻、伤寒之类疾病而撰。戴溪为该书作序跋。

戴熀,号复庵,永嘉人。熀咸淳年间(1265—1274 年)为临安府知录。谢后得异疾,舌出不能收。戴熀应召,敷"消风散"立愈。询知熀系文端公戴溪之孙,后以侄女妻之。曾隐居灵隐等寺,著有《要诀》、《类方》两本医书,被寺僧收藏。宋亡,熀弃官学道术,游于龙虎山。

庞良臣,永嘉人,医术高明,暗记药方,丝毫不差。

庞良才,永嘉人,医术精湛,背诵药方,丝毫不差。②

婵媛,女,平阳人。1133 年,平阳县闹村南乡进士宁壁之女婵媛,出家遁居南雁荡山石室中,常以草药为周边乡人治病,有下药立愈之说。现今南雁荡山风景区新月岩下,有一条小道,称"采药径"。

张声道,字声之,瑞安人。叶适《水心集》赞曰:为人恢疏谈笑,放旷山湖间,其立朝治民固当世所推。淳熙甲辰(1184 年)卫泾榜进士,官朝请郎,永州(军)州事,湖南提刑,莆田太守。著有《产科大通论方》(又称《注解胎产大通

① 施发:《察病指南》,载《续修四库全书》册 998,上海古籍出版社 1995 年版,第 103 页。

② 周密:《癸辛杂识续集》卷上,载《景印文渊阁四库全书》,台湾商务印书馆 1984 年版,第 72 页。

论》或《注解胎产五十四证大通论》)、《经验方》。宋代宋慈《洗冤集录》卷5载有救死方一则云:杀伤,气偶未绝,取葱白热锅炒热,遍敷伤处,继而呻吟,再易葱,而伤者无痛矣。葱白甚妙,活人甚多,出自张声道《经验方》。

王执中,生卒年不详,字叔权,瑞安人。乾道五年(1169年)进士,曾任峡州(今湖北宜昌)教授、从政郎澧州教授、澧阳郡博士等。他中年多病,举业兼攻医,凡身患疾病则自疗治,并能虚心留意民间有效治法,只要有效,哪怕土法、草药,也都记录在案,兼收并蓄,积累了丰富经验。论病之治,主张不偏废针药,强调"针而不灸,灸而不针,非良医也。针灸而不药,药而不针灸,亦非良医也"。于是,参照《甲乙经》、《千金方》、《外台秘要》、《铜人腧穴针灸图经》、《明堂经》等,撰成《针灸资生经》。他曾在武林、江下、会稽、夷陵、澧阳等地(今浙江、湖北、湖南一带)游学行医。王氏十分推崇孙思邈"知针知药固是良医"的观点,认为"但知针而不灸,灸而不针,或唯用药而不知针灸者,皆犯孙真人所戒"。因而力主针、灸、药并用。他既精于针灸,又通于方药,著有《针灸资生经》、《既效方》2书,惜后者已失。

谢天锡,金华人,著有《疮疹证治》1卷。

王柏,金华人,医药学家。

钱闻礼,嘉兴人,绍兴三十年(1160年)进士,任建宁通判,好医方,尤精伤寒,著《伤寒百问歌》4卷、《伤寒百问方》1卷。

闻人耆年,嘉兴人。他精针灸术,在1226年撰《备急灸法》1卷,是一本灸法专著,最初由宋代名著《鸡峰普济方》的作者、团练使张涣所著,由母亲死于鬓疽的南宋孙炬卿旧刻,后流入日本几百年,再由民国绍兴名医裘吉生的友人发现购回并编入《三三医书》。该书内容有诸发等证(石痈附)、肠痈、疔疮、附骨疽、皮肤中毒风、卒暴心痛、转胞小便不通、霍乱、转筋、风牙疼、精魅鬼神所淫、夜魇不寤。卒忤死(俗谓鬼打冲恶也)、溺水、自缢、急喉痹、鼻衄、妇人难生、小肠气、一切蛇伤、犬咬、狂犬咬毒、点灸法、下火法、用火法、候天色法、定灸多少法、定发际法、发灸疮法、淋洗灸疮、帖灸疮法、骑竹马灸法、竹阁经验备急药方。①《备急

---

① 闻人耆年:《备急灸法》,《三三医书》第一集第二十八种,杭州三三医社1924年版,第2页。

灸法》选入的 22 则灸法处方,均出自历代名医孙思邈、葛洪、张文仲、仓公、华佗、徐文伯、甄权之手,而又由闻人耆年筛选,临床屡试屡验,具有取穴少、疗效高、易掌握等特点。其所载灸方,均为急症而设。其所载灸穴,几乎全部采用部位描述,是典型的民间疗法版本。其在罗列的各种急症的对应灸法后,强调治疗各种外科感染性疾病如痈疽、发背、疔疮的骑竹马灸法,并提供了很多有效病例。该书保存了古代名医众多灸法经验,对民国以降的针灸界仍有影响。

闻人规,字伯圜,嘉兴人。端平年间(1235—1236 年)治痘疹专科,著《痘疹论》2 卷,又名《闻人氏伯圜先生痘疹论》,刊于 1235 年。上卷对小儿痘疹的一些主要临床病理治疗问题提出 81 问,并逐一作了解答,下卷列述治疗方剂。

俞桥子木,海宁人,任太医院判,撰《医学大原广嗣要语》1 卷。[①]

蔡渊斋,桐乡崇福名医。传于梅友、竹友,梅友于宋时中科举,仕至防御使,匾其堂曰"同寿"。

莫伯虚,字致道,归安(今湖州)人,著《莫氏方》1 卷。

赵孟頫,湖州人,著名书画家。上海博物馆藏有赵孟頫用小楷书写的《中藏经》3 卷。为纸本,起首题有"松雪道人楷书华氏中藏经上下两卷"。卷后有历代收藏家题记。《中藏经》,又名《华佗中藏经》,为后人托名之作。全书 3 卷,内容有前述五脏六腑虚实寒热脉证共 11 篇,首次将《内经》的脏腑病机学说系统条理化;后述各种病证治疗方药,所选方剂,多不见诸他书,又配伍严密,学术水平较高,为后世所珍视。赵孟頫小楷《中藏经》3 卷不仅在书法史上具有极高文物史料价值,在《华佗中藏经》的保留传播方面亦起到了重要作用,这是书画艺术与传统中医药学融合的实例。

张小娘子。秀州外科张生,本郡中虞候。其妻遇神人,自称皮场大王。授以痈疽异方一册,且诲以手法大槩,遂用医著名,俗呼为"张小娘子",又转以教厥夫。吴人章县丞祖母,章子厚侍妾也,年七十疽发于背,邀张治之。先溃其疮,而以盏贮所泄浓秽澄滓而视之,其凝处红如丹砂。出谓丞曰:此服丹药毒发所致,势难疗也。丞怒曰:老人平生尚不吃一服暖药,况于丹乎? 何妄言如是! 母在房闻之亟呼曰:其说是已。我少在汝家时每相公饵伏大丹,必使我

---

① 陈文骥、吴庆坻:《杭州府志》卷 88,《艺文》三,民国十一年(1922 年)铅印本,第 14 页。

冀伴服一粒,积以数多。故储蓄毒根,今不可悔矣!张谢去章母,旋以此终。娄夏乡之妾项生一疮甚,恓村医为灼艾,俄努内阴起如卷,颇类卷成花萼,或误为物触,则痛彻心膂。张曰:此名翻花脑痔,世人患者绝少。吾方书亦不载治法,即舍之而去。村医复涂药,线系扎半日许。卷随线堕,然转手再结,至于四五讫不痊,凡数旬,妾竟死。①

陈迁,海昌(今海宁)人,绍兴年间(1131—1162 年)任翰林御供奉,1129 年著有《秘藏金书》4 卷,家人秘藏,无日刊本留世。明朝李世光从别人处购得其中一册。

王璆,字孟玉,号是斋。山阴(今绍兴)人。《浙江通志》谓其"庆元时人"。历任淮南幕官、汉阳太守。公余之暇留心医药,王氏精研医药,尤其喜欢采集行之有效的单、验方,非常崇尚实践。其所蓄方书甚富,从有关文献中用心选择,凡试而有效者,则选而录(载)之,历数十年,共选方 1000 首,分为31 门,重点介绍各科病证的治疗,概括了男、妇、小儿各科病证,列以屡试有效的单、验方,辑集成书《是斋百一选方》20 卷。此书最早原刻本,为绍兴十四年(1144 年)本,庆元二年(1196 年)亦有刊本,现北京图书馆存有抄本。日本宽政十一年时,千田恭(子敬),以其所藏钞本,与荻子无所藏元刻本互校后,补入《医方类聚》之中。

王宗正,字诚叔,绍兴人。儒而医著,著有《难经疏义》2 卷。

窦材,山阴人,撰有《扁鹊心书》,内载有"山茄花"(即曼陀罗花)和火麻花配制用作全身麻醉的药方——"睡圣散",这是现今已知世界医学上最早的全身麻醉药方。

刘资深,永嘉县人。为祖传世医。元初郡中大疫,郡守以肩舆迎之,投剂皆愈。

刘焘,字无言。吴兴长城(今浙江长兴县)人。刘谊次子。焘年未冠游太学,善属文、精书法,与陈亨伯等有"八骏"之称。元祐三年(1088 年),苏轼知贡举。称焘"文章黄丽,必岩谷间苦学者",遂中甲科,任秘书阁修撰。曾注释

---

① 洪迈:《夷坚志》,《支乙》卷 5,载《续修四库全书》册 1265,上海古籍出版社 1996 年版,第 464 页。

《圣济经》,已佚。

汤衡,东阳(今浙江东阳县人),儿科名医汤民望之孙,进士汤麟之子。衡绍承祖业,医术益精。著有《博济婴儿宝书》(又名《明脸方》)20卷,已佚。

汤晙,号默庵。武义(今浙江武义县)妃山人。自少读书,累举不第。曾遍游淮汴间,及归,结庐以居。素善医,中年既绝仕进,而术益精妙。建炎间(1127—1130年),婺守室女患蛊疾,诸医束手。郡吏荐晙治,应手而效。

李世英,字省颖,号雪岩,鄞县(今浙江鄞县)人。世业外科,壮岁复从古绾陆从老学。指下明彻,如洞见脏腑,用药多奇中,治痈疽尤多神效。晚岁独步于鄞,曾任太医。史定叔患背痈,数日间肿大如杯,势极可虑,以礼聘世英诊视。世英察其脉,举手相贺,曰:"此阴证也,无庸过忧,但多备雄、附等料耳。"服其药数日,病者大觉烦躁,谓世英曰:"汝以附子杀我!"世英但笑而唯唯,谓:"今夜乃止此药。"退而语病者诸子曰:"今正是服附子时,舍此则无药可进。况病人饮食精神皆不失常,疮溃而脓如涌泉,皆善证也。非附子之功而何?但用附子,稍杂以他剂而进之。"诸子如其言,遂收全功。世英行医50多年,至晚年惮于出入,因整理家传积世秘效之方,参考古来诸名家之论及前辈诸先生之教,编《痈疽辨疑论》2卷,刊于淳祐二年(1242年)。此书日本内阁文库尚存有残抄本(缺下卷)。

李邦宁,初名保宁,字叔固。钱塘(今浙江杭州)人。宋末为太监。宋亡,受宠于元世祖,任礼部尚书,提点太医院使。成宗继位,进昭文馆大学士,太医院使。武宗时,加大司徒尚服院使,遥授丞相行大司农,领太医院事,阶金紫。

李明甫,嘉兴东阳(今浙江东阳县)人。善医,尤精针法。义乌县令患心痛之疾,垂死。明甫视之曰:"有虫在肺下,药所不及,砭乃可。然非易也。"遂阳谓于其背上点穴,秘取冷水喷之,县令方惊悸而针已入,曰:"虫已死矣。"既而腹大痛,下黑水数升而愈。

杜芘,婺州(今浙江金华)人,生平未详。著有《附益产育宝庆集》,已佚。

徐防御,"显仁太后患目疾,访草泽医,遂获展效。补官与宅,锡赉不胜计,称为徐防御,有子登科"。[1]

---

[1] 洪迈:《夷坚志》,《支甲》卷7,《徐防御》,涵芬楼藏民国版,第4页。

吴观善,字思贤,汴梁人。南渡时,其曾祖吴崇明徙居仁和县。吴氏世业小儿医,其学出于外家范防御氏,而范氏又出于外家徐防御氏,故号称"源流三传"。其术至观善益精,人皆争延致之。

吴崇明,汴梁(今河南开封)人,南渡时徙居仁和。吴氏世业小儿医,其学出于外家范防御氏。崇明继承家学,以儿科名世。其曾孙吴观善,声名益著。

张存惠,字魏卿。平阳人。生平未详。知药学,尝于淳祐九年(1249年)重修《政和经史证类备急本草》。

张纶,嘉兴县鸳湖人,曾任太医院太医。尝因事入狱,其子张年冒死陈状,始得明其冤。年后为名医。

张信,宋代人,里居不详。高宗时扈驾南迁,任太医院使。积劳进秩三品大夫,赐第于衢,遂定居西安。

陈医博,佚其名,宋代人,生平里居不详。以医术知名,世称"陈医博"。台州侍郎徐某患时气病,初愈未及十日,与宠姬同床,当夜头昏发热狂躁,诸医疗之不效。陈医博与徐相友善,闻讯为其诊视,令取宠姬内衣,割当阴处之布,烧灰,以乳香、酒调服,药下而安。徐问:"此方出甚文字?"医博答曰:"此方出于《外台秘要》。"

俞时中,字器之,金华县人。宋末避乱于山谷间,其叔母刘氏为元兵所得,欲杀之,时中挺身出曰:"此吾母也! 即欲杀,当以身代!"元将壮其言,释刘氏,挟时中至京师。公卿皆叹奇之,使从罗郎中学医。罗嘉其才,次女妻之,又荐入翰林。后因编次《本草》之功,授太医令。

娄居中,东虢(今河南荥泽县虢亭)人。设药肆于临安,世称"金药臼"。有子登第,得初品官。居中著有《食治通说》1卷,阐述"食治则身治"之论。丞相赵忠定公跋其书后。此书已佚。

贾铭(1269—1374年),字文鼎,号华山老人,海宁县人。资雄海上,好宾客,能赈人之急。入明,铭已百岁,太祖(朱元璋)召见之,问以颐养之法,铭对曰:"要在饮食。"以所著《饮食须知》进览,赐宴礼部而归。寿至106岁卒。

钱竽,南宋人,生平里居未详。乾道年间(1165—1173年)任处州知府。辑有《海上方》一卷,已佚。今有托名孙思邈之《海上方》1卷,疑即此书,待考。

鲍志大，括苍(今浙江丽水县东南)人，官至承直郎。精通医术，辑有《医书会同》一书，已佚。

蔡竹友，崇德县(今浙江桐乡县)凤鸣里人，邑名医蔡渊斋次子。竹友与兄蔡梅友皆绍承父学，均以医术知名。子蔡君实，传其术。

蔡梅友，桐乡县人，邑名医蔡渊斋长子。梅友得父传，精于医理。曾应医科之考，得中，官至防御使。其弟蔡竹友，亦精医学。

蔡渊斋，佚其名(字渊斋)，桐乡县人。精通医术，知名于时。子蔡梅友、蔡竹友，传其学。

陈日行，字用卿，诸暨人，浙曹贡生，后任太医学斋一教授，1174—1189年间著有《本草经注节文》4卷。读书取本草药物，删繁摭颖。凡性味主疗学说，经列于先，注继于次，混作大字。其部品依《证类》编排。明朝《汲古阁珍藏秘本书目》有收载，可知明末犹存。

杨文修，诸暨人，撰有医学杂著《医术地理》和《拔沙图》。

赵才鲁，上虞人。宋宗室后裔。浙曹贡生，后任太医学教授。1174—1189年间，家贫业儒，后遇异人，授予秘方，有奇验。擅治伤寒、肺痈及小儿病等。县令林希元，患潮热病多日，特邀赵氏会诊，诊后曰：今公病潮热，不在日晡，而在日出，盖阳明旺在申酉，少阳旺于寅卯，日出寅卯，少阳证也。遂服小柴胡痊愈。

郭桂，字时芳，兰溪人，医术高明，后代继承医业。

朱杓，字毅甫，号敬斋。生于嘉泰二年(1202年)，卒于咸淳十年(1274年)，享年73岁。义乌赤岸人。幼抱羸疾，访览医书，慨然说：学习医术与其说是为了医治自己的疾病，不如说是推广医治其他平民百姓。于是命名他的堂室为"存恕"，在左右二室挂匾"卫生"、"敬斋"，收集药品以防疾病。把祖述本草、千金方论和自己的经验概括写成《卫生普济方》，采摭经传格言冠于篇端。徐须江为该书作序：是书不惟拯人之有疾，且欲导人于无疾。可见其用意之深。他还著《太极演说》、《经世补》等书。

章明道，东阳人。善医，长于伤寒。曾与人同游候塘道旁，一户人家哭声恸天，便问之：伤寒死矣。明道曰：让我看看，或许可医治，其人曰：死半日且小敛矣。章明道入室诊视后说：此厥耳。服药后立愈。

黄宜,字迈之,天台人。淳熙二年(1175 年)进士,历官秘书少监兼国子司业,以工部侍郎告终。明医药,著《药书》10 卷。

胡德完,一作德亮,字叔大,号杏所翁,天台人。少负赢疾,有志读书。父如翁,以医术济世,让德完学医。把医学名流请到家中传授医术,尽得名医补泻虚实技法,医名日振。卒后,数以千计的人为他送葬。

葛自得,字资深,黄岩人。儒学世家,蓄书千卷,皆祖父手笔。自得兼通数学,精通医方,医术高明。田园甚狭,勤耕不辍,他人取笑他,则曰:“古人言方寸地,谓此心也。吾能留遗子孙足矣,何以多为!”遂把自己的住宅取名为留耕。

陈衍(约 1190—1264 年),字万卿,自号丹丘隐者,人称陈隐君或冰翁。黄岩人。幼攻儒学,后又兼习医,能“药物辨真伪,方书通古今”,有时能起死回生,一剂值千金。太守赵宜春盛赞他的医术。绍定年间(1228—1233 年),陈衍著有南宋民间节要性本草优秀代表著作《宝庆本草折衷》。陈衍医术精良,医德高尚,治学严谨。他是南宋继唐慎微之后又一位杰出的民间医药学家。《宝庆本草折衷》吸取历代本草编纂的经验教训,取材、编述均颇为得体,具有比较高的实用价值和文献价值。全书 20 卷,收药 789 味(今存 14 卷,药 523 种,其中新增药 13 种,新分药 53 种)。其序例首创按本草学专题荟萃诸家论说的编写法,学术性强。陈衍书中保存了许多佚散的南宋本草内容,同时附入了自家的经验和见解。全书“尤笃于论(药)性”,以疗效作为归纳药性的依据(如他认为薄荷、假苏、水苏、香薷、石香菜皆可“理风解热毒”,“则性之凉必矣”,前代本草“悉以温称,殆非所宜”)。然而该书撤去本草图,是其不足之处。当然,该书博采众长,被征引的南宋医药学家有缙云、艾原甫、张松、陈日行、王梦龙、许洪、刘信甫、吴斑、陈晔、徐兆、李知先、许叔微、陈言等,还从一些笔记方志中摘引了有关资料,是南宋浙江难得的一部综合性本草著作。该书很注重药性理论,提出“用药当审虚”、“通变”,既参考前代记载的药性,“更权衡张仲景之方法,求其与主治相合者订为定论焉”。把药性与治疗紧密结合起来,并把脏腑之间的相互关系,水火升降等与药物作用的部位、趋势相联系。反映出南宋浙江药物学研究,已开始重应用理论的研究。书中废除了《证类本草》按年代先后堆积序例的做法,采用按药学专题内容分门别类归纳总论内容,条理清晰;各药名下编以序号,有利于检索;各药条内容亦破除了层层加注,不断是非的旧套,采用统一的以内容性质为序的体例,使全书精练,切于实用。陈氏辨药经验丰富,首次将紫矿与麒麟竭分作2条,又指出,花梨木充降真香、海柏伪沉香、鸭跖草作淡竹叶等作伪情况,并首先将秋石作为一味药正式载入本草,还在本草书中最早记载了樟脑的产地、来源、性味功能等。陈衍还最早提出薄荷性凉。陈衍另有《方论英华》著作,收集平时经效方剂。

李知先(1171—1250年),上虞人,参知政事庄简公李光之孙,李孟传次子,官至台州知府。他编有医籍多部。

杨文修,字仲理(一作中理),号佛子。诸暨(今浙江诸暨县)枫桥人。淳厚笃孝,15岁,因母多病弃举子业,学岐黄之术。朱熹尝以常平使者过枫桥,闻文修之名,特就见之,与谈名理及医学、天文、地理之书,竟夕乃去。文修晚年著《医衍》20卷,藏于家。99岁卒。

余纲,字尧举,自号修真居士。青田县(今浙江青田县)人。少时习儒,长慕老庄之学。白玉蟾访之不遇,题屋壁曰:"半斤雷火烧红杏,一点露珠凝碧荷。锦帐中间藏玉兔,银瓶里面养金鹅。铅花朵朵开青蕊,汞叶枝枝发翠柯。我欲刀圭分付汝,料因汝来识黄婆。"撰有《选奇方》、《选奇方后集》各10卷,均佚。

陈言(约1121—1190年),字无择,号鹤溪道人,青田人,南宋医家,曾任四明医学提举。精于方药,治病多效。绍兴三十一年(1161年),曾集方6卷,名《依源指治》,分81门,分述病因病理,并附方若干。淳熙元年(1174年)著《三因极一病证方论》(简称《三因方》),三因说源于《金匮要略》,陈氏将病因分作内因七情、外因六淫,不内外因三类,抓住病因,推究疾病,分证论治。《三因方》全书18卷,180门,内容涉及内、外、妇、儿、五官各科,载方1500多首。该书虽以载方为主而属方书一类,但医论内容也占很大比重。按因类证、因证列方、先论后方、方论结合,是该书编纂体例的重要特点。书中不仅病症之下设"叙论",讨论病因病机问题,而且有不少专题医论,阐述生理、病理、病因、诊断、运气等内容,读来颇受启发。陈言强调"凡治病,先须识因",指出"其因有三:曰内,曰外,曰不内外。内而七情,外则六淫,不内不外,乃背经常"。书中专设"三因论"一篇,对三因致病作了具体说明:"六淫,天之常气,冒之则先自经络流人,内合于脏腑,为外所因;七情,人之常性,动之则先自脏腑郁发,外形于肢体,为内所因,其如饮食饥饱、叫呼伤气、尽神度量、疲极筋力、阴阳违逆,乃至虎狼毒虫、金疮踒折、疰忤附着、畏压溺等,有背常理,为不内外因。"这种病因分类方法,是对《金匮要略》"千般疢难,不越三条"之说的进一步发展,中医学的三因致病学说至此遂告确立。陈氏认为三因可以单独致病,也可相兼为病,在三因致病的过程中;还可产生瘀血、痰饮等新的致病因素。在这种病因理论指导下,陈氏按病因对疾病进行了分类;先列中风、中寒、中暑、中湿、四气兼中、痹证、疠节、脚气、伤风、伤倦、外伤等因素所致的出血、瘀血等病证,属于不内外因。另外,三类病因都可导致的疾病,则按三因再分其证,如心痛分为"外所因心痛证治"、"内所因心痛证治"、"不内外因心痛证治"咳嗽分为"外因咳嗽证"、"内因咳嗽证"、"不内外因咳嗽"等。这种按病因归类病证的方法,对加深病因病机认识,加强选方用药的针对性具有一定意义。陈氏极力倡导以"名、体、性、用"四字归纳医药学内容,认为以此四字推断可以读脉经、看病源、推方证、节本草。有陈言序文的《纂类本草》(1165—1173 年)将前人本草"削冗举要,混合经注",按"名、体、性、用"分药名,以产地、形态、性味、用法四项,提要解释药性,一反北宋主要本草层层加注的传统著书形式。该书现存主要版本有:南宋刻配补元麻沙复刻本、元刻本、日宽文 2 年刊本、日光禄六年(1693 年)越后刊本、《四库全书》本、光绪二十三年(1897 年)青莲花馆刊本、1934 年上海鸿章书局石印本、1957 年人民卫生出版社铅印本。另外,陈氏还著有《海上方》。

　　蔡主簿治寸白:蔡定夫之子康,积苦寸白虫为孽。医者使之碾槟榔细末,取石榴根果引者,煎汤调服之。先炙肥猪肉一大脔,置口内,咽咀其津膏而勿食。云:此虫惟月三日以前其头向上,可用药攻打,余日则头向下,纵有药皆无益。虫闻肉香,起咂啖之意,故空群争赴之。觉胃间如万箭攻鑽,是其候也。然后饮前药,蔡悉如其戒,不两刻腹中鸣雷急奏,厕虫下如倾。命仆,以仆挑拨,皆联绵成串,几长数丈,尚蠕蠕能动,举而抛于溪流,宿患顿愈。此方亦载《杨氏集验》中。蔡游临安为钱仲本说,欲广其传,以济后人云。①

----

①　洪迈:《夷坚志》,《支戊》卷 3,《蔡主簿治寸白》,涵芬楼藏民国版,第 3 页。

桂万荣,鄞县人。1234—1236年间,官至常德知府。撰有《棠阴比事》1卷,出版于世。该书汇编了古代刑狱案例,涉猎了法医学知识。

陆游(1125—1210年),字务观,号放翁,绍兴人。他从小就喜读医书,在浙江绍兴时,还亲自执锄,治地开药圃,种植药草,配制丸丹,他家常有"杵声起",不时飘出"药尘香"。他在医药学上造诣精深。在他留下的9300多首诗中,有许多记载了他的医药活动。

有关种、采药的诗句有:"幸兹身少闲,治地开药圃";"浮瓜碧水浅,励药小锄香";"老子不辞冲急雨,小锄香带药畦泥";"小雨荷锄分药品,乍凉扶杖看优场";"采药今朝偶出游,溪边小立唤鱼舟";"我亦从来薄世缘,偶然采药到西川";"云开太华插遥空,我是山中采药翁";"采药鹿门山,钓鱼富春江"。"簧子编成细箸新,独穿空翠上嶙峋。丹砂岩际朝暾日,枸杞云间夜吠人。络石菖蒲蒙绿发,缠松薜荔长苍鳞。"由于他娴熟本草,村民们都请他辨识药苗,"村翁不解读本草,争就先生辨药苗。"

有关自制、藏药的诗句有:"兼形渐生禽语乐,小楼藏药可三间。"陆游常为劳苦大众送药治病。1175年,他目睹成都百姓染病待毙的惨状,慷慨解囊,广置药缸于街头,亲自配制汤药,请患者饮药,治愈许多人。他曾作诗曰:"我游四方不得意,阳狂施药成都市,大瓢满贮随所求,聊为饥民起憔悴。"有关他的治病施药诗句有:"村西行药至村东,沙路溪流曲折通";"蓄囊药芨每随身,问病求占日日新,向道不能渠岂信,随宜酬答免违人";"药粗野志偏生效,诗浅山僧妄谓工";"儿扶一老候溪边,来告头风久未瘥,不用更求芎芷辈,吾诗读罢自醒然";"驴肩每带药囊行,村巷欢欣夹道迎,共说向来曾活我,生儿多以陆为名";"举手扣柴扉,病叟喜出迎,以我语蝉联,未寒畴昔盟,解囊付之药,与尔共生产"。

有关卖药的诗句有:"江边小市旧经过……少留卖药买渔蓑";"钓鱼每过桐江宿,卖药新从剡县回";"老欲躬耕力弗强,但应卖药似韩康"。他指出"成都药市以玉化局(观)为最盛"。有关与郎中交往的诗句有:"玉函肘后了无功,每寓奇方啸傲中,杉袖玩橙清鼻观,枕囊贮菊遇风头。新诗吟罢悉如洗,好景逢来病欲空,却羡龙钟布裘客,埭西卖药到村东。"

有关药铺对联的诗句有:陆游在《老学庵笔记》中记述了南宋前期临安人

以铺名编的对联：“王防御契圣眼科，陆官人遇仙风药”，“三朝御裹陈忠翊，四世儒医陆大丞”，“乐驻泊药铺，寇保义卦肆”。①“防御”、“官人”、“驻泊”、“御裹”均为医官官衔，“三朝”、“四世”强调医史悠久。

有关养生的诗句有：“一帚常在傍，有暇即扫地。”有关药膳长寿的诗句有：“世人个个学长年，不悟长年在目前，我得宛丘平易法，只将食粥致神仙”；“少饱则止，不必尽器”。陆游学习养生，重视元气。陆游一生，特别是卜居山阴后，很注重学习养生，保护元气。“受廛故里老为氓，三十余年学养生。”他在《小疾偶书》中说：“但知元气为根本。”所以，只要保护好元气，就可战胜疾病。“便使元气存，虽剧行当苏”，“灰中火如萤，燎原从此始。元气一点存，危疾亦不死。”养生就要养气，“人生寓一气，血脉日夜流。秋毫或壅隔，百体若相仇”。要使气血常流通就要养心，“养气勿动心”。养生，要不受外界事物干扰，不看重荣辱得失，“欲求神气住，先戒事特接”，“平生养气心不动，黜陟虽闻了如梦”。要养心，自己品行要端正，心地坦然天地宽，“养气要使完，处身要使端”。养生保持元气必须从点滴做起，“吾侪学养生，事事当自克”，“吾身体无患，卫养在得宜。一毫不加谨，百疾所由兹”。养生与懒惰是无缘的，“养气敢不勤”。养生是持久之事，须终生坚持不懈，“养气安心不计年”。陆游摒弃药囊，抵御疾病的第一法门是清静。陆游罢归山阴经过临川时，作诗称“鹤躯苦瘦坐长饥，龟息无声唯默数”、“孤坐月魂寒彻骨，安眠龟息浩无声”，证明陆游平时是在进行静坐、龟息等精神、呼吸炼养的，他的诗称“治疾以清静”，说明陆游对待衰老的心态也是平和宁静的。欲望和邪念是百病之根。陆游消除六尘，破灭邪念的绝妙法门是寡欲。陆游熟读道书，参透玄机，清心寡欲，培养正气，以求“正气存内，邪不可干”。心中澄明，胸怀坦荡，陆游全真保性应对衰老病痛的另一法门是豁达。尤其是乾道三年（1167 年）陆游在诵读道书《黄庭经》后所写的《独学》诗所记：“秋风弃扇知安命，小炷留灯悟养生。踵息无声酣午枕，舌根忘味美晨烹。少年妄起功名念，岂信身闲心太平”，反映出他在看破功名仕宦后“安命悟养生，身闲心太平”，对生命的理解和对养生的

---

① 陆游：《老学庵笔记》卷 8，载《景印文渊阁四库全书》，台湾商务印书馆 1984 年版，第69 页。

关注都达到了一个新的境界。

陆游认为适当用药,顺其自然。人一生不可能不患病,如何看待疾病,如何用药,这与人的健康与长寿关系密切。在这方面陆游的观点值得我们深思。有病要早治,避免动大手术。诗人认为"华佗古神医,煎浣到肺肠。取效虽卓荦,去死真毫芒"。有病也有"好处",它使人警觉,严格日常生活,不放纵自己,"饥能坚志节,病可养精神"。诗人认为"壮夫一卧多不起,速死未必皆赢尪"。有病应及时服药,"愁凭书解散,病仗药支撑"。但是服药要适当,"揠苗农害稼,过剂药伤人"。诗人还较长时间服用"菖蒲"养身,并写有两首"菖蒲"诗,古人认为久服菖蒲可以延年,但诗人不信"采服可以仙"。对待生老病死,诗人能高瞻远瞩,以顺其自然为出发点,这种看法十分难能可贵。诗人多次提到庄子的"庖丁解牛"。"庖丁悟养生","养生如艺树,培养要得宜。常使无夭伤,自有干天时"。这是用植物来喻养生。在同一首诗中,诗人又用治河喻养之理,"御疾如治河,但当使之东。下流既有归,自然行地中"。对待疾病与服药,对待养生保健,都须顺应自然,若违背常规,那只会早夭殇。陆游宦游南昌时作病中吟:"豫章濒大江,气候颇不令,孟冬风薄人,十室八九病。外寒客肺胃,下湿攻脚胫,俗巫医不艺,呜呼安托命!我始屏药囊,治疾以清静。幻妄消六尘,虚白全一性。三日体遂轻,成此不战胜。长年更事多,苦语君试听。"

陆游认为蔬食香茶,充足睡眠也是养生的好办法。饮食起居与养生的关系极显密切,而常人却往往忽略了这一点。陆游的态度是"起居饮食,恐惧自贵珍,一念少放逸,社祸败生逡巡。所以古达者,训诫常谆谆。不死正尔得,成真非有神"。诗人老年更重视饮食,"老无声色娱,戒惧在饮食。要须铭盘盂,下箸如对敌"。诗人归居山阴以蔬食为主,一面是其生活清贫,"施翁年来不肉食","平生饭蔬食,至上亦不足"。有时诗人连蔬食也吃不饱了。另一面是从养生考虑,"养生所甚恶,旨酒及大肉"。诗人觉得"地炉篝火煮菜香","一杯藜羹似蜜甜"。诗人很喜食粥,"只将食粥致神仙"。穿衣吃饭要注意"衣巾视寒燠。饮食节饱机"。这些经验都值得仿效。

陆游嗜茶。茶可提神醒脑、消食助兴,有利身心。有首题为《夜汲井水煮茶》之诗,描写诗人夜半汲井水煮茶的情景,可见诗人喜茶之深。"矮纸斜行闲作草,晴窗细乳戏分茶"。"戏分茶"是南宋一种高级烹茶游戏,烹茶时需要一定技艺才行。因为常饮茶,所以"舌根茶味永"。诗人还用茶来喻明自己的政治主张,"不愿封侯印,惟求煮茶方",人甚至遐想"它年犹得作茶神"。

陆游晚年很注重睡眠,有关昼睡、午睡的诗词很多,"闲身喜午睡,睡起日犹早"。"得睡甘如饮密房。"诗人主张老人应多睡,"健忘闲何害,贪眠老正宜"。"惟有一高枕,可以饯余年。"诗人觉得"美睡宜人胜按摩"。诗人睡觉时,"枕带秋风九月得",诗人注解说"方睡菊花枕"。菊花能疏散风热,清热解毒,菊花枕能平肝阳,可防头晕目眩。午睡起,诗人还常喝茶醒脑,"午窗初睡起,幽兴付荷瓯"。老人饮食以清淡为佳,不饥不饱,饮茶代酒,注意充足睡眠,这些饮食起居习惯,确为良好的养生之道。

按摩,方便有效,可以健身,也可治病,"病减停汤熨,身衰赖按摩"。"朝晡两摩腹","放箸摩便腹"。陆游按摩,主要是"摩腹",增强胃动力,帮助消化吸收。

陆游还在《岁晚幽兴》诗中写到镶牙术:"卜冢治棺输我快,染须种齿笑人痴。"56 岁时,陆游还将他平生收集验证的 100 多个药方编辑成了《陆氏续集验方》2 卷。陆游还曾为唐代嘉善人陆贽的《古今集验方》作跋。因此,陆游不仅是古代诗作最多的大诗人,亦是用诗词这一表现手法记述医药实践活动的杰出代表。①

陆游年青时身体素质并不好,由于受秦桧奸党迫害不得志,"四十已遽衰",为救国他立志养生健身。66 岁时,被罢官而闲居。于是,他潜心养生,以图恢复中原大志。由于他"三十余年学养生",80 多岁时,身康体泰。故有"八十身犹健,生涯学灌园"的诗句。陆游写了不少养生诗文,均为经验之谈:"天下本无事,庸人自扰之。吾身本无患,卫养在得宜。一毫不加谨,百病所由兹。一生快意事,噬脐莫能追。汝顾不少忍,杀身常在斯。深居勿妄动,一动当百思。每食视《本草》,此意未可嗤。赋诗置座右,终身作元龟。"

陆游的座右铭,从五个方面谈了养生之道。一是要注意不利于身心健康的小事。"秋毫失固守,金丹亦奚为?"一有不慎,百疾丛生。二是要保持精神

---

① 《陆游集》册 1—5,中华书局 1976 年版;薛应旗:(嘉靖)《浙江通志》卷 44,浙江图书馆善本编号 1762,1561 年版,第 6—7 页。

愉快。要知足常乐,不要斤斤计较,自寻烦恼。三是要宽宏大量,"宰相肚里能行船"。四是不要轻举妄动。凡事要三思而后行。古有"是非出自多开口,灾难来自强出头"之训,切要牢记。五是要注意饮食调节。陆游主张每食视《本草》,固然要求过严,但要按照医学道理调节饮食。如果人们精通养生之道,定能健康长寿。即使人到暮年,也是:"正似篱边数枝菊,岁寒犹复耐冰霜。"

陆游平生有四爱,这是他"三十余年学养生"的基本功。一爱祖国。陆游生于南北宋交替的战乱年代。自幼深受家庭亲友爱国思想之熏陶。他立志恢复中原,但屡遭秦桧奸党所害。他怀着"留得青山在,不怕没柴烧"的雄心大志,修身养性,以期有一个健康的体魄,有朝一日报效国家。直到晚年,他的政治抱负、爱国之心坚贞不渝。他在《夜赋》诗中写道:"支离自笑心犹壮,忧国忧家虑万端。"陆游临终时仍念念不忘国家统一,他写诗《示儿》曰:"死去元知万事空,但悲不见九州同。王师北定中原日,家祭无忘告乃翁。"二爱清贫。陆游自幼勤俭度日,居官后,亦不图宝贵,不贪吃穿。他说:"省事贫犹富,宽怀客胜家。充虚一箪饭,遣睡半瓯茶。"他认为,通情达理才是真正的富贵。金钱妖女都是狠毒的邪恶之物,美味肥甘比毒酒还厉害。他在《养生》诗中写道:"倩盼作妖狐未惨,肥甘藏毒鸩犹轻。"66 岁被罢官闲居后,他居"剡曲西南一草堂","已成五亩扶犁叟"。他"晨烹山蔬美,午漱石泉洁"。以"陋巷藜羹心自乐"而欣慰。三爱读书,陆游才华出众,他的诗人雄浑豪放,丽比秦观,雄似苏轼。他自幼爱书如命,认为"饮水读书贫亦乐"。罢官归田后,生活十分困苦,但他胸怀豁达,不为困境所羁缚,在凄风苦雨中刻苦攻读。他说:"蠹简幸存随意读,蜗庐虽小着身宽。"陆游 80 岁仍读书不厌。良好的读书习惯,使他形神康健。他在《晨起》诗中写道:"老尚贪书课,黎明即下床。""浮生又一日,开卷就窗光。"四爱劳动。陆游暮年还扶犁耕种。甘当"扶犁叟"。为了生活还要学种菜,"生涯学灌园"。他认为参加力所能及的劳动是很好的养生手段,是乐趣。他在《野兴》诗中写道:"藉臼来长生,耄期直易尔。"意即借助劳动增强体质,定能长寿。

淳熙二年(1175 年),陆游任成都府路安抚司参议官时,正逢成都流行瘟疫。他亲眼目睹了穷苦百姓染病后奄奄待毙的惨状,便慷慨解囊,在街头设置药缸,还亲自配制汤药供病人服用,使许多病人转危为安。

齐仲甫,钱塘(今杭州)人。宁宗年间(1195—1224 年)为翰林医官,步军司医官兼太医局教授,分管女科,是南宋妇科领军人物。齐氏尝集众方,纂成《女科百问》上、下 2 卷,该书约成书于嘉定十三年(1220 年)。他又集胎前产后诸病杂证,撰为《产宝杂录》1 卷,附《芸窗万选方》1 卷。①

严秋蟾,汴梁(今河南开封)人,其先世有任太医院医官者。秋蟾亦通医药,咸淳年间(1265—1274 年)至秀州,卖药于竹林巷,人争趋之。后定居于嘉兴县。子严子成为元初名医。

以上罗列了南宋时期长江、淮河以南的医药学家。我们认为有众多的医药学家不仅享誉南宋医药界,而且余音波及当今医药领域,堪称大国医。如江苏的许叔微,江西的陈自明、王克明,福建的宋慈、杨士瀛,安徽的陈文中、张杲,四川的唐慎微、史崧,浙江的嵇清、王介、周守忠、罗知悌、张永、施发、王执中、陈衍、陈言、陆游等人。南宋医家对《伤寒论》研究影响较大,对方书研究成果最多,此时的方书重视实用性,其受众主要是一般民众。这一时期医药学家阐发中医药理论,酷似千峦竞秀、百舸争流,不胜枚举,他们携手为祖国医药学的发展筚路蓝缕,作出了卓越的贡献。

第二节　医药著作

南宋医药学全面发展得益于政府对以往医书的整理、校订及大量医生的个人编撰。这一时期的刊刻机构接受了大量官府及医家整理和撰写医药著作,将其付梓面世,印制的医籍主要涉猎本草、伤寒金匮、诊法、脉诀、外科、外科方、女科、产科、儿科、针灸、灸法、歌括、医经、饮馔、方书、口齿、养生、炼丹、医话医论、医史汇传、医史史料、中医丛书等诸类。统计这些类别的医籍刊刻梗概,可窥探南宋刊刻机构出版医籍类别的侧重面及南宋医药界对医籍类别需求的状况,折射出医药研究动态及疾病流行趋势,有助于多

---

① 齐仲甫:《女科百问》,载《续修四库全书·子部·医家类》,上海古籍出版社 1996 年版,第 104 页。

角度研究中国社会的变迁。

一、官、私刊刻医药著作的机构

南宋临安是当时全国最大的刻书印书中心。官刻监本在南渡途中大多散失,绍兴九年(1139 年),高宗曾多次命令国子监把全国各州县尚存的北宋监本送至行都临安重新翻刻,然后再颁行各州郡学使用。临安府的官刻,除了国子监外,还有德寿殿本、太医局本、两浙转运司等官刻。官刻医药书的特点是精于校勘,一般需要初校完毕,送复勘官复校。复校完毕,再送主判阁官复校,经过三校之后,末尾还须"亲书臣某校讫"诸字,凡校勘成绩显著者,皇帝还常"赐银帛"或特赐"绯鱼袋"以示鼓励。南宋偏安江南后,国势衰弱,财务日绌,因而中央官刻医书种数极少,计有《绍兴校定经史证类备急本草》、《小儿卫生总微论方》和安大夫特差判太医局何大任重新校刻王叔和《脉经》、《太平惠民和剂局方》等。南宋时期地方政府密刻医书种类和数量都较北宋多,主要有:《太平圣惠方》,福建转运司本。《中藏经》,福建仓司本。《杨氏家藏方》,浙江宪司重刻本。《本草衍义》,江西转运司本。《大观经史证类备急本草》与《本草衍义》合刊本,江南西路转运司段果、吴猎等人刊刻。《脉经》,广西漕司据建阳麻沙坊本以大字刊刻。《针灸资生经》,淮南东路平茶盐司本,后又重刻。《重校南阳验方》,池州公使库本。郡斋本《洪氏集验方》、《伤寒要旨》、《药方》,姑熟郡斋本。《杨氏家藏方》,当涂郡斋本。《卫生家宝产科备要》,南康郡斋本。《叶氏录验方》,龙舒郡斋与东阳郡斋先后刊行。《续添是斋百一选方》,沔阳郡斋本。《集验方》,九江郡本。书院刊本《仁斋直指方论》、《小儿方论》、《伤寒类书活人总括》、《医学真经》,环溪书院刊刻。此外,南宋十分重视医药处方的搜集和编辑,方书层出不穷。受南宋政府影响,南宋文人编纂方书风气很盛,整理家藏及个人秘方,搜集民间散落的验方。特别是《魏氏家藏方》部分内容被《永乐大典》辑录,日本圣一国师赴南宋访法时,从中国直接赍回,藏于东山寺普门院,后归于丹波氏家族,转入宫内,今藏日本宫内厅书陵部,①对日本汉方医学产生过影响。南宋官修方书的特点是规模宏大,内

---

① 严绍璗:《汉籍在日本的流布研究》,江苏古籍出版社 1992 年版,第 223 页。

容丰富。官修方书最大的特点就是篇幅庞大,综合性方书博约合理,取材以官刊方书和民间验方为主,收方来源之广,引经据典之多,整理校订之精是前代及私人方书所无法媲美。宋政府屡次在全国范围内收集历代名方,医家临床经验方、民间秘方等。成药居多,易于服用。由于这些方书均由政府整理、刊刻,因此具有一定规范性和法律效力。

南宋书商刊本,书商所刻医药著作统称为坊刻本。宋朝书坊有很大发展,有的刻书馆历史悠久,刻书流传广泛。宋朝坊刻较多,以浙江杭州印的浙本为上,四川刻印的蜀本次之,福建刻印的闽本又称建本或麻沙本最下。彩色套印技术,可能宋代已经发明。1264—1294 年,临安朝廷在广济库斥卖内府古书,其中有出相彩画《本草》一部,奇特精湛,所绘草药图堪称花鸟画中花卉奇葩,在书末刻有民间刻书坊家铺名号,该《本草》书由谁购得无人查考,①说明当时民间坊刻医药图谱及书籍规模较大。闽刻本主要有《新编类要图注本草》,建安余建国刻。《活人事证方》、又《后集》,建安余恭礼刻。《普济本事方》,又《后集》,建安余唐卿刻。《鸡峰普济方》等。麻沙刻本主要有《本草衍义》、《三因极一病证方论》、《广成先生杜函经》、《针灸资生经》等,《针灸资生经》7卷,旧本题叶氏广勤堂新刻,盖麻沙本也。浙刻本及其他坊刻本主要有《增广太平惠民和剂局方》,又《诸病源候论》,临江府新喻吾氏刊刻;《大观经史证类备急本草》,刘甲刊刻;《十便良方》,汾阳博济堂及安乐堂均有刊刻;《新编近时十便良方》,万卷堂刊刻。医家私人刊本,宋朝医家多有私人出资命工刊刻专著或其他医书,以广流传。主要有史堪的《史载之方》;庞安时门生魏炳刊刻的《伤寒总病论》;朱肱曾校刊《金匮要略方》、又刊刻专著《伤寒百问》及《南阳活人书》、《重校正南阳活人书》;阎季忠刊刻《小儿药证直诀》;寇约刊刻《本草衍义》;严用和刊刻专著《严氏济生方》。

二、按学科分类的医药著作

南宋医家对本草研究的医著较多,其突出的代表作是唐慎微的《经史证

① 周密:《癸辛杂识续集·画本草三辅黄图》卷下,载《景印文渊阁四库全书》,台湾商务印书馆 1984 年版,第 86 页。

类备急本草》(简称《证类本草》)。全书 32 卷,载药 1558 种,60 多万字。新增药物 476 种,其中灵砂、桑牛等皆为首次载入。每药均有附图,查阅时有按图索骥之便。在药物主治等方面,详加阐述与考证。每药还附以制法,为后世提供了药物炮炙资料。如《修事指南》,便是抄录该书有关炮炙部分而成。全书附载古今单方验方 3000 余首,方论 1000 多条,为后世保存了丰富的民间方药经验,是宋代药物学最高成就,在中国药学史上占有重要的地位。《证类本草》刊行后,受到各方面的重视。后经赵佶(徽宗)命临安仁和县尉艾晟加以修订,并加上赵佶的年号,改名为《经史证类大观本草》(简称《大观本草》),于 1108 年作为官修史证类备急本草。南宋高宗命王继先等重校《大观本草》,于绍兴二十七年(1157 年)完工,题名《绍兴校定经史证类备急本草》。1249 年又由浙江张存惠晦明轩整理刊行名为《重修政和经史证类备用本草》,共 30 卷,载药 1748 种。这部巨著奠定了宋元时期药物学的基础,为明代李时珍《本草纲目》出版前的本草学范本。此书流传 500 多年,一直为本草学的范本,浙江刻书业为该书的留存作出了贡献。不过,南宋本草著作发展不快,一般都是节录北宋的大部头本草而成的小册子,如日衍的《本草注节文》,寇宗奭撰《撰本草衍义》20 卷(1116 年版),许洪编《(增广)和剂局方指南总论》3卷(1208 年版),刘明之编《(增广)和剂局方图经本草药性总论》(1216 年版),王介编绘《履巉岩本草》3 卷(1220 年版),陈衍撰《宝庆本草折衷》20 卷(1242 年版)。北宋本草偏于提高,南宋的本草偏于普及。

南宋医家对《伤寒论》研究影响较大的医著有成无己的《注解伤寒论》、《伤寒明理论》,朱肱的《伤寒类证活人书》,庞安常的《伤寒总病论》,许叔微的《张仲景注解伤寒百证歌》5 卷、《(新镌)注解张仲景伤寒百症歌发微》4 卷(1132 年版)、《伤寒发微论》、《伤寒九十论》,郭雍的《仲景伤寒补亡论》21 卷(1181 年版),韩祗和的《伤寒微旨论》,李柽撰《伤寒要旨》1 卷(1171 年姑孰郡斋刻本),汤尹才的《伤寒解惑论》(1173 年版),李子建的《伤寒十劝验证舌法》(1217 年版),杨士瀛的《伤寒类书活人总括》7 卷(1264 年版),钱闻礼撰《类证增注伤寒百问歌》4 卷(1162 年版),李知先的《类编伤寒活人书括指掌图论》10 卷(1461 年版)、《新刊图注指南伤寒活人指掌》4 卷(1573 年版)。他们从理论上进行整理、注疏、阐发,结合临床实际对各种外感热病和外感寒

症加以分析并提出治则,对整个中医学的理论发展贡献非凡。南宋私修医书
的特点是内容精要。与官修方书不同,由于人力、物力、财力都无法和官府相
提并论,因此私人方书最主要的特点就是篇幅较小,内容简要。临床实用性较
强。官修大型方书以收全历代方剂为其主要宗旨,而对实际临床效果则有欠
考证。私修方书则更注重临床疗效。这些方书具有相当高的医学临床价值。
分科精细,各有专长也是其重要特点之一。由于私修方书篇幅不及官修方书,
作者最擅长论述临床常见病。

南宋医家有关诊法通论研究的医著有施发的《察病指南》3 卷(1241 年
版)。

南宋医家有关脉诀研究的医著有崔嘉彦的《紫虚崔真人脉诀秘旨》1 卷
(附《玄白子西原正派脉诀》、《玄白子相类脉诀》、《玄白子诊脉八段锦》、《脉
法微旨》、《严三点脉法》,1190 年版)、《四言举要》(1515 年版)、《医灯续焰》
21 卷(1650 年版),杨士瀛的《(新刊)医脉真经》2 卷(1264 年版)。

南宋医家有关外科通论研究的医著有陈自明的《外科精要》3 卷(1263 年
版)。

南宋医家有关科方研究的医著有李迅的《集验背疽方》(1196 年版)。

南宋医家有关女科通论研究的医著有郑春敷的《女科济阴要语万金方》
(1165 年版),齐仲甫的《女科百问》2 卷(1220 年版),陈自明的《妇人大全良
方》24 卷(1237 年版)、《新刊妇人良方补遗大全》24 卷(1464 年版),薛辛的
《女科万金方》、《薛氏济阴万金书》(1265 年版)、《玉峰郑氏女科秘传》3 卷
(1265 年版)。

南宋医家有关产科研究的医著有朱端章的《卫生家宝产科备要》8 卷
(1184 年版),齐仲甫的《产宝杂录》(1220 年版),薛辛的《胎宝百问》(1265 年
版)、《家传产后歌诀治验录》和《妇科胎产问答要旨》3 卷(1279 年版)。

南宋医家有关儿科通论研究的医著有刘昉的《幼幼新书》40 卷(1150 年
版),杨士瀛的《(新刊)仁斋直指小儿方论》5 卷(1264 年版),陈文中的《类证
陈氏小儿痘疹方论》2 卷(1465 年版)。

南宋医家有关方书研究的医著有张永的《卫生家宝》(1127 年版),许叔
微的《类证普济本事方》10 卷(1132 年版)、《本事方续集》10 卷(1132 年版)、

《普济本事方补遗》(1132 年版)，张锐的《鸡峰普济方》30 卷(1133 年版)，陈师文的《太平惠民和剂局方》10 卷(1151 年版)，温革的《琐碎录医家类》(1160 年版)，夏德的《夏子益奇疾方》(1162 年版)，洪遵的《洪氏集验方》5 卷(1170 年版)，李日普的《续附经验奇方》(1172 年版)，陈言的《三因极一病证方论》18 卷(1174 年版)，吴彦夔的《传信适用方》4 卷(1180 年版)，朱端章的《卫生家宝方》6 卷(1184 年版)，叶大廉的《叶氏录验方》3 卷(1186 年版)，王硕的《易简方》(1191 年版)，王璆的《是斋百一选方》20 卷(1196 年版)，郭坦的《新编近时十便良方》40 卷(1196 年版)，温大明的《温隐居海上仙方》(1216 年版)，刘明之的《活人事证方》20 卷(1216 年版)，魏岘的《魏氏家藏方》(1227 年版)，陈自明的《(新编)备急管见大全良方》10 卷(1237 年版)，施发的《续易简方论》6 卷(1243 年版)，卢祖常的《续易简方论后集》5 卷(1243 年版)，严用和的《严氏济生方》10 卷(1253 年版)、《严氏济生续方》8 卷(1267 年版)，杨士瀛的《(新刊)仁斋直指附遗方论》26 卷(1264 年版)，朱佐的《类编朱氏集验医方》15 卷(1265 年版)，陈言《三因司天方》2 卷(1786 年版)。

南宋医家有关口齿研究的医著有滕伯祥的《走马急疳真方》(1275 年版)。

南宋医家有关针灸通论研究的医著有王执中的《针灸资生经》7 卷(1226 年版)。

南宋医家有关灸法研究的医著有庄绰的《灸膏肓腧穴法》(1128 年版)，闻人耆年的《备急灸法》(1226 年版)。

南宋医家有关歌括、便读研究的医著有崔嘉彦的《医方药性赋》8 卷(1515 年版)。

南宋医家有关医经研究的医著有史崧的《黄帝内经灵枢》12 卷，刘温舒的《黄帝内经素问遗篇》、《运气论奥疏钞》10 卷(1099 年版)，王惟一的《集注黄帝八十一难经》5 卷，骆龙吉的《内经拾遗方论》4 卷(1279 年版)。

南宋医家有关饮馔研究的医著有陈达叟的《本心斋蔬食谱》(1276 年版)，林洪的《山家清供》2 卷(1276 年版)，陈仁玉的《菌谱》1 卷。

南宋医家有关养生通论研究的医著有周守忠的《养生类纂》22 卷(1220 年版)、《养生月览》2 卷(1220 年版)、翁葆光的《悟真篇直指详说》(1279 年版)。

南宋医家对炼丹研究的医著有吴侯的《丹房须知》1 卷(1163 年版),白玉蟾的《金华冲碧丹经秘旨》2 卷(1225 年版)。

南宋医家有关医话、医论研究的医著有宋太医局的《太医局诸科程文》9 卷(1279 年版),魏了翁的《学医随笔》(1293 年版)。

南宋医家有关医史汇传研究的医著有周守忠的《历代名医蒙求》(1220 年版)。

南宋医家有关医史史料研究的医著有张杲的《医说》10 卷(1224 年版)。

南宋医家编撰的中医丛书有杨士瀛的《(新刊)仁斋直指》(1264 年版)。

三、按付梓年代顺序排列的医药著作

当时,南宋官、私刻书业为各科医学著作的付梓作出了很大的贡献,我们按南宋医学著作付印的年代顺序,①胪述如下。

元丰年间(1078—1085 年),诏令全国名医各献祖传秘方,太医局组织临床试验,依疗效显著的处方制药,销售全国,并将名方编撰成《和剂局方》,将成药方剂分为诸风、伤寒、一切气、痰饮、诸虚、痼冷、积热、泻痢、眼目疾、咽喉口齿、杂病、疮肿、伤折、妇人诸疾及小儿诸疾共 14 门,788 方。均系收录民间常用的有效中药方剂,记述了其主治、配伍及具体修制法。大观年间(1107—1110 年),诏令库部郎中提辖措置药局陈师文、太医令裴宗元等校正《和剂局方》5 卷、297 道、21 门,校正其中错字 708 字,增减 70 多方。校正后出版的《和剂局方》,实是宋神宗旧本重修。陈师文等在《增广太平惠民和剂局方》序中阐明了编撰的原因、方法和意义:

> 然自创局以来,所有之方,或取于鬻药之家,或得于陈献之士,未经参订,不无舛讹。虽尝镂板颁行,未免传疑承误。故有药味脱漏,铢两过差,制作多不依经,祖袭间有伪妄,至于贴牓,谬戾尤多,殆不可以一二举也。顷因条具,上达朝廷,继而被命遴选通医,俾之刊正。于是请书监之秘文,采名贤之别录,公私众本,搜猎靡遗,事阙所从,无不研核。或端本以正末,或溯流以寻源,订其讹谬,析其淆乱。遗佚者补之,重复者削之,未阅岁而

---

① 刘时觉:《宋元明清医籍年表》,人民卫生出版社 2005 年版,第 9—26 页。

书成,缮写甫毕,谨献于朝。将见合和者,得十全之效,饮饵者无纤芥之疑,颁此成书,惠及区宇。遂使熙丰惠民之美意,崇观述事之洪规,本末巨细,无不毕陈。纳斯民于寿康,召和气于穹壤,亿万斯年,传之无极,岂不韪欤!

绍兴十八年(1148 年)闰八月二十三日,改熟药所为太平惠民和剂局。绍兴二十一年(1151 年)十二月十七日,以监本药方发行全国,以太平惠民为名,是绍兴所颁之监本,非大观之本。其间,宋高宗两次下诏分别将在京和剂局与诸路会府和剂局改为太平惠民和剂局。宋理宗宝庆、淳祐年间又加入《宝庆新增方》《淳祐新增方》《续添诸局经验秘方》等,后定名为《太平惠民和剂局方》,附《指南总论》3 卷颁行全国。淳祐年间(1241—1252 年)全书已有 10 卷,附《用药指南》3 卷,分诸风、伤寒、诸气等 16 门,载方 788 首,《太平惠民和剂局方》前后共 8 次增补,汇集历代临床方剂的精华,该局方临床实用性极强,制剂规范,流传甚广,盛行于宋元之间,后"至震亨《局方发挥》出,而医学始一变也"。[①]

《太平惠民和剂局方》10 卷为卷 1 治诸风、附脚气,卷 2 治伤寒、附中暑,卷 3 治一切气、附脾胃积聚,卷 4 治痰饮、附咳嗽,卷 5 治诸虚、附骨蒸,卷 6 治积热,卷 7 治眼目疾、治咽喉齿,卷 8 治杂病、治疮肿伤折,卷 9 治妇人诸疾、附产图,卷 10 治小儿诸疾、附诸汤诸香。卷 1 治诸风(附脚气),有至宝丹、灵宝丹、润体丸、乌犀丸、牛黄清心丸、摩挲丸、透冰丹、龙脑天麻煎、牛黄小乌犀丸、娄金丸、龙虎丹、麝香天麻丸、龙脑芎犀丸、银液丹、和太师牛黄丸、碧霞丹、雄朱丸、八风丹、牛黄生犀丸、辰砂天麻丸、青州白丸子、辰砂丸、牛黄金虎丹、防风丸、川芎丸、薄荷煎丸、天南星丸、犀角丸、皂角丸、小续命汤、防风汤、排风汤、大通圣白花蛇散、消风散、羌活散、八风散、清神散、虎骨散、骨碎补圆。《绍兴续添方》乌荆圆、加减三五七散、太阳丹、如圣饼子、没药降圣丹、乳香没药丸、七圣散、白龙丸、活血应痛丸、四生散、通关散、四斤丸、铁弹丸。《宝庆新增方》大圣一粒金丹、乳香应痛丸、省风汤、追风散、乳香丸、黑神丸、拒风丹、急风散。(淳祐)《新添方》三生饮、大醒风汤、五痹汤、寿星丸、左经丸。《吴直阁增诸家名方》活络丹、七生丸、川芎茶调散、乳香趁痛散、黑龙丸、惊气

---

①　陈师文等:《太平惠民和剂局方》,《医家类》,载《景印文渊阁四库全书》册 741,台湾商务印书馆 1984 年版,第 469—470 页。

丸、乳香宣经丸、换腿丸、大圣保命丹、四生丸、轻脚丸、大防风汤、经进地仙丹。《续添诸局经验秘方》伏虎丹、乌药顺气散、秘方换腿丸、左经丸、木瓜丸、追风应痛丸、磁石丸、胡麻散、黑神丸、追风散、苦参丸。卷2治伤寒(附中暑),有人参败毒散、小柴胡汤、林檎散、柴胡石膏散、麻黄汤、小青龙汤、圣散子、五积散、升麻葛根汤、葛根解肌汤、金沸草散、大柴胡汤、尤附汤、防己黄汤、姜附汤、竹叶石膏汤、五苓散、四逆汤、大顺散、白虎汤、香薷丸、香薷散、枇杷叶散。《绍兴续添方》僧伽应梦人参散、香苏散、加减三五七散、大已寒丸、太阳丹、和解散、正气散、十华散、锉散、桂苓丸、消暑丸。(宝庆)《新增方》辰砂五苓散、柴胡升麻汤、缩脾饮、解暑三白散、保真汤、人参顺气散、消风百解散。(淳祐)《新添方》人参养胃汤、参苏饮、神尤散。《吴直阁增诸家名方》对金饮子、劫劳散、人参轻骨散、葱白散、桂枝汤、黄龙丸、不换金正气散、川芎茶调散、渗湿汤、冰黄散。《续添诸局经验秘方》神仙百解散、八解散、白尤散、人参顺气散、藿香正气散、三拗汤、来苏散、香薷汤、十神汤、水浸丹、荆芥散、六和汤。卷3治一切气(附脾胃、积聚),有苏合香丸、安息香丸、丁沉丸、大沉香丸、理中丸、和胃丸、紫苏子丸、养脾丸、五膈丸、嘉禾散、理中汤、调中沉香汤、匀气散、乌沉汤、五膈宽中散、膈气散、建中散、平胃散、三和散、七气汤、益智散、藿香半夏散、草豆蔻散、积气丸、丁香丸、小丁香丸、三棱煎丸、青木香丸、消食丸、小独圣丸、温白丸、九痛丸、生气汤。(绍兴)《续添方》如圣饼子、四柱散、俞山人降气汤、神保丸、撞气阿魏丸、沉香降气汤、小乌沉汤、丁沉煎丸、感应丸、小理中丸、大七香丸、小七香丸、连翘丸、酒症丸、分气紫苏饮、四倍散、木香饼子、草果饮、温中良姜丸、煨姜丸、参苓白尤散、红丸子。(宝庆)《新增方》苏子降气汤、安中散、分心气饮、夺命抽刀散、金露丸、秘传降气汤、木香分气丸、铁刷汤、烧脾散、新法半夏汤、白术六一汤、盐煎散、神仙沉麝丸、治中汤。(淳祐)《新添方》枳实理中丸、进食散、白沉香散。《吴直阁增诸家名方》丁香煮散、鸡舌香散、二姜丸、姜合丸、顺气术香散、和气散、快气汤、蓬煎丸、守中金丸、集香丸、异香散、肉豆蔻丸、三棱散、如神丸、丁香脾积丸。《新添诸局经验秘方》分心气饮、木香分气丸、化气汤、降气汤、千金大养脾丸、蟠葱散、五皮散、四君子汤、盐煎散、参苓壮脾丸、人参丁香散、人参煮散、枣肉平胃散、卢氏异方感应丸、木香流气饮、五香散、人参木香散、十八味丁沉透膈汤、麝香苏合香丸、廿四味流气饮、木香槟榔丸。卷4治痰饮(附咳嗽),有倍术丸、消饮丸、化痰玉壶丸、辰砂化痰丸、金珠化痰丸、玉液丸、玉芝丸、桔梗汤、胡椒理中丸、备急五嗽丸、大阿胶丸、百部丸、款冬花散、钟乳补肺汤、华盖散、丁香半夏丸、藿香散。《绍兴续添方》二陈汤、温肺汤。《宝庆新增方》麻黄散、人参养肺丸、人参诃子丸、温中化痰丸。(淳祐)《新添方》新法半夏汤、丁香五套丸、缩砂丸、溧白丸、破饮丸。《吴直阁增诸家名方》温中化痰丸、养中汤、人参款花膏、橘皮半夏汤。《续添诸局经验秘方》人参润肺丸、定喘瑞应丹、人参清肺汤、新法半夏汤、人参定喘汤、细辛五味子汤、茯苓半夏汤、人参藿香汤、半夏丸、杏参散、杏子汤、四七汤。

卷5治诸虚(附骨蒸),有腽肭脐丸、菟丝子丸、金钗石斛丸、何首乌丸、石南丸、八味丸、黄丸、茴香丸、五补丸、无比山药丸、大山蓣丸、定志丸、黄耆建中汤、人参黄散、成炼钟乳粉、玉霜丸、预知子丸。《绍兴续添方》安肾丸、麝香鹿茸丸、妙香散。《宝庆新增方》养气丹、朴附丸、川楝散、双和汤、平补镇心丹、十四味建中汤、思仙续断丸、黄六一汤、木瓜丸、茱萸内消丸、青娥丸。(淳祐)《新添方》接气丹、宁志膏、三仙丹、乐令建中汤、金铃子丸。《吴直阁增诸家名方》张走马玉霜丸、降心丹、黄鳖甲散、四神丹、十全大补汤、秦艽鳖甲散、沉香鳖甲散、小菟丝子丸。《续添诸局经验秘方》沉香鹿茸丸、椒附丸、平补镇心丹、青娥丸、威喜丸、远志丸、小安肾丸、三建丹、伏火二气丹、灵砂、上丹、鹿茸四斤丸、玄兔丹、龙齿镇心丹、羊肉丸、苏蓉大补丸、十四友丸、钟乳白泽丸、三建汤、十全饮。治痼冷(附消渴)二气丹、崔氏乌头丸、曹公卓钟乳丸、金液丹、橘皮煎丸、附子理中丸、北亭丸、沉香荜澄茄散、清心莲子饮、独活寄生汤、人参养荣汤、鹿茸大补汤养肾散、参香散、震灵丹、来复丹、养正丹、黑锡丹、玉华白丹、金锁正元丹、秘传玉锁丹、巴戟丸、十补丸、正元散、茯菟丸。卷6治积热,有紫雪、红雪通中散、凉膈散、洗心散、八正散、龙脑饮子、妙香丸、龙脑鸡苏丸、牛黄凉膈丸、抱龙丸、甘露丸。(绍兴)《续添方》甘露饮、桂苓丸消暑丸。《宝庆新增方》五淋散、消毒麻仁丸。(淳祐)《新添方》导赤散。《吴直阁增诸家名方》三黄丸、消毒犀角饮。《续添诸局经验秘方》碧雪、胜冰丹、导赤丸、五淋散、麦门冬散、真珠散、灵液丹。治泻痢(附秘涩),钟乳健脾丸、朝真丹、驻车丸、诃黎勒丸、大温脾丸、黄连阿胶丸、神效胡粉丸、桃花丸、灵砂丹、不二丸、诃黎勒散、木香散、神功丸、麻仁丸、脾约麻仁丸、七圣丸、七宣丸、七枣汤、胃风汤、半硫丸、赤石脂散、纯阳真人养脏汤、感应丸、大已寒丸、御米汤、地榆散、金粟汤、育肠丸、肠风黑散、斗门散、水煮木香丸。(淳祐)《新添方》大断下丸、狗头骨丸。《吴直阁增诸家名方》水煮木香丸、大香连丸、戊己丸、痢圣散子、豆附丸、温中丸、肉豆蔻散、神应黑玉丹、罂粟汤、固肠散、曲术丸、缠金丹、缚虎丸、遇仙立效散、三神丸、地榆散、秘传斗门散、丁香豆蔻散、万金饮、如神止泻丸、神效参香散、黄汤、痢圣散子。卷7治眼目疾,有锦鸠丸、驻景丸、密蒙花散、羚羊角散、秦皮散、镇肝丸、菊睛丸。(绍兴)《续添方》菩萨散、拨云散。(宝庆)《新增方》草龙胆散、蝉花散。(淳祐)《新添方》春雪膏。《吴直阁增诸家名方》流气饮、洗肝散、菊花散、明睛散。《续添诸局经验秘方》蝉花无比散、明睛地黄丸、洗眼紫金膏、草龙胆散、汤泡散、还睛丸、曾青散、秘传羊肝丸。治咽喉口齿,龙石散、如圣汤、硼砂丸、麝脐散、玉屑无忧散。(宝庆)《新增方》如圣胜金铤。(淳祐)《新添方》硼砂散、赴筵散、吹喉散、如圣胜金铤、五香散、如神散、玉池散、荆芥汤、细辛散。卷8治杂病,有耆婆万病丸、神应丸、集效丸、乳香丸、解毒雄黄丸、克效饼子、乌梅丸、神助散、立效散、必胜散、钓肠丸、石苇散、牡蛎散、法制熟艾。(绍兴)《续添方》常山饮、对金饮子、清心莲子饮。(宝庆)《新增方》槐角丸、胜金丸。淳兴《新添方》肠风黑散、神应黑玉丹、备急丸、青解毒丸、寸金丸、夺命丹。《续添诸局经验秘方》茱萸内消丸、麝香大戟丸、三白散、葫芦巴丸。治疮肿伤折,云母膏、小犀角丸、何首乌散、桦皮散、太岳活血丹、玉龙膏、花蕊石散、化脓排脓内补十宣散、没药降圣丹、千金漏芦汤、滑肌散、神效托里散、(淳祐)《新添方》红玉散、万金膏、接骨散、急风散、油调立效散、导滞散、如圣散、槟榔散、拔毒散、琥珀膏、丹参膏、神效当归膏、腻粉膏、乌蛇膏、槐白皮膏、神仙太一膏、补损当归散、复元通气散、排脓托里散、升麻和气饮、五香连翘汤。卷9治妇人诸疾(附产图,外有治疗诸方),有熟干地黄丸、泽兰丸、钟乳泽兰丸、人参荆芥散、牡丹煎丸、椒红丸、熟干地黄散、安息活血丹、吴茱萸汤、伏龙肝散、温经汤、禹余粮丸、逍遥散、白薇丸、小白薇丸、紫石英丸、四物汤、阳起石丸、白术散、胶艾汤、保生丸、榆白皮散、当归丸、当归建中汤、大通真丸、半夏茯苓汤、茯苓丸、催生丹、芎汤、蒲黄散、当归散、牛膝汤、四顺理中丸、漏芦散、大圣散。《绍兴续添方》黑神散、油煎散。(宝庆)《新增方》滋血汤、乌金散、暖宫丸、琥珀泽兰煎、安胎饮。(淳祐)《新添方》神仙聚宝丹、诜诜丸、人参鳖甲丸。《吴直阁增诸家名方》济危上丹、琥珀黑龙丹、南岳魏夫人济阴丹、琥珀黑散、滑胎枳壳散、术香散、竹茹汤。《续添诸局经验秘方》琥珀丸、皱血丸、内灸散、乌鸡煎丸、白垩丹、暖宫丸、滋血汤、安胎饮、益阴丹、妙应丹、人参养血丸、牡丹散、红花当归散、乌金散、艾煎丸、当归芍药散、调经散、调中汤、旋复汤、黑龙丹、人参当归散、当归养血丸、四神散、当归黄汤、神授散、小地黄丸、交感地黄煎丸、加减吴茱萸汤、熟干地黄汤、阿胶枳壳丸、失笑散、增损四物汤、成炼钟乳散、猪蹄汤。产图,入月安产图、体玄子借地法、禁草法、禁水法、产前将护法、产后将护法、胎神游方、催生符、推妇人行年法、逐日产母生子宜向方、逐月产母忌向方、藏胎衣吉方、逐日日游神。卷10治小儿诸疾(附诸汤、诸香,外有治疗诸方),有返魂丹、定命丹、八珍丹、太一银朱丹、软金丹、鹤顶丹、至圣丹、定吐救生丹、五福化毒丹、灵砂归命丹、大天南星丸、五疳保童丸、熊胆丸、虎睛丸、天麻防风丸、化虫丸、进食丸、金箔镇心丸、比金丸、香连丸、紫霜丸、开胃丸、没食子丸、水银扁丸子、牛黄膏、金屑辰砂膏、润肺散、惺惺散、人参羌活散、辰砂金箔散、消毒散、人参散、生犀散、清凉饮子、天竺饮子、朱砂丸、芦荟丸、和中散、人参半夏丸、辰砂半夏丸、丁香散、六神丹、太一丹、大惊丸。(绍兴)《续添方》睡惊丹、使君子丸、加减四君子汤、消毒犀角饮。(宝庆)《新增方》肥儿丸、至圣保命丹、挨积丸、急风丹、助胃膏。(淳祐)《新添方》观音散、小抱龙丸、钓藤膏。《吴直阁增诸家名方》蚵丸、高良姜散、人参丸、温脾散、白豆蔻散、当归丸、浓朴散、柴胡散、葛根散、人参散、豆蔻香连丸、木香白术散、龙骨丸、乌梅散、白芨散、附子散、赤石脂散、柏墨散、半夏散、朱矾散、紫苏子散、犀角人参散、益黄散、钱氏白术散。《续添诸局经验秘方》全蝎观音散、镇心至宝丹、小黄连阿胶丸、蛇头丸、五疳消食丸、麦煎散、辰砂茯神膏、秘传神仙消痞丸、小驻车丸、银白散、虾丸、磨积丸、龙胆丸。诸汤,豆蔻汤、木香汤、桂花汤、破气汤、玉真汤、薄荷汤、紫苏汤、枣汤、二宜汤、浓朴汤、五味汤、仙术汤、杏霜汤、生姜汤、益智汤、茴香汤、檀香汤、缩砂汤、胡椒汤、挝脾汤、小理中汤、白梅汤、三倍汤、铁刷汤、快汤、芬积香、衙香、降真香、清远香。[1] 书

---

① 陈师文等:《增广太平惠民和剂局方目录》,载《丛书集成初编》册 1435,中华书局 1985年版,第1—20页。

中每方之后除详列主治证候和药物外,对药物炮灸法和药剂修制法亦有详细说明。本书所载名方甚多如补气的四君子汤、补血的四物汤、疏肝解郁的逍遥散、解表和中的藿香正气散、泻火通便的凉膈散,镇惊清热的至宝丹、紫雪丹,温开的苏合香丸等。因此它既有配方手册的作用,又有推广成药的用途。它所收的多为常用有效方剂,又多采取丸、散等剂型,有适用、易存、便利群众的优点,影响巨大。实是一部流传较广、影响较大的临床方书。①

《太平惠民和剂局方》所附太医助教前差充四川总领所检察惠民局许洪编撰的《指南总论》精湛,分上、中、下3卷,卷上有议处方法、论合和法、论服饵法、论用药法、论三品药畏恶相反、论服药食忌、论炮灸三品药石类例。卷中有论中风证候、论瘴疟证候、伤寒十劝。卷下有论诸气证候、论痰饮咳嗽、论诸虚证候、论积热证候、论泻痢证候、论痈疽诸证、论妇人诸疾、论小儿诸疾。主要论述药物合和、炮灸、几十种疾病临床症状、疗法、所用药物及剂量。上卷主要内容有论处方法、论合和法、论服饵法、论用药法、论服药食忌、论炮灸三品药石类例。中卷主要内容有论中风证候、论伤寒证候、论瘴疟证候,是医家诊疗各类瘴疾的范本。下卷主要内容有论诸气证候、论痰饮咳嗽、论诸虚证候、论积热证候、论泻痢证候、论痈疽诸证、论妇人诸疾、论小儿诸疾。②

《太平惠民和剂局方》也有一些方剂药味庞杂,叙述夸张,其间差伪者不少。如牛黄清心丸,用药29味,寒热伪杂,殊不可晓。加之属于法定官书,曾产生拘泥于"局方"的流弊。元朝医学家朱震亨在《局方发挥》中,虽然批评其书有失辨证论治之弊,但仍有一段精湛肯定:"和剂局方之为书也,可以据证检方,即方用药,不必求医,不必修制,寻赎见成丸散,病痛便可安痊。仁民之意,可谓至矣。自宋迄今,官府守之以为法,医门传之以为业,病者恃之以立命,世人习之以成俗。"③《局方》是宋政府召集名医吸取历代经效名方,屡经试验,确认疗效,以官方医疗机构的标准处方集的形式颁布,并通过遍布全国

---

① 陈师文等:《太平惠民和剂局方》,载《景印文渊阁四库全书》册741,台湾商务印书馆1984年版,第469—744页。

② 许洪:《太平惠民和剂局方》,《指南总论》,载《景印文渊阁四库全书》册741,台湾商务印书馆1984年版,第717—744页。

③ 朱震亨:《局方发挥》,载《景印文渊阁四库全书》册746,台湾商务印书馆1984年版,第676页。

的分局实施,因此具有极大的权威性和一定的实践基础,受到医学界及全社会的广泛欢迎。宋元之际,影响巨大,"官府守之以为法,医门传之以为业,病者恃之以立命,世人习之以成俗",在医学界形成"局方之学"。它的读者面已远远超出医药界,在客观上起到了普及医药知识的作用。元、明、清三朝,均有《太平惠民和剂局方》刻本传世,成为自宋至清各级官药局生产成药必须遵循的法定规范,民营药业成药生产也多以此为依据。《局方》是中国第一部成药典,比英国18世纪"药局方"还要早600多年,是世界上最早的成药专书。本书版本很多,至今存有南宋(残本)、元、明、清各朝10多种翻刻本,人民卫生出版社出版过1959年点校铅印本和1985年点校本两种。时至今日,该《局方》中的许多处方仍被国家中医药典收录,广泛用于中药炮制和制剂,是全国各省市自治区中医药大学(学院)学生必读的中医经典文献,在当今国务院发布的《中医药发展战略规划纲要(2016—2030年)》的推动下,在中医药成为世界医学的有机组成部分而广受世人青睐的浪潮中,南宋政府最终修纂的《太平惠民和剂局方》将更发异彩,用该《局方》中的一些经典处方结合西医、中西医结合或许成为当今全球出现的一些新病毒的克星,很值得中医界仁人志土进一步从中淘宝,造福于全人类。可以肯定地说《太平惠民和剂局方》是南宋医药发展中的亮点。

建炎元年(1127年),洛阳张永撰《卫生家宝》1卷,方书,作者随高宗南渡,授驻泊郎,官至礼部尚书,家住余姚。《卫生家宝》有日本皮纸抄本,现藏中国中医研究院。

建炎二年(1128年),庄绰编《膏肓腧穴灸法》不分卷,最早的针灸腧穴专著,专论膏肓穴的部位、主治、定穴及不同流派取穴法。1311年收于《针灸四书》。作者另有《别传膏肓穴法》,讲述39个经外奇穴,见《学古诊则》第4帙。

建炎四年(1130年),真州许叔微撰《仲景三十六种脉法图》,脉学著作,所载脉图早于施发《察病指南》100多年。首篇《脉法微旨》总论诊脉大法,《荣卫》论述经脉之气流注,后为36种脉法图。原书久已亡佚,近有考证认为明抄本《脉法微旨》即本书的一种传抄本。

绍兴元年(1131年),钱闻礼撰《伤寒百问歌》4卷,又名《类证增注伤寒百问歌》载汤尹才《伤寒解惑论》。以七言歌诀提出93个问题,包括六经证候、类证鉴别、症状、治法等,并引前人注文阐释。1309 年刊行,1912 年武昌医馆重刊,新中国成立后有排印本。

绍兴元年(1131 年),原著者佚名,李希圣、郭稽中辑补《妇人产育保庆方》1 卷,北宋李希圣见到此书 21 篇,有论无方,后郭稽中补入方剂刊行。原书已佚,从《永乐大典》辑出,以问答形式论临产、产后 21 证,附《产乳备要》1 卷。收于《四库全书》《当归草堂医学丛书》《丛书集初编》。

绍兴二年(1132 年),许叔微撰《新编张仲景注解伤寒百证歌》5 卷,附《伤寒发微论》2 卷,《伤寒九十论》1 卷,这三本书的特点在于凡遇仲景有论缺方者,即以《千金方》等方补之,若遇仲景议论尚有不足者,则采《诸病源候论》等学说补充,这对研究仲景学说很有裨益。《新编张仲景注解伤寒百证歌》5 卷,每卷 20 证,共 100 证。卷 1 有 1—20 证:第一证伤寒脉证总论歌、第二证伤寒病证总类歌、第三证表证歌、第四证里证歌、第五证表里寒热歌、第六证表里虚实歌、第七证急救表里歌、第八证无表里歌、第九证表里水证歌、第十证表里证具见歌、第十一证三阴三阳传入歌、第十二证阴阳两感歌、第十三证阳证阴毒歌、第十四证阴证阴毒歌、第十五证太阳阳明合病歌、第十六证太阳少阳合病歌、第十七证三阳合病歌、第十八证太阳少阳并病歌、第十九证阴证似阳歌、第二十证阳证似阴歌,卷 2 有 21—40 证:第二十一证阴盛隔阳歌、第二十二证阴阳易歌、第二十三证伤寒歌、第二十四证中风歌、第二十五证伤寒见风脉中风见寒脉歌、第二十六证热病暍歌、第二十七证五种温歌、第二十八证(缺字)歌、第二十九证两种痉歌、第三十证四证似伤寒歌、第三十一证可汗不可汗歌、第三十二证可下不可下歌、第三十三证可吐不可吐歌、第三十四证可火不可火歌、第三十五证可水不可水歌、第三十六证可灸不可灸歌、第三十七证可针不可针歌、第三十八证伤寒可温歌、第三十九发热证、第四十证潮热歌,卷 3 有 41—60 证:第四十一证往来寒热歌、第四十二证汗之而热不退歌、第四十三证下之而仍发热歌、第四十四证恶寒歌、第四十五证背恶寒歌、第四十六证厥证歌、第四十七证结胸歌、第四十八证痞证歌、第四十九证发黄证歌、第五十证发狂证歌、第五十一证发斑证歌、第五十二证发喘证歌、第五十三发渴证证、第五十四证发冷证歌、第五十五证恤血证歌、第五十六证吃噫证歌、第五十七证谵语证歌、第五十八证烦躁证歌、第五十九证懊憹证歌、第六十证怫欝证歌,卷 4

有61—80证:第六十一证惊惕证歌、第六十二证(缺字)歌、第六十三证冒闷证歌、第六十四证干呕证歌、第六十五证吐逆证歌、第六十六证霍乱证歌、第六十七证头疼证歌、第六十八证肋痛证歌、第六十九证腹痛证歌、第七十证咽痛证歌、第七十一证咳嗽证歌、第七十二证遗尿证歌、第七十三证腹满证歌、第七十四证蚘厥证歌、第七十五证自汗证歌、第七十六证头汗证歌、第七十七证欲得汗歌、第七十八证舌上胎歌、第七十九证下浓血歌、第八十证昼夜偏剧歌,卷5有81—100证:第八十一证循衣撮空歌、第八十二证筋惕瞤歌、第八十三证口燥咽干歌、第八十四证伤寒似疟歌、第八十五证邪中二焦歌、第八十六证多眠证歌、第八十七证不得眠证歌、第八十八证小便不利歌、第八十九证小便自利歌、第九十证大便不利歌、第九十一证大便下利歌、第九十二证狐惑证歌、第九十三证百合证歌、第九十四证辨伤寒疫气不同歌、第九十五证妇人伤寒歌、第九十六证热入血室歌、第九十七证伤寒恙后病歌、第九十八证伤寒五脏死绝歌、第九十九证伤寒死脉歌、第一百证伤寒死候歌。该书即以此一证一歌名的形式展示给民众,并对这些百证歌的临床杂证予以病因分析和提出治法,很有特色。①

绍兴二年(1132年),许叔微撰《本事方续集》10卷和《普济本事方补遗》。

绍兴三年(1133年),郑州张锐"审择荟萃,以普济之书行世",撰《鸡峰普济方》30卷,方书,"世所罕传"。该书内容有诸论、脚气、伤寒、中暑、补虚、劳瘵、积聚、黄疸、血、小便、心肺、肺、脾胃、肝肾、热、冷、泻痢、疟、妇人、崩漏、喘、五痔、淋、痰饮、头面、水气、气、眼目、咽喉、疮肿、治小儿诸病方论、方、小儿、杂治、奇疾、杂记、丹诀等门类。陆心源《仪顾堂文集》疑为孙兆之作。1828年汪士钟复南宋艺芸书舍版刻本。②

绍兴三年(1133年),陈沂撰《妇科秘兰全书》不分卷,现有抄本藏于上海中医药大学。

---

① 许叔微:《张仲景注解伤寒百证歌》,载《续修四库全书》册984,上海古籍出版社1996年版,第606—654页。
② 张锐:《鸡峰普济方》,载《续修四库全书》册1000,上海古籍出版社1996年版,第1—2页。许叔微:《类证普济本事方》,载《景印文渊阁四库全书》册741,台湾商务印书馆1984年版,第375—468页。

绍兴十二年(1142年),成无己撰写《伤寒明理论》4卷,卷1、2、3扼要辨析伤寒50种证候的病象和病理;卷4专论方药,选《伤寒论》常用方20首,简述其配伍制使的关系。后世把该书作为学习《伤寒论》的重要补充读物。

绍兴十二年(1142年),无名氏撰《服气图说》1卷,养生著作。载服气法入门第一段功64图式。有本年序,1624年跋。与托名达摩祖师《易筋经义》合刻,恐亦属伪托。

绍兴十三年(1143年),真州许叔微撰《类证普济本事方》10卷,又名《普济本事方》,晚年辑录效方而成,分25类,录373方,末附验案及论述,多为古人经验方与个人临床实用方,主要包括内、外、妇、儿、五官、针灸等。该书"治中风肝胆筋骨诸风"、"补益虚劳方"、"肠风下血痔漏脏毒"、"小儿病方"部分有方有法,有论有案,为后世所传诵。故《四库全书》给予很高评价:"叔微诊治之术,最为精诣。其所论广络原野,以冀一获之说,尤救弊之。笃论其书,属词简雅,不谐于俗。"被收于《四库全书》。后叶天士有《本事方释义》之作。

绍兴十四年(1144年),成无己撰《注解伤寒论》10卷,现存最早《伤寒论》全书注本。初刊于1172年,元刻本附《图解运气铃》1卷。

绍兴十六年(1146年),窦材撰《扁鹊心书》3卷,为综合性医书。内容有经络、灸法、伤寒诸证、杂病,附扁鹊神方94首。后胡珏参论一百余条,1765年王琦重校刊行,收于《医林指月》。

绍兴十七年(1147年),福建转运司刻《太平圣惠方》100卷。

绍兴十九年(1149年),真州许叔微撰《伤寒九十论》1卷,是中国最早的医案专著,记载许氏伤寒九十论(即相关医案90则)。该书根据《内经》、《难经》、《伤寒论》,先论病证(绝大部分病证列出了候诊时间、姓名、出生地、症状),后论治法,剖析颇精,独树一帜。[①]

绍兴二十年(1150年),潮阳刘昉撰《幼幼新书》40卷。刘氏从宦而喜好方术,认为小儿疾苦,世无良医,亦无全书,殒于庸人之手者不可胜计,乃在绍兴年间(1131—1162年)于潭州、荆湘任职之暇,对有关儿科的古代方论、近世

---

① 许叔微:《伤寒九十论》,《续修四库全书》册984,上海古籍出版社1996年版,第655—690页。

名人家传以及民间验方,皆曲意寻访,兼收并录,然后命王历(羲道)、王湜(子是)编成《幼幼新书》,惜尚未刊行,即因病不起。绍兴二十年(1150年),门人李庚遵嘱代为本书作序。同年,继刘氏政者楼璹,又集"旧传宜子诸方"为"求子方论"列为卷首,很快刊行。《幼幼新书》原刊本早佚,明朝陈履端重刻本书时,曾多方寻求,力得其全。从陈氏自称"删繁理乱,裁初本十之三,稿凡四易"。可知刊刻前着实进行了一番整理工作。《幼幼新书》现存主要版本有明万历十四年(1586年)陈履端刻本、明万历间刊本、明万历间刻本(显微胶卷)、明抄本、日本据宋墨书真本抄本、中医古籍出版社1981年影印陈履端刻本。书中保存了多种唐宋儿科著作的部分佚文,如《婴童宝鉴》、《婴孺方》等。故该书的刊印,对了解唐宋儿科发展史具有重要意义,对保存古代医药文献作出了很大贡献。明万历间陈履端重刊时删正。

绍兴二十一年(1151年),真州许叔微撰《类证普济本事方后集》10卷,又名《续本事方》,成书年代不详,据考证许氏卒于1150年之后,故定本年。共22类载方300首。最早刻于宝祐年间,收于《三三医书》。

绍兴二十一年(1151年),真州许叔微撰《普济本事方补遗》不分卷,有据日本刻本的抄本藏天津职工医学院。

绍兴二十二年(1152年),河间刘完素撰《素问玄机原症式》1卷,医经类著作。将"病机十九条"整理为"五运本病"、"六气本病"11条,227字,逐证注释阐发,提出六气化理论,增补燥气病机,收于《河间伤寒三节》、《古今医统》等。

绍兴二十三年(1153年),庐江何若愚撰,金常山阎明广注《子午流注针经》3卷,最早论述子午流注学说的专书,大部内容为后世针灸名著转载,收于《针灸四书》。有考证以为,仅卷上第1节《指微针赋》为何氏所作,余皆为阎氏著作,本书作者当为阎氏。

绍兴二十四年(1154年),溧阳李朝正撰《备急总效方》40卷,方书,内容大抵皆单方。国内无存,日本杏雨书屋藏初刻本。

绍兴二十五年(1155年),锦官史崧音释《灵枢经音释》24卷,校正家藏旧本《灵枢》9卷81篇,增修《音释》附于卷末,复位为24卷。

绍兴二十六年(1156年),无名氏撰《小儿卫生总微论方》,书前有宋朝和安大夫特差判太医局何大任序,称其家藏该书60年,博加搜访不知撰者,于绍兴二十六年(1156年)由太医局镂刊。全书共20卷,载证论100条。该书较全面、系统地论述了小儿生理、病理、诊断、治疗、预防、护理等问题,总结了南宋以前儿科学发展的一些突出成就,不仅对于一些常见病如惊痫、诸痢、诸疳等证,论述详细、汇方丰富,而且汇集了一些新的认识和经验。此外,对小儿卫生、营养、疾病预防等方面的论述颇为详尽。该书卷首"医工论"对医生职业道德提出了一些值得借鉴的规范。该书总括精微,视古今方书极为详尽,而用之疗疾,靡有不效,是医学的宝笈,幼科的金针。弘治二年(1489年)朱臣刊刻时,改名《保幼大全》,又称《保婴大全》,后经黄萧民重校,仍恢复原名,收于《四库全书》、《中国医学大成》,现主要版本有1958年上海卫生出版社船印本等。①

绍兴二十六年(1156年),聊摄成无己撰《伤寒明理论》3卷、《方论》1卷,分析发热、烦躁等50证,方论分析桂枝、麻黄等20方。

绍兴二十六年(1156年),张机述、王熙撰,成无己注《伤寒直指》16卷,为伤寒发挥之作,有1759年上海强健抄本。

绍兴二十七年(1157年),由王继先领衔,张孝直、柴源、高绍功等奉诏重修本草,以《大观本草》为底本,进行整理校勘。该年书成,命名为《绍兴校定经史证类备急本草》,简称《绍兴本草》,是为南宋唯一的也是宋朝最后一部药典性本草著作。该书32卷,释言1卷,共载药物1748种,新添6种。1933年、1974年有日本东京春阳堂影印日本旧抄宋绍兴本。

绍兴二十九年(1159年),蜀州唐慎微原撰,王继先修订,(绍兴校定)《经史证类备急本草》31卷。1249年张存惠又予以增订,名《重修政和经史证类备用本草》。

绍兴三十年(1160年),温革撰,陈晔续撰《琐碎录医家类》3卷,方书,有日本安政二年(1855年)抄本藏于中国中医研究院。

绍兴三十二年(1162年),夏德撰《卫生十全方》12卷,夏子益辑录师传方

---

① 不著撰人、何大任校订:《小儿卫生总微论方》,载《景印文渊阁四库全书》册741,台湾商务印书馆1984年版,第49—50页。

10 卷,家传方 2 卷,为《卫生十全方》;又附自著《奇疾方》1 卷 38 方,所治皆奇形怪症。原书早佚,今本系四库馆臣从《永乐大典》中录出,辑为 3 卷。

隆光元年(1163 年),河内宋云公撰《伤寒类证》3 卷,以证类方,重编伤寒,分头痛、哕、噫、杂证等 50 门,收于《仲景全书》。

乾道元年(1165 年),王执中结合长期临诊经验,著《针灸资生经》7 卷,《既效方》1 卷及《读书后志》(后两书已佚)。该书撰成后,由王氏自己首刊于澧阳(今湖南澧县),时间不详。继刻于海陵(今江苏泰州市)。至绍定四年(1231 年),上述两版均不复杂,朝散郎澧阳丞越纶为广其传,再次重刊。该书现在主要版本有:元广勤书堂刻本,正统十二年(1447 年)叶氏广勤书堂刻本,日宽文九年(1669 年)村上氏刻本,《四库全书》本,1959 年上海科学技术出版社点校本。该书内容丰富,第 1 卷论腧穴名称、位置、主治、刺灸法。腧穴排列方法与《铜人腧穴灸图经》略同。所记载的督腧、气海腧、风市等腧穴,以及眉冲、明堂、当阳、百劳等 21 个民间行之有效的别穴,均为《铜人腧穴针灸图经》所未载;对魄户、大椎、巨骨、照海、申脉、育门、鸠尾诸腧穴的辨误及对足三里取穴方法的考证,都有一定价值。第 2 卷论针灸注意事项和一般理论问题,如"针灸须药"、"针忌"、"忌食物"、"同身寸"、"论壮数多少"等,强调针灸药并用的治疗原则。该书在前人经验基础上,明确提出"男左女右手中指第二节内庭两横纹相去为一寸"的同身寸法,一直沿用至今,是公认的针灸取穴标准。第 3—7 卷论述各科疾病的辨证取穴及具体的刺灸方法,因诊配穴,内容丰富,尤其注重灸法的运用。全书各证共 193 种。该书为南宋以前所未见的一部因证配穴、内容丰富的临证针灸专著。该书叙述的督腧、气海腧、风市等腧穴,虽已归经并为针灸家所常用,但王惟一《新刊补注铜人腧穴针灸图经》并未载入。其他分别列于各篇的眉冲、明堂、当阳、穷骨、百劳等 21 个民间行之有效的别穴,均有一定价值。另外对魄户、大椎、巨骨、照海、申脉、育门、鸠尾等诸腧穴的辨误,以及对足三里当以犊鼻下三寸为是等考证,都是宝贵资料。本书提倡"今取男左女右手中指第二节内庭两横纹相去为一寸谓同身寸"。(《千金要方》始载此法,《针灸资生经》始用此称)这种取穴标准一直沿用至今。其他在取穴中重视或强调压痛点和注意患者体位等,对增强疗效都具有一定意义。本书所载灸法特别丰富,如有灸劳、灸痔、灸肠风法、四花穴灸、膏肓腧灸、孙真人脚气八穴灸、《良方》咳逆灸、痈疽隔蒜灸、附子饼灸、小儿雀目灸、神阙防老灸、黄帝疗鬼邪唇里穴灸等有关历代的灸治方法,加以综合总结,可谓集宋以前灸法之大成。该书还对拘泥于人神避时论之说,予以极力反对,对遵循古书旧说,不按病变部位盲目施灸,也提出批评,反映了作者客观的研究态度和治学精神。此书另一重点,是详艾灸之法。王氏归纳闻人耆年《备急灸法》、西方子《明堂灸经》、庄季裕《盲腧灸法》等,吸取各家之长,成为集前世灸法的大成,其后《聚英》、《大成》均参考此书撰成。《针灸资生经》是宋代《铜人腧穴针灸图经》之后又一部重要的针灸著作,该书在元明之际,流传至日本、高丽,清代乾隆间又收入《四库全书》,学术价值很高。[1]

乾道三年(1167年),钱竽撰《海上方》1卷,又名《孙真人海上方》,旧题孙思邈撰,据《真斋书录解题》当为钱氏所撰,成于乾道年间,故定本年。载暑月伤热、伤寒咳嗽、鱼脐疮等120多种病的单验方,一病一方,编为七言歌诀。现存1572年石刻拓本、清刻本,收于《珍本医书集成》。

乾道六年(1170年)六月,东轩居士撰《卫济宝书》2卷,外科学著作,22篇,图证悉具。《四库全书》因董琏序有乾道纪年,认为作者是孝宗以前人。该书主要论述痈疽诊治,癌、瘰、疵、瘤、疽五发图说,以及试疮溃法、长肉、溃脓法、打针法、骑竹马灸、灸恶疮法等,并介绍了拔火罐吸乳防治乳腺炎化脓的方法,以及40首外科方剂的应用。"凡采百家之说,会十经之旨,以自得之妙,条陈篇目,使传者易明而易行。"原书1卷,原撰人佚名,后由东轩居士增注。今存辑佚本2卷,但内容已不全。据作者自述"为卫家济世之宝"故以为书名,又说他"行之十有二年,救人莫知其数"。从其内容来看,其言真实,《卫济宝书》幸得《永乐大典》、《四库全书》、《当归草堂医学丛书》、《中西医学丛书》收录而传世。[2]

乾道六年(1170年),鄱阳洪遵撰《洪氏集验方》5卷,方书。载丸、散、膏、丹、汤药、治法等169方,有治痫、化毒排浓、苁蓉茸附圆、治舌血、治产后百病

---

[1] 王执中:《针灸资生经》,载《景印文渊阁四库全书》册742,台湾商务印书馆1984年版,第229—434页。

[2] 东轩居士:《卫济宝书》,载《景印文渊阁四库全书》册741,台湾商务印书馆1984年版,第813—815页。

等门类,多附验案,这是洪遵的临床用方且疗效显著者。有姑熟郡斋刻本,收于《宋人医书三种》。①

乾道七年(1171年),河南李柽撰《伤寒要旨》1卷,附药方1卷。有该年姑熟郡斋刻本藏北京国家图书馆。

乾道八年(1172年),溧阳李日昔辑《续附经验奇方》,方书,有家塾刻本,明刻本。

乾道八年(1172年),河间刘完素撰《黄帝素问宣明论方》15卷,方书,述内经61种杂病,分17门,载292方。收于《古今医统正脉全书》、《刘河间伤寒三书》、《六书》等书。

淳熙二年(1175年),南康崔嘉彦撰《脉诀秘旨》1卷,建立浮沉迟数四脉为宗的脉学体系,末附脉图,影响很大。现存1558年抄本及附于《幼幼新书》的明抄本。

淳熙三年(1176年),应天府宁陵人程迥撰成《医经正本书》,作者结合临床实践,论述医经中某些学术问题,其中确有独到见解和可取之处。该书未涉临床方剂,而以考辨为主,考辨有唐医政、本朝医政、伤寒温病热病并无传染之理、五运六气感伤名曰时气亦无传染、论医书、本草千金方权量度、弦脉属阴、伤寒两感不治、活人书以汤为煮散、发汗宜对证不论早晚、方士著书乃采俚俗不合医经者、记仲景事实、与内弟襄陵许进之论医书等14方面。该书文献丰富,完整地记载了宋朝太医局大方脉科考试所据之《伤寒论》全书,对研究中国古代医政、图书、典章制度、医学伦理、方剂度量衡等方面均具有重要参考价值。②

淳熙五年(1178年),崞县杨倓撰《杨氏家藏方》20卷,方书。分49类,载方1111首。有日本安永六年(1777年)松枝元亮活字本等。

淳熙七年(1180年),吴彦夔撰《传信适用方》2卷,方书。前后无序跋,所录皆经验之方,末附夏子益治疗奇疾38方。卷上内容有治诸风、治癎疾、治感

①　洪遵:《洪氏集验方》,载《续修四库全书》册1000,上海古籍出版社1996年版,第419—463页。
②　程迥:《医经正本书》,《本朝医政第二》,载《续修四库全书》册1028,上海古籍出版社1996年版,第172—177页。

风中暑、治气疾及心痛、治脾胃、治瘴疟、治痰嗽、治泄泻下痢、补益、治眼目耳鼻、治咽喉痛、治脚气等;卷下内容有治痈疽疮疖、治疮疖丹青一切杂疮、治伤折金疮破伤风、治杂病、治妇人众疾、治小儿众疾、治汤火虫蛇所伤骨鲠竹刺、诸汤等。该书收于《四库全书》、《当归草堂医学全书》。①

淳熙八年(1181年),郭雍撰《仲景伤寒补亡论》,原稿21卷、70多门、1500多条证治方法。本书编次不同一般传本,内容并有扩充,有1574年刘芝田刊本等多种刻本,收于《豫医双璧》、《武昌医馆丛书》。郭雍(约1106—1187年)南宋医学家。字子和,号白云先生。其先祖为洛阳(今河南)人,至郭雍时隐居峡州(今湖北宜昌)。早年从父习儒,晚年则专心钻研医书,尤致力于伤寒。

淳熙十一年(1184年),朱端章撰《卫生家宝汤方》3卷,仅存卷上,120方。有日本抄本存中国医学科学院图书馆。

淳熙十三年(1186年),易州张元素撰《洁古珍珠囊》1卷,本草学著作。载药113种,列主治秘诀、心法要诀、阴阳厚薄、升降浮沉、补泻六气、十二经及随证用药法等。现存1308年刊本,收于《济生拔粹》。

淳熙十三年(1186年),张元素撰《医学启源》3卷,综合性医书,论脏腑阴阳、六气五郁及主治备要、用药备旨。现存1978年人民卫生出版社任应秋点校本。

淳熙十三年(1186年),张元素撰《脏腑虚实标本用药式》1卷,以脏腑为纲,症证为目,归纳辨证用药规律,收于《周氏医学丛书》。

淳熙十三年(1186年),河间刘完素撰《素问病机气宜保命集》3卷,综合性医书,上卷养生、诊法、伤寒、本草、病机、运气;余为各科常见症。1251年始刊,杨威为序;1431年宁献王朱权又为序略。收于《古今医统》、《四库全书》。

淳熙十三年(1186年),刘完素撰《伤寒标本心法类萃》2卷,简称《伤寒标本》。上卷论证46,下卷论方52。收于《古今医统正脉》、《河间六书》。

淳熙十三年(1186年),刘完素撰《刘河间伤寒三书》19卷,子目有《黄帝

① 吴彦夔:《传信适用方》,载《景印文渊阁四库全书》册741,台湾商务印书馆1984年版,第745—746页。

素问宣明论方》15 卷,《素问玄机原症武》1 卷,《素问病机气宜保命集》3 卷。此为后人所集丛书,现存最早刊本为 1431 年。

淳熙十三年(1186 年),刘完素撰,古歙吴勉学(萧愚、师古等编校)《刘河间医学六书》25 卷,子目有"三书"19 卷外,更加《伤寒直格论方》3 卷,《伤寒标本心法类萃》2 卷,马宗素《刘河间伤寒医鉴》2 卷。附刘洪《伤寒心要》1 卷,张子和《心镜别录》1 卷。现存最早刊本 1601 年,收于《古今医统正脉》。

淳熙十三年(1186 年),延平叶大廉辑,刘良弼、许尧臣校《叶氏录验方》3 卷,方书。本书为作者在各地行医时亲自试用和收集的一部验方集。上卷为治诸风、伤寒、气病等验方;中卷为补益、癇冷、积热、痰饮咳嗽、泄痢、妇人等验方;下卷为小儿、杂病、眼目、咽喉口齿、疮肿伤折等验方。末附汤方、香谱及备急方。分 17 门录灵宝丹、万金丹、透骨散、补心气七宝丹等 580 方,多丸散剂。有一定的临床参考价值。有日本文政六年癸未(1823 年)抄本藏中国国家图书馆。

淳熙十四年(1187 年),临江府新喻吾氏刻《增广太平惠民和剂局方》10 卷,附《用药总论》。[①]

淳熙十四年(1187 年),易州张元素撰《洁古家珍》1 卷,为综合性医书。述伤寒、风、咳嗽、吐、热、疮疡等证,载方 140 首,收于《济生拔粹》。

淳熙十六年(1189 年),新安张杲撰《医说》10 卷,笔记体裁医史著作。该书初稿撰于淳熙十六年(1189 年),至其晚年定稿,初刊于嘉定十七年(1224 年)。共 10 卷,分 49 门,记载了宋以前名医 116 人的医学传记,论述针灸、诊断等内容,涉及面广,内容丰富,秘方奥旨,靡不备述。该书尚有张杲评论及其临床体会附之于后。该书论述各类病证,包括伤寒、诸风、劳瘵、鼻衄、吐血、头风、眼疾、口齿喉舌耳、骨鲠、喘嗽等内外妇儿各类疾病治疗验案,有实际临床参考意义,其他尚包括论中毒、解毒、奇疾、食忌、服饵、药忌、养生、金石药戒等论述,保存了许多当时文人或医家见解。[②] 由于《医说》体例新颖,至明朝先后

---

① 陈师文等:《增广太平惠民和剂局方》,《丛书集成初编》册 1435,中华书局 1985 年版,第 1—20 页。

② 张杲:《医说》,载《景印文渊阁四库全书》册 742,台湾商务印书馆 1984 年版,第 2—19 页。

有周恭撰《续医说汇编》18 卷,俞弁撰《续医说》10 卷行世。《四库全书总目》评曰:"取材既富,奇疾险症,颇足以资触发,而古之专门禁方,亦往往在焉。盖三世之医,渊源有自,因与道听途说者殊矣!"该书在医史研究者及临床医生中均有较高的评价,是现存最早的医史传记,社会影响颇大,曾东传高丽、日本等国。①

淳熙十六年(1189 年),南康崔嘉彦撰《崔真人脉诀》。以四言歌诀形式阐述脉学。明朝李言闻补订,改名《四言举要》,时珍辑入《濒湖脉学》,又收于《古今医统》、《东垣十书》。

绍熙五年(1194 年),董渭撰《救荒活民书》3 卷,本草学著作,另有拾遗1 卷。

庆元元年(1195 年),汾州郭坦撰《备全古今十便良方》40 卷,汾阳博济堂刻,方书。此书以孙稽仲《大衍方》为基础,又遍搜方书,"摘其简而至切,迅而不暴,与时运相宜者",附益而成。以其具有用药少、取用方便等"十便",故名。增补孙稽仲《大衍方》而成。载 139 药,分 13 门,先列总治方,分列单主、简在方、群方,共收 2200 方,国内现存日本抄本有缺卷。

庆元二年(1196 年),沔阳郡斋刻王廖《续添是斋百一选方》20 卷。

庆元二年(1196 年),泉州李迅撰《集验背疽方》1 卷,外科学著作。李氏家族有积方济人之风,所传背疽方 100 多首,李迅独择曾用而经验者录为《集验背疽方》刊行。背疽在唐宋士大夫阶层中不少人由于服石陋俗和不讲究个人卫生等,曾成为多发症之一,加之每因原有糖尿病而多致不救。而且俗医剽窃一二丹方,或妄施刀针,而于受病之源,发病之形,及夫用药次第,节宣禁忌之所宜,俱置不讲,故夭阏者,十恒八九。面对这些医疗状况,李迅在"业之贵乎专门"思想指导下,"特寓意于其间",并撰写了《集验背疽方》,于集方之前,俱系以论说,凡诊候的虚实,治疗的节度,无不斟酌轻重,辨析毫芒,使读者了如指掌。书中论述背疽的主证和兼证的鉴别、诊治和多种经验药方,特别指出发疽有内外之别。外发者虽体热、肿大、多痛,但易治;内发者不热、不肿、不

---

① 沈葆桢、吴坤:(光绪)《重修安徽通志》卷 262,《徽州府·人物志·方技五》,1938 年版,第 392 页。

痛,但为脏腑深部疾患,较难治。书中的五香连翘汤,内外十宣散、加料十全汤、加减八味丸、立效散之类,皆纯粹无疵,足称良剂,至忍冬丸与治乳痈发背神方,皆只金银花一味,用药易而收功多,于穷乡僻壤,难以觅医,或贫家无力服药者,尤为有益,洵疡科中之善本。书中的麦饭石膏及神异膏二方,是诸方中最妙者。①《集验背疽方》是一部内容比较丰富的治疗背部化脓性感染的专书,一直被奉为中医外科早期重要专著之一,它篇幅短小,内容精练,以论为纲,以方为目,方论结合,简要论述了痈疽的发病之源、内外证鉴别、用药原则、预后、戒忌,以及自初起至收口各个阶段的主要治法和方药。书中所收20多方,皆简便易得,且疗效显著,对居于穷乡僻壤缺医少药或家贫无力购药者尤为有益。该书原本久佚,今传本系自《永乐大典》中辑出。现主要版本有《四库全书》本、《十万卷楼丛书》本、《三三医书》本、1930年上海国医书局铅印国医小丛书本、1991年上海古籍出版社据文渊阁《四库全书》影印本。②

庆元三年(1197年),方导撰《方氏类编家藏集要方》2卷,上下卷各12类,卷下亡佚,存卷上,分诸风、伤寒、痰饮等12类170方。日本影宋抄本存台北故宫博物院,有丹波元简手书题跋,1987年台湾新文丰出版公司影印。

庆元四年(1198年),杨范撰《注解胎产大通论》1卷,产科学著作,有明抄本藏于中国中医研究院,并收于《医苑》。

庆元四年(1198年),建阳蔡元定撰《脉经》1卷,国内早佚,日本内阁文库藏吴洪《诊脉须知》卷4"脉经"系本书节选本,保存脉论8篇:《论十二经》、《寸关尺》、《胃气》、《三阴三阳》、《四时脉》、《三部》、《男女》、《奇经八脉》,现录于《海外回归中医善本古籍丛书》。

庆元六年(1200年),郑克撰《折狱龟鉴》20卷,法医学著作。明朝已佚,四库馆臣辑为8卷:《释冤》、《辨诬》、《鞠情》、《议罪》、《惩恶》、《核奸》、《钩慝》、《严明》,收案例295。

庆元六年(1200年),婺源朱熹撰《朱子静坐说》1卷,养生类著作。有日

① 李迅:《集验背疽方》,载《景印文渊阁四库全书》册743,台湾商务印书馆1984年版,第433—434页。
② 陈仪:《福建通志》卷46,《福建艺文志·子部五·医家类一·宋》,1938年版,第1—2页。

本刻本藏于上海图书馆。

嘉定九年(1216年),太医局刻《小儿卫生总微论方》20卷。环溪书院刻《仁斋直指方论》26卷、《小儿方论》5卷、《伤寒类书活人总括》7卷、《医学真经》1卷。

嘉定十年(1217年),镇阳常德撰《伤寒心镜》1卷,载伤寒双解法、政里、寻衣撮空、伤寒传足不传手、亢害承制等7篇论文,收于《医统正脉》。

嘉定十二年(1219年),桃溪(今福建龙岩)人。先习儒,后改攻医学。以其技游医四方,将其平日积累抄录的效方辑成《活人事证方》20卷,后又有后集撰成。集效方1000多首,分中风、中气、虚损等27门。湮没已久,诸书不载,1987年台湾新文丰出版公司据故宫博物院影印宋抄本出版。现有日本刊本。

嘉定十三年(1220年),齐仲甫撰《女科百问》2卷,编撰方法是设为百问,揭示病因及提供治法。编撰目的"使人自晓其因而自明其治。"该书上、下卷各设50个问题,每一问题后详尽解说,语言洗练、说理清晰,有较强针对性,并附以处方及所用药材,用其方治病,靡不立效。该书收于《珍本医书集成》。①

南宋末,杭州市面上有《彩画本草》、《上善堂书目》著录的《(皇宋)五彩本草图释注文》,但这些图谱早已散佚,无从查考。

嘉定十三年(1220年),王介绘制《履巉岩本草》上、中、下3卷。王介感于药物"产类万殊,风土异化,岂能足历而目周之? 况真伪相难,卒难辨析",于是对住地周围的药草进行调查,就地取材写生,取杭州玉皇山与凤凰山附近的慈云岭206种植物药(现存202味),先注明每种药材名称。再手绘每种药材图谱,药图比例匀称,形态逼真,描绘精美,并以截取局部表现全体的方法,按比例绘制在小幅书页上,更突出了植物的鉴别特性,提供了许多很有价值的彩绘药图。最后介绍每种药材的特征、性味、功能、单方、别名及指出其临床疗效。未加分类,但常用药多列在前面,全书约2万多字。该书新增药物有曼陀罗、虎耳草、醉鱼儿草、山黄杨等22种,其中有临安特有的药物名称,如"千年

---

① 齐仲甫:《女科百问》,载《续修四库全书·子部·医家类》,上海古籍出版社1996年版,第103—107页。

润"，不见于南宋以前的本草书籍，独存于《咸淳临安志》药之部。有些药名带有浓厚的浙江方音，如穿心佛指(珠)、护花(火)草等。书中所载单验方，大多简便实用，曾由明《卫生易简方》部分收载。《履巉岩本草》是临安地区的地方本草著作，反映了宋代的民间用药经验，也是本草历史上现存最早的彩色本草图谱。当然书中还存在诸如图文不符、名实不副等问题。该书明抄彩绘本原藏于北京顺义县医家张化民处，1950年卖给文禄堂书商王文进，后捐给北京图书馆特藏部。①

嘉定十七年(1224年)，无名氏辑录《医说钞方》10卷，文献汇纂。从张杲《医说》删去神怪不经的内容及时医所不能者而成，有1493年黑口刻本。

宝庆元年(1225年)，白玉蟾授彭耜《金华冲碧丹经秘旨》2卷，炼丹书，见《道藏》。

宝庆二年(1226年)，闻人耆年著有《备急灸论》，櫔李(今嘉兴)人，生卒年代不详，南宋太医杜一针女婿。据书中自序称：在乡间长期从事医疗活动，"仆自幼业医，凡古人一方一技，悉讲求其要，居乡凡四五十载，虽以此养生，亦以此利人。"由于灸法施行方便，艾叶等八木之炎可就地取材，可作为应急救治，因此，闻人耆年将他自己行之有效的灸法编述成集，名为《备急灸论》，即他所谓："每念施药惠人，力不能逮，其间惠而不费者，莫如针艾之术。然而针不易传，凡仓卒救人者，惟灼艾为第一。"该书收载了22种急症灸治方法，所用灸法除了艾炷直接灸以外，尚有隔盐灸、隔蒜灸等隔物间接灸法，常用穴位16个，其中属于后世所称的"经外奇穴"7个。如灸肘尖穴治肠痛、霍乱吐泻，灸内踝尖治霍乱转筋，灸大骨空治鼻衄，灸掌后四寸两筋间治疔疮、附骨疽，灸手小指甲治急喉痹，灸手足大指趾横纹中治自缢，灸外踝尖治风火牙痛。应用经穴施治者，如曲池主皮肤瘙痒，间使主心痛、卒忤死，大敦治疝气，至阴治难产等已为后世所习用。该书还附以多幅生动而形象的插图，如屈指量腧穴法，朱点腧穴法、骑竹马灸法等，都是同期其他针灸书上所没有的。《备急灸论》一书在发展古代灸法，特别在急症用灸方面对后世有深远的影响，是现存专论常见急性病证灸治疗法的专著,新中国成立后有影响印本。

宝庆三年(1227年),陈衍写成《本草精华》一书,此后又经20年的实际经验和反复修订,于淳祐八年(1248年)定稿,易名为《宝庆本草折衷》,约于宝祐五年(1257年)筹足资金雕版印行。全书原20卷,载药789种,今残存14卷,药物523种。是南宋难得的一部综合性本草著作,具有较高的实用价值和文献价值。

端平元年(1234年),都梁镏洪撰,伤寒心要1卷,以伤寒论热病,以寒凉为治,所用多复方,以双解、凉膈、白虎、泻心为理伤寒之妙剂。附于《河间六书》后,收于《中国医学大成》、《医统正脉》。

端平三年(1236年),赵州王好古撰《阴证略例》1卷,首列《内经》阴阳脉例,次载洁古、好古内伤三阴例,再各家诸例,末附海藏治验,收于《济生拔粹》、《十万卷楼丛书》。皆为研究伤寒学说的著作,均有一定价值。

嘉熙元年(1237年),赵州王好古撰《医垒元戎》12卷,初撰于1231年,后原稿亡佚,追忆得十之七八,重辑成书刊行。收于《济生拔粹》、《东垣十书》、《医统正脉》。

嘉熙元年(1237年),王好古撰《癍论萃英》1卷,儿科学著作。分6部分:疮疹标本、洁古老人癍论、海藏老人癍论、未显、已显癍症所用药、疮疹轻重候。立升麻葛根汤、犀角地黄汤等30方。

嘉熙元年(1237年),临川陈自明撰《妇人大全良方》。南宋以前,虽曾出现过《经效产宝》、《产论》、《十产论》、《产育宝庆集》、《卫生家宝产科备要》等妇产科著作,但内容比较简略,论述率多散漫无统,流传也少,医者不能深求遍览。他采摭诸家,附以家传验方,编辑成书,由"勤有书堂"刊行。本书24卷,分调经、众疾、求嗣、胎教、妊娠、坐月、产难、产后8门,每门各立子目,总260余论,论后附方,强调药不唯其贵贱,唯其效。1529年薛己校注重订,增候胎、疮疡2门,分为10门,每论之下,都加按语,并大多附以治验和新方,名《校注妇人良方》,入《薛氏医案二十四种》。该书引述了多种医书,《内经》和《诸病源候论》是其基本的理论渊源。书中首列"调经"、"众疾"、"求嗣"三门论妇科,其中卷1"调经"门论述月经正常生理及诸种月经病证和治疗;卷2—8"众疾"门论述一般妇科病及妇人常患的一些内科病和肛肠病;卷9"求嗣"门论述求子方法及不孕、不育症的治疗。卷 10—11"胎教门"、卷 12—15"妊娠门"、卷 16"坐月门"、卷 17"产难门"、卷 18"产后门",直至卷 24"拾遗方"。诸门论产科,分别对胎儿发育状态、妊娠诊断、孕期卫生、孕妇用药禁忌、妊娠期特有疾病、各种难产、产褥期护理及产后病证,都作了详细的论述,其中产后门论述最为翔实。该书是对宋以前的成就及作者临床经验的总结,做到了"补其偏而会于全,聚于散而敛于约",内容丰富,对前人妇产科理论和经验进行了系统总结,对妇产科常见病证作了提纲挈领的理论阐述,纲领节目,灿然可观,可作为立法用药的依据。强调肝脾和冲任二脉在妇女生理病理上的重要作用,对后世有重要影响,对孕期卫生的论述比较正确,关于孕妇生活起居影响胎儿发育的"外象而内感"的思想亦颇可取。陈自明在医疗实践中发现,由于生理因素,妇女患病比男士多,加之重男轻女封建思想,妇女得病后更加凄惨。家人不敢言,医家不愿看。就是求医,有的束手无策,有的医生"无方可据",全凭"揣摩臆度",有的"贪利",乱开药方。所以妇女患病死者较多。陈自明认为,"世无难治之病",只有"不善治之区"。于是,他专心致志钻研妇产学。他不辞艰辛投师访友,博求多采,"所至必尽素方书以观"。他"采撮诸家之善,附以家传经验方",尽心尽力为妇女看病,以解除她们病痛为己任。该书在理论上和实践上形成完整的体系,学术价值和实用价值很高,是第一部完善的妇产科专著,为促进中医妇科学的发展作出了重要贡献。王肯堂的《女科准绳》、武之望的《济阴纲目》都受其影响。本书现存版本,有熊宗立补遗本《妇人良方补遗大全》和薛己校注本《校注妇人良方》。前者主要版本有明正统五年鳌峰熊氏刻本,明正德四年陈氏存德书堂刊本。后者主要版本有明嘉靖二十六年刻本(1547 年),明万历间刻本,日宽永十三年(1636 年)大和田意刻本,《四库全书》本,《中国医学大成》本,1958 年科技卫生出版社铅印本。①

　　嘉熙二年(1238 年),赵州王好古撰《汤液本草》3 卷,总论录东垣药类法象、用药心法,中下卷载药 238 种。收于《四库全书》、《东垣十书》、《医统正脉》。

　　嘉熙三年(1239 年),王好古撰《本草实录》,内容略同于《汤液本草》的总

　　①　陈自明:《妇人大全良方》,载《景印文渊阁四库全书》册 742,台湾商务印书馆 1984 年版,第 435—800 页。

论,录五脏苦欲补泻、药类法象、用药法象、用药心法、十二经向导图、治法纲要、用药宜忌等。成书年代不详,故附于此。有明梅南书屋刊本。

嘉熙四年(1240年),琅琊吴洪解义《脉赋解义》1卷,注解《王叔和脉赋》,成书时间未详,早于施发《察病指南》,故暂定本年。为《诊脉须知》卷1,录于《海外回归中医善本古籍丛书》。

嘉熙四年(1240年),南康刘开撰《脉诀》1卷,双名《刘三点脉廖》、《复真刘三点先生脉诀》、《脉诀理玄秘要》。按浮沉迟数分类论脉,收于《医要集览》。

嘉熙四年(1240年),河间刘完素(守真)撰《三消论》1卷,线溪野老跋,麻九畴汴梁访书,于卷首增六位藏像三图,付穆子昭。是年冬至,野老为刊。

淳祐七年(1247年),宋慈撰《洗冤集录》5卷,系法医学著作,刊于淳祐七年(1247年),宋刻本已失。本书主要内容有宋朝关于验尸的法令、方法和注意事项,尸体现象、各种机械性窒息死、各种钝器损伤、锐器损伤、古代的交通事故、高温致死、中毒、病死与猝死、尸体发掘等,涉及法医病理学大部分主要内容。其主要成就有尸斑的发生与分布,腐败的表现和影响条件,尸体现象与死后经过时间的关系,棺内分娩的发现,缢死的绳套分类,缢沟的特征及影响条件,勒死的特征及与自缢的鉴别,溺死与外物压塞口鼻死的尸体所见,窒息性玫瑰齿的发现,骨折的生前死后鉴别,各种刃伤的损伤特征,生前死后伤及自杀、他杀的鉴别,致命伤的确定,各种死亡情况下的现场勘验方法等。此书系统总结尸体外表检验经验,集宋以前法医学尸体检验经验之大成,是一部系统指导尸体外表检验的法医学著作,在世界法医学史上作出了卓越的贡献,本书是古代法医学的代表作。自《洗冤集录》以后,陆续出版的法医学著作有理宗淳祐七年(1247年)无名氏撰《平冤录》1卷,凡43门,首检验总论,次40多种死因的检验鉴别方法,有论有例,收于《宋元检验三录》。还有《无冤录》、《洗冤捷录》、《洗冤法录》、律例馆校正《洗冤录》等几十种,每部著作其中心内容都不离《洗冤集录》,因此本书成为后世所传诸书的祖本,在法医学发展史上具有划时代的意义。本书不仅是中国古代法医学尸体检验的指导用书,其内容流传朝鲜、日本、越南等国,直到19世纪末,也一直是这些国家尸体检验的依据,成为亚洲古代法医学的代表作,对中外文化交流作出了重大的贡献。明《永乐大典》曾收此书,清《四库全书》又据大典本辑为 2 卷。现最古版本为元刻《宋提刑洗冤集录》,藏于北京大学图书馆善本书室。本书始条令,终验状说,共 5 卷,53 条,共为 1 册。前有宋慈的《洗冤集录序》,是宋慈手迹的重刻。清朝孙星衍曾于嘉庆十二年(1807 年)依元刻本校刊,题为《洗冤集录》,刊入岱南阁丛书。后又为吴鼒于嘉庆十七年(1812 年)收入袖珍本《宋元检验三录》。1937 年商务印书馆将岱南阁仿元本重刊,编入丛书集成初编。新中国成立后有法律出版社重刊本,杨奉琨校译本,罗时润与田一民译释本和贾静涛的繁体字校注本。1981 年,美国马克奈特(McKnight B.E.)据元椠重刊本译成《The Washing Away of Wrongs》。《洗冤集录》是世界上现存第一部系统的法医学专著,比意大利费德罗(Fortunato Fedele)1598 年著的、欧洲第一部系统法医学著作《医生的报告》早 350 多年。

淳祐八年(1248 年),真定李杲撰《脉诀指掌病式图说》1 卷,原题朱震亨撰,1900 年并收于《丹溪全书》,实误。《医统正脉》收录时则以为出于东垣。以内外伤为纲辨析脉象主病,以图示脉,颇具东垣的特色,亦收于《三三医书》。

淳祐九年(1249 年),蜀州唐慎微原撰,平阳张存惠增订《重修政和经史证类备用本草》,将《本草衍义》内容随文补入《政和新修类备用本草》,增订改名。

淳祐九年(1249 年),真定李杲撰《脾胃论》3 卷,内科学著作。载医论 36 篇,方论 63 篇,为李氏代表作。收于《济生拔粹》、《东垣十书》、《古今医统》、《四库全书》等。

淳祐十年(1250 年),李杲撰《珍珠囊指掌补遗药性赋》4 卷,本草学著作。多种版本与李中梓《雷公炮制药性解》合编。撰年不详,故定本年,收于《中国医学大成》。

淳祐十一年(1251 年),李杲撰《兰室秘藏》3 卷,综合性医书,分 21 门,载283 方。收于《济生拔粹》、《东垣十书》、《古今医统》。

淳祐十一年(1251 年),李杲撰(有题朱丹溪撰)《医学发明》1 卷,综合性医书,有论 20 余篇,方 75 首。收于《济生拔粹》、《古今医统》。1959 年人卫版据明抄善本补原序 4 篇、目录及《医学之源》等 10 论。

淳祐十一年（1251年），李杲撰（有题朱丹溪撰）《活法机要》1卷，综合性医书，述各科19证，列111方。收入《济生拔粹》、《古今医统》。

宝祐元年（1253年），南康严用和撰《严氏济生方》10卷，为严氏50多年临证经验的总结，方书。载医论80门，400多方，多平稳之药，其中归脾汤、济生肾气丸、济生橘核丸、清脾散等至今仍用。原书早已遗失，现存者从明朝《永乐大典》中辑出，收于《四库全书》。1980年与《济生续方》合编为《重订严氏济生方》刊行。咸淳三年（1267年）又写成《续方》，收前书未备的医论24篇，方90首。两书后均散佚，现在版本为辑复本：一是清纪晓岚从《永乐大典》中辑出的8卷本《济生方》，有医论56篇，收方240多首，内容或缺论，或缺方，或少药，或论不对题，残缺较多，1956年由人民卫生出版社出版；另一是根据《医方类聚》、《普济方》等多种医书，并参照日刊本《济生方》等重新整理，将《济生方》与《续方》合二为一的辑复本，有85篇医论，520首方，内容较前一版本充实完整，基本接近原貌，1980年由人民卫生出版社出版，名《重订严氏济生方》。严氏撰著该书，据其多年心得，结合临床实际，广采古人可用之方，兼收己验效方，以杂病各门为纲，下列总论、病源、病机，再附主方，每方详述主证、组方、炮制、服法等，条分缕析，纲目清晰，方论结合，议论丰正。书中收方广泛，汉、唐、宋以来诸家名方及民间验方均有采录，其中尤重《和剂局方》、《三因极一病证方》两书方论。对所摭常用古方善于化裁，如仲景治疗肾虚的肾气丸，经严氏加味牛膝、车前子后，扩大了原方适应范围，使之成为治疗虚（肾虚）实（水湿）挟杂证的名方济生肾气丸。严氏创制新方，讲究刚柔相济，佐使合宜，用药平正稳妥，如归脾汤、小蓟饮子等，由于制方既切实用，又不峻猛，柔中有刚，兼顾全面，故很受后世医家推重。该书不仅在方药上有其特色，而且重视脏腑学说对临床诊治疾病的理论指导意义，尤其强调先天之本肾（命火）和后天之本脾的作用，故临证诊治常脾肾并重，在补气调脾的同时，又提出"补脾不如补肾"之说，好用温补药物，这一认识对明朝温补学派产生了一定的影响。《济生方》付梓15年，在临床上收效甚多。①

---

① 严用和：《济生方》，载《景印文渊阁四库全书》册743，台湾商务印书馆1984年版，第449—450页。

宝祐元年(1253年),符离陈文中撰《小儿痘疹方论》1卷,论痘疹的病因病机治法,附方76首。薛己加按附按,收于《薛氏医案》。

宝祐二年(1254年),符离陈文中撰《小儿病源方论》4卷,收于《薛氏医案》和商务印书馆影印宋抄本《委苑别藏》,1958年与《小儿痘诊方法》合刊,题《陈氏小儿病源·痘疹方论》。有考证,前3卷撰于本年,卷4为1258年及后补作。

宝祐二年(1254年),保宁郎翰林医生郑惠卿编集,《编集诸家婴儿证幼幼方论》10卷,引用36诸家名方,多有所不传者;卷2载汉东王氏五脏受病图、吴洪三关脉形图、范元鼎七宝金装虎口脉纹图,亦少见。国内不传,日本天保甲辰多纪元佶誊与平安(火田)柳平家藏抄本,为海内外久存孤本,藏日本国立公文书馆内图文库。

宝祐五年(1257年),南康严用和撰《脉法捷要》1卷,成书年代不详,故定本年。首列浮沉迟数主病治法,次列七表八里,末分阴阳六经五脏,以七言歌诀述脉,比喻形象生动。现存1558年抄本及明抄《幼幼新书》附录。

景定元年(1260年),黎民寿撰《黎居士简易方论》111卷,方书,国内已佚,日本现存元刊本残卷及多种抄本。

景定元年(1260年),福州杨士瀛撰《伤寒类证活人总括》7卷,各以歌诀冠首,以朱肱之言阐发仲景之旨。

景定三年(1262年),福州杨士瀛撰《仁斋直指小儿方论》5卷,儿科学著作。治惊别具持色:热生痰,痰生惊,惊生风,风生搐,故先解热豁痰,方治惊治风,定搐。收于《杨仁斋著作三种》、《仁斋直指医书四种》。

景定三年(1262年),考城张从正撰,莫州麻九畴(知几)等补记,综合性医书。内容有太医张子和儒门事亲3卷,治病百法2卷,十形三疗3卷,杂记九门1卷,撮要图1卷,治法杂论1卷,三法六门1卷,刘河间三消论1卷,扁华生死诀1卷,世传神效诸方1卷,本年始刊。有说除《儒门事亲》3卷为张氏亲撰,其余均为其弟子麻九畴所记。

景定四年(1263年),临川陈自明家族三世业医,临床经验丰富,曾任建康府明道书院医学教授。他认为凡痈疽一类疾病,比他病难医,且病之初起,又每为病者所忽视,以致延误病情。还认为当时医生治疗疮疡多只看外证,而忽视医理方脉。遂决心广辑古今医家的"得效方论",并结合个人经验,撰成《外科精要》,又名《外科宝鉴》,是宋朝有代表性的外科著作。全书分上、中、下3卷,共54论,陈氏著本书畅发心得,在论述治疗痈疽必须重视病因、病机、诊断、预后反对拘泥热毒内攻之说,以及选用寒凉药物治疗方法。强调重视分辨善恶形证之法,调补气血养护之理,以及灸法治疗痈疽的必要。但该书流传较少,现多为薛己校注本,薛己在校注本书时,增补了个人治验并录1卷,分为4卷。该书较早见于明《文渊阁书目》,传于世者有熊宗立校本与薛己注本,有藏于中国中医院研究院的日本津轻氏刻本。

景定五年(1264年),福州杨士瀛撰《仁斋直指方》26卷,方书。65类附余21类。第1卷"总论",论述阴阳五行、荣卫气血等基础理论。第2卷"证治提纲",论述病因、治则及多种病证的诊断治疗,多属杂论之类。第3—19卷论内科病证治。第20—21卷论五官病证治。第22—24卷论外科病证治。第25卷论诸虫所伤。第26卷论妇人伤寒等。该书将诸科病证分为72门,每门之下,均先列"方论",叙述生理病理、证候表现及治疗概要。次列"证治"、条陈效方、各明其主治、药物组成及修制服用方法,条理清晰,多真知灼见,形象正确地描述体表癌肿特征。《仁斋直指方论》,又名《仁斋直指》《仁斋直指方》,原刊本久佚,现存主要版本有明嘉靖二十九年(1550年)朱崇正刊本、明刻本、两种日本抄本、《四库全书》本、1989年福建科学技术出版社校注本。明朝朱崇正重刊本书时,增补了部分医论和医方,更名为《新刊仁斋直指附遗方论》,《四库全书本》和1989年福建科学技术出版社校注本均保留了朱氏所附内容。

景定五年(1264年),杨士瀛撰《医脉真经》2卷,诊法著作,收于《新刊仁斋直指医书四种》。

景定五年(1264年),杨士瀛撰《杨仁斋著作三种》38卷,子目有《伤寒类证活人总括》7卷、《仁斋直指方论》26卷、《仁斋小儿方论》5卷,收于《四库全书》。

景定五年(1264年),杨士瀛撰《新刊仁斋直指医书四种》45卷,子目有《新刊仁斋直指方论》26卷、《新刊医脉真经》2卷、《新刊伤寒类证活人总括》7卷、《新刊小儿方论》5卷附《遗方论》5卷,收于《四库全书》。

咸淳元年(1265年),江苏昆山郑春敷辑《女科济阴要语万金方》不分卷,妇产科著作,有抄本藏中国中医研究院,参看《坤元是保》。

咸淳元年(1265年),薛轩撰《坤元是保》3卷,卷上女科诊法、病因、杂病证治,卷下载100多方,方名按词牌"丁仙观绛都春"的韵文编目。附《李医郑氏家传万金方秘书》1卷,即《女科济阴要语万金方》之别本。无刊本,有抄本藏中国中医研究院。

咸淳元年(1265年),薛古愚撰,郑敷政等编《薛氏济阴万金书》,妇产科著作,有抄本藏上海中医药大学。薛氏其他妇科著作还有《女科万金方》、《玉峰郑氏女科秘传》。

咸淳二年(1266年),湘麓朱佐撰《类编朱氏集验医方》15卷,分诸风、伤寒、诸气等15门,下附若干证,如"头痛"门附眼、耳、鼻、口、舌、齿、咽喉诸证。载方900首,收于《宛委别藏》,1983年铅印本。

咸淳二年(1266年),真定李杲撰,罗天益(谦甫)辑录《东垣试效方》9卷,列证24门,列论27篇,列方240多首,医话医论案20多则。

咸淳二年(1266年),李杲撰《医方便懦》3卷,方书,有明乔山堂刻本。

咸淳三年(1267年),南康严用和撰《济生续方》8卷,方书。为补《济生方》不足而作,载方90首,方论28篇,附补遗1卷。有日本文政五年(1822年)刻卫生汇编本。1980年与《济生方》合编为《重订严氏济生方》。

咸淳三年(1267年),曲沃许国祯增补《御药院方》11卷,在御药院1242年方书基础上增补成书,载方1089首,多金元前宫廷用方而不见于其他方书者。

咸淳五年(1269年),临川李駉撰《难经句解》7卷,随句笺解《难经》,1586年天宝堂刻本。

咸淳五年(1269年),无名氏撰《养生秘录》1卷,收于《道藏》。

咸淳七年(1271年),临川陈自明辑《管见大全良方》10卷,分32类重辑《和剂局方》方剂,先论证,次及治,再及方。卷首《诊脉要诀》1卷,有清抄本存世。

德祐元年(1275年),吴县滕伯祥撰《走马急疳治疗奇方》1卷,又名《走马急疳真方》。疳痨是杂症中的四大重病,不易治疗。至疳证中走马牙疳尤其难治,往往朝发夕死,有急如走马之喻。滕伯祥面对临床这一难症,撰写了《走马急疳真方》,提出了治走马急疳法、治大人遍体生疳并疥癣肥疮法、治痘疮疳法、治下疳法、治耳听内疳法、治五疳法、治胎毒头疳法、治诸疳食忌说、治鼻孔内疳法、治头面手足遍体疳法 11 种治法。奉献了紫金散、二圣散、绿袍散、立效散、鹿儿膏、甘露散、茅君散、消疳丸、十仙丹、保重丸、二妙丹、肥儿丸、二黄散、圣饼子、冰黄散、兰香散、消毒散药方。该书记述多种牙疳辨证、内治外治及食忌,记载了治疗遍口生疳的紫金散、绿袍散、二圣散,治停内生疳的立效散,治胎毒头疳的鹿儿膏等 17 方。药名全用隐名,如黄芩称苦督邮,朴销为太清尊者,后附《药品异名括》。①

景炎元年(1276 年),林洪撰《山家清供》上、下卷,出家人食谱 105 种。②

景炎元年(1276 年),陈达叟撰《本心斋蔬食谱》1 卷,又名《蔬食谱》,1276 年版。该书择录山家待客菜蔬以歌诀体成书,共 20 品,每品 16 字。这 20 品是:1.啜菽(豆腐条切淡煮,蘸以五味);2.羹菜(凡畦蔬根叶花实皆可羹也);3.粉(粉米制成的米团、糍糕,加糖如饴);4.荐韭(早春的韭菜,一名钟乳草);5.贻来(来,小麦也,今水引蝴蝶面);6.玉延(山药也,炊熟,片切,渍以生蜜);7.琼珠(圆眼干荔也,擘开取实,煮以清泉);8.玉砖(炊饼方切,椒盐糁之);9.银齑(黄齑白水,指泡菜,椒姜和之);10.水团(秫粉包糖。秫粉,糯米粉,香汤之);11.玉版(笋也,可羹可菹);12.雪藕(莲根也,生熟皆可荐箸);13.土酥(芦菔也,白萝卜,做玉糁羹);14.炊栗(蒸栗子,蒸开蜜渍);15.煨芋(煨香片切);16.采杞(枸杞也,可饵可羹);17.甘荠(荠菜也,东坡有食荠法,此物为幽人山居之福);18.粉(绿豆粉也,铺姜为粉);19.紫芝(蕈也,木蕈为良。蕈:菌蕈也);20.白粲(炊玉粒,沃以香汤)。附野菜谱、菌谱、茹草纪事。上述这 20 品蔬食谱有益于人们身心健康,是食疗的好选项。该书收于《百川学海》、《丛书集成初编》、《借月山房汇抄》、《说郛》。③

景炎元年(1276 年),胡大卿撰,吕鼎调编《小儿痘疮八十论方》,有清抄本存中国医学科学院。

景炎元年(1276 年),蒲处贯撰《保生要录》1 卷,收于《道藏》、《说郛》。

景炎元年(1276 年),姜蜕撰《养生月录》1 卷,收于《说郛》。

----

① 滕伯祥:《走马急疳真方》,《三三医书》第 2 集第 33 种,第 1—2 页。
② 林洪:《山家清供》,《丛书集成初编》册 1473,中华书局 1985 年版,第 1—9 页。
③ 陈达叟:《本心斋蔬食谱》,《丛书集成初编》册 1473,中华书局 1985 年版,第 1—4 页。

景炎元年(1276年),韦行规撰《保生月录》1卷,收于《说郛》。

景炎元年(1276年),愚谷老人撰《延寿第一绅言》1卷,收于《学海类编》、《丛书集成初编》。

景炎元年(1276年),赵希鹄撰《调燮类编》4卷,有1847年潘氏刻海山仙馆丛书本,收于《丛书集成初编》。

祥兴元年(1278年),无名氏撰《咽喉脉证通论》1卷,传说宋异僧遗书杭州千佛寺,后得流传。现存最早为1807年版,1827年又经许楗校订重刊。分咽喉总论、通治用药、用药禁忌、丸散方药4则,论18证,收于《中国医学大成》。

祥兴元年(1278年),无名氏撰《急救仙方》6卷,外科学著作,详述背疽、疔疮、眼科、痔,兼及妇儿,载方160首。从《永乐大典》辑佚,收入《四库全书》,1828年,《鲍氏汇校医书四种》。另有《道藏》本11卷,包括妇产科5卷,外科4卷,上清紫庭追劳仙方论2卷,原本内容仅见存于卷8、卷9,远非原貌。

祥兴二年(1279年),南康刘开撰《方脉举要》3卷,临床综合性医书,有1554年刻本。实为元朝张道中《西原脉诀》托名刘开所撰。

祥兴二年(1279年),薛将仕撰《女科胎产问答要旨》3卷,有1772年查氏砚秋书屋钞本。

祥兴二年(1279年),薛古愚撰《(家传)产后歌诀治验录》1卷,产科学著作,有抄本藏南京中医药大学。

祥兴二年(1279年),齐仲甫撰《产宝杂录》不分卷,内容有论元立本,含娠分别男女脉法、论十二经随月养胎、论转女为男法、论气形保卫、论胎教、论男女七八之数。分体,含论子、受胎时日法、灸法、妊娠诸杂病方论、产前预备药物、产妇杂要、孕妇服药忌用、产前将护法、日游图、产妇十二月吉凶图、日历法、临产将护法、禳谢法、易产法、峦公防护产法。产后,含产后虚忽闷冒汗出多不识人、产后将护法、芸窗万选方。该书有明崇祯间刻本和1795年聚锦堂刊本。[①]

祥兴二年(1279年),贾嵩撰《华阳陶隐居内传》3卷,医史类著作,医学传记,收于《道藏精华录》。

---

① 齐仲甫:《产宝杂录》,载《续修四库全书·子部·医家类》,上海古籍出版社1996年版,第180页。

祥兴二年(1279年),曾慥编纂《真诰篇》,收于《道藏精华录》。

祥兴二年(1279年),王鸿渐撰《野菜谱》,并见陈达叟《蔬食谱》。

祥兴二年(1279年),无名氏撰《产宝诸方》1卷,原佚,从《永乐大典》中辑得70多方,十二月产图,重加编次为调经、安胎、胎中诸病、催生、产后、杂病,收于《四库全书》,亦收于《当归草堂医学丛书》。

宋朝蔡元定撰《脉书》。①

宋朝杨士瀛撰《仁斋直指方论医脉直经》2卷。② 新安朱崇正附遗《善本书室藏书志》认为此书《四库》未收,登父首著《活人总括》时在庚申,过了第二年撰写此书,最后成稿《仁斋直指》。《仪顾堂题跋》认为前有景定壬戌登父自序,首为察脉总论、次脉诀、次论七表脉、次论八里脉、次论九道脉,其杂证脉状及药象是朱崇正附录。此书虽以王叔和《脉诀》为经,而能参考百家之言,去粗取精。自序所谓发先哲未尽之言,而揆之理,约诸子异同之说而归之正,实事求是。其中《三部九候论》、《脏腑部位论》、《诊候论》、《脉病消息论》诸篇,简明扼要,多前人所未发,以视濒湖《脉诀》无不及也。

淳熙二年(1175年),进士孔硕撰《伤寒泻痢要方》1卷。

宋朝庄季裕著《明堂针灸法》2卷。③

宋朝庄季裕著《膏肓灸法》2卷。④

宋朝朱端章辑《卫生家宝产科备要》8卷。⑤ 徐安国补订为序,43门800多方,卷首1卷。卷1、6已佚,缺妇儿科,存34门629方。很多失传的妇科医籍赖此以存。该书由南康郡斋刻,著录于《宋史·艺文志》,明朝《文渊阁书目》亦有其书,并收于《当归草堂丛书》、《十万卷楼丛书》、《丛书集成初编》,有日本抄本藏于中国医科院图书馆,但《四库全书》未收。该书实为产科之荟萃,医家之指南,采摭宏富,持择精详。⑥

---

① 赵文、黄璇:(嘉靖)《建阳县志》卷8,《蔡氏世家》,上海古籍出版社1962年版,第12页。
② 郝玉麟:《福建通志》卷46,《艺文志》,1922年版。
③ 郝玉麟:《福建通志》卷72,1737年版。
④ 郝玉麟:《福建通志》卷72,《经籍》,1737年版。
⑤ 郝玉麟:《福建通志》卷46,《艺文志》,1922年版。
⑥ 朱端章:《卫生家宝产科备要》,《丛书集成初编》册1422,中华书局1985年版,第1—11页。

宋朝李师圣撰《产育宝庆集》,卷上有产论 21 篇、评 16 篇,卷下有产乳备要、产图、方论。①

宋朝郑樵撰方书 6 种,《本草成书》、《本草外类》、《鹤顶方采治录》、《畏恶录》、《食鉴》。②

宋朝徐观澜撰《寿泉集》和《蠲疾录》。③

宋朝真德秀撰《卫生歌》1 卷。④

宋朝朱佐撰《类编集验医方》15 卷。⑤《四库未收书目提要》曰,佐,字君辅,湘麓人。前有咸淳二年眉山苏景行《序》。是编分风寒诸门,采掇议论,详尽曲当。所载宋朝医书,多数是不传的秘籍,又皆从当时善本录出,如《小儿病源方论》、《长生丸》、《塌气丸》,比引抄本详细。

宋朝许叔微撰《伤寒歌》3 卷。⑥

宋朝卞大亨撰《传信方》100 卷。⑦ 咸丰四年(1268 年)《宝庆四明志》卷 8《先贤事迹》上记载:卞大亨,字嘉甫,泰州人。初由乡举入太学,靖康中,携两子走行在。丞相范宗尹以遗逸荐。绍兴中,隐于象山的钱仓村,特恩调怀宁薄,无仕进意。手植万松,婆娑成荫,行吟其间,自号松隐居士。好左氏《传》,迁、固史,耽老杜诗,喜怒哀乐一寓于诗。素习养生、导引术,医药、占算术极其精妙。又著有《松隐集》20 卷、《尚书类数》20 卷、《改注杜诗》30 卷。⑧

宋朝胡元质撰《总效方》10 卷。⑨《苏州府志·人物九》卷 55 记载:胡元质,字长文,长洲人。绍兴十八年进士第。初寓临安,光宗即政,以荐为太学正。历秘书省正字校书郎,礼部兼兵部,迁右司、待经帷、直史笔,参掌内外制,

① 李师圣:《产育宝庆集》,载《景印文渊阁四库全书》册 743,台湾商务印书馆 1984 年版,第 121 页。
② 《福建省兴化府莆田县志》卷 33,《艺文》,1941 年版,第 4 页;《丛书集成初编》册 1422,中华书局 1985 年版,第 1—11 页。
③ 《福建省兴化府莆田县志》卷 33,《艺文》,1941 年版,第 13 页。
④ 《续修浦城县志》卷 32,《著述》,1894 年版,第 13 页。
⑤ 卞宝第、李瀚章:(光绪)《湖南通志》卷 251,《子部·艺文》,1885 年版。
⑥ 故宫博物院:《江苏府武进县志》卷 10,《方伎》,海南出版社 2001 年版,第 361 页。
⑦ 《扬州通志》卷 62,《子部·艺文·书目》,1810 年版。
⑧ 罗浚:(宝庆)《四明志》卷 8,载《景印文渊阁四库全书》册 487,台湾商务印书馆 1984 年版,第 128 页。
⑨ 卢熊:《苏州府志》卷 75,《艺文》一,1808 年版。

给事黄门,知贡举。出守和州、太平、建康,淳熙中,为四川制置使,知成都。奏减蜀盐虚额钱,大略谓:盐井重额,沈痼百姓垂 50—60 年,由是每岁计蠲除折估钱 54900 贯。又请镯夔路九州岛岛民间岁置金银重币。享年 63 岁。

宋、元时期申先生撰《铁瓮城中申先生方》。① 申先生,佚其名,佚其时代。然屡见于李时珍《本草纲目》,每录其方总说《铁瓮城中申先生方》是宋、元间精通医学者。

宋朝颜直之撰《外科会海》。②《苏州府志·人物九》卷 55 记载:颜直之,字方叔,世为长洲人,自号乐闻居士。以弓矢应格,差监省仓,即丐祠养亲。平生施与,尤乐以药石济病,赖以全活者甚众。工小篆,得《诅楚文》笔意。所著有《集古篆韵》20 卷、《疡医方论》、《外科会海》、《疡医本草》等书。1222 年卒,享年 51 岁。

宋朝滕伯祥撰《小儿疿方》。③ 滕伯祥,庆元间人,乡党称为滕佛子。尝出郭遇至人,得《小儿疿方》,因以为业,今其子孙尤不替所传。

宋朝李柽撰《小儿保生方》3 卷。④

宋朝练谦撰《本草释义》。⑤ 同治十一年《德兴县志·名臣》卷 8 记载:练谦,字孟叔。从董盘涧游,上婺迁德之海。以嘉泰甲子举乡试魁,与三舍生材选。后从张忠愍公使金,金人幽之,经越月,公作苏武仗节歌示意,金立知不可屈,释之。上嘉其忠义,诏赠承务郎,秘书省正字。又著《四书疑问》一书。

宋朝,文雅,嗣临济宗,开法匡庐慧日寺。所著有《禅本草》,继至主席者有明禅师。⑥

宋朝庐陵人胡铨撰《活国本草》。⑦

至元十六年(1279 年),傣族高僧督英达创傣文,傣族医学始有文字记录。明朝以前,云南没有医药学著作,故南宋亦无。1370 年,刘寅才著有《伤寒脉

---

① 《丹徒县志》卷 37,《人物志·方技》,1879 年版。
② 卢熊:《苏州府志》卷 75,《艺文》一,1748 年版。
③ 《吴县志》卷 53《方术·人物》一九,1642 年版。
④ 《江南通志》卷 192,《子部·艺文志》,1736 年版。
⑤ 《江西通志稿》卷 30,《艺文略》,1947 年版。
⑥ 《九江府志》卷 51,《杂类·仙释》,1874 年版,第 17 页。
⑦ 《江西通志稿》卷 30,《艺文略》,1947 年版。

赋》。

祥兴二年(1279年),骆龙吉编撰的《内经拾遗方论》付梓,8卷,62篇。骆龙吉鉴于《内经》一书所记疾病,虽有病因、证候,但缺方剂、治法,遂摘取其中62种病症加以注解,支分派析,并为之拟定处方,做到位了方因乎症、症举乎经。明朝淮阴刘肖斋、古棠朱明羽(宇)采撷经义,增续病症治方82种,体例一仿前书。朱明羽并对《内经拾遗方论》作了全面的校注,合编为4卷,改名《增补内经拾遗方论》付梓。该书在一定程度上弥补了《内经》有病无方的状况,使寒暑燥湿、补泻温凉,无症不悉备,无方不考验,是一部济世要编,对《内经》理论指导临床有巨大的推动作用。

四、官、私刊刻医药著作的影响

以上罗列了南宋时期长江、淮河以南医药学家所撰医著后,我们认为:

其一,从以上南宋区域各行业刊刻的医药著作来看,医药界人士是热衷医药著作出版的生力军,刊刻机构是推手。临安是中医药名师荟萃宝地,医药著作多付梓于此地。难能可贵的是政界、学术界、艺术界和宗教界大咖的医药著作备受刊刻业界的追捧,纷纷付梓印制出版的医药著作同样也深受政界、文化界和民间人士的首肯,有力地促进了南宋区域医疗卫生保健事业的腾飞。

其二,南宋医药学家主要集中在经济发达的城市,涉足穷乡僻壤地区行医施药的人数稀少,医籍在那里的印制和需求量稀少。这是医药卫生行业分布不平衡这一全国通病在南宋的突出表现。可以窥探医药卫生起源、发展的某些特点与各地域文化的联系,凸显南宋中医药文化在中国传统文化中的重要地位,折射出经济、文化与科学技术发展亦步亦趋的规律。

其三,南宋医药学家陈师文的《太平惠民和剂局方》,朱肱的《伤寒类证活人书》,许叔微的《张仲景注解伤寒百证歌》、《(新镌)注解张仲景伤寒百症歌发微》、《伤寒发微论》、《伤寒九十论》、《类证普济本事方》、《本事方续集》、《普济本事方补遗》,杨士瀛的《伤寒类书活人总括》、《(新刊)医脉真经》、《(新刊)仁斋直指附遗方论》、《(新刊)仁斋直指》,施发的《察病指南》,陈自明的《妇人大全良方》、《新刊妇人良方补遗大全》、《外科精要》、《(新刊)仁斋直指小儿方论》、《(新编)备急管见大全良方》,李迅的《集验背疽方》,朱端章的《卫生家宝产科备要》《卫生家宝方》，陈文中的《类证陈氏小儿痘疹方论》，张永的《卫生家宝》，洪遵的《洪氏集验方》，陈言的《三因极一病证方论》，王硕的《易简方》，魏岘的《魏氏家藏方》，施发的《续易简方论》，严用和的《严氏济生方》，王执中的《针灸资生经》，史崧的《黄帝内经灵枢》，王惟一的《集注黄帝八十一难经》，周守忠的《养生类纂》，张杲的《医说》等医药著作影响深远。南宋医家对《伤寒论》研究影响较大，对方书研究成果最多，此时的方书重视实用性，其受众主要是一般民众；南宋医学知识的扩散和医学著作之间呈现一种相互促进、互相放大的机制；医学的社会功能和"自疗"的需求都对医学知识的扩散产生了重要影响。

其四，南宋中医药学受传统文化思维方式及民族心态的深刻影响，导致了士林俯首医药研究，范仲淹的"不为良相、当为良医"的名言得到南宋各界响应，印制出版的医药著作深受政界、文化界和民间人士的首肯，有力地促进了中国南方地区医疗卫生保健事业的腾飞。

其五，这一时期除东北亚日本和高丽刊刻中医药古籍外，别无他国付梓中医药古籍，可见中医药对日本影响深远，从6世纪伊始至明治维新的1200多年漫长岁月中，中医药传入日本，日本医药学家对其如痴如醉，系统学习和汲取中医药学的体系和方法，如在日本明治维新的西化冲击下，中医学被歧视为"支那医学"。但民间仍有像汤本求真这样的有识之士积极传焰中医药学，将大量翻译成日文版的中医药学著作悉心研读，尤其精研张仲景的《伤寒论》和《金匮要略》，1927年最终出版了《皇汉医学》，使中医理论和临证应用几臻完美。又如嘉定元年（1208年），南宋桂万荣撰写《棠阴比事》，书中栽有活体检验和尸体检验等内容，该书曾流传到日本、朝鲜，对这两个国家的刑侦有一定影响。王与写成《无冤录》一书，成为古代法医学的经典著作，朝鲜、日本等国，都奉这本书为法医界的准则。再如"金元四大家"之一的浙江义乌朱丹溪的医学理论和实践经验在日本发扬光大，"丹溪学社"余音缭绕至今，这与大量中医药古籍在日本的出版、传播休戚相关。因此，南宋与东北亚的医药交流频繁，在中外医药交流史、科技发展史上占有重要的地位。

其六，这一时期医药学家阐发中医药理论，酷似千峦竞秀、百舸争流，不胜枚举,他们携手为祖国医药学的发展筚路蓝缕,作出了卓越的贡献。我们窥探南宋刊刻机构印制医籍的盛况和发展脉络,理其异同,昭其精华,参酌古今,也有助于多角度研究中国科技史。

第五章　基础医学理论及临床各科

北宋末南宋初,南北分裂和连年战争,阻碍了医学发展,但劳动人民与疾病的斗争从未懈怠,医学成就硕果累累。宋廷因"外无善医",乃下令编撰医方医著,"以救民疾"。这对普及医药知识、提高南方地区的医药水平作用较大,有力促进了南宋医学的发展,缩小了南北医药的差距,为南方医学最终赶上北方医学奠定了基础。医学自北宋分科以后,技术得以专精,内科、外科、妇产科、小儿科、针灸、耳鼻喉科、食疗科、法医等均有进步,并皆有综合当时经验的实用专科书籍出版。不但临证医学有了成就,而且医学知识普遍应用于法律和公共卫生事业中。大量医史文献证实,南宋医家对疾病发生发展的机理认识更为深刻,临床辨证施治的方法日趋进步,方剂药物的运用有了新拓展,治疗手段更加灵活多样,医学基础理论和临床各科发展迅猛。

第一节　基础医学理论

一、脏腑学

关于三焦形质的探讨。陈言提出三焦有形学说,他在 1174 年所著的《三因极一病证方论·三焦精腑辨正》中说:"三焦者,有脂膜如手大,正与膀胱相对,有二白脉自中出夹脊而上贯于脑,所以《经》云:丈夫藏精,女子系胞。以理推之,三焦当如上说,有形可见为是。扁鹊乃云'三焦有位无形',而王叔和辈遽云'无状空有名',俾后辈承谬不已,且名以名实,无实奚名? 果其无形,尚何以藏精系胞为哉?"陈言以三焦有形立论,但认为三焦"藏精系胞",是他认识上的失误。因此,南宋医家对人体解剖知识的刻意求索及对体内脏器生理功能、组织形态的研究剖析,为当时脏腑学说的发展提供了形态学方面的基础,表明当时对脏腑的研究方法除了"视其对应,以知内脏"的抽象思维方法和"援物比类"的推理思维方法外,还致力于解剖实体。即使他们的研究有误区,但不断求索的精神值得肯定。他们的研究结论为脏腑学说的深入发挥提供了依据。南宋的脏腑理论中的许多新发挥,无论在基础理论还是在医家论病施治中均有体现。

二、运气学说

运气学说在制方大法中占有重要地位,南宋运气学说有所发展。陈言的《三因方》将主岁主运的方药悉行列出。陈言除创立病因之外因、内因、不内外因三因论独出心法外,他的运气方剂也自有特色。《三因方》说:"六甲年,太宫运,岁土太过,雨湿流行,土胜木复,民病宜用附子山萸汤、附子片(泡)、山茱萸、乌梅肉、木瓜、豆蔻、姜半夏、丁香、木香、生姜、大枣。""六己年,少宫运,岁土不及,风乃盛行,木胜金复,民病宜用白术厚朴汤。白术、厚朴、桂心、青皮、炙甘草、炙藿香、干姜、炮半夏。"列举十分详尽。如果从气象医学的角度研究,而舍去其主岁主运方的胶泥机械方法,则对医者的临床制方用药,有参考价值。如其制定的附子山萸汤,温阳化湿、行气和中、对湿阻中焦的病证吻合。[①] 南宋永嘉人王硕《易简方》中论中风五藏气绝为"但口开手散,眼合遗尿,声如鼾睡者,并难治疗"。

三、病因病机学

1174 年陈言著《三因极一病证方论》15 卷,进一步阐述了"三因致病说"。他把复杂的病因分为三类,一为内因:即喜、怒、忧、思、悲、恐、惊,内伤七情,内发自脏腑,外形于肢体;二为外因:即风、寒、暑、湿、燥、火,外感六淫,起于经络,发于脏腑;三为不内外因,实际上的六淫之外的外因,包括饮食饥饱,呼叫伤气,虎狼虫毒,金疮压溺及其他偶然性因素之类。每类有证有论,有法有方,论从证出,法随论定,方法一致,辨析严谨。这种分类虽与张仲景略同,但内容有所发展,即对各类病因概括得更加具体,其范围亦较全面,更符合临床实际。

---

① 严世芸:《宋代医家学术思想研究》,上海中医学院出版社 1993 年版,第 12—13 页。

它使中医病因学说更加系统化、理论化。三因分类的原则,一直为后世病因著述所遵循,这是南宋时期浙江籍医家对病因学发展的重大贡献。

发病机理认识的深化,是临床治法进步的前提。南宋医家颇为注重疾病发生机理的研究和探索。不仅如此,南宋医家较唐代更重视情志失调所致的各种病证,甚至泄泻等病证的发生,认为也与情志有关。如陈无择《三因方》"泄泻叙论"说:"喜则散,怒则激,忧则聚,惊则动,脏气隔绝,精神夺散,以致溏泄。"这种论述,完全符合临床实际。对众多疾病发病机理认识的深化,是南宋浙江医家严谨治疗、勇于探索、注重实践的结果。

四、诊断学

(一)诊断学

南宋时期永嘉人施发对疾病诊断学的发展做出了突出贡献。施发于1241年,在《内经》《难经》《甲乙经》等有关脉学的基础上,撰《察病指南》3卷。明白易晓,切于实用。其内容以脉诊为主,脉象沿用"七表八里九道"二十四脉分类法。卷下载有审诸病生死脉法。除脉诊外,尚有听声、察色、考味等诊法,为现存较早的诊断学专著。南宋施发的《察病指南》是一部以脉学内容为主的诊断学专著。该书比较全面地阐述了脉诊的基本方法和原理,对望、闻、问诊也有论述。其贡献在于他首次创造性地绘制了脉象图。在施氏《察病指南》的"卷中"将历代脉学文献中提到的33种脉象依其指下感觉一一描绘成图,以图示脉,别开生面,如图5-1所示。

该图依次是:"七表"——浮、芤、滑、实、弦、紧、洪;"八里"——微、沉、缓、涩、迟、伏、濡、弱;"九道"——长、促、短、虚、结、牢、动、细、代、数、大(实为11种);"七死脉"——弹石、解索、雀啄、屋漏、虾游、鱼翔、釜沸。图中圆圈表示脉的搏动区间或诊脉的区域及其切按的深度范围。圆圈内的各种图形是对各种脉象指下感觉的形象描绘,例如浮脉的脉线在圆圈中线以上,表示该脉搏动部位表浅,轻按即得;而沉脉的脉线在圆圈中线以下,表示该脉搏动部位较深,重按才得;芤脉的脉形图象中空的软管,按之则陷("如按葱管");伏脉深伏不现,故脉象输送的圆圈中没有脉线;滑脉的图形为一串小圆圈,表示该脉"如盘走珠",往来流利……这些形象化的脉象图反映了各种脉象的基本特征,它

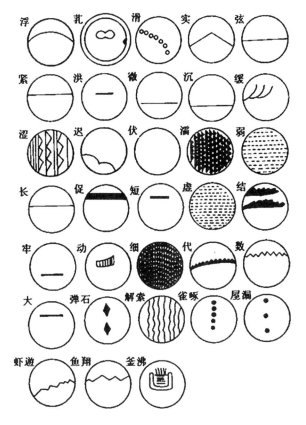

图 5-1　施发《察病指南》脉象图

比单纯文字描述更加直观,对初学者在临床上体会和鉴别各种脉象有一定的帮助。同时,脉象图也使得脉象标准具有更强的规范性、客观性和普遍性,对于诊脉的规范化有一定的作用,但现不足,这些脉象图并不是对脉象的客观描记,而是据脉学文献的描述和他本人的体会绘制而出,有较强的主观想象性。不过,施发的脉象图确是中医学上的一次大胆探索,直到现代,人们还没有研制出理想的、能反映中医脉学特色的脉搏描记仪器,将脉象图形化、客观化。施发在 700 多年前进行的这种探索十分可嘉,并具超前性。[1]

---

[1]　李经纬、林绍庚:《中国医学通史》,《古代卷》,人民卫生出版社 2000 年版,第 331—332 页。

（二）脉诊

南宋对脉学的研究成果显著。崔嘉彦的《脉诀》，又名《崔氏脉诀》、《崔真人脉诀》、《紫虚脉诀》，是南宋较著名的脉学专著。崔嘉彦(1111—1191年)，字希范，号紫虚、紫虚道人，南康军建昌(今江西省永修县)人。南宋医学家，道士。淳熙年间(1174—1189年)，朱熹担任"知南康军"，崔嘉彦在不远的西原山建立道观。崔嘉彦的《脉诀》，全书1卷，约成于淳熙十六年(1189年)。崔氏精通脉学，对《难经》、《脉经》和高阳生的《脉诀》都有研究。他以《难经》的浮、沉、迟、数四脉为纲，以风、气、冷、热主病，并把《脉经》的二十四脉及高阳生《脉诀》中的长脉、短脉隶属于下，加以论述。作者鉴于脉理难明，"非言可传，非图可状"，遂以通俗易晓的文笔，以四言歌诀的形式阐述脉理，使初学者易于习诵。该书对后世脉学影响深远。明朝医家李言闻曾予以补订，改名为《四言举要》。李时珍则将其辑入《濒湖脉学》。崔嘉彦还有《注广成先生玉函经》3卷、《紫虚真人四原论》等著作。

许叔微著有《仲景三十六种脉法图》，首先用图来描绘脉形，惜原书已佚。鄞县高衍孙所著《脉图》"诛分脉法，如指诸掌"。[1] 淳祐元年(1241年)，刘开也撰《脉诀》，书内将七表八里脉法总括为浮、沉、迟、数四数，并就寸、关、尺三部的主病作了概述，别具一格。这一时期，对脉学的研究还体现在脉图的创制，即以图的形式来反映脉象，改变了过去单纯用文字表达脉象的方法，使学者更易掌握。

（三）舌诊

南宋舌诊有较大发展，陈言在《三因方》中总结前人诊察舌觉的辨证经验，指出舌觉变化有苦、淡、咸、酸、涩、甜6种。李东垣的《脾胃论》(1249年)分析了舌干可见的各种情况。

第二节　临床各科

南宋医药学家撰写了许多医药学著作，对涉猎临床各种疾病提出了自己

---

① 袁桷：《清容居士集》卷48，《书高使君脉图后》，载《景印文渊阁四库全书》册1203，台湾商务印书馆1984年版，第634—635页。

独特的疗法,并附有方论,十分详尽。有些著作以单行本留存于世,有些被其他大型丛书、全书等辑录,有些只见书名却不见内容,医籍十分浩瀚。笔者势单力薄,无法归类并作进一步研究。这一课题在此提出,有待同人深入稽探,以飨当今医界,以供临床借鉴,以利世人康健。因笔者已在前面医药著作和医药学家章节中部分论述了临床各科的成就,在此只偶举文史类著作中记载的少量病案,以偏概全。

南宋医学各科成就既有病因学、诊断学的重要发展,也有临证诸科的空前成果,出现了一批著名的专科医家和著作。一般平民则求诊于私人医生,私家医生多属父子相传,多数医生是专科医生,有些只看小儿科,专治病童蛔虫或肚子滞胀。在城市一些药铺门前,悬挂"药到病除"的招牌。《马可·波罗游记》记载了大量有关当时中国医药卫生方面的见闻。如书中记载,杭州城里每一个地区都有几所官办或私立医院,收治因残废或患了其他疾病无法工作的人。而苏州有许多高明的医生,善于探出病根,对症下药。书中记述了许多中国出产的药物,如苏州价廉的生姜,福建盛产的生姜、高良姜、樟脑等;对产于哈刺章(今云南省)珍贵的蛇胆,还详细描述了其治疯狗咬伤、催产、消肿止痛等主治与功效。《马可·波罗游记》向欧洲人传播了中国古老的文明,引起西方对中国文明与富裕的钦慕与向往,对西方社会产生了较大的影响。另外,据介绍,近年在威尼斯的档案中发现马可·波罗的一封关于中国见闻的信件,其中提到"医疗用的针",如果确指针灸所用的针,应是现知的西方记述针灸的最早材料。

一、内科

随着临床经验的不断积累,南宋医家对许多病证的辨证、识别能力有了提高。陈无择总结出有无疼痛表现是鉴别血淋、尿血的关键,并认为尿血亦有因虚寒所致,如《三因方·尿血证治》中说:"病者小便出血,多因心肾气结所致,或因忧劳、房室过度,此乃得之虚寒……不可专以血得热为淖溢为说。"尿血"与淋不同,以其不痛,故属尿血,痛则当在血淋门"。指出尿血须辨寒热,比明朝戴原礼《证治要诀·小便血》所述:"痛者为血淋,不痛者为尿血"的认识要早 200 多年。

肺痨是因痨虫侵袭肺叶引起的一种具有传染性的慢性衰弱性疾病,在古代发病率较高,南宋以前却一直将它与一般虚劳证混为一谈。南宋陈无择《三因方》与严用和《济生方》列"劳瘵"专篇,将肺痨从虚劳类病中分离出来。陈氏强调"劳瘵"一证,"内非七情所忤,外非四气所袭","多由虫啮"引起。《三因方》对"瘵虫"的认识,寒热、盗汗、结核等辨证关键及乘虚染触的解说,与现代医学的结核病相契合。内科病寒嗽:"时飞方苦寒嗽,力疾而行。"这一认识在中医理论和实践上都是大发展。《仁斋直指方》也认为"瘵虫食人",并指出"气虚脱馁,最不可人劳瘵者之门,吊丧问疾,衣服器用中皆能乘虚而染触",在临床上"其变有二十二种,或三十六种,或九十九种,大略令人寒热,盗汗……或脑后两边有小结核,连复数个"。

在瘾疹的辨证方面,陈无择称白色疹块为"婆膜",赤色疹块为"血风",并强调"则察其脏腑虚实,外则分其寒暑风湿"的辨证方法,提出"心实热则痛,虚寒则痒"。他还认为"阳明主肌肉,属胃与大肠,亦有冷热分痛痒,不可不审"。

当时,治疗疟疾的药物通常用植物组成,成分复杂,一服煎剂要用25种药材。有些药剂含动物、植物,如常用犀角,还用各类玉石、捣碎的珍珠等。有些取之昆虫,如蟾蜍毒物、蚯蚓、蜈蚣等加以烘烤,研磨成粉。还有赞成使用狗身上的苍蝇,去其脚、翅,裹以蜡,做成药丸,当疟疾发作时与凉米酒一起吞服。将蛇皮放入病人双耳中,或握在手掌中,也有疗效。[1] 本草酒大热,有毒,能行百药。服石人不可长以酒下,遂引药气入于四肢,滞血化为痈疽。是白酒麹中多用草乌头之类,皆有大毒,甚于诸石。释经谓:甘刀刃之蜜,忘截舌之患,况又害不在于日前者乎,谚谓病从口入,祸从口出信矣。[2] 这些民间药方流传乡里,十分久远。

宁宗皇帝每命上医只进一药,戒以不用分作三四帖,盖医家初无的见,以众药尝试人之疾。宁王知其然,王大受之。父克明,号名医,遇病虽数证,亦只下一药,曰此病之本也,本除而病去矣。[3]

① R.Haeppli.Maliria in Chinese Medicine(中医疟疾研究),《汉学研究》1955年第4期。

② 庄绰:《鸡肋编》卷上,载《景印文渊阁四库全书》,台湾商务印书馆1984年版,第146页。

③ 叶绍翁:《四朝闻见录》卷3,载《景印文渊阁四库全书》,台湾商务印书馆1984年版,第701页。

以下我们再摘录几则散见在小说笔记中的民间内科治疗方法,以飨读者。

四明、奉化喘药方。先君尝施喘药,盖用麻黄三两,不去根节。汤浴过诃子二两。去核用肉。二味为麤末。每服三大匕。水二钱。煎减一半。入腊茶一钱。再煎作八分。热服无不验者。后于彭子寿侍郎传一方。用新罗参一两作细末。以生鸡子青和为丸。如梧子大。阴干,每服百粒温腊茶清下,一服立止。尝见知临江叶守端卿言。其祖石林病此。专服大黄而愈。其尊人亦苦此疾,乃纯用附子。至某则非麻黄不可。然则又观其所禀如何。且自读其女幼年已喘。传至四世,而用药皆不同。[①]

神告方。建昌人黄袭云:有乡人为贾,泊舟浔阳(浔阳在江西省九江市九华门外),月下髣髴见二人对语曰:昨夕金山悠供甚盛,吾往赴之,饮食皆血腥,不可近。吾怒庖者,不谨渍其手鼎中,今已溃烂矣。其一曰:彼固有罪责之,亦太过。曰:吾比悔之,顾无所及。其一曰:何难之有,吾有药可治,但捣生大黄调以美醋,传疮上。非唯愈痛,亦且减瘢。兹方甚良第无由使闻之耳。贾人适欲之金山,闻其语意,冥冥之中假手以告。后诸寺询之,乃是夜设水陆,庖人挥刀误伤指,血落食中,恍惚之际,手若为人所掣,入镬内,痛楚彻骨,号呼欲死,贾人依神言,疮之两日而愈。[②]

万岁丹。徽州婺源县怀金乡民程彬邀险牟利,储药害人。多杀蛇埋地中,覆之以苦,以水沃灌,久则蒸出菌蕈,采而曝干,复入它药。始生者以食,人即死。恐为累,不敢用多。取其次者,先以饲蛙,视其躍多寡以为度,美其名为"万岁丹"。愚民有欲死其仇者,以数千金密市之。尝有客至,欲置毒,误中妇翁,翁归而悟,已不可救。彬有弟曰:正道雅以为非,不敢谏,至徙家避诸数十里外。彬既老,始悔,不复作。稍用伪物代之,药既不验。遂无售者,归死贫甚。唯一子,丐食道亡,其后遂绝。尝有里胥督租,以语侵彬,彬怒毒而饮之,胥行未几,脑痛呕血,亟反卧其门,大呼乞命,彬汲水饮之,即愈。盖有物以解

---

① 刘昌诗:《芦浦笔记》卷6,见《笔记小说大观》21编,新兴书局有限公司1981年版,第751—752页。

② 洪迈:《夷坚志》,《甲志》卷2,载《续修四库全书》册1264,上海古籍出版社1996年版,第663—664页。

其毒也。①

惊气丸。治心小肠脾胃病。建炎二年(1128年),军中一人犯法,褫衣将受刃,神失如痴。许叔微给他一粒惊气丸,服讫而寐,醒后痊愈。江东提辖张载扬,其妻因避寇,失心已多年,许叔微给她吃惊气丸,不终剂而愈。某女狂厥一年多,10多位医师诊治未见效。许叔微给她吃惊气丸,去附子加铁粉,不终剂而愈。许叔微认为:"铁粉非但化涎镇心,至如摧抑肝邪特异,若多恚怒,肝邪太盛,铁粉能制伏之。"②

瓜蒂散。治伤寒时疫。建炎四年(1130年),许叔微避地维扬(今扬州)。有一家病伤寒七、八日,身体洞黄,鼻目皆痛,两髀及项颈腰脊强急。另一家病身体痛,面黄喘满,头痛,自能饮食,大小便如经。许叔微诊断脉大而虚,鼻塞且烦,请患者服用瓜蒂散而愈。一舟梢病伤寒发黄,鼻内酸痛,身与目如金,小便赤而数,大便如经,请患者服用瓜蒂散而愈。③

小柴胡加地黄汤。治伤寒时疫。绍兴元年(1131年),许叔微寓居常州毗陵,学官王仲礼的妹妹罹伤寒,发寒热,晚上梦幻鬼物所凭,六七日忽昏塞,涎响如引锯,牙关紧闭,瞑目不知人,疾势极危。许叔微诊断后授以小柴胡加地黄汤,三服而热除,不汗而自解。④

治肾脏风攻注脚膝方。绍兴二年(1132年),常州毗陵人马氏,平时鬻油,许叔微久不见其人,问其亲人后得知,患肾脏风卧病在床,一足发肿如瓠,腰部以下,疼痛难忍。卧欲转侧,需两人挟持方可翻身,打算铍刀截肢。许叔微诊断后,用治肾脏风攻注脚膝方请患者服用。辰巳间下脓如水晶者数升,实时痛止肿退。一月后能拄拐行走,许叔微再用赤乌散令涂贴其膝,痊愈。1142年,许叔微路过毗陵,马氏率其子列拜感谢,告知许叔微他的脚疾没有复作,多年

---

① 洪迈:《夷坚志》,《甲志》卷3,载《续修四库全书》册1264,上海古籍出版社1996年版,第665页。

② 许叔微:《类证普济本事方》卷2,载《景印文渊阁四库全书》册741,台湾商务印书馆1984年版,第384页。

③ 许叔微:《类证普济本事方》卷8,载《景印文渊阁四库全书》册741,台湾商务印书馆1984年版,第446页。

④ 许叔微:《类证普济本事方》卷8,载《景印文渊阁四库全书》册741,台湾商务印书馆1984年版,第443页。

的肾脏风也消失,健步健康。①

独活汤。治中风肝胆筋骨诸风。绍兴三年(1133年),许叔微在四明(今宁波)诊治病人董生,他患神气不宁,每卧床而神魂离体,惊悸多魇,通夕无寐。许多医师都认为他患有心病,诊治无效。董生问诊许叔微,许叔微诊断后认为董生今肝有邪,魂不得归,是以卧则魂扬若离体也。董生愿求药法。许叔微开出用独活汤,以真珠母为君、龙齿佐之处方,服一月董生病灶悉除。②

火府丹。治心小肠脾胃病。绍兴十二年(1142年),一卒病渴,日饮斛水,3个月未进食,心中烦闷已达10个月。许叔微诊断为心经有伏热,请病卒多次用温水服火府丹,达50粒,当日三服渴止,次日三服,恢复饮食,2天后痊愈。③

梦药方。虞并甫,绍兴二十八年(1158年)自渠州守被召至临安,憩北郭外接待院,因道中冒暑得疾,泄痢连月。重九日梦至一处,类神仙居。一人被服,如仙官。延之坐视,壁间有韵语,药方一纸读之数过。其词曰:暑毒在脾,湿气连脚,不泄则痢,不痢则疟。独炼雄黄蒸麦,和药甘草作汤,服之安乐,别作治疗。医家大错,梦回尚能记,即录之。盖治暑泄方也,如方服之,遂愈。④

乾道年间(1165—1173年),仁和县一吏早衰,病瘠齿落不已,从货药道人求药,得一单方,只碾生硫黄为细末,实于猪脏中,水煮脏烂,同研细,用宿蒸饼为丸,随意服之,两月后,饮啖倍常,步履轻捷,年过九十略无老态,执役如初,因从邑宰出村,醉食牛血,遂洞下数十行,所泄如金水,自是兀悴,少日而死,李巨源得其事于临安入内医官管范,尝兴王枢使言之。王云:但闻猪肪脂能制硫黄,兹用脏尤为有理,亦合服之久,当见功效也。⑤

疗虺毒药。临川有人以弄虺货药为业。一日,方作场,为蝮所啮,即时殒

　　① 许叔微:《类证普济本事方》卷4,载《景印文渊阁四库全书》册741,台湾商务印书馆1984年版,第412页。

　　② 许叔微:《类证普济本事方》卷1,载《景印文渊阁四库全书》册741,台湾商务印书馆1984年版,第377页。

　　③ 许叔微:《类证普济本事方》卷2,载《景印文渊阁四库全书》册741,台湾商务印书馆1984年版,第385页。

　　④ 洪迈:《夷坚志》,《甲志》卷17,载《梦药方》,涵芬楼藏民国版,第4页。

　　⑤ 洪迈:《夷坚志》,《甲志》卷7,载《续修四库全书》册1264,上海古籍出版社1996年版,第694页。

绝,一臂之大如股,少选偏身,皮胀作黄黑色,遂死。一道人方傍观,出言曰:此人死矣。我有药能疗,但恐毒气益深,或不可活。诸君能相与证明,方敢为出力。众咸竦踊劝之,乃求钱一十文以往,才食顷,奔而至。命汲新水解中药,调一升,以杖抉伤者口灌入之,药尽觉腹中撋撋然,黄水自其口出,腥秽逆人,四体应手消缩,良久复故,已能起,与未伤时无异。遍拜观者,且郑重谢道人。道人曰:此药不难得,亦甚易办。吾不惜传诸人,乃香白芷一物也。法当以门冬汤调服,适事急不暇,姑以水代之。吾今活一人可行矣,拂袖而去。郭邵州得其方,鄱阳微卒,夜直更舍,为蚖啮腹,明旦赤肿欲裂,以此饮之即愈。①

知母汤。治游风攻头面或四肢作肿块。南宋某一达官 70 高龄母亲,中风拘挛,平时用附子扶养。后面浮肿,手背亦肿,请一名医师供药,以水病治疗,欲下大戟牵牛以导之,家人大惊忧惶,召许叔微进一步诊治。许叔微进升麻牛蒡丸参汤,继以知母汤,三日便愈。②

玉屑散。治肠风泻血久不止。有一病人下血几盈,顿然瘦尔,服用许多药皆无效。许叔微诊断为正肠风,请病人服玉屑丸,服用 3 次血止。许叔微研究此疾达 30 年后认为:"如下清血色鲜者,肠风也。血浊而色黯者,脏毒也。肛门射如血线者。虫痔也。亦有一种下部虚,阳气不升,血随气而降者。……妇人则半产漏下,男子则亡血失精,此下部虚而下血者也。若得革脉,却宜服温补药,虫痔宜熏。"③

紫金丹。治积聚凝滞五噎膈气。宗室赵彦才下血,面如蜡,不进食,病因为饮酒致病。许叔微请其服用紫金丹,终剂而血止,面色鲜润,食量大增。安徽新安有一兵士患此病,每次服用 3 粒,达 10 次后痊愈。④

江苏郭氏本郡中一小民,所谓林酒仙者,每至其家必解衣以醉之,酒仙迁

---

① 洪迈:《夷坚志》,《乙志》卷 19,载《续修四库全书》册 1265,上海古籍出版社 1996 年版,第 123—124 页。
② 许叔微:《类证普济本事方》卷 4,载《景印文渊阁四库全书》册 741,台湾商务印书馆 1984 年版,第 411 页。
③ 许叔微:《类证普济本事方》卷 5,载《景印文渊阁四库全书》册 741,台湾商务印书馆 1984 年版,第 415 页。
④ 许叔微:《类证普济本事方》卷 3,载《景印文渊阁四库全书》册 741,台湾商务印书馆 1984 年版,第 401 页。

化前数日语郭氏,曰:畴昔荷相接之勤,以药一杯为报郭氏,以味恶颇难之力强之饮至三呷而止,酒仙自举而尽,遂授以朱砂圆方。曰:惜乎,富及三世尔,郭氏竟售此药,四方争求买之,自此家大富。三世之后,绝无有欲之者。①

岭南民间常患草子(即寒热时疫),南中吏卒小民不问病源,凡头痛身体不适,均称草子。不服药,使人以小锥刺唇及舌尖,出血,称挑草子。这种方法无助于疾病的治疗,必服药治疗。②

宁国有卫承务的儿子,年少素好狎游,患病赢瘦如柴,众医皆当痨瘵治疗。3年治疗其病愈甚。适逢名医刘大用路过其宁国县,家人邀他诊疗,切其脉亦谓痨瘵。然用药月余,并不见效。乃详问其病因,答曰:曾于六月间饮酒于娼家,与娼喧争大醉,独卧于黑桌上,稍醒而渴,求水而不可得,看桌前有一菖蒲盆,水极清洁而饮之,从此而疾病发作。刘大用暗喜,遂令仆人掘取田间淤泥,以水沃满静置。取清汁两杯置其旁,令他随意而饮。病人素苦其疾,不以污秽为嫌,一饮而尽,须臾肠胃间攻转搅痛,久之始定。继而投以泻药百粒,随即患者大泄,排出60多条水蛭,顿觉胸抱豁然。刘曰:此因盆中所藏水蛭入于腹中,借膏血滋养,繁育种类,每每黏着五脏,牢不可脱。思其所嗜好者,非淤泥不能集之也。病虽已去,然四肢无力,另施药调理,80天后才痊愈。③

某7岁儿童肋骨间生肿毒,隐见皮里有形同鳖物,微动,其痛难忍。德兴古城村有外科医生诊断后认为:"洪豆腐见之,使买鲜虾为羹以食。"咸疑以为疮毒所忌之味,医竟令食之,下腹示久,痛即止。喜曰:"此真鳖症也。"吾故求其所好,以尝试之耳,乃合一药如疗脾胃者,而碾附子末二钱,投入数服而消。第二年病复发,但如前补治,遂绝根本。该外科医生砭攻痛疽如神,而不肯教人。虽该儿童咨询,也不告知治法。侍旁剽见已熟,也成了名医。④

南宋医家们对温病病因的认识颇具特色,主要贡献在于:一是南宋医家在总结前人病因学说的基础上,对引起温病的异气致病说有更进一步阐述。二

① 龚明之:《中吴纪闻》卷5,《郭家朱砂圆》,载《景印文渊阁四库全书》册589,台湾商务印书馆1984年版,第340页。
② 范成大:《桂海虞衡志》,载《景印文渊阁四库全书》册589,台湾商务印书馆1984年版,第385页。
③ 洪迈:《夷坚志》,《支戊》卷3,《卫承务子》,涵芬楼藏民国版,第2—3页。
④ 洪迈:《夷坚志》,《支戊》卷5,《鳖症》,涵芬楼藏民国版,第2—3页。

是南宋医家认为温病除了由于感受寒邪的伏寒化温以外,另有伏热温毒说,从而把伏气扩展为伏寒和伏热两种。三是南宋医家明确地把温病病因分为伏气和新感两大类。这一临床见解经过两宋金元时期的变革发展,使温病脱离了伤寒藩篱。

二、外科

南宋时期,战乱频仍,劳役繁重,导致疡、疮、痈、疽等外科疾病蔓延,社会迫切需要大量的外科大夫,外科在医学界的地位飙升,被朝廷确认为医学十三科之一,其理论与方药日趋完整,并出现了外科世医。不过,南宋外科手术还处于起步阶段,除阉割太监和溃疡、骨折之类,很少采用外科手术,较大的外科手术已逐渐衰退,保守疗法日渐起用。外科手术器械已用刀、针、钩、镊等。外科治疗方法已有按摩,通常用手掌、拇指指端按摩。也用艾叶灼灸,或以银针刺身体某些特定部位、或投以煎熬的药石。不过,针灸和按摩不及中药常用。此时的麻醉技术由于化脓性瘢痕灸法、整骨手术而得到进一步的发展。如1146年编成的窦材《扁鹊心书》记载了睡圣散疗法:"人难忍艾火灸痛,服此则错不知痛,亦不伤人,山茄花(即曼陀罗花)、火麻花,共为末。每服三钱,小儿只一钱,一服即昏睡。"

南宋外科大夫对痈疽、疔疮、丹毒、疥癣、瘿瘤、金创等外科疾病的认识更加深刻,尤其对痈疽的认识有进一步的提高。陈自明的《外科精要》概述了痈疽初起、未脓、已脓、已溃、将敛,或有兼症的一般处理原则和治疗方法。该书认为痈疽迁延时日,就会产生"轻者重、重者死"的严重后果。他针对当时医界"疗痈疽,持补割,理折伤,攻牙疗痔"全凭经验而缺乏理论根据的状况,结合自己治疗外科疾病的经验,汲取李迅等人的论述,对痈疽等外科疾病进行了深入研究,在景定四年(1263年)撰成《外科精要》3卷,从病因、病机、诊断、治疗等方面对临床外科疾病作了精辟阐述,着重阐明痈疽发背的诊断、鉴别、灸法和用药,倡导外科用药应根据脏腑经络虚实因证施治。不限于热毒内攻之说,遍用寒凉克伐之剂,后世医家十分重视他的独到见解。陈自明把"以手按之,若牢卯未有脓,若半卯已有脓也;又按之肿上不热者为无脓;热甚者为有脓,急破之",作为辨别痈疽是否成脓的关键。他还指出外科痈疽疮疡与天时、饮食、情志、体质及脏腑气血盛衰有关,其病机不仅在于病灶局部,而且与脏腑经络、整体阴阳密切相关。如重证失治或迟治,则可内传脏腑,危及生命。陈氏对痈疽的性质如内外、阴阳、善恶及轻重程度都有独到的辨察方法,很有临床实用价值。对于痈疽的治疗,陈自明则注重从整体出发,外施针药以泻其毒,内服丸散汤液补益正气、托毒外出。陈自明注重理论、强调辨证的观点,对后世外科内治法的发展具有开拓作用,深受后世医家的赞赏。如朱丹溪的《外科精要发挥》和汪机的《外科理例》采用陈氏之说。《外科精义》确实丰富了痈疽内容、外治的具体治疗方法和原则,迄今这些治则仍有一定的临床意义。同时,宋朝东轩居士增注的《卫济宝书》中的"嵒"字,是现存文献中最早出现"嵒"字的记载,但其指非恶性肿瘤,生于肌肤深层组织的脓肿。"癌"字指恶性肿瘤最早出现在 1264 年撰成的《仁斋直指方论》中。景定五年(1264年),杨士瀛撰写的《仁斋直指方》形象生动地描述了癌肿的特征:"癌者,上高下深,岩穴之状,颗颗累垂……毒根深藏,穿孔透里",其结果可"令人昏迷"。

　　南宋医家在外科疑难杂症诊断治疗方面积累了非常丰富的临床经验。陈自明在《外科精要》中强调对外科病证要从脏腑、气血、寒热、虚实的变化进行全面辨证,不主张单纯采用局部攻毒,注重整体疗法,并提出"世无难治之病,有不善治之医;药无难代之品,有不善代之人"的正确观点。《济生方》主张用榆枝做探针,诊断类似腰椎、肋骨结核疾病。介绍了用勾刀剔除内痔疮,用烧铁器烧烙止血的方法等。《卫济宝书》记载脓胸诊断法,即用厚纸作捻直入视探,以观察脓肿是否穿通胸壁而致脓胸,并判断其预后状况。关于外科疮疡治疗,《卫济宝书》十分强调早期治疗,主张"乘其未脓而攻之得宜,以不溃而愈"。《太平圣惠方》记载砒剂疗痔方法。《儒门事亲》记载用空心针放阴囊积水的手术,以及用疝气带治疗疝气的方法。12 世纪前期,外科大夫对沿海地区疮疾的病因有了深刻的认识,他们认为南方民众嗜食咸鱼、米酒,导致腿上溃疮,由于盐则散血走下,鱼乃发热作疮,白酒曲中多用草乌头药物,都有毒素,此 3 种毒素入脾、肾而渗入骨干之中,疮必发作。[①] 疮发于足胫骨旁,肉冷

---

① 庄绰:《鸡肋编》卷上,载《景印文渊阁四库全书》册 1039,台湾商务印书馆 1984 年版,第 152 页。

难合,色紫而痒。北人呼为臁疮,南人谓之骭疮,其实一也。西北之人,千万之中患者乃无一二妇人下热血盛尤。素问云:鱼盐之地,海滨傍水,民食鱼而嗜盐鱼者,使人热中,盐者胜血。其民皆黑色,疏理其病,皆为痈疡。① 针对这种疾病的治疗方法往往用按摩、艾叶灸烤、在固定穴位的针刺及服用各种各样的成药和汤药。②

　　南宋时期的外科著作付梓较多,据《宋志》、《崇文总目》等记载,有外科类专著近30种,50多卷。其中有《卫济宝书》(约1170年)2卷。李迅于庆元二年(1196年)撰写的《集验背疽方》1卷,原书已佚,现存是《四库全书》的辑佚本。《救急仙方》(1278年)6卷,流传广而影响大,撰年不详,原书早佚,《四库全书》重辑为六卷本,内容有发背、疔疮、眼病、痔瘘、杂疮与杂证,包括内、妇、儿各科一些治疗方剂等。除《外科新书》已佚外,其他在明清甚至现代还是外科医生的常用参考书。由伍起予编撰的《外科新书》,是现知医学史上以"外科"命名书名的最早者。该书比较重视痈疽等化脓性感染的病因、症状体征、诊断以及诸种医疗方药和技术,内容丰富多彩,有较高的科学性。此外,该书图文并茂,对学习者掌握诊断和鉴别诊断有重要价值。史源的《背疽方》1卷,系其治疗背疮症临症经验的总结。南宋时期陆游在《老学庵笔记》中记载了一个短指畸形家族:"曾子宣丞相家男女手指皆少端一节,外甥亦或然。或云襄阳魏道辅家世指少一节,道辅之姊妹子宣,故子孙萧其外氏。"③陆游这则短短48字的笔记所记叙的是一个至少涉及四代的家系:魏泰与其姊(曾布之妻)、曾布之子女、曾布女儿之子女("外甥亦或然")以及魏泰之父母甚至更上几代之祖先("魏道辅家世指少一节")。陆游对这一短指畸形的临床症状的描述是少指端一节,这种遗传方式是常染色体显性遗传,这一临床病例报告距今780年,是世界上最早的短指畸形的病例报道。以下我们再摘录几则散见在小说笔记中的民间外科治疗方法,以飨读者。

---

① 庄绰:《鸡肋编》卷上,载《景印文渊阁四库全书》册1039,台湾商务印书馆1984年版,第146页。

② 庄绰:《鸡肋编》卷上,载《景印文渊阁四库全书》册1039,台湾商务印书馆1984年版,第146页。

③ 陆游:《老学庵笔记》卷7,载《景印文渊阁四库全书》册865,台湾商务印书馆1984年版,第57—65页。

李生虱瘤。浮梁李生得背痒疾,隐起如覆盂,无所痛苦,唯奇痒不可忍。饮食日以削,无能识其为何病。医者秦德立见之曰:"此虱瘤也,吾能治之。"取药传其上,又涂一绵带,绕其围经,夕瘤破,出虱斗许,皆蠢蠕能行动。即日体轻,但一小窍如箸端不合时,时虱涌出,不胜计,竟死。子记唐小说载:贾魏公镇滑台日,州民病此。魏公云:世间无药可疗,唯千年木梳烧灰及黄龙浴水,乃能治尔,正与此同。①

异人痈疽方。歙县丞胡权遇异人都下,授以治痈疽内托散方。曰:吾此药能令未成者速散,已成者速溃败,脓自出,无用手挤,恶肉自去,不假刀砭,服之之后痛苦顿减。其法用人参、当归、黄芪各二两,川芎、防风、厚朴、桔梗、白芷、甘草各半之,皆细末为粉。别入桂末一两,令匀每以三五钱,投熟酒内服之,以多为妙。不能饮者,煎木香汤代之。然要不若酒力之奇妙,京师人苦背疡七十余头,众医竭其技弗验,权示以此方,相目而笑曰:未闻治痈疽恶疮而用药如是。权固争之曰:古人处方,自有意义,观此十种皆受性和平,大抵以通导血脉补中益气为本,纵未能已疾,必不至于害,何伤也?乃亲治药与服,以热酒半升下,钱匕少顷,痛减什七,数服之后,创大溃脓血,流送若有物,托之于内经,月良愈。又一老人瘤发于胸毒气浸淫,上攻如大瓠斜重顶石,不能动。服药一口,瘤即散,余小瘤如粟许,明日平妥。常又一翁发脑,不肯信此方,殒命医手。明年其子亦得疾,与父之状不异。惩前之失,纵酒饮药焉,遂大醉。竟日展转地上,酒醒而病已。云:其他效验甚多,真神仙济世之宝也。选药皆贵精,去麤取净。②

治挑生法。莆田人陈可大知肇庆府,肋下忽瘤起,如生痈疖状,顷刻间大如盆。识者云:此中挑生毒也。俟五更,以豆嚼试,若香甘则是已。果然,使捣川、升麻为细末,取冷、熟水调二大钱,连服之,遂涧下泻出生葱,数茎根须皆具,瘤即消。续煎平胃散调补,且食白粥,经旬复常。雷州民康财妻为蛮巫林公荣用鸡肉挑生,值商人杨一者善医疗,与药服之,食顷吐积肉一块,剖开筋

① 洪迈:《夷坚志》,《丙志》卷12,载《续修四库全书》册1265,上海古籍出版社1996年版,第206页。

② 洪迈:《夷坚志》,《丙志》卷17,载《续修四库全书》册1264,上海古籍出版社1996年版,第236页。

膜,中有生肉存,已成雏形,头尾觜翅,悉肖似康诉于州。州判林置狱,而呼杨生,令具疾证及所用药。其略云:凡吃鱼肉、瓜果、汤茶皆可挑。初中毒觉胸腹稍痛,明日渐如搅刺,满十日则物生能动腾。上则胃痛沉,下则腹痛积以瘦悴,此其候也。在上鬲取之其法,用热茶一瓯,投胆矾半钱于中,候矾化尽,通口呷服,良久以雏翎探候中,即吐出毒物。在下鬲则泻之,以米饮下鬱金末二钱,毒即泻下。乃碾人参、白术末各半两,同无灰酒半升,纳鉼内慢火熬半日,许度酒熟,取出温服之。日一杯,五日乃止。然后饮如其故。①

疡医手法。绍兴初年,江东提刑左股发痈,日以肿㷀,有近1尺肿块。延请众医治疗,均未痊愈。后有名医认为针刺疗法才能见效,在患者不知觉时,突然刺穿肿痛,刺出脓血1斗,痛即消失,能起床。②

秃瘤巨虱。临川人有瘤生颊间,痒不复可忍。每以火烘炙,则差止已而,复然拯以患苦。医者告之曰:此真虱瘤也。当剖而出之,取油纸围项上,然后施砭,瘤才破,小虱通出无数。最后一白一黑两大虱,皆如豆壳中空,空无血,乃与颊了不相干,略无瘢痕,但瘤所障处,正白尔。③

罗伯固脑瘤。《春渚纪闻》载:何次翁生瘤于鼻,日以益大。遇道人于湖北襄阳,授以药如粟米粒。使是夜,轻用针剔,小穴置药,俄顷觉药在内旋转,若游行然。迨晓瘤已失去。吾乡罗伯固为士人时,脑后生一瘤,数月后大如半升器,不可栉发。闻婺源有疡医,菥绝精遣,仆邀迎于家。医涂药线系瘤际,再匝紧缚其,末剪断之,而出憩外舍,逾两时,久系处痛,甚至咬龁衫袖,弗堪忍呼。其子去线曰:宁逐日受苦,此痛殆撤骨髓。子将奉戒而断线无余地,欲施手不克,方冬月困卧大阁席上,遂熟睡,及醒,枕畔皆如水沾湿,有皮囊一片,在傍扪其瘤已不见,诸子秉烛就视,脑外略无瘢痕,盖附着成赘,初不相干也。④

桂岩鸳兽。族弟仲堪,居洪源,祖居江西桂岩,赴从兄,饭归已中夜。一仆

---

① 洪迈:《夷坚志》,《丁志》卷1,载《续修四库全书》册1265,上海古籍出版社1996年版,第269—270页。
② 洪迈:《夷坚志》,《三志已》卷7,载《疡医手法》,涵芬楼藏民国版,第3页。
③ 洪迈:《夷坚志》,《丁志》卷8,载《续修四库全书》册1265,上海古籍出版社1996年版,第311—312页。
④ 洪迈:《夷坚志》,《支乙》卷6,载《续修四库全书》册1265,上海古籍出版社1996年版,第469页。

持炬火行前,觉有物追随在后,凡三四里将到家。间人又持炬出,乃见一豪猪,盖乘火光而至者,两下以矛交刺之猪,从坡下跳登岸,正直肾井坠焉,为农击杀,通身皆带箭,如小玳瑁筒,其表尖锐,可以治头癣,寻常与人遇,则竦而激之中,辄成创,或着要害处,亦久方愈。村民程下八者,能射虎,里人称为程大虫。其法惟羹草乌头汁,以淬箭砬拖窝机伺于虎出入道上。尝有一虎为箭所伤不能行,倚树蹲立。程曰:虎死不倒地,此已死,无足惧,径前欲取之。虎尚未绝忍痛,哮吼举二足,抟程奋臂撑拒力,且竭其徒望,见争奔救仅得脱,脑后及背皮皆遭爪攫拿,卧病几月,乃起。①

乌头丸。治风寒湿痹白虎历节走注诸病。一宗人遍身紫癜风,身如墨,服乌头丸,一年后,宗人身体悦泽。许叔微服乌头丸一年多,诸风疹疮皆除。②

公安药方。向友正,元仲之子也。淳熙八年(1181年),为江陵长使摄公安令。痈发于胸臆间,极痛半岁,弗愈。尝浴罢痛甚,委顿而卧,似梦非梦,见一伟大夫,长髯巨目,执拂尘披衫,征揖而坐,传药方与之曰:用末药、瓜蒌、乳香三味以酒煎服之。且言:桃源许轸知县亦录此方,但不用瓜蒌。若欲速效,宜服此。友正敬谢。即如其言,不终剂而痊。后诣玉泉祷雨瞻寿亭关王像,盖所感梦者,因绘杞于家。③

武女异疾。鄂州富商武邦宁,启大肆,货缣帛,交易豪盛,为一郡之豪。其次子康氏读书为士人,使长子干虫,长子有女,勤于组纴,常在深夜始寝。乾道七年(1171年),得奇疾。方与母同饮啜羹,忽投箸称痛,宛转不堪忍,俄又称极痒。母问其处,不能指言。历数月,求医巫数十极治,悉不效。次年春,一客结束如道人状,入肆饮茶,闻其声,谓武生。曰:彼何人?曰:吾女也。问:寻常呻吟时,更作何声?曰:似云丁当者。客曰:吾谈笑间可治,须一人视之。武生疑其有所觊,姑谢之曰:日已暮,明旦可矣。客讶其缓,武别设词,以对,旦而复来。武曰:女子夜来却定叠,俟其疾作,当烦先生。敢问所止。曰:我只在亨

①　洪迈:《夷坚志》,《支乙》卷7,载《续修四库全书》册1265,上海古籍出版社1996年版,第478页。
②　许叔微:《类证普济本事方》卷4,载《景印文渊阁四库全书》册741,台湾商务印书馆1984年版,第405页。
③　洪迈:《夷坚志》,《支景》卷10,载《续修四库全书》册1265,上海古籍出版社1996年版,第547页。

头,可令一童相随去。亨头者南市邸店也。遂揖而起,才出门,女大叫,盖因食烧猪而痛作。急延客入望,见即言,面色正青,我知之矣。俯就地拾物一小块,如土如石,使磨肩,调与饮。又于腰间袋内取药两钱七,使按擦左股痛处。药未尽,一铁针隔皮跳出,头末皆秃锐。女神志顿清。乃道所苦之。因曰:向来灯下缝裳失针,寻觅不得,便觉股内有物钻攻,流转四体。馋吃饮食,滋味稍浓者,则大痛,搅刺上下。到朕即止。想是当时着针去处,今既取了,已恬然无事,即日平安。武氏厚谢客,但肯受十之一二。康民者兴与张寿明善,其年秋,寿朋赴竟陵守过鄂,渚闻其说。①

五苓散。治膀胱气痛。许叔微在安徽时遇见歙尉宋荀甫,他膀胱气作,疼不可忍,医者以刚剂与之,疼愈甚,三天不通小便,脐下虚胀,心闷。许叔微诊断时发现宋荀甫面赤黑,脉洪大。许叔微认为投热药太过,阴阳痞塞,气不得通。宋荀甫拿着告诉许叔微,先前诊治医师嘱咐他疼痛不止,便服数粒四神丹。许叔微告诫"若服此定毙"。许叔微用五苓散一两许,分3服,易其名,用连须葱1茎、茴香1撮、盐1钱、水1盏半、煎7分,请宋荀甫服3次,中夜下小便,如墨汁者一二升,脐下宽得睡。翌日诊之,脉已平,续用硇砂丸服用,数日痊愈。许叔微认为此膀胱气痛大抵因虚得之,不可以虚而骤补药。②

三、妇产科

蛰居临安的南宋太医局增设产科,妇产科已发展成独立的专科,在妇产科临床实践基础上,积累了丰富的理论和经验。

(一)妇产科医籍

古代中国妇产科医书鲜有善本,产科专书始于唐朝杨师厚的《产乳集验方》,大和年间(827—835年)的《昝殷产宝》,北宋李师圣的《产论》、《产育宝庆集》和沈虞卿的《卫生产科方》。时迁南宋,在妇产科领域一些有影响的专著先后问世,如虞悰的《备产济用方》(1140年),陆子正的《胎产集验方》,朱

---

① 洪迈:《夷坚志》,《支庚》卷5,载《续修四库全书》册1265,上海古籍出版社1996年版,第674页。

② 许叔微:《类证普济本事方》卷3,载《景印文渊阁四库全书》册741,台湾商务印书馆1984年版,第403页。

端章的《卫生家宝产科备要》,薛仲轩的《坤元是保》(1165 年),齐仲甫的《女科百问》(1220 年),陈素庵的《陈秘兰妇科》《素阉医要》,杨子健的《十产论》,陈自明的《妇人大全良方》等。

妇产科成就最大的是陈自明(1190—1270 年)出版了《妇人大全良方》。陈自明在嘉熙元年(1237 年)八月所撰的《妇人大全良方》序中指出,以前的妇产科医书纲领散漫而无统,节目谆略而未备,导致妇产科临床医师"尽于简易,不能深求遍览。有才进一方不效,辄束手者;有无方可据,揣摩臆度者;有富贵家鄙药贱,而不服者;有贫乏人惮药贵,而无可得服者;有医之贪利以贱代贵,失其正方者。"针对妇产科临床存在的不足,他采撷诸家之善,附以家传经验方,萃而成编《妇人大全良方》,使病者随索随见,随试随愈。① 陈自明在医疗实践中还总结出一整套妇女养生法,妇女经期切不可忧愁、郁怒、哭泣,以免造成阴阳不和,气血失调。月经时,千万不可涉冷水,过冰河,以免外邪内侵,导致大疾。已婚妇女,月经不净,勿行房事,否则会造成腹中积聚,难以生育。要特别注意醉后莫入房,否则生恶疮。妊娠后,不要乱吃药。尤其是怀孕未满3 个月,不要误服破血药,更不得血未止,行房事,违者则邪气结聚,子宫有腐烂之血肉下,十分危险。他提出了验胎法:"妇人经脉不行已经三月,欲验有胎,川芎为末,空心浓煎艾汤调下二钱,腹内微动,则有胎也。"强调怀孕期大小便切勿当风,以免中邪至疾。生子是妇人一道生死关口,切要精心调理养护,莫着风受凉造成产后风。产妇不要力举重物,否则易造成子宫脱垂或倾斜,下寒腹痛。陈自明系统研究了唐朝医家蜀人咎殷的妇产科专著《经效产宝》、孙思邈的《千金要方》以及巢元方的《诸病源候论·妇人妊娠病诸候》等妇科医著,采撷诸家之长,在他的《妇人大全良方》中,专立一门,深入论述了妇女怀孕期的养生,以前养胎、护胎等问题,书名《胎教论》,为胎教学的发展作出了贡献。陈自明认为人之一生分为先天和后天,孕育于母体之中,未落地之前为先天;落地出世后为后天。先天是造化之初,生命之源。这一阶段的发育对人的一生至关重要。因此,人之养生应从母亲怀孕时开始。为使子女健

---

① 　陈自明:《妇人大全良方》,载《景印文渊阁四库全书》册 742,台湾商务印书馆 1984 年版,第 446 页。

康成长,妇女怀孕后要注意谨避寒暑,节制情欲,劳逸适度,慎施药治。具体一点来说,妊娠一月,应寝必安静,无令恐畏,饮食精熟;妊娠二月,应节制性欲,慎行房事;妊娠三月,应端庄静坐,清虚和一,坐无邪席,立无偏倚,行无邪径,目无邪视,耳无邪听,口无邪言,心无邪念,无妄喜怒,莫多思虑;妊娠四月,应静形体、和心志、节饮食、避寒暑、少洗浴;妊娠五月,应卧必晏起,洗浣衣服,深其居处,其厚衣裳,朝吸天光,以避寒殃,无大饥,无甚饱,无劳倦;妊娠六月,应身欲微劳,无得静处,出游于野,调五味,食甘美,无大饱;妊娠七月,应劳身摇肢,无使定止。无大言,无号哭,无薄衣,无洗浴,无寒食,居处必燥;妊娠八月,应心和静思,无使气极,无食燥物,无辄失食,无忍大起;妊娠九月,应饮醴食甘,缓带自持,候而待之;妊娠十月,胎儿五脏俱备,六腑齐通,关节人神皆备,俟时而生。妇女孕期的言行举止、思想情绪对胎儿的生长发育影响极大。陈自明认为,所谓胎教,实质上是"外感而内应",为使胎儿健康发育,妇人在怀孕期间要做到以下几点:一是务使精神宁静。气调则胎安,气逆则胎病。恼怒气塞,脾肺受伤,则易血崩带下,滑胎小产。欲生产好者,必先养其气,气得其调,则生子性情和顺,无乖戾之习。二是培养高尚情操。妇女性格情操对胎儿影响很大。做母亲必须品德端庄,道德高尚,处事无嫉怨,待人忠诚敦厚,所生之子往往品行兼优。三是多想美好事物。孕妇遇到美好事物,心情愉快,能促进胎儿良好发育;如遇到一些淫邪、凶杀、恶秽、丑陋等事,由于恶性刺激,影响胎儿正常发育。因此,孕妇要多想一些美好的事物和光明的未来,把美好内视于胎儿,把光明凝思于身孕,以期"外感内应",使胎儿健康发育。

《卫生家宝产科备要》著录于《宋史·艺文志》,由朱端章辑于淳熙十一年(1184 年),共 8 卷,书中汇集宋以前的产科经验,记述妊娠、胎产、产后以及新生儿的护理、哺育和治法。如指出难产的原因是"或先因漏胎,血去脏躁……或坐卧未安,身体斜曲不正;转动忽遽……暴冲击"等。主张在产妇临产时"可令一二人,老成亲热人安慰相伴";并认为临产的姿势应是"四肢平正,不得稍有伛曲及强偃气"。书中有论有方,神效催生丹便是产科临床上很有价值的医学发明。此丹药物成分是腊月兔脑髓 1 枚、麝香 1 钱、乳香末 1分、母丁香 1 钱。将麝香、乳香、母丁香研碎与兔脑髓搅拌,制成药丸,用火焙干,存在密闭器内,"候产妇(子宫收宿)阵频,以温丁香汤吞下一丸,产妇不痛,其子顺生,……神效"。这一神效催生丹用料奇特,丁香含有丁香酚等挥发油成分,对多种致病菌有抗菌作用和驱虫功效。麝香含有芳香性麝香酮,能抗菌,又能兴奋子宫,促进收缩功能,尤其对妊娠子宫,效果更为敏感。因此,《卫生家宝产科备要》有较高的文献价值和临证实践意义。①

《备产济用方》由虞惊在 1140 年撰成,书中记载有"催生丹",主要用全兔脑制成,现在已知脑垂体后叶素具有促进宫缩作用。

《陈秘兰妇科》5 卷和《素庵医要》15 卷由翰林金紫良医陈沂所著,是妇科临床方面很有价值的著作。

(二)妇产科病案

南宋时期,在妇产科领域形成了誉满民间的萧山竹林寺女科、宁波宋氏女科、绍兴钱氏女科、海宁陈氏女科、海宁郭氏女科,这些医家学派妇产科多世袭承授,代代相传,在妇产科临床方面给后人留下了丰富多彩的病案,我们已在前面提及,不再赘述。以下我们再摘录几则散见在小说笔记中的民间治疗方法,以飨读者。

在妇产科畸形儿生育方面,绍兴三年(1133 年),建康府桐林湾妇产子肉角有齿。是岁人多产麟毛。隆兴元年(1163 年),建康民流厉行都,而妇产子,二首具羽之形。乾道五年(1169 年),余杭县妇产子,青而毛,二肉角。又有二家妇产子亦如之,皆连体两面相乡,三家才相距一二里,朝州城西,妇孕过期,产子如指大,五体皆具者百余,蠕之能动。② 淳熙十四年(1187 年)六月,临安府浦头妇产子生而能言,四日暴长四尺。绍熙三年(1192 年)八月,桐林湾客邸主人王氏妻年二十九岁,怀妊临蓐生大蛇五六于草上,乳医及夫皆惊走,蛇径出赴泰淮水中。遇夜复入其家,访母饮乳,天明始去。在店居人悉徙避它舍,几七日乃绝迹。盐商刘一妻当产不下,气厌。厌且死有成,为诊脉曰:腹内必有恠,宜救其母,与药灌服,至于四中夜生了,头甚大,茁发长五寸许,两囟角隆起,满口十余牙白而钻利,其家杀而投诸江。又斗门桥沿河张大奇之妇产一鸡,夫持刀剉未竟,妇仍称腹痛,复诞一猴,亦杀之,包以布缒之,以大石举而掷

---

① 朱端章:《卫生家宝产科备要》,《丛书集成初编》册 1422,中华书局 1985 年版,第 1—11 页。

② 陈文骈、吴庆坻:《杭州府志》卷 82《祥异》一,民国十一年(1922 年)铅印本,第 26 页。

之于深渊,三母幸无恙,而不能测,致怪之由。①

嘉定四年(1211年)四月,镇江府后军妻生子一身二首而四臂。

在民间治疗妇产科疾病方面,地黄圆:治妇人室女月候不通、疼痛或成血痕。徽州灵巫张横在推勘院供职,与一名医稔熟,口传地黄圆配方给张横渠,张横渠甚秘之。后此方传给许叔微,寻常气血凝滞疼痛,数服便效,治疗罹妇科疾病者不可胜数。有一师尼患恶风体倦,乍寒乍热,面赤心烦,或时自汗。当时疫疠盛行,医师见她寒热作伤寒治疗,以大小柴胡汤杂进,几天后病情加剧。许叔微诊视后认为三部无寒邪脉,但厥阴脉弦长,而上出鱼际,宜服抑阴等药,亲自制剂地黄圆,用干地黄(二两)柴胡(去苗,净洗)秦艽(净洗,去芦)黄芩(各半两)赤芍药(一两),将上述药材研成细末,炼蜜丸如桐子大,每次服30丸,乌梅汤吞下,一日3次,气血凝滞疼痛很快痊愈。②

治妇人诸般淋。治妇人诸疾。鄞县武尉耿梦得妻子患砂石淋达13年,疼痛难忍,溺器中小便下砂石,剥剥有声,百方不效。服用治妇人诸般淋后一夕而愈。③

京师有人称白牡丹的妇人,以销售打胎药为业。忽患脑疼,日增其肿,名医治之皆不愈,日久溃烂,臭秽不可闻,每夜声唤,远近皆闻之。某天与家人说:将家中打胎药存货销毁,并告诉弟子,他们的后代不要从事打胎药销售行业。因夜夜梦数百小儿咂我脑袋,所以疼痛叫唤,此皆是我以毒药坏胎,获此果报,言讫遂死。④

虞部员外郎张咸妻,孕5年。南陵尉富昌龄妻,孕2年。团练使刘彝孙妾,孕10年4个月,皆未育。名医潘璟视之曰:"疾也。"凡医妄以为有娠耳,于是作大剂饮之。虞部妻堕肉块百余,有眉目状。昌龄妻梦二童子,色漆黑,仓卒怖悸,疾走而去。彝孙妾堕大蛇,犹蜿蜒不死,三妇人皆平安。贵江令王

① 洪迈:《夷坚志》,《支乙》卷6,《续修四库全书》册1265,上海古籍出版社1996年版,第469页。

② 许叔微:《类证普济本事方》卷10,载《景印文渊阁四库全书》册741,台湾商务印书馆1984年版,第460页。

③ 许叔微:《类证普济本事方》卷10,载《景印文渊阁四库全书》册741,台湾商务印书馆1984年版,第463页。

④ 张杲:《医说》,载《景印文渊阁四库全书》册742,台湾商务印书馆1984年版,第225页。

霁,夜梦与妇人歌讴饮酒,昼不能食,如是 3 年。璟治之,疾益平,则妇人色益沮,饮酒易怠,歌讴不乐,久之遂无所见。温叟曰:病虽衰,然未也。如梦男子青巾而白衣,则愈矣。后果梦即能食。①

四、儿科

南宋儿科已发展成独立的专科,并在理论和临床实践上取得了一些成就,出版了许多儿科专著。绍兴二十年(1150 年),刘昉撰写的《幼幼新书》,则是宋朝一部大型儿科著作,在书中进一步提出了诊断小儿病症虎口三关指纹检查法。

许叔微在《类证普济本事方》小儿病方中较早记载有指纹法,记述虎口的色泽变化与疾病的关系,如紫风红伤寒,青惊白色疳,黑时因中恶,黄即困脾端。② 无名氏的《小儿卫生总微方论》(1156 年)也记有 10 种不同指纹的形状及其所主证候,迄今仍为儿科临床实践沿用。儿科痘疹专书则有 1253 年陈文中撰写的《小儿痘疹方论》1 卷,论述了痘疹病源治法并附有方药。《小儿卫生总微方论》一书,发现小儿脐风与大人破伤风为同一种疾病,并发明用"烙脐饼子"烧烙断脐,以防脐风。嘉兴人闻人规,1235—1236 年从事痘疹专科,广求古人精华,结合自己的临床实践经验,撰成《闻人氏痘疹论》4 卷,书中提出小儿痘疹 81 问,并列述治法方剂,对南宋时期痘疹治疗方法的进步做出了贡献。

南宋时期,还涌现出著名的儿科专家。如临安人范防御,因治儿科名噪四方。人们往往用他的官名"防御"直呼他,其真实姓名反而被人遗忘,后代均操儿科,尤其是五世子孙范思贤治疗徐一夔子不能乳,思明治疗岳仲伯子疹,都是冒着倾盆大雨披笠前往治愈,人们比喻他们为井往救云,医名盖世。居住在周边的人们,孩子生病总是求范思贤医治,不取分文。他住在临安城东,其地平衍,有竹木禽鱼之药,被称为"东皋隐者"。

在南宋城市中流行着洗儿生育和护儿习俗。1156 年,无名氏撰成的《小

---

① 洪迈:《夷坚志》,《甲志》卷 8,《刘氏子》,涵芬楼藏民国版,第 4 页。
② 许叔微:《类证普济本事方》卷 10,载《景印文渊阁四库全书》册 741,台湾商务印书馆1984 年版,第 465 页。

儿卫生总微论方》曰："须先洗浴,以荡涤污秽,然后可断脐。"婴儿洗浴的步骤是须将煎药暖好倒入水中,或用猪胆汁汤洗儿,使其不患疮癣,保持皮肤滑润。或用金虎骨丹砂煎汤,以癖邪去惊。或用 2 两白芷、3 两苦参挫碎煎汤,以去诸风。或用蒴藋、葱白、胡麻叶、白芷、藁木、蛇床子煎汤,以退热。或用苦参、黄连、猪胆、白芨、杉叶、柏叶、枫叶煎汤,以去风。或用大麻、茯苓、陵香、丁香、桑椹、藁木煎汤,以治诸疮。可见,洗浴对初生婴儿的重要性。1228 年,张从正撰成的《儒门事亲》曰:"婴儿之病,伤于饱也。……不察肠胃所容儿何,但闻一声哭,将谓饥号,急以潼乳纳之儿口,岂复知量?"他指出:"正当夏时,以绵夹裹腹,日不下怀,人气相蒸;见天稍寒,即封闭密室。"这种育儿方法必将导致婴儿弱不禁风,体质羸弱。

五、骨伤科

中国骨伤科的起源很早,在原始社会中,人们由于劳动打猎等活动,骨折较多。但伤骨科初起与外科合在一起,并称为疡医,如《周礼·天官》所记载。直至唐朝才开始将骨伤科单独分离出来。因此有关骨伤科医生活动的记载较其他科目为迟。南宋由于对人体骨骼系统解剖、生理认识水平的提高,促进了对骨创伤疾病的诊断和治疗。1247 年,宋慈在《洗冤集录》里,记录了人体骨骼系统的结构,并对人体的主要关节,上下骨的关系,脊椎骨、尺桡骨、胫腓骨、膝关节,包括半月板等构造,都有了较实际的描写。《洗冤集录》还对危重创伤救治提出了独到的见解,书中除介绍张仲景的人工呼吸法外,还推荐葱白炒热敷伤处的止痛法;用半夏末、皂角末吹鼻或生姜汁、韭汁灌服,灸肚脐、或酒调苏合香丸灌治"五绝及堕打卒死"、"若心下温"、"若肉未冷"者等急救技术。此外,在手法、手术治疗上也有很大进步。《洗冤集录》还记载了宋朝对创伤的检查诊断已注意致伤外力的大小、方向及致伤的部位、局部组织的变化、血肿情况和肢体功能等,以辨别伤情轻重。例如受伤局部血肿的颜色、范围、形状、出血与否,即可判断受伤暴力的大小及伤情的轻重。还记载了跌死、塌压、牛马踏、车轮压死等证候的诊断和人身致死的要害部位。上述验伤经验源于临床医学和法医学检验经验的积累,对骨伤科创伤的检查诊断有着重要的价值。

筋骨痹辨证论治的进步,筋骨疾病的病机、诊断和治疗在宋朝也有所进步,《太平圣惠方》治疗痹痛的方剂,在广泛应用祛风湿药物的同时,普遍运用动物药,特别是蛇虫类药物,以期达到活血去风湿、通经活络的作用。1124 年撰成的《医说》记载了应用脚踏转轴、以竹管搓滚舒筋的方法来促进骨折损伤后膝、踝等关节的功能恢复,采用切开复位,治疗胫骨多段骨折的有效方法。

浙江骨伤科最早记载出自南宋时期,即当时的稽清,字仁伯,系北宋末、南宋初时仁和(今杭州)人。祖籍河南汴京,家传整骨秘术,善疗金疮、骨损,由于当时战争频繁,金兵进犯江南,军中伤损者众多,便请稽清父子随行。稽氏父子,随驾扈跸南渡,始卜居湖上。稽清少时继承家业,故年未及冠,而已熟谙整骨、续断技术。当时,高宗爱好骑射,故常有损、折之虞,而召稽清,入宫后以手法治之,每能应手而痊,因得上宠。宫中有折肱者,无人可医,必请稽氏入宫,手到病除,宫廷内外人士都尊重稽清。以"整骨"悬壶,能续断起废,立见奇功,杭人都称他为"稽接骨"。绍兴三六九伤科世居山阴下方桥西里房,技术均出自河南嵩山少林寺。其沿革长远,享誉浙江。

在小说笔记中还保留了南宋民间的治疗方法。如梦龟告方。异州士人徐蟠因坠马伤折手足,痛甚,命医者治之。其方用一活龟既得之矣。夜梦龟言曰:吾惟整痛,不能整骨。有奇方奉告,幸勿相害也。蟠扣之云:取生地黄一斤,生姜四两,捣研细,入糟一斤同炒。匀乘热,以布裹罨伤处,冷即易之。先能止痛,后整骨,大有神效,蟠用其法果验。[1] 椒附散。治肾气上攻项背而不能转侧。许叔微遇见一位亲戚患项筋痛,连及背髀,不可转,服诸风药皆无效。许叔微诊断后认为肾气腰自夹脊上至曹溪穴,然后入泥丸宫。曹溪一穴,非精于搬运者不能透,今逆行至,此不得通,用椒以引归经则安,萧气上达,椒下达。[2]

六、牙科

牙病是人类疾病中最早出现和发病率最高的一种病种,因而南宋时期爱

---

① 洪迈:《夷坚志》,《丁志》卷 15,载《续修四库全书》册 1265,上海古籍出版社 1996 年版,第 352 页。

② 许叔微:《类证普济本事方》卷 2,载《景印文渊阁四库全书》册 741,台湾商务印书馆 1984 年版,第 389 页。

牙、护牙蔚然成风。临安城内已有许多牙刷铺(相当于个体牙科诊所)、牙科诊所,有名的牙科店铺是金子巷口傅官人刷牙铺、狮子巷口凌家刷牙铺、官巷内飞家牙梳铺。在宋朝已有植毛牙刷,人们已用质地较好的材料制作牙具,现发现有南宋骨质牙刷柄一组4把(见本书彩图),长在11.6—16.7厘米。柄头均有两排小孔装置马尾刷毛,柄身刻有图案,十分精致。牙刷铺的遍及各地和牙刷进入人们的日常生活,说明当时人们已经形成了良好的口腔卫生习惯。

一些医著中对牙科也作了一定的阐述,如《太平圣惠方》记载有药膏揩齿法:柳枝、槐枝、桑枝煎水熬膏,入姜汁、细辛每用擦牙,这是今天牙膏的雏形。宋朝周守忠《养生类纂》:"早起不可用刷牙子,恐根浮兼牙疏易摇,久之患牙痛。盖刷牙子皆是马尾为之。"欧洲500年后才有相似记载。1196年,庆元人王璆在他所著的《百选方中》记载了揩牙粉、用牙刷的事例。陈自明在《妇人大全良方》中主张产后不得刮舌刷齿。陆游《岁晚幽兴》有"卜冢治棺输我快,染须种齿笑人痴"诗句,并注:"近闻有医以补堕齿为业者。"可见当时镶牙已颇为流行。与陆游同时代的楼钥(1137—1213年)在《攻媿集》中有《赠种牙陈安上》一文,其中有"陈生术妙天下,凡齿之有疾者,易之以新,才一举手,使人终身保编贝之美"语句,这是最早的有关义齿修复和种植的记载,与陆游《岁晚幽兴》中的"染须种齿笑人痴"的诗句吻合,有力地佐证了南宋时期移植义齿较为普及,牙科水平较高。《太平圣惠方》记载了口香剂和口香糖,名为"含香圆",其成分有鸡舌香、藿香、零陵香、当归、甘松香、木香、桂心、川芎、香附子、肉豆蔻、槟榔、白芷、青桂香、丁香、麝香15味药材研末,加蜜制成糖丸,口含能生津去腻、除臭香口、消炎固齿。

七、眼科

南宋时期,眼科有一定的发展。绍兴年间(1131—1162年),显仁太后患眼疾,四川夹江人皇甫坦被荐入宫诊治,治愈显仁太后的眼病。

一些小说笔记中记载了民间治疗眼疾方法。浴肆角箆。京师浴肆给使之隶夜后收拾器具,获一客所遗黑角箆,仅如指大,启之其中,有药如面膏,意必治眼者所用。其母久苦,目生青翳障,凝结已十年,全不能见物,漫以点注睛上,母呼叫彻晓。云:极痛楚。子视之,两翳若刀裂开,即明洁如昔。谓为神赐秘藏,其余数月后,妻病赤目,仍以药点之。其痛与母等,且不堪忍,迨晓双睛皆枯。又一年,浴客复至云:去岁遗下小药箪,不知落何?许给使者具陈本末。客骇曰:此药能灭去点墨,为性至毒,讵可施诸眼中耶?庐仲礼时在都城,正闻此说。① 羊肝丸。治眼目头面口齿鼻舌唇耳。张台卿目暗,京师医师针灸肝腧,反而加重病情,看不见物品。后因他服用了羊肝丸,视力转好。某男子患白内障,医治无效,许叔微送给他羊肝丸服用,一夕灯下能见物品。及旦视之,眼中翳膜且裂如线。②

八、针灸

针灸是中医药学的瑰宝,它简单便捷,效如桴鼓,扎根民间,深受人们的青睐,现已风靡海内外,中国针灸已列入了联合国教科文组织评选的世界非物质文化遗产名录。南方针灸的起源可以追溯到原始社会,如 2000 多年前的医学经典著作《内经》中就有"东方之域,其民食鱼而嗜咸,其治宜砭石"的记载,"砭石"就是最早的针灸器具。浙江地处东海之滨,也是针灸的发源地之一。1972 年在余姚河姆渡文化中就有数枚类似"砭石"的文物。另外,尚有数十枚大小不等的骨针,其制作精细,锐而锋利,柄后无孔,因此不可能是缝制衣服的工具,而是古代医疗工具,可进行点刺放血。这些资料表明,南宋地域早在新石器时期就有针灸的实践活动。

南宋针灸疗法在针灸史上处在比较兴盛的时期,发展很快,针灸临床治疗学、腧穴学及教学模型的研制等都取得较大成就。南宋的针灸文献专著较多,而针灸专家和一般医家擅长针灸者越来越多,其中影响较大者有许叔微、王执中、窦村、庄绰、闻人耆年等诸多医家,他们对针灸学的贡献,使南宋针灸医学水平上升到了一个新阶段。南宋针灸名家辈出,著作宏丰,如南宋王执中的《针灸资生经》、闻人耆年的《备急灸论》。针灸学家的治学很有特色,他们十分重视对《内经》、《难经》、《甲乙经》等经典针灸著作的研究。此时的针灸学

---

① 洪迈:《夷坚志》,《三志已》卷 8,载《续修四库全书》册 1266,上海古籍出版社 1996 年版,第 41 页。

② 许叔微:《类证普济本事方》卷 5,载《景印文渊阁四库全书》册 741,台湾商务印书馆 1984 年版,第 419 页。

术之所以昌盛,除了文化发达、经济繁荣等因素外,还有一个重要的因素是针灸学家能博采众长,充分吸取民间的医疗经验,加以整理提高。如杨敬斋的《针灸全书》,博取各家之说,对比百余种病症的治症取穴,绘成全身人形图,随图列穴,检索十分便宜,别具一格。闻人耆年自述"居乡凡四五十载",他所著的《备急救法》基本上是民间常见急症的灸治经验,按病绘图列穴,通俗易懂。浙江古代的针灸还勤于笔录,集积医案。如王执中在《针灸资生经》中以直叙的形式记录了 30 多则医案。南宋时期是中国针灸医学极盛时期,王执中、闻人耆年便是当时针灸学家的杰出代表,他们的代表著作《针灸资生经》、《备急灸法》反映了当时这一学科的主要成就。

南宋医家已认识到针灸经穴与骨骼的密切关系,针灸师中有偏重灸法者和专精灸术者,灸法在临证治疗中得到了广泛的应用。南宋医家窦材是偏重于灸的医家,他临床注重温补脾肾,惯于灸命关、关元以补脾肾,且认为"医之治病用灸,如做饭需薪",又说"保命之法、灼艾第一,丹药第二,附子第三",目的都是扶阳,将灸法灼艾提到了相当的高度。窦汉卿在继承和总结前人经验的基础上,极力推崇"交经八穴",即公孙、内关、临泣、外关、后溪、申脉、列缺、照海 8 穴位,认为"交经八穴者,针道之要也",还详细阐明了针灸与经络脏腑气血的关系。南宋还出现了子午流注针法,主张依据不同的时间,选择不同的穴位,达到治疗的目的。这一方法早在《灵枢》等书中略有记述,南宋时有新的发展。何若愚所撰《子午流注针经》和《流注指微赋》(1153 年)就是专论述子午流注。

此外,长年居住临安的庄绰《灸膏肓腧穴法》、《膏肓灸法》记载了他的亲身体验,从量寸到补养方法,展示了作者考证的历代医经中有关灸膏肓腧穴法的同异、不同流派的灸膏肓腧穴法,这有助于促进南宋针灸学的发展。

一些小说笔记中也记载了民间针灸医师的行医风采。如刘经络神针。乾道元年(1165 年),禁卫幕士盛皋胸膈噎塞刺痛,患病已达 200 多天,原身材魁梧,后削瘦,聘请众医,无法确诊。后殿前司外科推荐:"刘经络者有奇技,亦出班直。"聘刘诊疗,认为此病怪异,根深蒂固,众医不能确诊,他确诊为肺痈,只有他能治疗。艾炷汤剂,国所不及,当用火针攻之。于是取两针,长 1 尺,煅火。用笔点左右两穴位,隔以当三大钱,先针其左。入数寸,皋没有知觉。针其右,不见脓血。刘使略倒身从背微搦之,血流如泉。第三天,刘告诉其妻:"毒已去尽,平安了。"并敷大膏药两枚,贴在疮口上。又告诉其妻:"三数日间便当履地,痊愈了。"之后 15 年,盛皋没复发此疾。①

因此,南宋时期针灸学家对针灸学术理论的系统整理和临床经验的广泛总结,使针灸理论与临床运用紧密结合起来,使南宋针灸学术发展进入一个新的阶段,这不仅奠定了针灸在医学中的重要地位,而且为后世针灸学术的发展铺设了坚实的基础,是针灸学发展过程中的重要里程碑。

第三节　军医、法医及养生保健

一、军医

南宋的兵源来自召募,军医由太医局派遣太医院的医学生和医官充任。南宋已开始设置地方军医组织(医药院),为军队将士服务。在战争中预防投毒、饮用水的选择及有关军粮保管,都有切实可行的措施。为了预防军队中疫病的滋生,太医局还在疫病流行季节,为部队分发常用药物,这些措施提高了军队的战斗力。南宋太医局分科和教学课程,有疮肿兼伤折、金疮书禁等,均与战争伤亡有关,由此可以看出当时军医教育与一般医学教育相通的史实。

南宋时期,太医局生员为军队医病的制度仍然存在。如建炎四年(1130年)六月,因行在临安(今杭州)地气卑湿,令户部支钱修合汤药,调治侍卫马步军的伤病员。绍兴元年(1131 年)十一月十二日,诊御脉判太医局樊彦端言:"近东京差到太医局生九人,欲乞收管在局,依祖宗旧法,专一医治殿前马步军、三司诸军班直,遇有缓急病患,依本局自来立定条法,并拨逐处医治。"高宗采纳了樊彦端的建议。② 绍兴二十二年(1152 年)六月,尚书省曰:行在每岁差医遍诣城内外看诊给药,其诸路州军也有岁赐合药钱数,依法选官监视,随风俗所宜修合,许军民请报。县、镇、寨量应用数给付。因正值盛暑,切虑州军不切实奉行,有负朝廷矜恤之意,诏令户部行下诸州军遵守施行。祥符

---

① 洪迈:《夷坚志》,《三志壬》卷 9,载《刘经络神针》,涵芬楼藏民国版,第 2—3 页。
② 徐松:《宋会要辑稿》,《职官》二二,中华书局 1957 年版,第 2880 页。

六年(1283年)二月诏:"自外抽来役兵有疾患者速差医官治疗。"① 绍兴三十二年(1162年)二月二十八日,诏建康(南京)、镇江府、太平江、池州屯戍军兵,多有疾病之人。令逐路转运司支破系省钱物,委逐州守臣修合要有药饵,差拨职医,分头拯救,务在实惠,不得灭裂。荆、襄、四川准此。这次军队传染病流行于江苏、安徽、湖北、四川等地驻军,席卷南宋半个国土,疫情极为严重。翌年,诏令户部行下所属,将当年应发三衙官兵暑药,趁未伏以前运到部队,由枢密院差使臣一员管押,去都督府差官给散。行在诸军夏药,也勘量修制支散。至于诸路将帅、统制、统领等,则常由皇帝派使臣宣谕赐药。如绍兴九年(1139年)赐陕西六路帅臣银盒药。绍兴二十七年(1157年)诏知全州王彦,与赐夏、腊药等。乾道元年(1165年)二月二十六日,曾试图增加军医而未获批准,臣僚上言:"据主管侍卫马军公事张守忠申契,勘本司诸军遇有病患,止系医官朱中孚一员医治。守忠去年七月内出戍日,申获朝廷指挥差辟医官局翰林医候鲍师文前主,本人谙晓方书,精明色脉,欲望特降指挥,将鲍师文收克本司医治,仍乞依朱中孚例,支破衙官五人例请给。臣伏见增添医官,虽为公磨,外廷论列恐又有甚于此者,不可不杜其源,欲望圣慈,将前项指挥更不施行。"宋孝宗采纳了大臣的建议。② 这也说明部队医生有固定名额,不能轻易增添。同年,赐浙东路、四川路及福建路安抚使、四川宣抚使及御前诸军统制、统领、前佐官属,依例赐夏药。由户部打造100两银盒1具,30两银盒10具,越御药院院纳,降付进奉院付递给赐。其逐军依照年例,令近上统治官分赐。淳熙八年(1181年)因军民多有疾疫,令翰林医官局差拨医官巡门诊视,用药给散。其中殿前司分配医官12人,军马司2人,步军司7人,临安府内、外厢界20人。所有药饵令户部行天下和剂局应付,并且各人设置历簿,将所医人数抄录具报。③

二、法医

在法医学著作方面,南宋一些刑侦书籍记载了大量法医鉴定的内容,如郑

---

① 徐松:《宋会要》,《职官》三十,载《续修四库全书》册779,上海古籍出版社1996年版,第135页。

② 徐松:《宋会要辑稿》,《职官》三六,中华书局1957年版,第3130、3110页。

③ 徐松:《宋会要》卷58,《食货》,载《续修四库全书》册783,上海古籍出版社1996年版,第312—328页。

克撰于绍兴年间(1131—1162 年)的《折狱龟鉴》,共 20 门,395 事。对各种治狱经验加以分析,并提出"情亦论",即物证与伤证的相互关系,作为刑事侦查、司法裁定的基本理论,重物证,反对酷刑,为法医鉴定提供了一定的原则。南宋政府在淳熙元年(1174 年)和嘉定四年(1211 年)先后颁布的《验尸格目》和《检验正背人形图》,则是中国古代法医学史上的两篇重要验尸文件,对提高宋朝的检验水平起了很大作用,标志着法医学日益走向规范化。1279 年,有《结案式》一书,有一半法医学内容,首次提到法医学尸体检查、活体检查、物证检查三大组成部分,发展了《洗冤集录》。嘉定元年(1208 年),南宋桂万荣撰写《棠阴比事》,刊于嘉定四年(1211 年)。该书以《疑狱集》和《折狱龟鉴》为蓝本,计有 144 事,其中载有活体检验和尸体检验等内容。该书曾流传到日本、朝鲜,对这两个国家的刑侦有一定影响。王与是举世闻名的、中国最早的法医学家。王与年少胸怀大志,刻苦学习,废寝忘食,尤其喜欢研究历律,18 岁时就被选为郡功曹,后历任临安路盐官州(今海宁)提控案牍、理问所提控案牍、处州路总管府知事、温州路乐清县尹等官。在任时,悉心体察民情,为民办事,并积累刑审中的资料,认真批阅了世界第一部法医检验学专书《洗冤录》,并根据实践经验,写成《无冤录》一书,成为古代法医学的经典著作。朝鲜、日本等国,都奉这本书为法医界的准则。但这一时期真正具有重大价值并影响国内外的法医学专著,则为宋慈的《洗冤集录》。该书在具体检验内容上有详细的记载:"凡验病死之人……如别无他故,只取众定验状,称说遍身黄色,骨瘦,委是生前因患是何疾致死,仍取医人定验疾色状一纸。"①强调验尸虽以官吏为主,但医生也常需参与。该书代表了当时最高的法医学成就。

在法医方面,宋朝的主要验尸文件为《验尸格目》,由南宋提刑郑兴裔所撰,颁发于淳熙元年(1174 年),分初、复验尸格目两种,由刑部镂板颁下诸路提刑司,发给所属州县。每次检验均应定字号,用格目三本,一份申报所属州县,一份给付被害之家,一份申报提刑司。② 从其内容看,《验尸格目》相当于验尸官吏报告赴验情况及执行检验制度的保证书。嘉定四年(1211 年)南宋

① 宋慈:《洗冤集录》卷 4,辽宁教育出版社 1996 年版,第 143、144 页。
② 《二十五史·宋史(上)》册 7,上海古籍出版社、上海书店 1986 年版,第 5803—5805 页。

朝廷颁发"检验正背人形图",内附尸图,由江西提刑徐似道首创,后经刑部详定,发下诸路提刑司。"江西提刑徐似道言:'……乞以湖南正背人形随格目给下,令于伤损去处,依样朱红书画,唱喝伤痕,众无异词,然后署押。'诏从之,颁之天下。"①南宋时期,还有业嘴社,也称讼师养成所。做讼师需要医学知识,导致这时法医学著作特多,法医学知识较为普及,法医学成为专科。此时,许多衙门就地招募法医,出现了中国最早的法医王与。

三、养生保健

南宋时期,上至皇帝,下至百姓,普遍讲究养生,注意保健医疗。南宋出现了一批主张四时摄生的养生家,其中宁波的代表人物是高衍孙。他十分注重居室及周围环境的整治,"宅旁植水竹奇石,号曰竹墅,其食必按《本草》,其居处必顺叙寒燠",高衍孙常服用天然保健食(药)品以防病健身,顺应四季气候变化规律来调节日常起居。

宁波学者魏岘认同邵雍"与其病后能求药,不若病前能自防"及"用药以交兵,兵交岂能宁"的观点,认为"善养生者,常致意于金石草木之先,使性不为情所流,主不为客所惑,各全其上马者之寿"。魏岘在《魏氏家藏方·序》中认为养生应在病前而不在病后,最关键的在于控制内情,不为外淫所感,这是典型的预防医学思想。

史浩吸取了道家一派吐纳、导引、守真一的养生方法,又从《庄子·养生主》中吸取养生方法,采纳浙东一带广泛流行的道教大师张伯端内丹道的养生方法。

楼钥在《论进德养生》中阐述了养生、进德的依存关系:"养生可以进德,进德可以养生。"两者互为前提、互为促进。楼钥进而指出养生、进德的关键在于掌握"惟得其中"的尺度和原则,以及掌握养生和进德旨在"内外交养"的双修原则,并落实到日常生活中。楼钥不相信巫术,在《安心》诗中曰:"若言神仙可学致,自是未得长生理。"不过他借鉴了达摩禅法,以"安心"为养生的法宝。

---

① 《二十五史·宋史(上)》册7,上海古籍出版社、上海书店1986年版,第5803—5805页。

　　南宋养生家临安人周守忠《养生类纂》总叙中说:"我命在我,不在于天;但愚人不能知此道为生命之要,所以致百病风邪者,皆恣意极情,不知自惜,故虚损生也。""人生而命有长短者,非自然也;由将身不谨,饮食过差,淫泆无度,忤逆阴阳,魂神不守,精竭合衰,百病萌生,故不终其寿。""人生大期,百年为限。节护之者,可至千岁。""修身之法,保身之道,因气养精,因精养神,神不离身,乃常健也。""养生大要:一曰啬神、二曰爱气、三曰养形、四曰导引、五曰言语、六曰饮食、七曰房室、八曰反俗、九曰医药、十曰禁忌,过此以往,义可略焉。""保养之义,其理万计,约而言之,其术有三:一养神,二惜气,三提疾。""摄养之道,莫若守中,守中则无过与不及之害。""夫善养生者养内,不善养生者养外。养外者实外,以充快悦泽、贪欲瓷情为务,殊不知外实则内虚也。善养内者实内,使脏腑安和,三焦各守其位,饮食常适其宜。""若能摄生者,当先除'六害',然后可延驻。何名六害? 一曰薄名利、二曰禁声色、三曰廉货财、四曰损滋味、五曰屏虚妄、六曰除嫉妒。六者若存,则养生之道徒设耳!""夫人只知养形,不知养神;不知爱神,只知爱身;不知形者载身之车也,神去则人死,车败马奔,自然之至理也。"周守忠《养生类纂》卷 6 还记载文人养生方法,早起叩齿、舌舔、按摩等大有好处:"凡鸡鸣时,叩齿三十六遍,讫舐唇嗽口,舌撩上齿,咽之三过,杀虫补虚劳,令人强壮。""早起,以左右手摩肾,次摩脚心,则无脚气诸疾;或以热手摩面,上则令人悦色;以手皆揉眼,则明目。""或摩手令热,以摩全身,从上至下,名'干浴',令人胜风寒,时气寒热,头疼百病皆除之。"①

　　药枕对睡眠有好处。宋朝司议郎、著名养生学家蒲虔贯在《保生要录·药枕方》记载药枕的配方是蔓荆子 8 分、甘菊花 8 分、通草 8 分、防风 8 分、羚羊角(屑)8 分、犀角 8 分、石菖蒲 8 分、细辛 6 钱、白芷 6 钱、川芎 6 钱、藁本 6 钱、白术 4 分、黑豆 5 合,"细刬碎末相拌令匀,以生绢袋盛之,欲达其气,用碧罗袋重盛缝之如枕"。不仅促进睡眠,而有治效"头风目眩,脑重冷痛,眠暗鼻寒"之效。药枕多适用于慢性疾病患者,如五官病、颈椎病、偏头痛、高血压等。

---

① 周守忠:《养生类纂》卷 6,载《续修四库全书》,上海古籍出版社 1996 年版,第 523 页。

穿衣服得法也能达到养生的目的。蒲虔贯在《保生要录》中说:"臣闻衣服厚薄,欲得随时合度是以,暑月不可全薄,寒时不可极温。"他认为古人养生"节目太繁,行者难之",他在实践中创造了一种简单易行的适合日常生活的养生方法,称为"小劳之术"。据他自己说:"臣少也多病,留心养生,研究既久,编次云就,其术简易,乘闲可行。"这种养生功法,据《保生要录》载:"养生之人,欲血脉常行如水之流;坐不欲至倦,行不欲至劳,频行不已,然宜稍缓,即是小劳之术也。"其功法:"手足欲时其屈伸,两臂欲左挽右如挽弓法,或两手双拓上下如拓石法,或双拳筑空,或手臂左右前后轻摆,或头项左右顾,或腰胯左右转,时俯时仰,或两手相捉,细细捩如洗手法,或两手掌相摩令热,掩目摩面。"用这种方法简单易行,有空时即可操练,每次"各数十过而已",即能达到"身轻目明,筋节血脉调畅,饮食易消,无所拥滞","见效且速"。

饮食养生,是人们长寿的重要方法,"药补不如食补"。这种补法,既要注意食物营养补益,又要注意调摄适当。中国传统的食补,十分注意"五谷为养,五果为助,五畜为益,五菜为充;气味合而服之,以补益精气"。南宋临安人周守忠《养生类纂》和南宋人蒲处厚《保生要录》中《论饮食门》等是论述饮食养生的专著,主要观点可归纳如下:其一,强调饮食的重要性。他说:"饮食者,所以资养人之血气。血则荣华形体,气则卫护四肢。精华者,为髓、为精;其次者为肌、为肉。"其二,饥而后食,饥饱适中。他引前辈道士养生家的话,强调"饮食有节",先饥后食,先渴后饮;食不过饱,饮不过多,力求做到"饥中饱,饱中饥"的状态为宜。饮食过多或过饱的坏处是:"凡食多,则结积聚;饮过,则成痰癖也。"其三,饮食次序,先热后冷。他说"凡食,先欲得热食,次食温食,次冷食。"如果"食热暖食讫,无如冷食者,即吃冷水一二咽甚妙"。他又说:热食伤骨,冷食伤脏;热物灼唇,冷物痛齿。因此,在热食之前,先微吸几口气咽食为宜。还说食后注意事项,"食热食,汗出勿洗面,令人失颜色";"食热食讫,勿以醋浆漱口,令人口臭及血齿"等。其四,食后步行。他说:"人食毕,言行步踌躇,有所修为快也⋯⋯饮食即卧,生百病,不消成积聚也。"又说:"暮食毕,行五里许乃卧,令人除病。"又说:"食毕行数百步中益也。"总之,他强调饭后散步对身体有利。其五,饮酒要适量。他说:"饮酒不欲多,多即吐,吐不佳;醉卧不可当风,亦不可用扇,皆损人。"其六,不要偏食。他说:"凡所好之物,不可偏耽,偏耽则伤而生疾;所恶之味,不可全弃;全弃则脏气不均,如全不食苦,则心气虚;全不食感,则肾气弱是也。"其七,五味平衡。周守忠说:"五味入口,不欲偏多,故酸多伤脾,苦多伤肺,辛多伤肝,咸多伤心,甘多伤肾,此五行自然之理也。"又说:"凡言伤者,亦不便觉也,谓久则损寿耳。"其八,饮食防"三过"。这是黄庭坚(1045—1105 年)提出的饮食"五观"之三。所谓"食时五观"是强调饮食中应当引起注意的 5 方面。之三是说"法心养性,先防三过:美食则贪,恶食则嗔,终日食而不知食之所以来则病。群子食无求饱,离此过也"。强调饮食必须防止过贪、过嗔、过痴的三种过错,达到养生的目的。

南宋人们还强调饮食忌。食黄颡鱼不可服荆芥,食蜜不可食鲊,食河豚不可服风药,皆信而有证。吴人魏几道在妻家啖黄鱼羹罢,采荆芥和茶而饮。少焉,足底奇痒,上彻心肺,跌走行沙中,驰宕如狂,足皮皆破欲裂。急求解毒药饵之,几两日乃止。韶州月华寺侧,民家设僧供新蜜,方熟,群僧饱食之。别院长老两人,还至半道,遇村虚卖鲊,不能忍馋,买食尽半斤,是夕皆死。李怫郎中过常州,王子云为郡招之,晨餐办河豚为馔,李以素,不食饷,其妻方平明服药,不以为虑,啜之甚,即时口皋流血而绝。李未终席,计音至矣。[1]

林洪在《山家清供》中提供了数种药膳:如青粳饭,采摘南烛木的枝、叶,捣烂成汁,用这汁浸泡白色质量上乘的粳米,泡 1—2 个时辰才漉起,蒸熟成米饭,把这米饭晒干,就成了坚硬而色泽青碧的青粳饭。食用时,烧开水,再量取青粳饭,放在开水中煮一下,就成真正的青粳饭。长年吃青粳饭,可以延年益寿;如黄金鸡,制法即给鸡褪毛,洗净,用麻油、盐水煮,放入葱、椒等调料,煮熟后切成小块食用,有杀毒、滋补、止痛等功效。如地黄馎饦,制法即取地黄洗净,捣烂成汁,拌和细面做成馎饦,饮食后可排出尺余长的寄生虫,可治病。或将地黄洗净切细,与米合煮成粥饮食,有益于健康;如百合面,春秋仲月,采挖百合根,曝干捣筛,和面作汤饼,最益血气。如栝蒌粉,栝蒌大根,厚削至白,寸切,水浸,一日一易,五日取出,捣之以力,贮以绢囊,滤为玉液,候其干,可为粉

---

① 洪迈:《夷坚志》,《乙志》卷 20,《饮食忌》,载《续修四库全书》册 1265,上海古籍出版社1996 年版,第 123—131 页。

食。或杂粳为糜,翻匙雪色,加以奶酪,食之补益。或取实,酒炒微赤,肠风血下,可以愈疾;如土芝丹,冷则破血,用盐则泄精,取其湿补;如柳叶韭,制法即取嫩韭菜,用姜丝、酱油、滴醋拌食,能利小水,治淋闭。[①]

人们对喜怒哀乐等情绪的调节,也能促进神经系统功能的健全和身心健康。中医认为,人有怒、喜、思、忧、恐、悲、惊等"七情",对身体的五脏正常有影响,如怒会伤肝、喜会伤心、思会伤脾、忧会伤肺、恐会伤肾。咸淳二年(1266年)四月甲申,侍御史程元岳上言:"帝王致寿之道在修德,复世怵邪说以求之,往辙可鉴。修德之目有三:曰清心,曰寡欲,曰崇俭,皆致寿之原。"度宗采纳了程元岳的清心、寡欲、崇俭的致寿建议。《养生类纂》也提到:"喜怒损志,哀戚损性,荣华惑德,阴阳竭精,皆学道之大忌,仙法之所疾也。"关于情绪调摄的重要性,周守忠《养生纂要·养生总叙》卷上多有阐述:"知喜怒之损性,故豁情以宽;知思虑之销神,故损情而内守;知语烦之侵气,故闭口而不言;知哀乐之损寿,故抑之而不有;知情欲之窃命,故忍之而不为……""喜怒损性,哀乐伤神;性损则害生,故养性以全气,保神以安身,气全体平,心安神逸,此全生(养身)之诀也。"

南宋导引、按摩术在宁波民间广为流传。如绍兴年间(1131—1162年)的象山寓贤卞大亨"素习养生导引之术";"余姚孙应时曾学道家按摩术,又懂得匡坐导引之法";奉化陈晟伯"日求异人玄客与之讲驻形炼气之说",常以道家气功救人疾病;郑清之在冬天约客"默坐、爇品字柴、作五禽戏",即用静坐、烤火和做体操以祛除严寒引起的疾病。[②]

从上述得知南宋人民关于养生是在总结前人基础上强调下列几个方面:第一,人希望长寿,不要靠天命,而在于后天的努力保养;第二,保养要得法,必须把养形体与养精神两者结合起来,不要偏废;第三,养生要强调适中,恰如其分,防止过头或不及;第四,养生的具体方法,包括平时起居、衣食住行与情绪调摄等多种方法,或归纳为十要,或概括为除六害等。

---

① 林洪:《山家清供》,《丛书集成初编》册1473,中华书局1985年版,第1—9页。

② 罗浚:(宝庆)《四明志》卷8,载《景印文渊阁四库全书》册487,台湾商务印书馆1984年版,第128页。

四、严禁巫术疗法

南宋时期,在穷乡僻壤的人们缺乏医药知识,信巫高于信医。岭南缺医少药,医药水平较低,不能医治许多疾病,无法理解病因。进行宗教活动的巫充当起给人治病职责,他们掌握一些药物常识,用药物治疾,行医期间祈祷、祭祀,给医疗活动披上了宗教外衣,在南宋区域很有市场。由于南宋医、巫并用现象较为普遍,巫术染指医药仍很盛行,巫医致死患者较多。因此,南宋政府开展了禁巫兴医,提倡医学,普及医方,宣传巫医的危害,以抑制并削弱巫医的影响。针对这种信巫不信医的陋俗,任职岭南的官员请求朝廷颁赐医书医药接济百姓,中原医学知识渐浸南方,与医家愿望吻合。南宋政府还将普及医药知识与宣扬仁政、教化民众相等同,在采取各种措施禁巫的同时,对民众送医送药,以期排除陋习。由于南宋经济的发展和人们生活水平的提高,人们疾控措施和预防医学得到了加强。

绍兴十六年(1146 年)二月三日,臣僚言:"近来淫祠稍行,江浙之间,此风尤炽,一有疾病,唯妖巫之言是听,亲族邻里不相问劳,且曰此神所不喜。不求治于医药,而屠宰牲畜以祷邪魅,至于罄竭家赀,略无效验,而终不悔。欲望申严条令,俾诸路监司、郡守重行禁止。"诏令礼、刑部坐条行下,如不系祀典,日下毁去。[①]

绍兴十九年(1149 年)六月,知南雄州的右朝奉郎朱同奏议"岭南无医,凡有疾病,但求巫祝鬼,束手待毙",请朝廷能"取古今名方治瘴气者集为一书,颁下本路",以革除信巫不信医弊端,高宗采纳了他的建议,特命颁医书于南雄军。[②]

庆元年间(1195—1200 年),张子智知常州,正逢春夏之交疫气大作,"民病者十室而九",张子智虽将药品分发给民众,但服药者很少,调查后发现此地东岳行宫后有一神殿,内供奉瘟神,"凡有疾者,必使来致祷,戒令不得服药,故虽府中给施而不敢请"。张子智下令拘捕 4 巫,并选 20 名健卒击碎所供

①　徐松:《宋会要辑稿》册 166,《刑法》二之一五二,中华书局 1957 年版,第 6571 页。

②　李心传:《建炎以来系年要录》卷 159,绍兴十九年六月辛酉,载《景印文渊阁四库全书》册 327,台湾商务印书馆 1984 年版,第 228 页。

神像,"扫空其处,杖巫而出诸境",此后常州"习俗稍革"。① 同期,陈晔在兴元(今陕西汉中)任地方官时,曾刊刻方夷吾《方氏家藏集要方》2 卷,经药局修造其中一些药剂供患者使用。他崇尚医药,编撰《陈氏经验方》5 卷、《夷坚志类编》3 卷。庆元二年(1196 年),陈晔知汀州(今福建长汀),当地风俗,信巫不信医,他"大索境内妖怪左道之术,收其像符祝,火之",同时还作了一篇《正俗论》宣传巫祝的危害,以破除这一恶习。

嘉定年间(1208—1224 年),傅伯成出知漳州,"创惠民局,济民病,以革机鬼之俗"。②

嘉定十五年(1222 年),真德秀任湖南安抚使时,十分重视禁巫,亲撰《劝农文》以规劝民众。其曰:"凡曰有神,正直而陪;非道求富,岂神所容? 巫觋兴妖,本以自利;尔顾惑之,可谓不智。禁汝医药,以戕尔躯;诱尔祭赛,以空尔庐。甚至采牲,以人为畜;陷汝于刑,殒身履族!"此类文章,无疑有一定的功效。至于"粉壁晓示"、"半年一度举行约束"等地方官员必须完成的禁巫宣传,对禁巫也有壮大声势和推波助澜的作用。

蕲州民众"有病用巫,不用医"。为此,朝散大夫赵子美组织巫医学习中医诊疗方法,又将有效经方刻在石碑上,陈列于衙门前,使民众懂得用药治病,稍革旧习。③ 据《诸蕃志》记载:"万安军(今海南万宁市)……病不服药,信尚巫鬼,杀牲而祭,以祈福佑,黄候申首创药局,人稍知服药之利。"④如广南西路转运使陈尧叟认为岭南"其俗有疾不服药,惟祷神",尧叟"以《集验方》刻石桂州驿舍,自后始有服药者"。⑤ "岭南无医,凡有疾病,但求巫祝鬼,束手待毙"。要求取古今名方治瘴气者,编成书籍,颁发于世。⑥ 范旻迁知邕州,认为

---

① 洪迈:《夷坚志》,《支戊》卷 3,《张子智毁庙》,涵芬楼藏民国版,第 4 页。

② 《二十五史·宋史(上)·傅伯成》册 8,上海古籍出版社、上海书店 1986 年版,第 6581 页。

③ 苏颂:《苏魏公文集》卷 58《朝散大夫累赠户部侍郎赵公墓志铭》,载《景印文渊阁四库全书》册 1092,台湾商务印书馆 1984 年版,第 623—624 页。

④ 赵汝适:《诸蕃志》卷下,中华书局 1985 年版,第 42—43 页。

⑤ 王称:《东都事略》卷 44,《陈尧叟传》,载《景印文渊阁四库全书》册 382,台湾商务印书馆 1984 年版,第 278 页。

⑥ 李心传:《建炎以来系年要录》卷 159,绍兴十九年六月辛酉,载《景印文渊阁四库全书》册 327,台湾商务印书馆 1984 年版,第 2281 页。

该地"俗好淫祀,轻医药,重鬼。旻下令禁之。且割己奉,市药以给病者,愈者千计,复以方书刻石置厅壁,民感化之"。① 官药局给病人看病施药,增强了社会防病治病的能力,打击了民间巫医。

综上所述,南宋时期的医学基础理论诸如三焦有形学说、运气学说、病因病机学说、疾病诊断学说都有所创新,对后世有较大的影响。南宋临床各科发展迅猛,在内科、外科、妇产科、儿科、针灸、牙科、眼科、法医、食疗等领域建树非凡。尤其妇产科,世家医派百舸争流,成果迭出。王执中的《针灸资生经》是古代中国针灸学发展的一个重要里程碑。王与撰成《无冤录》,一举成为中国最早的法医。所有这些中医药学家群星璀璨,携手推动了南宋乃至全国的中医药学嬗进。正因为有了南宋医药的逐步发展,才有元朝南方医药文化突破性的进展。

---

① 《二十五史·宋史(上)》册8《范旻》,上海古籍出版社、上海书店1986年版,第6158页。

第六章 药 学

南宋时期,蛰居临安的朝廷重视药学,各府州道地药材丰富,很多药材成为每年的贡品。药材批发市场较多,著名的有临安的炭桥、四川成都的玉局观药材交易市场,生意红火。药店林立,尤以临安御街云集了各类药店、销售种类繁多的药品著称于世。制药作坊较多,生产规范,药物炮炙技术精湛,药品销售广告形式多样,药商远涉海内外,是中国古代药学发展的转折时期,极大地推动了古代中国药学事业向前迈进。这一时期的药材以中草药为主,中草药主要从野生植物中采集,人工种植稀少。中草药是古代中国农业生产条件下的产物,在某种程度上反映了农业生产的发展水平。从南宋以前药物种植的状况来看,中草药种植是粮食生产的附庸,在农业中不显地位。在官僚士大夫、封建主的庄园中,少许种些芍药、牡丹,芍药的根和牡丹的皮可以入药,主要雅俗共赏,谢灵运的《山居赋》中有专门记述。南宋士大夫继承了这种贵族生活习俗,从他们的文集中可以看到薯蓣(山药)、罂粟等的种植方法。在药园或菜园中,农民专门种植药物,但量极少,这种形式的药物生产难以满足日益增长的社会需要;南宋以降,各府州药材种植的总体趋势是随着时间上的推移,不断增加药材产地在空间范围上的扩展,冲破汉唐时期以长安、洛阳为核心的放射状分布格局,向江南转移,从府州县向镇乡村普及。随着社会需求急增,中草药种植便成为与粮食生产相脱离的又一专业性的农业分支,直接卷入市场营销,产生丰厚的经济效益,中草药种植在农业中的地位也越走越高,时至今日中医药风靡海内外之际,野生中草药几乎绝迹,人工种植的中草药遍及全国,乃至播种五湖四海,中草药种植已成为当今中国农业生产的主要组成部分。

第一节 药材种植

一、道地药材

道地药材是指人们公认的且来源于特定产区的名优正宗药材,南宋道地药材主要有植物、矿物、动物三类。皇帝赏赐文臣武将或上级赏赐下级的赏品中也有道地药材,如人参、金鸡纳等。据《续通典·食货·赋税上》卷 8 记载,宋制天下诸郡每年常贡药物如下:浙江各地药材质量上乘,每年上贡朝廷品种较多。临安朝贡干姜黄、干地黄、牛膝、蜜。庆元府贡干山蓣、乌贼鱼骨。台州临海县贡甲香、鲛鱼皮。处州缙云贡绵、黄连。荆湖北路、南路澧州有五加皮、芒硝、杜若,辰州有朱砂、水银,沅州有朱砂、水银,通州有零陵香,永州有石燕,宝庆府有犀角,全州有零陵香。福建路福州有荔枝、鹿角菜、紫菜,建宁府有石乳,泉州有松子,元丰有橄榄,剑州有上茴香,漳州有甲香、鲛鱼皮。成都路茂州有麝香,威州有当归、羌活、仙井盐、苦药子、续随子,顺庆府有天门冬,普州有天门冬,合州有牡丹皮、白药子,兴元府有红花,隆庆有巴戟,镇州有麸金、羚羊角。夔州路绍庆府有朱砂,施州有黄连、没药,葛州有木药子,重庆府有牡丹皮。广南东路广州有胡椒、石发、檀香、肉蔻、丁香、子母、零陵香、石斛、龟壳、水母、鳖皮、詹糖香,韶州有钟乳,潮州有甲香、鲛鱼皮,连州有官桂。广南西路静江府有桂心,容州有朱砂,融州有桂心,庆元府有生豆蔻、草豆蔻,代州有高良姜,雷州有高良姜,白州有缩砂,苏州有缩砂,琼州有槟榔,南宁有高良姜,吉阳有高良姜。

南宋官营、私营药业的扩大,大大刺激了药材种植业的发展,医家、士大夫在庭院周边开辟的药圃,也有大范围的药物种植。药物种植必须上等好田。以附子为例,既要良田,又要精耕细作。附子收成后,多售给各地商贾:"陕辅之贾才市其下者,闽浙之贾才市其中者",而其中最好的,"则皆士大夫求之","盖贵人金多喜奇,故非得大者不厌"。① 南宋也有人专以采药为业,"华阳邑村民段九者,常入山野中,采枸杞根茎,货之,有年矣"。② 邓州白菊花是一种

---

① 漆侠:《宋代经济史》,上海人民出版社 1987 年版,第 163 页。
② 黄休复:《茅亭客话》卷 9,《采枸杞》,载《景印文渊阁四库全书》册 1042,台湾商务印书馆 1984 年版,第 957 页。

优质药材,"其花在骑立山,有人户看守",①看守之人或采、或卖。猎取动物类药材也是人们常用手法,龙泉人捕食枭"可以治痨疾"。② 南宋医家常用的白花蛇,产地在蕲州蕲阳镇灵峰寺后山洞,因其品质极良且难得,当时人"得之者以充贡",或者在市场上出卖,"四两者可直十千足"。③ "通泰盐地,麋食艾,生茸入药,故人极力捕猎,以邀善价。"④

二、各府州的药材

南宋地方志(乾道)《临安志》、(淳祐)《临安志》、(咸淳)《临安志》、《严州图经》、(景定)《严州续志》、(乾道)《四明图经》、(宝庆)《四明志》、(开庆)《四明续志》、(嘉泰)《吴兴志》、(嘉泰)《会稽志》、(宝庆)《会稽续志》、《剡录》、《海盐澉水志》、《吴郡志》、《琴川志》、(淳祐)《玉峰志》、(咸淳)《玉峰续志》、(嘉定)《镇江志》、(咸淳)《毗陵志》、(嘉定)《赤城志》、(景定)《建康志》、《新安志》、(绍熙)《云间志》、(淳熙)《三山志》、《仙溪志》、《临汀志》、《桂海虞衡志》、《岭外代答》等记载了土产药材。从各府州县地方志和正史贡品记录中发掘道地药材,不失为当今开发道地药材及提高当地经济效益的好捷径。我们俯首挖掘南宋时期上海、江苏、江西、安徽、浙江、福建、湖南、湖北、广东、广西、海南、贵州、四川等省市药材种植史料,旨在古为今用。现将南宋各府州种植药材的梗概胪述如下。

(一)江苏

太湖流域是药材的主要产区,药市交易多以外来药材为主。淳祐十年(1250年)九月,吴县药市街十分繁盛,经销出产当地药物吴白芷、吴茱萸、薄荷、紫苏、穿术、麦冬门等。⑤《日华子本草》记载:"赤色者多补气,白者治血,此便芍药花根。海(今江苏连云港等地)、盐(今陕西定边)、杭(今浙江杭

① 乐史:《太平寰宇记》,文海出版社1980年版,第123页。
② 庄绰:《鸡肋编》卷上,载《景印文渊阁四库全书》册1039,台湾商务印书馆1984年版,第137页。
③ 庄绰:《鸡肋编》,卷上,载《唐宋笔记丛刊》,中华书局1983年版,第113页。
④ 周辉:《清波杂志校注》卷3,载《唐宋笔记丛刊》,中华书局1994年版,第125页。
⑤ 王謇:《宋平江城坊考》卷1,载《西南隅·药市街》,江苏古籍出版社1986年版,第22页。

州)、越(今浙江绍兴)俱好。"明确提出当时以根的颜色划分赤、白芍。可以认为《日华子本草》中江苏、杭州、绍兴等地的芍药应指栽培芍药,也在太湖流域广泛交易。江苏省均种植百合、杏仁、苜蓿,相传苜蓿种子大宛出产,张骞带入中国。酸枣仁,江苏省均有种植,服用养心、宁神。老鹳草江苏省均有种植,熬膏,酒服大补。① 芡实,江苏省均有种植,可以备饥。山药,坚实味美,江苏省均有种植。芍药,江苏省均有种植。黄精,江苏省均有种植,产量多。苍术,江苏省均有种植。紫苏,滁州出产。九节菖蒲、豨莶江苏省均有种植。② 江苏省各地还出产百合、枸杞、鬼箭草。

《吴郡志》记录了唐宋土贡的资料,其中南宋土贡中能称得上药物的主要有柑、橘、白石脂、蛇床子。在该书"土物"中记载:"白礋,出阳山。凿山为坑,深数十百丈始得。初如烂泥,见风渐坚。腻滑精细,他出无比者。土人亦当白石脂用。"《本草注》记载"吴郡贡石脂"。则知可作石脂用。又有一等红紫色者,亦以当赤石脂用。白芷,一名药。世传吴白芷,以吴中所出者为贵。③ 由此可知,苏州除以上药物外,也产赤石脂、白芷。

建康府有玉屑、石钟乳、禹余粮、黄精、生人参、鹿梨、术、卷柏、石脑、芍药、干地黄、柴胡、麦门冬、茵陈、王不留行、前胡、败酱、石韦、菝葜、地榆、京三麦、甘遂、牙子、天南星、鬼臼、迁茅、连翘、紫葛、桑上寄地、蜈蚣、荨麻、茵陈、蒿、桔梗、菟丝子、香附子、罂粟、荆芥、苍术、元参、百合、百部、白蔹、白芨、地黄、地榆、贯众、芫花、半夏、天门冬、天仙藤、威灵仙、刘寄奴、何首乌、夏枯草、谷精草、芝草、菖蒲、南烛、山桃、覆盆子、吴茱萸、溪荪草、侧柏、芝草、黄连香 66 种药材。④

江苏省昆新两县药材有女贞子、枸橘、松节、苦楝子、槐实、皂荚刺、水杨、

① 赵弘恩:《江南通志》,载《钦定四库全书》卷 86,台湾商务印书馆影印本 1984 年版,第 440 页。

② 赵弘恩:《江南通志》,载《钦定四库全书》卷 86,台湾商务印书馆影印本 1984 年版,第 442 页。

③ 范成大:《吴郡志》卷 29,《土贡下》,载《景印文渊阁四库全书》册 485,台湾商务印书馆 1984 年版,第 223—231 页。

④ 周应合:(景定)《建康志》卷 42,《物产·药之品》,《景印文渊阁四库全书》册 489,台湾商务印书馆 1984 年版,第 528 页。

桑根、白皮、桑枝、桑叶、苦草、萎蕤、虎耳草、酸浆草、大蓟、小蓟、大青、鬼臼、景天、三七、山百合、万年青、吉祥草、射干、马兜铃、代代花、淡竹叶、马鞭草、接骨仙桃、地锦、接骨草、金钱草、地肤、野苎麻、狗尾草、芦根、白茅根、半夏、桑寄生、丁香等。①

昆山有蛇床子(贡奉朝廷)、何首乌、楷冠草3种药物。清远香曾贡奉朝廷。②

扬州府有五加皮,一名文章草,高邮用五加皮酿酒;有芍药"扬州号天下第一江都,凡三十二种,惟金带围不易得,宋有圃,在禅智寺前,以有芍煞费苦心厅,其种最多"。"扬州府有银杏四种以上,江都为佳。"③

徐州府有山药,一名薯蓣,味尤甘腻。茵陈,徐州出产。芍药,徐州出产。虎须草,宿迁出产较多。太仓州有红山药,从普陀引进。薏苡仁,海州赣榆出产。灵芝,通州军山出产。九叶云杏,形似小笋,剥之如蕉,俗称囊荷,用作蔬食,可以解瘴。

安庆府有木耳,一名英出,太湖潜山出产。石耳,出安庆府天柱山中。黄精,太阳之草,久服可仙,出安庆府潜山。茯苓,出安庆府潜山。蕙,一杆可长十几朵花,出安庆府龙眠天柱者更佳。苦茶,可消暑疾,出安庆府皖山。龙须草,出安庆府龙山。

广德州有木耳,江苏省均有种植。④

苏州有芡实,⑤柑、橘、白石脂、赤石脂、白芷、蛇床子。

淮安府有芡实(淮上为多)、芸香、⑥银杏、山药豆、枸杞、金银花、五加皮、

① 连德英:《江苏省昆新两县续补合志》卷3,《物产》,成文出版有限公司据民国十二年刻本影印1982年版,第:182—183页。
② 凌万顷:(淳祐)《玉峰志》卷下,《土产·药物》,《中国方志丛书》《华中地方》第424号,台北成文出版社,1983年,第3826页。
③ 赵弘恩:《江南通志》,《钦定四库全书》卷86,台湾商务印书馆影印本1984年版,第429页。
④ 赵弘恩:《江南通志》,《钦定四库全书》卷86,台湾商务印书馆影印本1984年版,第429—443页。
⑤ 赵弘恩:《江南通志》,《钦定四库全书》卷86,台湾商务印书馆影印本1984年版,第425页。
⑥ 赵弘恩:《江南通志》,《钦定四库全书》卷86,台湾商务印书馆影印本1984年版,第428页。

天南星、车前子、香附子、麦门冬、菟丝子、甘菊花、柴胡、青葙子、蒲黄、夏枯草、何首乌、益母草、黄芩、桔梗、马兜铃、荆芥、蛇床子、麻黄、元参、庵闾子、茵陈、草蒿、茅根、半夏、三棱蒲、骨碎补、大蓟、小蓟、刘寄奴、红花、延胡索、地榆、茜草、马鞭草、旋覆花、射干、苦参、蔓荆子、牵牛子、天花粉、瓜篓、豨莶、鹤虱、商陆、王不留行、蒲公英、谷精草、旱莲蓬、淡竹叶、苍耳子、大戟、瓦松、酸浆、鹿葱、土牛膝、芫花、薄荷、大青、菰根、枳实、女贞实、金铃子、桑白皮、榆皮、枸杞、地骨皮、接骨木、茴香等。①

常熟县有天南星、半夏、地骨皮、天花粉、麦门冬、枸杞子、菟丝子、雁鸣子、细辛、茈蒌、紫苏、荆芥、薄荷、马兰、天罗、香附子、黑牵牛、车前子、羊蹄菜、蓖麻、菖蒲、决明子、天迁藤、金星凤翼草、虎杖、金刚根、夏枯草、铁脚草、谷精草、枣、银杏、蒜、姜、蕨等34种药材。②

常州有芍药、木香、蔷薇、瑞香、丁香、秋香、菊、石蚕、杏叶草、石逍遥草、紫堇、菖蒲、蓣药、麦门冬、半夏、苏、荆芥、椒、白蒿、何首乌、薄荷、薏苡、茱萸、香薷、桑白根、牛蒡子、菟丝子、鹤虱、牵牛子、栝楼、荠羌、羊蹄、积雪草、垣衣、射干、商陆、马勃、连翘、灰藋、马鞭草、青葙子、天南星、豨莶、马兜铃、车前、瞿麦、菰根、王瓜。③

镇江有罂粟、牵牛、百合、银杏、芡实、薄荷、象牙、山药、甘菊、芝、石马、石脑、禹余粮、南烛、白术、芍药、黄精、菖蒲、何首乌、附子、乌头、川芎、贝母、白藓、白薇、积雪草、茅苊、蒴草、连翘、羊蹄躅、刘寄奴、蜈蚣、水蛭、王不留行、葛根、茯苓、枸杞、泽泻、黄连、决明、桔梗、细辛、前胡、防风、延胡索、天南星、半夏、射干、茹芦、茅根、大蓟、小蓟、木贼、泽兰、瞿麦、百部、元参、丹参、苦、参沙参、白及、芫花、鬼箭、贯众、商陆、地榆、括楼、茈胡、荆芥、苍耳、豨莶、枳实、茵蔯、虎杖、酸浆、香薷、牛膝、木通、漏芦、藜芦、艾、马兜铃、马鞭草、天门冬、麦门冬、威灵仙、车前子、菟丝子、生地黄、旋覆花、地肤子、桑寄、生香、附子、蛇床

① 卫哲治等修,叶长扬、顾栋高等纂:(乾隆)《淮安府志》卷24,《物产》,载《续修四库全书》册699,上海古籍出版社1995年版,第447—448页。
② 孙应时、鲍廉:(宝祐)《重修琴川志》卷9,《叙产·药之属》,载《续修四库全书》册698,上海古籍出版社1995年版,第337—338页。
③ 史能之:(咸淳)《重修毗陵志》卷13,《风土·药之属》,载《续修四库全书》册699,上海古籍出版社1995年版,第113—118页。

子、地骨皮、青葙子、青木香、地锦草、蓖麻子、羊蹄根、天花粉、金银藤、鹭鸶藤、谷精草、地萹竹、山豆根、桑白皮、牛蒡子、吴茱萸、山茱萸、龙胆草、马蹄香、木馒头等。①

（二）上海

上海药材有天门冬、麦门冬、车前子、香附子、天南星、金沸草、忍冬藤、吴茱萸、夏枯草、艾、山栀、泽兰、地黄、草乌、茴香、苑香、蒲黄、槐实、苍耳、紫苏、甘菊、枸杞、菖蒲、蛇床、瓜蒌、牵牛、瞿麦、薄荷、薏苡、荆芥、半夏、良姜、川芎、牡丹皮、火饮草、大蓟、小蓟、皂荚、罂粟壳、银杏、芍药、木樨。②

（三）江西

南昌县西山出产苦参、黄精。丰城龙雾洲产麦冬，甘草煎服，退热明目。乌药出上高乌峰。地黄宜春、分宜出。木莲即辛夷，出仰山三镬潭。还有紫金藤、天冬、麦冬、石楠、茴香。菖蒲，新喻仰天冈涧中出，有九节者。茱萸、柏子仁、白乐、银杏，新淦茱萸冈出。龙须草，龙泉县东南三十五里巾子石出，吉水洞岩亦产。黄精，金溪崖山最多。菖蒲，生石上九节者佳，亦不常有。芍药，赤、白两种，南城出。五加皮、茯苓、白芍药、乌药、史君子俱浮梁出。石斛，星子县出。半夏、山药、枸杞、黄精、金樱子各县出。石耳，产庐山五老峰巅，取之甚难。元参、云母石，德化出。石斛，德化出。何首乌，瑞昌出。乳香有石乳、枫乳两种。还有薏苡、紫苏、牵牛、枸杞。菖蒲，产大瘐欧公峒间，有一寸十二节者，近不多见。③

（四）安徽

安徽药材有桔梗、苍术、白术、茯苓、枸杞、远至、白头翁、何首乌、升麻、防风、细辛、乌头、山慈姑（又名金灯花、冬月生，叶如水仙而狭）、龙胆草、杜衡（一名马蹄香）、鬼督邮（一名独摇草，无风自动）、川芎、孩儿菊（一名泽兰）、香熏、薄荷、苏、艾、青蒿、夏枯草、豨莶、木贼、麦门冬、天门冬、决明子、泽泻、蓝

---

① 俞希鲁：(至顺)《镇江志》卷4，《土产·药》，载《续修四库全书》册698，上海古籍出版社1995年版，第589—590页。
② 唐锦：(弘治)《上海志》(上册)卷3，第13—14页。
③ 曾国藩、刘坤一：(光绪)《江西通志》卷49，《舆地略·物产》，光绪七年(1881年)年版，第224—236页。

靛、蓖麻、半夏、菟丝、栝蒌（其根为天花粉）、葛粉、茜草、络石藤、木莲、旱莲草、忍冬、菖蒲、苦参、香附、茵陈、车前、百部、商陆、浣花、南烛、苍耳、蒲公英、鸭跖草、旋覆花、天名精、益母草、土贝母、土牛藤、膏骨风、棋盘草、紫花、地丁、禹余粮、石脑、金樱子、元胡索、葳蕤、黄柏、土大黄。

安庆府：木耳，太湖潜山出产。石耳，天柱山出产。地耳，状如木耳，春生雨中，味寒脆。冬笋，潜山、太湖出产。茯苓，潜山出产。白术，《宋史·地理志》安庆府贡白术。黄精，太阳之草，久服可仙，潜山出产。石斛，《唐书·地理志》舒州同安郡，出贡石斛。蕙，一杆十余花，出龙眠天柱者更佳。[1]

徽州府有芝兰、芍药、菟丝、昌羊、术、麦门冬、黄连、香荽、豨莶、香附子、薏苡、射干、车前、苍耳、陵霄、羊蹄、樟柳、三白草、金罂、菝葜、蓝卮、茈、菊、牡丹、黄精、仙灵脾、天仙藤、五倍子、桔梗、厚朴、地黄、茯苓、五味、茈胡、白芨、黄檗、旋覆、庵闾、木贼、谷精、五加、细辛、鹤虱、百部、通草、木通、玄参、狼毒、栝楼、地松、萍、艾、苦参、谨火、忍冬、萱草、卷柏、蓖麻、草犀、杜仲、蒴藋、茜草、蜀葵、金星、地锦、葎草、夏枯、蘹香、薄荷、覆盆、草乌、瞿麦、芫花、白敛、前胡、天门冬、霹雳矢、何首乌等 77 种中药材。[2] 徽州府还有山药，尤以徽州府歙县、休宁县出产质量好。石耳，出黄山。黄精，亦以出产黄山者为佳。黄连，出产黄山。菖蒲，石生而细者质量好，《本草》载："所出之州七，歙其一焉，大叶者为昌羊。"白术，歙县出产的白洁，优于浙江产品。[3]

宁国府山乡港口 20 里内出产姜，熟如谷熟，价格贵。白术，出产宁国府太山谷者佳。鬼箭羽，能除疫气，宁国府山中较多。木瓜，出宣城，能固气、调荣卫、止霍乱、转筋。宋杨万里诗："天下宣城花木瓜，日华沾露绣成花。何须猴子强呈界，自有琼琚先告衙。"[4]

干姜以池州出产质量好，池州府贵池、铜陵出产。蕙，四月间开花。渊明

---

① （光绪）《重修安徽通志》卷 85，《食货志·物产》，1878 年版，第 35—36 页。

② 罗愿：《新安志》卷 2，《物产·药物》，载《景印文渊阁四库全书》册 485，台湾商务印书馆 1984 年版，第 363—364 页。

③ 赵弘恩：《江南通志》，载《钦定四库全书》卷 86，台湾商务印书馆影印本 1984 年版，第 433 页。

④ 赵弘恩：《江南通志》，载《钦定四库全书》卷 86，台湾商务印书馆影印本 1984 年版，第 435 页。

菊,池州府东流出产,晋陶渊明遗种。九节菖蒲,出九华山中。龙须草,出九华山,为席甚佳。黄精,出产九华山绝壁者为上品。何首乌,出产九华山者比其他产品质量好。[1]

太平府有芡实,一名水中丹,入药,与金樱子称水陆二仙膏。金樱子,一名山石榴,丛生多刺,花白类小蔷薇,籽似榅桲而小,色黄有刺,收籽熬膏,治虚损最佳。五加皮,丛生山谷田野,茎黄赤,春生苗叶俱青,高三四尺,一苗五叶者佳,每叶生一刺,开白花,结实如豆,根若荆根,皮黄清脆,芳香五月,七月采茎,十月采根,阴干用,味辛温微苦,寒无毒,入药功为多。菖蒲,根有一寸九节或十二三节,生石涧中,名石菖蒲者尤佳。乌昧草,宋范仲淹奉诏安抚江淮,还以太平用,贫民所食乌昧草,进呈全无。[2]

庐州府有何首乌,出合肥深山中者佳,红、白两种。薏苡,庐州府舒城出产。五加皮,庐州府无为州出产,品种良好。石斛,合肥出产。姜,舒城出产。[3]

凤阳府有山药、甘腻、葛根。木瓜,临淮出产质量上佳,霜后摘取,香幽而耐久。石斛,寿州出产。远志,定远出产。杏仁,天元出产,宿州出产的质量更好。石菖蒲,定远出产质量上佳。[4]

颍州府有山药,亳州出产,坚腻味腴。芍药,重台茂密,芳香不散,以亳州出产最好。芡实,亳、太、蒙均产。地黄,阜阳出产的与怀庆相埒。枸杞,苗、根、果皆可服,江苏省均有种植。石斛、百合,亳州出产的质量上佳。[5]

和州有五加皮,质量上佳。黄精,一枝单长,形似竹叶,对而生,太阳之草,服之可以延年,叶后有刺者,名钩吻,不可服。半夏,和州出产。百合,江苏省

① 赵弘恩:《江南通志》,载《钦定四库全书》卷86,台湾商务印书馆影印本1984年版,第436—437页。

② 赵弘恩:《江南通志》,载《钦定四库全书》卷86,台湾商务印书馆影印本1984年版,第438页。

③ 赵弘恩:《江南通志》,载《钦定四库全书》卷86,台湾商务印书馆影印本1984年版,第439页。

④ 赵弘恩:《江南通志》,载《钦定四库全书》卷86,台湾商务印书馆影印本1984年版,第440页。

⑤ 赵弘恩:《江南通志》,载《钦定四库全书》卷86,台湾商务印书馆影印本1984年版,第441页。

均有种植,花有红、白两种,根如胡蒜,小瓣多层,熏熟补中益气。①

六安州有山药,细腻味美。九节菖蒲,六安山中出产。黄精,太阳之草,产自六安山中。木瓜,芳香,有顺气功能。枸杞,产自六安山中,久能变化为仙杞。薏苡仁,能补,中州种植较多。黄芪,产自六安山中者上佳。何首乌,有红、白两种,一曰雌、雄两种,出产六安山中,年久而大者佳,入药,江苏省均有种植,所出者不下百余种,有补益功。②

泗州有何首乌,五河出产。豨莶草,泗州遍地出产,以疗疾功多,人们珍视它。芍药,五河出产。③

（五）福建

福建有"地产药材190多种,民间验方20多则"。现胪述如下。

仙游县有芍药、黄连、莎草、乌药、地黄、草乌、半夏、木耳、石莲、苍耳、木通、木鳖、鹤虱、栝楼、空青、黄精、罂粟、天南星、吴茱萸、草决明、麦门冬、骨碎补、龙胆草、金罂子、决明、蜀葵子、山栀子、使君子、牛膝、薏苡仁、石菖蒲、金毛狗脊等药材。④

苦参,《八闽通志》云:漳州产,苗高二、三尺许,叶极似槐,春生冬凋,其花黄白,月结实,作荚子如小豆根,极苦。一名地槐,一名水槐,汀州、兴化产,闽产。录异云:产延平,叶圆末尖,高五尺。

土人参,产延平,叶圆末尖,高五尺。

野参,产光泽、筶山,类长乐的福参。

玄参,产建属,叶似脂麻,又如槐柳,细茎青紫色,开花青碧色,子黑色。

沙参,出海滨、泉州、崇武,大岞山下有之,入药者多用北沙参。

天门冬,藤蔓大如钗,杆高至丈余,叶如茴香极细,而疏滑有逆。福、泉、

① 赵弘恩:《江南通志》,载《钦定四库全书》卷86,台湾商务印书馆影印本1984年版,第442—443页。
② 赵弘恩:《江南通志》,载《钦定四库全书》卷86,台湾商务印书馆影印本1984年版,第444页。
③ 赵弘恩:《江南通志》,载《钦定四库全书》卷86,台湾商务印书馆影印本1984年版,第445页。
④ 赵与泌、黄岩孙:(宝祐)《仙溪志》卷1,《物产》,载《续修四库全书》册660,上海古籍出版社1996年版,第570—572页。

漳、延、邵、兴、福、宁皆产。

麦门冬,叶青似莎草,长尺余,四季不凋,根如连珠,形似穬麦颗,故名。

白术,叶大而有毛。

天生术,产崇安封印山者,其形转曲,似如意结术,小而软润,味甜。

厚朴,建宁产,木高三四丈,径一二尺。叶如槲叶红花而青实,皮极鳞皱而厚,紫色。延建皆产,称土朴,以别川产。近装载甚远,而多油者即是,蜀产者薄。

茯苓,生大松下。作块如拳大者至数斤,似人形、龟形者,使假松气而生,不附着根上,其抱根而轻虚者为茯神,建宁、汀州、延平、兴化皆产。产台湾者色微红,最佳。次则松溪,大可10多斤,色白,惟结实不及云南苓而胜于浙苓。福州产者小而松,称土茯苓。有童山而出茯苓者,松在十多里外,询之士人不知其故,盖松影入月中,运其魄,隆于童山,年久自结。亦有此山松树不结茯苓,其所结抱木茯苓,乃彼山之松影月孕之,育于此山。

地黄,有皱纹,根如手指,通黄色,福、漳、汀、延、福、宁皆产。

牛膝,苗茎高二三尺,青紫色,有节如牛膝状。今州人单用土牛膝,根治肛块。福、汀、邵皆产。

半夏,独茎生茎端,出三叶,浅绿色,似竹叶。根下相重,生皮黄肉白。福、兴、泉、汀、福、宁皆产。嵩山产者为道地,大如鸽卵。

泽泻,建宁产,丛生浅水中,叶似牛舌,独茎而长,花白色。

紫苏,叶下紫而甚香,夏采茎叶,秋采实,一名荏,福、兴、漳、泉、汀、延、邵皆产。

薄荷,叶尖,冬不死。夏秋采茎,叶暴干。福、兴、泉、汀、延、邵皆产。

柴胡,建宁产。

前胡,建宁产,似此胡而柔软。

何首乌,春生苗叶,叶相对,如山芋而不光泽,其茎蔓延竹木墙壁间。根大者如拳,各有五棱瓣,似小甜瓜。赤者雄,白者雌。本名交藤,因何首乌,服之故名。汀州、延平有产。

荆芥,味辛,温茎高尺许,开花成穗,兴、泉、汀皆产。

葛根,泉州、福、宁有产。

使君子,蔓生花,红白相间。形如栀子而棱瓣深,壳青黑色,内有红白色,始因潘州郭使君疗小儿,多独用之。泉、漳、邵、兴、福、宁皆产。其实五瓣合成有棱,先时半黄,老则紫黑,其中仁,长如榧红色,味如粟。产福州郡治将军山、古冶山,他处产者不道地。

枳壳,叶似橘而小多刺,建、漳、兴皆产。

栝蒌,一名天罗藤,亦名天瓜。治风热,土人取瓢研和酒饮之。方家捣其根为粉入剂,福、兴、泉、漳、延、邵皆产。

独脚仙,生林傍险泉处,春生苗,至秋冬而叶落。其叶圆,上青而紫,夏采根叶,连梗焙干,治人血块。

香附子,莎根也,泉、漳、汀、延、邵、兴、福、宁皆产。

益母草,有谓之萑本草,谓之茺蔚,方茎白花,花生节间,园圃及田野均有生长。

青蒿,味凉,土人以重阳日取而晒干,煎汤服,以辟暑气,常蒿绿色,此蒿独青色。

白襄荷,春初生叶,似甘蕉根,似姜而肥,其性好阴,在木下生者尤美。可防虫、避蛇,虫毒用白襄荷。

茵陈,春初生苗,秋后叶枯,茎干经冬不死,春生新叶,故名茵陈。又一种大叶者,曰山茵陈。

枸杞,春生苗,茎干高三五尺。秋生红紫花,随结红实。春夏采叶,冬采根。一名地骨、一名西王母杖。其实形长而枝无刺者,枸杞也。圆而有刺者,枸棘也。……福、泉、漳、延、邵、兴皆产。

车前子,东人呼为虾蟆衣,各府皆产。

牛蒡子,漳州产,叶如芋而长,实似葡萄核而褐色。外壳如栗,球小而多刺。鼠过之则缀惹不可脱,故又名鼠粘子。

五倍子,汀州产,其木青黄色,7月结实,无花,初青至熟而黄。内多虫,一名百虫仓,又名交哈。邵武、福、宁皆产。

五味子,春初引赤蔓于高木,叶尖圆,开黄白花,类小莲花。7月成实,如豌豆大,生青熟红紫色。

菟丝子,福、宁产。

金樱子,类蔷薇,有刺,开白花,实如小石榴。

桑螵蛸,螳螂子,多在山水及荆棘间。桑上者以得桑津气,故佳市之者,以附枝为验。

覆盆子,苗短不过尺,茎叶皆有刺,实如佛螺而旋。蓬累实也,花白,子青黄,如半弹丸大,其下有茎,承之如柿,蒂状味甘,酸俗谓之莓,兴、泉、漳皆产。

薏苡,苗茎高三四尺,叶如黍,开红白花,五、六月作穗,结实形如珠子而稍长,故名薏珠。

苍耳,本草作葈耳、卷耳,各郡皆产。

细辛,其根细而其味极辛,故名。

茱萸,叶似椿而阔厚,实似椒子。嫩时微黄,熟则深紫,建、泉有产。又有一种食茱萸,其木高大,有长及百尺者,子如吴茱萸,而颗较大。

香薷,似白苏而叶细,霍乱转筋,煮饮服之。泉、汀、邵、兴、福、宁皆产,岩萎即香薷。

白芷,福、宁产。

蘹香子,亦名茴香,叶似胡荽,疏细作丛花,头如盖,黄白色,实如麦而小,北人呼为土茴香。又一种茎叶花实全类茴香,但其实差小,味尤香,闽土人呼为芹,疑即莳萝也,泉州各莳萝可和五味,杀鱼肉毒。

常山,延平产,俗呼甜叶。

藿香,出海边国,形如都梁。

石南藤,四时不凋叶,可治腰痛,福州、建宁有产。

马兜铃,建宁产,藤绕树,生叶如山芋,花黄紫色,子状如铃,作四五瓣。根名云南根,亦名土青木香。

黄精,苗高一二尺,叶如竹叶而短,两两相间,茎梗柔脆,颇似桃枝,根如嫩生姜,黄色。八月采,蒸熟陷,山中人九蒸九晒,作果甚甘矣,福、漳、汀、延皆产。

黄蘗,建、漳、汀皆产。

黄连,建宁、汀州产,叶如小雉尾草,经冬不凋。

连翘,南方生者,叶狭而小,茎短,才高一二尺。实房内含黑子,如粟粒。

乌药,木似茶高,丈余,一叶三桠,建、邵有产。

天南星,苗似荷,梗茎高尺余,叶两相抱,花黄,根如芋而圆,泉、汀、延、兴皆产。

蛇床子,建宁产,叶青碎作丛,每枝有花头百余,结同一窠子如黍米,至轻虚。漳、兴、福、宁皆产。

决明子,叶如槐,花黄,子如菉豆而锐,秋深结角,其子生角中,如羊肾,主明目,泉、漳、兴皆产。

蓖麻子,茎有节,秋花结实。壳上有刺,仁白有油,如火麻,可压油。泉、漳、邵、兴皆产。

牵牛子,蔓生篱落间,叶有三尖,实作球。内有黑子,一名鼓子花。内有黑子,三棱如荞麦状,又有子白者,不堪入药,泉、漳、汀、延、兴、福、宁皆产。

木鳖子,蔓生状,如括楼而极大,生青熟黄,实上有刺,核如小鳖,漳、泉兴、福、宁皆产。

盐麸子,叶如橘子,秋熟为穗,粒如小豆,上有盐似雪,食之酸咸止渴。

谷精草,建宁产,生谷田中,叶细花白而小圆。似星,又名戴星草,二、三月采花用。

香茅,茵香常有苗叶,而无花,其根谓之茅香,苗叶如茅而香,可煮作浴汤,辟邪气,兴化产。

大、小蓟,建宁产,叶并多刺,相似。但大蓟高三四尺,叶皱。小蓟高一尺许。叶不皱,为异。

川芎,蘼芜,生山谷间。建宁、邵武、兴化皆产。

芙蕾,泉州产,俗名蒡叶,蔓生叶如薯而差大,味辛香,土人取其叶合梹榔并蚶壳灰食之。温中破痰,消食下气,漳、兴皆产。

络石,建宁产,花白子黑,其茎蔓延,茎节着处即生根须,包络石上,故名。

紫金牛,味辛,叶如红花,上绿下紫,实圆如丹朱,根微紫色。8 月采,去心暴干,颇似巴戟,主时疾脚气、痛风。

蒴藋,轻虚无心,主续筋骨,一名接骨方,一名接骨木,兴、漳有产。

商陈,俗名章柳,根叶如牛舌而长,花作红紫色,根如芦菔而长。

蓝实,福州有一种马蓝,四时俱有叶,类苦益菜。土人连根采之,焙捣下筵酒服,治妇人败血。

香麻,四季常有苗叶而无花,土人以煎浴汤,去风。

土红山,大者高七八尺,叶似枇杷而小无毛。秋生白花如粟粒,洲生者作细藤,似芙蓉,上青下白,根如葛,治劳瘴。

后益,生山中,子治虫毒,兴化产。又产福州,治五脏瘀血,腹中水气,胪胀留热,风寒湿痹。

后蚕,草根似蚕,出山后上,3月采根焙干,散血止痛。

卷柏,漳州产,苗似柏叶,而细碎拳挛如鸡足,青黄色,高三五寸,无花实,多生石上。虽甚枯槁,得水即苍翠,俗呼长生不死。

马鞭草,其穗类马鞭,延、兴、福、宁有产。

龙牙草,出福州,治痢最神。一名凤颈草,下地甚多。

附子,建宁县制者,色香不变,美压四方。

杜仲,取其皮入药,不及蜀产。

桔梗,产建属,根似人参,黄白色,但不甚苦。出漳浦、西林者为最。

荠苨,根直而甜,似桔梗,故市者多以溷桔梗。

黄芩,味苦价廉,各属多产,鲜有采者。

女贞,连江最多,其叶光亮,四时皆青。

贯众,能杀虫,能解腹中邪热之毒。福州入夏多取,置井中及饮盆之内,以其能聚水垢。贯众即凤尾草根,福州贯众多蒟菁根,蒟菁性寒。

石斛,连江长门水旁石潭之,得露而不见,日者多产之,大暑可移种。以桑灰汤沃之,则色如金,然不及蜀产。形如木贼是上品。

石髓,产安溪、长潭石鳞间。研三分接骨如神,分两不可多用,则骨大矣。

黄荆,即牡荆,树高大,入药。

蔓荆,高五六尺,入药,福属多产。

章柳根,即商陆,产福州。叶如牛舌而长,花作朵红紫色,根如芦菔而长,花亦有白色者。

广角,福州有草俗呼广角,叶如车前子。福州呼虾蟇草,周遭而生,春至宿根复荣,至冬乃瘁。妇人产后取五叶炖酒服,不伤风,甚验。

仙人烛,形极似烛,生则成对,治金疮甚效,产邵武。

天青地白,产罗源,叶面青,背白,飞痘入眼者,捣敷之可去。

金不换,蔓生,叶圆。有刻缺捣匀,加酒熨之,治寒结。

还魂草,产福属、台属。叶旁有小缺如剪刀,治狗咬、刀伤。

血竭菜,产连城,茎叶细弱,延蔓于地,治血病。

芧蓉,叶似蔄菁而瘦,其根即茅根。

五叶藤,藤生每茎五叶。

铺香,丛生叶,似五叶藤,暑天长夫,闽称长行之,与子为长夫,摘置肚脐,可避暑。

铁牛健,产延属,性凉消毒。

鹿衔草,产太姥山石壁中,但不易得。

千雀,产福兴泉漳,亦名雀梅。车下李名雀梅,乃木属,与此异。

舵菜,海舶舵上所生菌,味咸微甘,本草主治瘿结气痰。

神曲、茶饼,出泉州。

蓝靛,《本草汇言》中记载蓝靛,解热毒,散肿结,杀虫积之药也。福建种植蓝靛有悠久的历史,弘治年间(1488—1505 年)的文献记载:“自宋代以来,莆人擅蓝靛之利”。[1]

乌梅,南宋福建已大面积种植。梅子,“怀安(今属福州)侯官乡户,园林种至千万株。盐者为白梅,焙干者为乌梅,贩至江浙”。福建各地有产,尤其是上杭乌梅,以个大肉厚,柔软色乌,味酸后转甜,质优而驰名中外,故有“杭梅”之美称。[2]

从上述福建全省药材分布的情况来看,药材主要麇集在省会所在地福州。《淳熙三山志》土俗类记载的谷、货、果实、菜瓜、花、药、草、藤类中镶嵌了大量的药材。“谷”类中有薏苡。“货”类中有红花、紫草、白梅。“果实”类中有荔枝、圆丁香、硫黄、小丁香、大丁香、龙眼、木瓜。“菜瓜”类中有姜、紫苏、薄荷、菌陈、海藻、紫菜、枸杞。“花”类中有芍药、百合、罂粟。“药”类中有地黄、牛

---

① 周瑛:《兴化府志》,《货殖志》,福建人民出版社 2007 年版,第 42 页。

② 陈仪:《福建通志》卷 5,《福建物产志·药类》,1938 年版,第 1—6 页;梁克家:(淳熙)《三山志》卷 41,《物产·货之属》,《宋元方志丛刊》(八),中华书局 1990 年版,第 8252—8267 页;黄岩孙:《仙溪志》卷 1,《物产·货殖》,《宋元方志丛刊》(八),中华书局 1990 年版,第 8279—8282 页;胡太初修,赵与沐纂:《临汀志》,《土产·药之属》,载《福建地方志丛刊》,福建人民出版社 1990 年版,第 123 页。

滕、薯蓣、天门冬、麦门冬、黄精、细辛、蘹香子、茯苓、茱萸、石韦、决明子、香薷、连翘、香茅、何首乌、半夏、使君子、天南星、蓖麻子、牵牛子、石蚕、土红山、车前子、栝楼、独角仙、石益、赤孙施、紫金牛、小青、盐麸子、桑螵蛸、蒟蒻、覆盆子、石菖蒲。"草"类中有建水、琼田、鸡项、马兰、石龙刍、莎草、醴肠、羊蹄、通草、紫背、佛甲、仙人掌、虎杖草。"藤"类中有丁公藤、千金藤、紫金藤、石南藤、含春藤、感藤。[1] 当然，福州政府对有害于人民身心健康的植物野葛予以根除。绍兴二十六年(1156年)，吴提刑逵以野葛能毒人，自为文戒谕管下，其略曰："奴有怨，阴以偿其主；妻有私，阴以中其夫；不利己，公人以害清强之官。规财物，乡邻以窥富有之室。其令五家为保，各锄绝其本根，勿令能殖。"[2]

(六)四川

四川以亚热带气候为主，也包括部分温带气候和高山气候，雨量充沛，有利于多种生物成长。宋朝处于历史上的温暖期，平均气温高于现在1—2摄氏度，加上悠久的栽培和饲养历史及加工技术，使四川成为宋朝重要的贡品药材基地。四川地形复杂导致气候多样，加上未受第四纪大陆冰川侵袭，致使四川药材资源丰富，药材分布呈明显的区域性或地带性。宋朝四川药材分布可分3个区域，其中盆地边缘区和川西高原区属经济不发达的半农半牧区，是川药的主产区。3个区域贡品药材分布特点如下：其一，盆地平原、丘陵区。该区地形平坦，土地肥沃，气候温暖湿润，历来是天府之国。川东丘陵地区多为红色砂岩与页岩互层，富含各种矿物质与微量元素。该区包括益(成都)、蜀(崇庆)、汉(广元)、嘉(乐山)、眉(眉县)、普(安岳)、渠(渠县)、合(合川)、巴(巴中)、渝(重庆)、陵(仁寿)、涪(涪陵)、戎(宜宾)、遂(遂宁)、昌(大足)、梓(三台)、开(开县)等地。该区种植业发达，唐朝开始种植牡丹、乌头等。当地的著名药材有木药子、苦药子、红蓝花、天门冬、牡丹皮、橘皮、木兰皮等。该区药品加工业兴盛，如戎州荔枝煎、涪州的蒟酱、益州的梅煎、普州的天门冬煎、益州梓州的蔗糖、蜀州的砂糖等皆为贡品。其二，盆地边缘山区：该区位于四川

① 梁克家：(淳熙)《三山志》卷42《土俗类四·物产》，载《景印文渊阁四库全书》册484，台湾商务印书馆1984年版，第592—597页。
② 梁克家：(淳熙)《三山志》卷39《土俗类一》，载《景印文渊阁四库全书》册484，台湾商务印书馆1984年版，第578页。

盆地边缘,以中山地貌为主。包括剑(剑阁)、夔(奉节)、雅(雅安)、利(广元)、黔(彭水)、溱(綦江)、通(达县)、万(万州)等地。唐朝其特产药材有丹砂、枫香、蜂蜜、石菖蒲、天门冬、葛根等,有明显的地带过渡性特征。其三,西部高原、高山区:该区平均海拔 3000 米以上,地势险峻,气候寒冷,属高原、高山气候区。该区包括龙(平武东南)、集(南江)、扶(南坪北)、松(松潘)、恭(梭磨河中游以南)、真(黑水下游南岸)、翼(黑水)、茂(茂汶)、嶲(西昌)、悉(黑水)、当(黑水)、枳(黑水南)、静(黑水南)、保(理县西北)、维(理县东北)、黎(汉源)等州。大致在现在的甘孜、阿坝、凉山等自治州,是少数民族居住区。该区历史上堪称“百药灌丛”,药材种类多,以麝香、当归、羌活、大黄、天雄、乌头、升麻等野生药材为主,药材采集历来是当地人民的重要产业。

《宋史》记载两宋时期,巴蜀地区进贡朝廷的中药材包括当归、羌活、苦药子、续随子、红椒、巴豆、曾青、空青、天门冬、牡丹皮、白药子、胭脂、红花、巴敦、羚羊角、天雄、木药子、车前子、牡丹皮、朱砂等。[1] 四川全省常见药材有大蒜、苴蓿、刘寄奴、何首乌、丁公藤、威灵仙、史君子、山药、牵牛、雅连、附子、麦冬、白芍、黄连、牛膝、天麻、杜仲、厚朴、郁金、白芷、白姜及鹿茸、麝香、熊胆等。[2] 以巴蜀或其他四川地名冠称药名的也不少,如川贝、川乌、川附子、川连、川芎等。四川著名药材还有右芎,蜀中处处有之,叶为靡芜,楚辞谓江蓠者。根为芎,似雀脑者善。成都九月九日药市,芎与大黄如积香溢于尘,或言其大若胡桃者不可用,人多莳于园槛叶落时可用作羹。蜀少寒,茎叶不萎,今医家最贵川芎、川大黄;右大黄,蜀大山中多有之,尤为东方所贵。苗根皆长盈二尺,本草言之尤详。药市所见大者,治之为枕,紫地锦文,唐人以为产蜀者性和厚沉,深可以治病,形似牛舌,紧致者善。蜀所生药尚多,如川之巴豆、峡之椒梓和厚朴,尚数十辈。赞曰:叶大茎青,根若巨血,治疾则多;[3]金星草,生峨眉、青城山,叶似萱草,其背有点,双行相偶黄泽类,金星入号,金星草亦云金钗草,皆以

---

① 《二十五史·宋史(上)》册 7,《地理五》,上海古籍出版社、上海书店 1986 年版,第5484 页。

② 高承:《事物纪原》,载《景印文渊阁四库全书》册 920,台湾商务印书馆 1984 年版,第286—288 页。

③ 宋祁:《益部方物略化》,载《景印文渊阁四库全书》册 589,台湾商务印书馆 1984 年版,第 104 页。

肖似取之,今医家以传疽疮甚良。赞曰:长叶丛生,背点星布,高医近识,传疽可愈;①冬虫夏草,俗称虫草。初生抽芽一缕如鼠尾,长数寸,无枝叶,杂生细草中。采药者须伏地寻择,因芽及根,虫形未变,头嘴倒植土中,短足对生背,背蹙屈纹,棱棱可辨。芽从尾苗……然剖之已成草根。每岁唯四月至五月初旬可采,太早则蛰虫未变,太迟即变成草根,不可辨识。味甘平,同鸭煮,去滓食益人。② 现将四川各府州县药材统计如下。

成都府:木槿皮,能治风癣。牛膝,旧蜀府出者佳。泽兰,叶似薄荷芳香,亦能治血疾。还有地丁黄、紫两种。木蜜俗名拐枣,一名枳枸。乃黄,味甘如蜜,能止渴,除烦解酒毒。何首乌,彭县、崇庆州供出。川芎,灌县、崇庆州出。还有沙参、瓜蒌。

重庆府:犀角,《新唐志》记载黔州贡,《寰宇记》南州贡,《本草》出益州。麝香,《新唐志》记载昌州贡,《本草》麝形似麞而小黑色,常食柏叶。又噉蛇,其香正在阴茎前,皮内别有膜袋裹之,出益州山谷。土降香,黔江涪水俱出。

保宁府:附子,利州产。预知子,出壁州,蔓生依大木上,叶绿有三角,面深背浅,有实作房,生青熟,深红色,每房有子五七枚,如皂荚子,班褐色,光润如飞蛾,今蜀人极贵重之,亦难得。天雄,利州产。白药,巴州贡,又集州产药子。当归,阆中县出,阆州贡。麝香,剑州出,利州贡。降香,剑州出。乳香,剑州出。天门冬,剑州出,利州贡。川芎,剑州出,利州贡。黄连,利州产。

顺庆府:天门冬,南充县出。大黄,果州产。黄连,渠州产。车前子、茱萸,渠州产。

叙州府:五加皮,其皮阴干,囊之以浸酒服之,能延年去疾,叶有五尖者为佳。金星草,戎州者为上,喜生背阴竹箐大木下。柴贝龙牙,产戎州。半夏,戎州产。

夔州府:苦药子,万州出。厚朴,云阳县出。还有白药。百两金,生云安军。山豆根,出万州。还有山药、金宗药、黄连。苤苢实,开县出,即车前子。黄檗,夔州府出。木药子,因京兆尹黎干撰方进上,遂为常贡,万州产木药子,

---

① 常明、杨芳灿:《四川通志》卷74,《食货·物产》,巴蜀书社1984年版,第2456页。
② 常明、杨芳灿:《四川通志》卷74,《食货·物产》,巴蜀书社1984年版,第2467页。

万州者为胜。

龙安府:有芍药。厚朴,龙州土贡,木高三四丈,大如槲,四季不凋,红花青实。附子,彰明县出产,龙州产及土贡。天雄、附子、乌头,川蜀道绵州、龙州者佳。还有石菖蒲、羌活、牵牛、穿山甲、杜仲。天雄,彰明出产,种附子而生出,其形长而不生子,故曰天雄。还有牛膝。天南星,龙安府土产。当归,府市及各县俱出,川蜀皆以畦种,肥好多脂,又西川北部当归多根枝而细。黄精,出青川,龙安府土产。史君子,出青川,龙安府土产。半夏,府治及各县俱出。桫椤花,出江油县。罗纹,出青川。还有贝母。大黄,府治及各县俱出,蜀川锦纹者佳,又蜀大黄及作紧片,如牛舌,形谓之牛舌大黄。还有枳壳、乌头。

宁远府:石菖蒲,一寸九节,盐源县出;灵蛇胆,治诸毒疮;麝香,巂州贡;还有茯苓。

雅州府:有黄连。石菖蒲,雅州土产,生蜀郡严道,一寸九节者良。麝香,府治天全州俱出,黎州产。牛黄,黎州产。天南星,府治清溪俱出。雄黄,徙阳县出。

嘉定府:有黄连、冬虫夏草、川芎、黄连、厚朴、贝母。

潼川府:天门冬,普州、遂州贡;地黄,梓州产;何首乌,蓬溪跪象山产,其大如斗。

绥定府:麝香,达州出,通州贡。白药子,通州贡。

泸州直隶州:大黄、杏仁,泸州产。

资州直隶州:苦药,陵州贡。高良姜,资州产。

绵州直隶州:地黄、麦门冬、柴参、川芎,绵州产。附子,安县产。乌头,绵州产,绵州出者佳。麝香,茂州出麝脐,霸州出散麝香,溪营产麝香。羌活,茂州贡。当归,茂州贡。还有五味子。

忠州直隶州:忠州产巴戟、黄连、天门冬、麦门冬。苦药子,忠州梁山军皆出,性寒去热,解一切毒。犀角,黔州贡。降香,酉阳州出。还有五味子、厚朴。

叙永直隶州:有黄精、苦练子、山药、五倍子。

松潘直隶厅:贝母,平番出,甘松无渣者佳,他处皆不及。五加皮,虹桥关出者佳,能治风湿脚气。大母药,雪山石块上出,有雌雄二种,出必双出,大补元气,故名,本草不载。当归,栀州、恭州、当州、悉州、松州产。大黄,当州产。

黄连,产栀州、恭州。麝香,松州贡,松州、当州、静州、恭州、栀州出。还有
鹿茸。

石砫直隶厅:有黄连、贝母;麝香,维州贡。①

四川药材还与全国各地贸易,如附子从四川北运陕辅、远达闽浙,充分反
映了四川药材商品化的特性。

(七)广东

广东人参,罗浮所产,与人参不类状,如仙茅。

黄精根,如子姜,俗名野仙姜。

地黄,广州土产。

胡黄,连恭曰:出波斯国。颂曰:今南海亦有之,初生似芦,干则似杨柳,枯
枝心黑,外黄。

当归,郭平县出。当归广南所产之。

钗子股,广中多虫毒,彼人以草药金钗股治之,十救八七,其状如石斛也。
金钗股,岭南多毒,家家贮之。生岭南南海山谷,根如细辛,每茎三四十茎。即
今之金钗石斛也。

吉利草,茎如金钗股,形类石斛,根类芍药。交广俚俗多蓄虫毒,唯此草解
之极验。

高良姜,陶隐居言:此姜始出高良郡,故得此名。即今高州也,其山高而稍
凉,因以为名。则高良当作高凉,今岭南诸州皆有之,春生茎叶,如姜苗而大,
花经紫色。②

红豆蔻,生南海诸谷,高良姜子也。

豆蔻,生南海,苗如芦叶,似姜。其花作穗,嫩叶卷之而生。花微红,叶渐
舒,花渐出。旧说此花食之破气消痰,进酒增倍。白豆蔻出伽古罗国,今广州
亦有之,不及番舶来者。肉豆蔻,生昆仑及大秦国,今岭南人家亦种之。春生
苗,夏抽茎,开花结实似豆蔻。③

---

① 常明、杨芳灿:《四川通志》卷74,《食货·物产》,巴蜀书社1984年版,第2421—
2443页。

② 阮元、陈昌齐:(道光)《广东通志》卷92,《舆地略十二·物产一》,1822年版,第178页。

③ 阮元、陈昌齐:(道光)《广东通志》卷92,《舆地略十二·物产一》,1822年版,第179页。

补骨脂，生岭南诸州，颂曰破故纸，今人多以胡桃合服。

蓬莪茂，即南中姜黄根也，海南生者名蓬莪茂。叶青，白色有花作穗，根如鸡子。酒研服之，治痛癣毒。

白茅香，生安南，如茅根。生广南山谷，合诸名香，甚奇妙。

排草香，状如白茅香，芳烈如麝，用以合香，诸香无及之者。出交趾，今岭南亦莳之。合香诸方，多用排香草根也，白色状如细柳，产广州、河南、扬州。香客每岁至广，收买此草捆截而北者，不可胜计。

蔼车，出海南山谷，凡诸树木虫蛀者，煎此香冷淋之，即辟也。

藿香，岭南多有之，人家亦多种之。

乌药，康州产。

禹余粮，废泷州产。①

牛膝，叶如夏蓝，茎本赤。江淮、闽、粤亦有之，不及怀庆者。

麦门冬，广州郭平县仿偏饶麦门冬。

半夏，广州郭平县出半夏。

留求子，形如栀子，棱瓣而两头尖，似诃梨，勒而轻。及半黄已熟，中有肉白色，甘如枣核大，治婴孺多疾。南海、交耻俱有之。②

何首乌，明州刺史李远云：何首乌以出南河县及岭南、恩州、韶州、广州、潘州、四会县者为上。康州、春州、高州、勤州、循州、晋兴县出者次之。交藤味，甘浊无毒，主五痔腰腹中宿疾疼气，长筋益精，令人多子能食益气力，长肤延年。一名野苗。一各交茎。一名夜合。一名地精。一名桃柳藤。岭南诸州往往有之。岭南诸州多有之，惟产罗浮者尤佳。雄者苗黄白，雌者苗赤，其生但远。夜则苗蔓交合，或隐化不见。

山豆根，生剑南，苗蔓如豆，广南者高尺余。石鼠食其根，故岭南人捕鼠，取肠胃曝干，解攻热。

黄藤，生岭南，状若防己。俚人常服此藤。欲食有毒。自然不发。③

① 阮元、陈昌齐：(道光)《广东通志》卷92，《舆地略十二·物产一》，1822年版，第179—180页。

② 阮元、陈昌齐：(道光)《广东通志》卷92，《舆地略十二·物产一》，1822年版，第181页。

③ 阮元、陈昌齐：(道光)《广东通志》卷92，《舆地略十二·物产一》，1822年版，第182页。

菖蒲,番禺东有涧,涧中生菖蒲,皆一寸九节。安期生采服,迁去但留玉鸟焉。罗浮山记,山中一寸十二节,坚芬之极。

香蒲,生南海池泽,四月采之。

石斛,荆州、温州有之。以广南者为佳,生石上者为胜。

地胆草出始兴,还魂草一名地胆叶,似芥以蛤试之,能起死回。生阳江山中,多有之。①

土落草,生岭南山谷,叶细长,味甘温,无毒。主腹痛,酒煎服。

无风独摇草,生岭南,五月五日采,诸山野往往有之。头若弹子,尾若鸟尾,两片开合,见人自动,性温平无毒。主头骨游风,煮汁淋洗。

布里草,生南恩州原野中。茎三四尺,叶似李而大。至夏不花,而实食之泻人,根皮甘寒,有小毒,治疮疥。②

石黄香,一名陈思炭,蔓生如小豆,根及叶辛香,主解诸药毒。

衡洞根,生岭南及海隅。苗蔓如土瓜根,主一切毒气及蛇犬伤。取根磨服之,诸毒患皆吐出。

马鞭草,苗似茆芽捣汁饮之能消症瘕。

木馒头,以形似名,蔓生土墙或延于树中,有白汁。妇人乳少,蒸糕服之,最验。七叶一枝花,可解毒。③

接骨草,出封川、阳江,一名四季花,茎绿而圆,叶似指而尖,花白。跌伤骨节,捣烂敷,可以接骨,本草不载。

九里明,煎水可疗苍毒。④

五子树,潮阳五子实如梨,而五核治金疮及霍乱。⑤

丁香,生交广南番。丁香树高丈余,木类。桂叶似栎叶,花圆细黄色,凌冬不凋。其子出枝蕊,上如钉,长三四分,紫色。其中有粗大如山茱萸者,俗呼为母丁香。⑥

---

① 阮元、陈昌齐:(道光)《广东通志》卷92,《舆地略十二·物产一》,1822年版,第183页。
② 阮元、陈昌齐:(道光)《广东通志》卷92,《舆地略十二·物产一》,1822年版,第184页。
③ 阮元、陈昌齐:(道光)《广东通志》卷92,《舆地略十二·物产一》,1822年版,第185页。
④ 阮元、陈昌齐:(道光)《广东通志》卷92,《舆地略十二·物产一》,1822年版,第186页。
⑤ 阮元、陈昌齐:(道光)《广东通志》卷92,《舆地略十二·物产一》,1822年版,第196页。
⑥ 阮元、陈昌齐:(道光)《广东通志》卷92,《舆地略十二·物产一》,1822年版,第209页。

乌药,今台州、雷州皆有之。木似茶槚,高五至七尺,叶微圆而尖,面青背白,有纹。四、五月开细花,黄白色。六月结实,其子如冬青子,其仁香而苦。①

(八)广西

广西地处岭南一带,温暖、潮湿的气候使全区药物资源丰富,品种繁多。各种药材有生金、丹砂、土坑砂、水银、沉水香、蓬莱香、鹧鸪斑香、笺香、光香、沉香、香珠、思劳香、排草、槟榔苔、橄榄香、零陵香、麝香、风狸、石鼠、山獭、蚺蛇、嘉鱼、红豆荔花、使君子花、曼陀罗花、木竹子、芭蕉、山韶子、甘剑子、橹罟子、罗晃子、璕瑂、风膏药、铜鼓草、都管草、胡蔓藤、鸡桐叶、风膏药叶、龙涎、钦香、石蟹石虾、桃榔、木馒头、蛆草,共计48种。②

广西有几种药材在当地地方志中记载详细:使君子,花出各土州、土司。花蔓生作架植之,夏开一簇,一二十葩,轻盈似海棠;③山獭,出宜州溪峒,俗传为补助要药。峒人云:獭性淫毒,山中有此物牝兽悉避去,獭无偶抱木而枯,峒獠尤贵重。云:能解药箭,毒中箭者,研其骨少许,傅治立消。一枚值金一两。人或求买,但得杀死者,功力甚劣。……世传补助奇僻之品,有所谓山獭者不知出于何时?谓以少许磨酒饮之,立验。然本草医方皆所不载,止见桂海虞衡志云:出宜州溪峒。今方术之士售伪以愚世者,类以鼠璞、猴胎为之。周子功尝使于大理,经南丹州,即此物所产之地,其土人号之曰:插翘极为贵重,一枚值黄金百两;④草犀,那地土州出,独茎对叶,形若灯台,根若细辛,解毒则功若犀角;何首乌,东兰有黑、白二种;水罗葡,治绞肠痧及泄;马槟榔,能驱瘴;都管草,一茎六叶,辟蜈蚣蛇,叶似土当归;重台根,似羌活,头岁长一节,苗高一尺许,各州县出;三七,南丹那地各土司俱出;鹅抱,出宜山河池,蔓似大豆附石而生,其根形似莱菔,大者如三升器,小者如拳,能解蛮箭药毒;⑤金不换,旧作三七草;千年健,出各土司,永顺颇佳;木脚子,磨醋涂疮良;五加皮,出大曹驿良;

---

① 阮元、陈昌齐:(道光)《广东通志》卷92,《舆地略十二·物产一》,1822年版,第210页。
② 范成大:《桂海虞衡志》,载《景印文渊阁四库全书》册589,台湾商务印书馆1984年版,第370—383页;周去非著,杨武泉校注:《岭外代答校注》,《中外交通史籍丛刊》,中华书局1999年版,第241—365页。
③ 谢启昆、胡虔:(嘉庆)《广西通志》卷90,1801年版,第334页。
④ 谢启昆、胡虔:(嘉庆)《广西通志》卷90,1801年版,第335页。
⑤ 谢启昆、胡虔:(嘉庆)《广西通志》卷90,1801年版,第336页。

无名异,产宜州,每生于石上,形似石灰,嚼之如饧大者。如弹丸,小者黑石子,收湿气,消肿毒、疤痕。① 石鼠,专食山豆根,宾州人以其腹干之,治咽喉疾,效如神,谓之石鼠肚;金蛇,一名地鳝,出宾州,大如中指长尺许,登木饮露,体金色,照日有光。又白色者,名锡蛇,解中金药毒;苦地胆,治毒苍即效,九土司出;薏苡,出西隆、西林;②石柏,生海中,一干极细,上有一叶,宛是侧栢扶,束无小异,根所附着如乌药,大抵皆化为石也。此与石梅虽未详,可以入药。③

现按广西各府州所记载的药材,胪述如下。

平乐府:茨,各州县出。降香,平乐县出。陵零香,修仁出。肥儿草,能治小儿诸疾,且疗痧胀。黄精,各州县出,俗名野仙姜。接骨草即土牛膝,又名四季花,茎绿而圆,叶长而尖,跌伤骨节,捣烂敷之,立效。三七,恭城出,其茎七叶三,故名,根形似白芨有节,味微甘以末掺猪血中,化为水者真。羊桃,名三敛子,一名五敛子,以其觚棱而分也,色青黄,味甘酸,内有小核,能解肉食之毒,有人食猪肉,咽喉肿病欲死,仆饮肉汁亦然,人教取羊桃食之,须臾皆起,又能解虫毒、岚瘴,土人蜜渍盐腌以致远。黄橄榄,味甘,温煮食,治酒毒,乌蛇浸酒,可治风藤,县出。白金瓜,出苍梧、长洲,春花、夏实、秋熟,九蒸、九晒,用以浸酒,能润肺。石羊血,能疗跌打损伤,石羊色黑,类人家羊而蹻捷,其角烧纸为火罐,能收头风,其皮作褥,可愈筋骨、疼痛。桑寄生,五岭以南绝无霜雪,最宜树,树上多寄生,即山海经所谓寓木也,而桑寄生以入药名独著梧之长洲,饶有之,采时须令并桑枝摘取,不尔即杂以他木莫可辨,桑寄生出苍梧、长洲者佳。艾,出容县乌石潭。九里明,作饮,可解热毒,瘳目疾。金桔榄,藤本,叶大而尖,面青色,背灰色,生根低土中,春夏间,土人掘取,状如橄榄,内白外黄,遇红日曝干,治咽喉、齿口等症,亦解岚瘴,出藤县。千年健,渍酒,能祛风延年。蓝蛇,出陈家洞,首有大毒,尾能解毒,土人以首合药,谓之蓝药,毒人立死,取尾为腊,即可解。④

① 谢启昆、胡虔:(嘉庆)《广西通志》卷90,1801年版,第337页。
② 谢启昆、胡虔:(嘉庆)《广西通志》卷90,1801年版,第339页。
③ 范成大:《桂海虞衡志》,载《景印文渊阁四库全书》册589,台湾商务印书馆1984年版,第371页。
④ 谢启昆、胡虔:(嘉庆)《广西通志》卷90,1801年版,第341—353页。

浔州府:苓香,出平南朋化里内猺山。蛇黄,出平南厢一里蛇黄岭,土人掘山深至七八尺始有,以水磨之可消肿毒,今则罕观。土黄连,出白石山,其根名黄连芽。苦蔓草,贵县出。麝,自邑州溪峒来者,名土麝,气燥烈不及西番,比年西香多伪,杂一脐化为十数枚,岂复有香,南麝气味虽劣,以不多得,得为珍货,不暇作伪,入药宜有力。雄黄,出果化土州定西山。八角茴香,出左、右江蛮峒中,质类翘尖角八出不类。茴香,而气味酷似但辛烈,只可合汤不可入药,中州士夫以为荐酒咀嚼少许,甚是芳香,治膀胱冷气肿痛,杀鱼肉毒。缩砂蔤,岭南山泽有之,苗茎似高良姜,三四尺高,叶长八九寸,阔半寸已来,三、四月开花,在根下,五、六月成实,五至七十枚,作一穗状,似益智而圆,皮紧厚而皱,有粟纹,外有细刺,黄赤色。皮间细子,一团八隔可四十余粒,如大黍米,外微黑色,内白而香,似白豆蔻仁,七、八月采之,可调食味及蜜煎糖缠用。缩砂,本草作缩砂蔤,主消宿食,治痢疾。蚺蛇胆,可以入药,肉可以食。黑白牵牛,各州县出,白者贵。箭头风花,似箭镞,可治风,各州县出。红果草,有大、小二种,小者圆叶边,花其梗有软刺,可治牙痛。[1]

太平府:白檀,辛温气分之药,故能理胃气,调脾肺,利胸膈。紫檀,咸寒血分之药,故能和营气,消肿毒,治金疮。金盏草,即长春花,状如盏子,四时不绝,其药可治肠痔、血症。塞住药,思明出。金不换,各土州俱出,高不过三尺,叶厚而三叉,性凉味苦,筋骨闪挫,热酒浓磨敷之,立瘥,其治喉牙,功齐桔榄。硫黄,出黄泥坡。白花蛇,白质黑章,治疯癫。[2]

(九)海南

海南土产沉香、蓬莱香、斑香、笺香、生香、丁香、高良香等。[3]

(十)湖南

湖南湘乡、安化两县产硫黄。……长沙云母,服之不朽。……山药即薯蓣也,长沙山谷中有之。[4] 轸宿,峰北多生。地不容草,取汁同雄黄末调服之,大解蛇毒,以其滓敷伤处,虽蝮蛇、五步至毒,亦不加害,蛇药甚多,其效至速不出

---

① 谢启昆、胡虔:(嘉庆)《广西通志》卷90,1801年版,第354—366页。
② 谢启昆、胡虔:(嘉庆)《广西通志》卷90,1801年版,第367—374页。
③ 赵汝适:《诸蕃志》卷下,中华书局1985年版,第40页。
④ 卞宝第、李瀚章:(光绪)《湖南通志》卷60,1885年版,第692—696页。

此草。金露盘,生南狱幽阴处,采之顿黑,闇所隐隐,有光经年不干。仙方内载此草,通灵罕有用者。长发草,衡山瑰霄峰最多,凡折一茎,其中皆如细丝,毫毛不见,火为末,以清油涂头上,可令发长。

南岳产诸香,有降真香、山檀香、青木香、石乳香、罗汉香、黄连香、兜蒌香、枫香。南岳也产芍药、罂粟、菊花、山栀、白芷、柴胡、山豆根、秦艽、禹余粮、仙灵脾、云母、黄药、白药、乌药、石菖蒲、良姜、五味子、大风藤、麦门冬、狗脊、香胶、漏庐、白芨、仙茆、白术、桂辛、山慈姑、茱萸、川芎、续随、罂粟、藁本、茯苓、天南星、紫金藤、大黄、半夏、当归、蒴藋、瞿麦、菊花、马兜铃、百合、细辛、兔菟、草薢、五倍子、瓜蒌、续断、千年闰、木贼、茵草、卷柏、贯众、蕙苡、海金砂、石发、菩提子、茶萝、太青、天门冬。①

衡州有乌药。龙须草,生衡山阴岩石上。马鞭草,衡山有之,苗类益母而茎圆高二三尺。来阳县有龙石山,山上多石斛,精好如金钗。衡山天柱峰有香冈周数里,多生香白芷。衡山药品以何首乌为上,其大者尤佳,相传何首乌小儿形者可以出神游戏,服之延年。地榆,出衡山,二、八月取,可作金创膏。衡山黄精,其品之佳者,旧传服之延年,今土人制卖者,半良姜也。衡州南灵鹧鸪,解岭南野葛诸菌毒及辟瘟瘴。② 宁远修真第一坛,产茜草,长尺余,如虎须。九疑山,汉末有张正礼服黄精,魏时有冶明服泽泻。乌荙草,生九疑山谷,零陵川谷营宝生焉。零陵出苣胜子。江华出砒、出巴豆。道州土贡犀角。③ 新化熊胆山出麝香。望云山多产蕨。④ 洞庭之山其草多,葰蘼芜芜、芍药、川芎。平江出木耳,天岳山出石耳,福石山出竹蕈,太平山产石菖蒲、黄精。岳州出木鳖子,临湘古仙岩出石乳、乌药。⑤ 平江幕阜山周围五百里无秽草,甘杞、香芎之属可入药。⑥ 武陵府境出黄精,食之长生。⑦ 武陵府境出白花菜、萱草,府境又出蒟酱,俗名鬼芋,叶如天南星,子如桑葚。木鳖子,出朗州。朗州

① 卞宝第、李瀚章:(光绪)《湖南通志》卷60,1885年版,第701页。
② 卞宝第、李瀚章:(光绪)《湖南通志》卷60,1885年版,第702页。
③ 卞宝第、李瀚章:(光绪)《湖南通志》卷60,1885年版,第707页。
④ 卞宝第、李瀚章:(光绪)《湖南通志》卷60,1885年版,第709页。
⑤ 卞宝第、李瀚章:(光绪)《湖南通志》卷60,1885年版,第712页。
⑥ 卞宝第、李瀚章:(光绪)《湖南通志》卷61,1885年版,第713页。
⑦ 卞宝第、李瀚章:(光绪)《湖南通志》卷61,1885年版,第715页。

土贡犀角。① 沅陵出银杏、芍药。酉阳山中有甘谷,谷中皆菊花坠水中,居人饮之多寿,有及 150 余岁者。溆浦出茜草。辰州土贡黄连、黄芽。辰溪出黄柏、黄精、薄荷、茱萸、半夏、何首乌、五加皮、车前、五棓、荆芥、紫苏。辰溪药草有不见方书,而为民间常用,山猺出鬻者如过冈龙、过墙风、三两金、三两银、山乌龟、地蜈蚣、金不换、冒娘藤、隔山消、见风消、五爪风、五叶苗、夜关门、独脚莲、八负莲、算盘子、龙头草、难舌草、羊屎草、接骨草、箪子风、锯齿草、千年矮、退血草、犁头、草锡、皮草等,种类甚多。②

永顺宣慰司出降香、麝香、茜草、通草。溪州、开元贡黄连。永顺府出五倍子,溪州土贡犀角。③ 鸡血藤,熬膏治血疾,产滇之云州、黔阳,猺岗中亦有之,尝转货于会同等县。奖州、溆州土贡犀角。④

永绥出疟疾虫,可以止虐。⑤ 山姜花,茎叶与姜无异,根不堪食,叶间吐花作穗,如麦粒,软红色。蒵含草、木疏煎服之,治冷疾,出九真、交址,此物吾郴有之,乡人醋浸作菜菇。桂东出芍药。宣章出茜草。桂阳郡万寿山灵寿草仙方云,服之不死。沣州贡蜀漆,以草木考之皆药名也。则赤钱当亦药名,而本草未载,或曰节赤箭之别名赤箭,天麻也,其茎如箭根,如芋魁。⑥

(十一)湖北

酸枣,生荆楚川泽及人家田园中……俗谓之灯笼草,能涤烦热。

零陵香,湖广诸州皆有之,案零陵香节蕙草《别录》谓之熏草,能治心腹恶气、伤寒、头痛、鼻塞诸疾。

荆三棱,生荆楚地,故云荆三棱。……今荆襄江淮间皆有之。

沙蓬,江淮荆湖州郡皆有之,随州出,麻城、广梅、安陆、襄阳、郧县、竹山、江陵均产此。

木鳖子,湖广诸州皆有之,长阳县出。

白敛、前胡,江淮及荆襄诸州皆有之。

---

① 卞宝第、李瀚章:(光绪)《湖南通志》卷 61,1885 年版,第 715 页。
② 卞宝第、李瀚章:(光绪)《湖南通志》卷 61,1885 年版,第 719 页。
③ 卞宝第、李瀚章:(光绪)《湖南通志》卷 61,1885 年版,第 720 页。
④ 卞宝第、李瀚章:(光绪)《湖南通志》卷 61,1885 年版,第 724 页。
⑤ 卞宝第、李瀚章:(光绪)《湖南通志》卷 61,1885 年版,第 726 页。
⑥ 卞宝第、李瀚章:(光绪)《湖南通志》卷 61,1885 年版,第 728 页。

泽泻,江淮间皆有之。

香薷,生山野间,荆湖南北皆有之。香薷亦可为菜,李时珍云:中州人多种之以充蔬品。

决明,湖南北人家所种甚多,此马蹄决明,也能疗目疾,与草石二决明同名异物。

石南,湖南北甚多。石南生山石间向阳之处,其叶可充茗及浸酒饮之,能愈头风,一名风药。

射干,即扁竹叶,扁生如侧掌,形有紫花、黄药、碧花三种。多生江南、湖广平陆间,是楚地通产,唯襄阳有之。

细辛,叶圆如马蹄者良,江南、荆湖俱有之。沈括《梦溪笔谈》言:细辛出华山真者颇难得,东南所用皆杜衡。此即杜衡一名马蹄。香俗所云:马蹄细辛者也。《笔谈》又言:襄汉间有一种细辛,极细而直,色黄白,乃是鬼督邮,非细辛也,此尤不可不辨物品。细辛,出房县,恐仍杜衡督邮之类耳。

乌药,吴楚山中极多,人以为薪。崇阳亦有乌药,当柴之,谚盖通产品。蒲圻有之,则他邑以其贱,而未肯呈送也。

豨莶,楚人呼猪为豨,呼草之气味辛毒为莶。此草气臭如猪,而味莶螫,故谓之豨莶。此通产品,唐时成汭为荆州节度使,有进豨莶丸表。

麦门冬,楚名马韭,来凤有此,实亦通产也。

豨苓,韩昌黎诗注豨苓猪苓也,楚人谓猪为豨。此枫树所结之苓也,各处通产,以皮黑肉白而实者为佳。

败酱,出江夏川谷间,花黄,根紫如柴,胡攻暴热、痈肿及产后诸疾,八月采其根。

山栀,武昌、旧江、夏县、蒲圻、江陵出。江陵府贡,荆州土产。栀子出江陵,是其所产,较武昌、蒲圻当尤盛。

威灵仙,鄂城、南漳出,此药他县亦多有之。

紫苏,鄂城、麻城、安陆出。此通产品,鹤峰州署后圃种者最佳。

野党薓,鄂城、阳新出。隋县谓之土浸,土人薓各地皆产。

尾薓,阳新、光化、宜昌出产。玉竹出产,鄂城、嘉鱼、蒲圻、蕲水、麻城、黄梅、隋县、当阳、襄阳、南漳、保康、秭归诸县出产。

防党薓(房薓),房县、竹山、兴山、建始、咸丰出。按此乃《本草从新》所云防风、党薓非因出房县而谓之房薓也。《从新》云:防党根有狮子盘头者、真硬纹者、伪翁有良辨。误云:党薓横纹有类防风,故名。防党江南徽州等处呼为狮头薓,因芦头大而圆凸也。今房县志有狮头党薓,可知其所产为防党,而册误谓之房浸矣。

草麻子,鄂城出,蕲水、隋县、钟祥、襄阳、谷城、宜昌亦产之,草麻旧仅入药。

女贞子,鄂城出,此本经上品药,各处通产,乃今蜡树子,非冻青树子也。

枸杞,嘉鱼出,此亦上品药,各处通产,其根节地骨皮。

淡竹叶,蒲圻出。

天花粉,蒲圻、安陆出。花粉即括蒌根也,与淡竹皆通产。

白芷,崇阳出,白芷本草经作茝,说文云茝楚谓之蓠,亦谓之药。

川芎,崇阳、竹山出也。又出雨山诸处,皆楚地通产。

桂枝,崇阳出,桂枝即牡桂之细薄者,本出粤西及岭南,徼外诸国。而崇邑有之,特产。

桂皮,南漳、宜昌出。襄阳府志云:山桂皮出均州。按《本草纲目》言:山桂即天竺桂,又称月桂,乃木樨之别种,此桂皮即山桂之皮,非菌桂、牡桂类也。

香附,阳新、广济出,即莎草根也,处处有之。

银花,阳新、麻城、隋县、潜江、南漳、秭归诸县出。此即忍冬花也,亦处处有之。

冷水丹,即破铜钱草,用冷水嚼吞治疯犬伤。破铜钱即苹草药。

间茹,汉阳军土产。汉阳县出毒菌,号间茹,非茅搜也。

牛膝,复州、郢州土产,竹山亦有之。

狼毒,复州土产。

大戟、乌啄,复州土产。

九节蒲,菖蒲洞在汉阳县产,菖蒲皆一寸九节。旧出九真山泉中,今无。长阳有菖蒲,溪中生九节菖蒲,石菖蒲出黄梅县。

枳壳,出汉阳县东至山,随州土产枳实壳实本一物。

南星,出汉阳、黄梅、荆州。此通产品,他县仍多有之。

半夏,出黄陂、塔河滩者最胜。阳新、黄安、黄梅、广济、安陆、随县、应城、钟祥、潜江、荆门、光化、谷城、江陵、监利各县皆产此。

桔梗,黄陂、孝感、德安各县俱出。鄂城、孝感、蕲水、麻城、黄安、黄梅、安陆、随县、应山、钟祥、当阳、襄阳、南漳、郧县、郧西、宜昌皆有之,通产品。

连翘,黄州土产,黄州贡。安陆、随县、郧西皆有之。

柏子仁,斩水县出。

薄荷,麻城出,薄荷人多栽莳,吴、越、川、湖人多以代茶。

荆芥,麻城、江陵出。

白艾,麻城县出,出麻城龟峰山。

蕲艾,艾以蕲州者为佳。

千年艾,出武当太和山,小茎高尺许,根如蓬蒿,叶长寸余,无尖桠,面青背白,三伏日采,叶曝干,羽流以充方物。

天蘥冬,麻城、安陆、钟祥、襄阳、南漳、郧县俱出,亦通产物也。

茯苓,罗田专产,蕲水、黄梅、南漳亦有之。此皆种苓山,民截松树埋土中,所生真茯苓。松根脂液结成者有赤白两种,大者如拳重或至数斤,来凤有之。

黄精,罗田专产,荆门州出,黄精是均产者,尤为上药。鄂城、当阳、宜昌并有之。

苍术,罗田专产,德安各县俱出,出京山,阳新、麻城、黄安、黄梅、广济、随县、钟祥、当阳、襄阳、杀城、郧县、房县、郧西、保康均产之。黄州山中苍术甚多,就野买一斤数钱,人不贵重,至以熏蚊子,是此物黄冈尤盛。

白术,出唐家山,形如鹅头者尤胜,苏杭人买之价重,此野生之术,乃特产也。

地榆,蕲州人呼为酸赭,此通产药物,出郧县。

贯众,黄梅出,荆襄间亦多有之。

苦蘵,黄梅出,陶弘景云:处处有之。

石韦,黄梅、郧县出。出建平者,叶长大而厚。

伸筋草,黄梅出,他县亦通产。

钩藤,黄梅县出。

龙胆草,广济谷城出。

返魂草,广济出,返魂草即紫苑,紫苑出汉中、房陵山谷。

木天蓼,生山谷中,今安州作藤蔓叶,似柘花,白子如枣,许无定形,叶辛噉之,可当姜蓼。

景天,安陆县出,七月采花苗,阴干,极利疮科,一名救火,俗呼独脚莲。

分精草,安陆县出。

桑白皮,安陆县出。

杏仁,安陆、宜城、南漳、谷城、宜昌皆产之。

白芨,安陆、郧县出。

木通,安陆、随县出,宜昌、兴山、建始亦有之。

南沙根(南蛇根),安陆、兴山出,一作南蛇根。

覆盆子,随州贡,荆州亦贡覆盆。

蒲黄,随州土产。

丹蔘,随州有之,郧州土产,鄂城、麻城、黄梅、随县、郧县、保康皆有之。

旋覆花,随州出。

金樱子,随县、襄阳、南漳出。

红柴胡,随县、襄阳、宜城、南漳、谷城、郧县、郧西、兴山皆产之。

石斛,石龙山在应山县东北,出石斛,如金钗。石斛今荆襄又有一种,似大麦,累累相连,头生一叶,而性冷名麦斛。一种根大如雀髀,叶在茎端,名雀髀斛。荆州亦有之。金钗斛出郧、房二县。石斛生大壑、泉石中,各郡皆产。有金钗、珍珠、竹石三种,要以钗形者为尤胜也。

贝母,出荆州、襄州者佳。江陵府、郧州、随州皆有之。此药虽襄郧并有,要以荆襄为尤胜也。

通草,生石城山谷,正月二月采,根阴干。石城即今安陆府治,三国时吴置也。通草出远安、枝江。

卷柏,钟祥县出,上品药。陶弘景云:丛生石上,细叶似柏,屈藏如鸡足,青黄色,盖苔类也。崇阳县亦有之。

紫金牛,钟祥县出。

粉葛,钟祥县出,葛根可为粉,处处有之。

莲须,钟祥县出。此即莲蕊之须也,《三因诸方》多用之。

鹤虱,钟祥县出,此即天名精子也。江、淮、衡、湘皆有之。

苍耳,钟祥县、安陆县枲耳出,枲耳即苍耳也。

玄胡索,钟祥出。此药生奚国,从安东来。李氏纲目谓今惟二茅山西上龙洞种之,钟邑有此,盖亦特产也。

鬼白,生深山崖石之际,叶如草麻,荆州、当阳县、峡州、远安县、襄州、荆山县山中,并贡之,亦极难得。

萆薢,荆门出,八月采,根能治腰痛。峡州、荆州诸郡皆有之,作蔓生叶,似山薯花,有红、黄、白数种,根多节,三指许大,春秋采根,曝干用。

上清丸,荆门县出,沙洋上清丸颇得制法,其地有井,水性殊异,故以之浸药,功力独胜,亦犹阿胶之必须东阿井水也,今制丸之家在荆门城外。

罂粟壳,当阳县出,罂粟壳无毒,今取其浆汁煎炼成膏服之,辄能杀人。

构子,当阳、房县、来凤、咸丰并出,构乃木名,其实本草谓之盐麦子,能降火化痰,滋肾润肺,治喉痹疟痢,天行寒热诸病。构木生丛林中,五、六月有小虫如蚁食其树汁,老则遗种,结小球于叶间。初甚薄弱,渐渐长坚大或如拳,小者亦如菱芰,圆长不等。始青绿色,久则变黄耳,壳坚脆,其中空虚,有细虫如蠛蠓。山人于霜降前采取,蒸杀货之名为五倍子,倍乃构之,讹然。实非构树所结之子也,近闻欧西人购其虫为药,郧房间种构者颇众。

槐米,当阳县、均州出,槐米即其花之未开者,处处有之。出荆山之谷即南漳荆山。桃仁,当阳、宜城、谷城、郧西各县出。

仙茅,远安县出。

大黄,远安县、鄂城、兴山出。

红花,远安县、枝江、江陵出。

防风,出彭城、兰陵县即近琅邪者次出,襄州亦可用。

小檗,生山石间,所在皆有襄阳、岷山东者为良,一名山石榴,其树叶枝与石榴无别,惟花异子细黑,圆如牛李子、女贞子。

大空,生襄州山谷中,作小树抽条,高六七尺,叶似楮而小圆厚,根皮色赤。此树根皮主治杀三虫,捣末和油涂发,虮虱皆死。

防葵,襄阳、望楚山东及兴州西方有之。惟出襄阳,他郡不闻。

蛇床,以襄州者为良。

缩砂,襄州土产。

茵陈,襄阳县、均州出。

紫花、地丁,宜城县出,处处有之。

蒺藜、神曲,宜城县出。

独活,南漳县、均州出。

当归,南漳、光化、竹山、建始、宜城出。

天麻,南漳、谷城、竹山、保康、秭归、均州诸县出。

牵牛,南漳县、均州、枣阳出。

赤芍,南漳县、枣阳出。

藜芦,山南东西州郡皆有之,均州者尤佳,三月生苗叶,似初出椶心,又似车前茎,似葱,白青紫色,高五六寸。花肉红色,根似马肠,长四五寸。二、三月采根阴干,均州土俗亦呼为鹿葱。

朱砂根,生深山中,今惟太和山人采之。苗高尺许,叶似冬青,背甚赤,夏月长茂,根大如筋,亦赤色。

九仙子,出均州、太和山,一根连缀九枚。大者如鸡子,小者如半夏,白色。二月生,苗蔓高六七尺。叶如乌桕,而扁短。六、七月开碎花,黄色。结实丛簇,如谷精草子。

隔山消,出太和山,白色,主腹胀积滞,长阳县亦有之。

茅香,太和山出。

万年松,太和山出,玉柏生石上,如松高,五六寸,紫花。用茎叶入药,主轻身益气止渴。此即石松之小者,采置盆中养数年不死,人皆呼为千年柏、万年松。

淫羊藿,出均州。

石灯心草,均州出,吴人栽莳之他处,野生者不多有。

黄柏,谷城出,房州土产。

漏芦,郧县出,漏芦俗名夹蒿,茎叶皆似白蒿,花黄生荚,长似细麻之荚。七、八月皆黑,异于众草蒿之类也。为疡科要药,下湿地多有之。

雷丸,房州土产,竹之苓也,无有苗蔓,皆零无相连者。

常山,出房州,树高三四尺,根似荆根,黄色。

黄芩,房州土产,生秭归川谷者佳。

桑寄生,房县、保康出。

黄连,房县、竹山、兴山出。黄连江湖、荆夔州郡皆有之。而以宣城九节者为胜,施黔次之。施州贡。黄连今施南所属,各县皆有。黄连则施黔所产,较房竹尤盛。

胡黄连,房县出,胡黄连旧出波斯、南海、秦陇间,近亦有之,今出房县,亦特产也。

厚朴,房县、兴山、咸丰、来凤、利川、建始出。出建平、宜都,皮厚肉紫色为好,壳薄而白者不佳。江淮、湖南山中往往有之,亦楚地通产物也。

菟丝子,竹山县出,他邑亦有之。

升麻,保康县出。建平亦有,而形大味薄,不堪用。则施、宜二郡亦产之。

女青,女青蛇衔根也,又一种根形,似续断茎,叶至苦,出荆州。

地肤,生荆州、平泽及田野,八、十月采实,阴干。近地皆有之。

赤车使者,生荆州,根紫如蒨根,二、八月采。赤车使者苗似香菜,主治风冷、邪痓、蛊毒、症瘕、五脏积气。

泽兰,荆州、随州皆有之。齐安人呼为风药。

大青,荆南诸州皆有之,春生青紫,茎似石竹,苗叶花红,紫色似马蓼,亦似芫花。三、四月采茎,叶阴干用。

乌梅,江陵府贡,江陵贡乌梅肉十斤。

石龙芮,江陵府贡,荆州产。

甘草,荆州土产。

铁丝草,江陵县出,金丝草治痈疽、疔肿及诸血症,即铁丝草。

铁棉草,江陵县出,萹蓄俗呼为铁棉草,此或即萹蓄也。铁线草能疗风消肿毒,与此称名相近。

杜仲,出宜都、建平,状如厚朴,折之而多白丝者佳。出峡州大山中,罗田、当阳、南漳、谷城、郧县、房县、保康、竹山、枝江、兴山、咸丰皆有之。

巴戟天,出宜都、建平,根状如牡丹而细,外赤内黑,用之打去心。出归州即古建平郡也。江淮州郡亦有之。

天雄,似附子而细长至三四寸,宜都佷山(今长阳)者最好,谓为西建。天雄亦出建平,故云西建。

附子,天雄、乌头、附子三种本出建平故谓之三建,乌头即乌喙。乌头之长者为天雄,其旁出附生,大者为附子,小者为侧子,本同种而形性略殊也。

防己,出宜都、建平,而青白色,虚软者好,黑点木强者不佳,服食亦须之。

五加皮,荆州府城东门外画扇峰产者最良。加皮旧以宜昌所出为上,峡州贡。荠苨,即甜桔梗,本草之杏叶沙蔓也,最能杀毒,根苗皆可食。

杜若,峡州贡,夷陵出,杜若出峡州者甚好。楚地山中时有之。唐时峡州曾充贡,此神农上品,治足、阳明、太阳诸经要药,而世不知用。

蠡实,宜昌府志东湖出,蠡实即马蔺子,一名荔实,月令仲冬荔挺出,荔马蔺也即谓此物。

吴茱萸,宜昌、咸丰出。

五味子,第一出高丽,多肉而酸甜。建平者少肉核形不相似,味苦亦良。

黄耆,兴山县出,楚地旧不出耆,此特产也。

何首乌,兴山县出,他县亦多有之。

续断,兴山县出。

见肿消,兴山、长阳出。此药生筠州,春生苗叶,茎紫色。高一二尺,叶似桑而光面,青紫赤色,主一切肿毒。

九龙盘、佛顶珠,长阳县出。

海金沙,鹤峰出,海金沙生山林下,茎细如线引于竹木上,高尺许,叶如圆荽而甚薄背,面皆青上,多皱文,皱处有沙子状,如薄黄粉,赤黄色,其沙及草皆入药,他县志亦有之。

木药子,施州贡,施州所贡唐谓之药实,宋谓之木药子,有黄、白两种。

黄药子,原出岭南,今夔、峡州郡亦有之。出施州者谓之赤药,叶似荞麦,七月开白花,其根湿时红赤,曝干即黄白药子,施州亦有。江西出者,叶似乌桕子,如绿豆。治马热病用之。施州有白药、小赤药,赤药即黄药也,今远安、兴山、长阳、诸志并有之。

刺猪苓,施州一种刺猪苓,蔓生其根,状如菝葜,而圆大若鸡鸭。子连缀而生,远者离尺许,近或数寸。其肉软可生啖,有赤、白二种,入药用。刺猪苓即土茯苓也。

大木皮,生施州,四时有叶,无花,其皮味苦涩,性温无毒,采无时,治一切热毒气。

旋花,施州出,一种旋花,粗根大叶,无花不作蔓。

崖椶,生施州石崖,苗高一尺以来,其状如椶,四时有叶,无花。土人采根,去粗皮入药用。

半天回,生施州,苗高二尺以来,赤斑色,至冬苗枯,土人夏月采根,味苦涩,性温无毒。

野兰根,生施州,丛生,高二尺以来,四时有叶,无花。其根味微苦,性温无毒,采无时。

紫背金盘,生施州,高一尺以来,叶背紫,无花,土人采根用。

降真香,一名鸡骨香,本出南海,今施州亦有之。

松香,咸丰县出。①

(十二)贵州

贵阳府:蕨,生山地中,白者为薇,紫者为蕨,善治之。天门冬,是处皆有,甚肥大。山药,出山谷中,土人钁地以取,味甚甜美。前胡,遍生山麓间,春初吐叶。土人采为根,即前胡。菖蒲,一名尧韭,又名昌阳,一寸九节,生石上者可入药。羌麻,多刺生于泽畔,土人采以沃汤,可疗疯瘃。还有益母草、何首乌、五味子、车前草、枸杞子、地骨皮、麦门冬、小茴香、香附子、山茨菰、五甲皮、旱莲草、金银花、荆芥、薄荷、桔梗、紫苏、薏苡仁、半夏、黄精、木通、瓜蒌、白芍、牛膝、常山、苍耳、沙参、续断、蒲公英(即地丁草)、茯苓、黄檗、陈皮、青皮、厚朴、枳壳、茱萸、芍药、木香、罂粟、木姜子、降真香。

平越府:黄精:出黄平,俗名山生姜姜,制服之,轻身延年。还有何首乌、南星、黄檗、木香。

都匀府:银杏、百合。

思南府:银杏、黄连、茱萸、菖蒲。

黎平府:木耳、茯苓、降香、青皮香。

大定府:茯苓、丹参、黄芩、山楂、薏苡仁。

---

① 张仲炘:《湖北通志》《舆地志二十三·物产二·药类》,1921年版,第1—8页。

南笼府:雄黄。①

(十三)浙江

浙江省地处我国东南沿海,属中亚热带地区。陆地面积 10.18 万平方公里,山地、丘陵占陆地总面积的 70.4%,有天目、会稽、四明、天台、括苍、雁荡、仙霞诸山;平原、盆地占 23.2%;湖泊、河流占 6.4%。全省气候温和,雨量充沛,中药材资源丰富,是中药材主要产地之一。最早的药学专著《神农本草经》就记载了浙江所产的附子、乌头、芍药、牡丹皮、黄连、升麻等 8 种毛茛科药用植物。浙江毛茛科药用植物约占全国的二分之一,总种数的四分之一;再如忍冬属药用植物,全世界约有 200 种,约 100 种,浙江就有 14 种,1 亚种,4 变种;浙江前胡资源总蕴藏量约占全国资源总蕴藏量的 65%。据浙江省中药研究所调查,浙江舟山群岛、杭州西天目山等地都是天然的药用植物资源的宝库,其中生长着不少珍稀、濒危药用植物如银杏、三尖杉等。南宋时期,浙江药学突飞猛进,是古代浙江药学发展的重要时期,其特征是蛰居临安的南宋朝廷重视京城临安等地的药业发展,致使浙江境内药材种植面广、药材丰富、药市和药店栉比鳞次、制药工场规模较大、药膳风俗盛行,大有独领全国风骚的势头。

浙江的道地药材很多,但其中以"浙八味"最为有名。"浙八味"实际上是指白术、白芍、浙贝母、杭白菊、延胡索、玄参、笕麦冬、温郁金这八味中药材,由于其质量好、应用范围广及疗效佳而为历代医家所推崇。早在汉代著名医学家张仲景的《伤寒杂病论》中就有 58 处运用"浙八味"。明代著名药学家李时珍在《本草纲目》中引宋代的《图经本草》说:"白术生杭、越。"可见"浙八味"早已驰名中外。北京同仁堂、上海雷允上、杭州胡庆余堂等一些名老药店,都选购"浙八味"作配方用,"浙八味"在浙江的栽种已有悠久的历史。

由于药材的商品化,导致南宋浙江民间采集种植药物活动十分活跃,将药用植物作为一项重要的经济作物加以栽培遍及全省各地,产量高、质量优的道地药材如白芷、白芍、白术等在浙江省内遍地种植。还有一些药圃留芳史册:

---

① 鄂尔泰、靖道谟:《贵州通志》册 571,《钦定四库全书》卷 15,台湾商务印书馆 1878 年版,第 402—406 页。

"余杭县大涤山,在县西南十八里。药圃在大涤洞东山之前,夏侯天师种药于此,芝畦术坞,百药之植,靡所不有……常施药于廓,随缘深浅……今四山生草药六十余种,圃足迹犹存。"①临安"吴山上有采芝岩,岩下有一丈多土地,土肥可莳黄精诸药,名栽药圃"。②

有些药材多地生长,如宁波、湖州地区盛产薯蓣,往往以山药或山薯蓣之名列为野生药材。临安、金华、台州、温州、丽水、湖州等地盛产参薯,"形如手掌名佛手山药"。浙江中部、南部山区盛产薯莨,形如柚圆、蔓生、红色、浸酒服,能活血。温州、湖州一带多产黄独(即土芋),煮食味甘而有药气,解毒去热嗽,是上好的中药材。温州地产黄精、石英、杜衡等药材。当然,南宋时期浙江药材高产区主要麇集在临安、瑞安、绍兴、庆元、台州、丽水、缙云等地。

1.临安(今杭州):临安今辖上城、下城、江干、西湖、拱墅、半山6个区,及萧山、余杭、临安、桐庐、建德、淳安7县。总面积1.65万平方公里,境内西南部群山起伏,东北部江湖密布,属亚热带季风湿润气候,全市四季分明,雨量充沛,年平均气温16.2℃,最适宜生长繁殖各类药材,资源极为丰富。尤以临安境内天目山,药源冠于江南,据《浙江省天目山药用植物志》载有药用植物1184种,历来有"天目药材千百种,更以红白最著称"之说(红指萸肉、白指于术),南宋范成大在《吴郡志》卷30中就详细记载:"杭之属邑,有白菊者,曰甘菊,一名家种以供蔬茹,叶淡绿柔莹,味微甘,咀嚼香味俱胜,撷以作羹及泛茶,极有风致"。③ 菊花在南宋152年间无论从临安志书和官编《惠民和剂局方》中都有白菊花种植、加工、疗效、食用、饮用等记载,可谓中药宝库。南宋时期临安在原有的中药材外,又出产了一些新品种。④ 如桑白皮、白芷、白术、芍药、五加皮、地榆、地黄、荆芥、罂粟、薄荷、紫苏子、麦门冬、天南星、白芨、香附

① 潜说友:(咸淳)《临安志》卷40,《药铺》,钱塘振绮堂汪氏仿宋本重雕本1830年版,第12—13页。

② 丁丙:《武林坊巷志》册3,浙江人民出版社1987年版,第83页。

③ 范成大:《吴郡志》卷30,载《景印文澜四库全书·史部》,台湾商务印书馆1984年版,第229页。

④ 周淙:(乾道)《临安志》,浙江人民出版社1983年版,第34—35页;潜说友:(咸淳)《临安志》卷58,《物产·药之品》,《中国方志丛书》《华中地方》第49号,台北成文出版社,1983年,第560—561页;《二十五史·宋史(上)》册7,上海古籍出版社、上海书店1986年版,第5485页。

子、何首乌、百合、牵牛、地骨皮、牛蒡子、地肤子、干葛、天花粉、杜兜铃、丹参、苦参、沙参、白鲜皮、石竹、白薇、藜芦、常山、萆薢、刘寄奴、葳灵仙、五倍子、茵陈、山药、黄菁、瞿麦、旋覆花、枸杞、草乌头、鬼箭、山豆根、茯苓、半夏、贯众、牡丹皮、杜仲、车前子、石燕子、秦皮、前胡、寒水石、枳实、续断、青蒿子、千年润、益母草、香薷、千金草、泽兰、蛇床子、钩藤、黄皮、地萹蓄、独活、升麻、苦楝皮、百部根、踯躅花、蒲黄、榆白皮、凤眼草、金星草、木通、覆盆子、黄连、延胡索、朱矿、蜡、云母、藁本、茱萸、菖蒲、芍药、牛膝、菊花、荻菩、瞿麦、乌药、白藓皮、花蕊石、云母、蒿本、菌芋、鬼臼、木鳖、地黄、牛膝、干姜、茱萸、钓藤、何首乌、藜芦、草乌、百部根、马兜铃、山蘋、黄精、香附子、石膏等。

南宋时，钱塘龙井口生产贯众。杭州寒水石软者寒水石，硬者石膏，生南高峰塔山下。钱塘人凿山取膏捣作齿药货用，浙人呼为寒水石，入药胜他处者。石钟孔，灵隐山石穴，昔有人入采钟乳。①

2.昌化县药材有前胡、南星、苦参、薄荷、草乌、栀子、杜仲、黄柏、寄生、艾、菖蒲、茱萸、香附、干葛、牛夏、紫苏、白芨、山楂、夏枯草、车前子、五倍子、桑白皮、青木香、金银花、女贞子、五加皮、益母草、天花粉、荆芥、独活、白术、射干、天门冬、细辛、威灵仙、黄精、凤眼草、鸡冠子、藁本、白头翁、玉竹、白茯苓、土茯苓、何首乌、木瓜、泽兰、牛蒡子、地骨皮、刘寄奴、黄连、百合、马鞭草、苍耳子、蛇床子、谷精草、青蒿、大小蓟、王不留行、瞿麦、篇蓄、茵陈、旋覆花、淡竹叶、蓖麻子、贯众、覆盆子、百部、括蒌、马勃、厚朴、合欢皮、蒲公英、金樱子、夜交藤、地丁草、白前、白薇。②

3.建德有款冬、半夏、菊花、地榆、白术、菖蒲、麦门冬、萆薢、芍药、瓜蒌、天门冬、枸杞、何首乌、苦参、地黄等 15 种药材。③

4.宁波有三白草、蓴、卷柏、苔、紫菜、海藻、薯药等 7 种药材。④

---

① 陈文騄、吴庆坻：《杭州府志》卷 79，《物产二》，民国十一年（1922 年）铅印本，第 14 页。

② 曾国霖：（民国）《昌化县志》，《建置·药之品》，浙江印刷股份有限公司 1924 年版，第 46 页。

③ 陈公亮、刘文富：（淳熙）《严州图经》卷 1，《物产·药》，《续修四库全书》册 704，上海古籍出版社 1996 年版，第 16 页。

④ 罗濬：（宝庆）《四明志》卷 4，《中国方志丛书》《华中地方》第 574 号，台北成文出版社 1983 年版，第 5123 页。

5.海盐县药材有黄箭子、百日子、芍药、木香、瑞香、萱草、栀子、木樨、佛手、银杏、白术、连翘、茴香、韭子、杏仁、龙脑、槐花、半夏、枳实、瞿麦、紫苏、荆芥、青蒿、赤小豆、良姜、牛膝、桑皮、车前子、枸杞子、香附子、天花粉、桑螵蛸、谷精草、麦门冬、黑牵牛、白僵蚕、香白芷、白茅根、密蒙花、紫苏子、羊蹄根、淡竹叶、马屁勃、海浮石、马鞭草、扁白豆、地锦草、密蒙花等。① 平湖医药学家背篓采药、行医卖药。

6.绍兴地区药物有白术、丹参、甘蕷、黄精。(嘉泰)《会稽志》记载药石部有紫石英、禹余粮、太一余粮 3 种,草部中有海藻、马兜铃、玉芝、忍冬、葛、菖蒲、葡萄、凌霄花、白觅、苦芭 10 种。②(宝庆)《会稽续志》记载有禹余粮、石燕、紫石英、蛇黄、紫苑、地黄、术、续断、五味子、白友、刘寄奴、蔓荆子、木肇子、细辛、黄精、黄蘖、厚朴、仙茅、卷柏等药物。③ 诸暨石鼓山多黄精、白术、吴萸、越桃。诸暨扁常山出紫石英。嵊县药物有钟乳、朱砂、禹余粮、云母石、石燕、荻菩、术、黄精、籍莫、帝皇、仙茅、葛蒲等 12 种。④ "嵊县出禹余粮,蓟训鬻之以疗疾,图经古废市在州南,舆地志曰,昔蓟训卖药于此中,彭祖服之而延龄,彭山在会稽县北。典录云:彭祖隐居之城。葛迁饵之而飞升,葛仙翁炼丹飞升禹穴共有葛仙岩"。⑤ 新昌、嵊县两县自宋朝开始就种植白术,距今已有 800 多年的历史,所产的白术质量上乘,根茎肥大饱满,有"北参南术"之称,是全国白术的集中产区。主要分布在新昌县的回山、儒岙、大市聚和嵊县的大昆、长乐、南山等区乡。南宋时期绍兴洞霄山盛产茯苓。

7.南宋时开始栽培金华的传统名特产"金佛手",主产地赤松乡。因独特的生态环境和栽培技艺,使其具有果形美观、色泽金黄、香味浓郁、药用价值

① 常棠:《海盐澉水志》卷6,《物产门》,《景印文渊阁四库全书》册 487,台湾商务印书馆 1984 年版,第 507—509 页。
② 施宿:(嘉泰)《会稽志》,《中国方志丛书》《华中地方》第 549 号,台北成文出版社 1983 年版,第 6464—6484 页。
③ 张淏:(宝庆)《会稽续志》,《中国方志丛书》《华中地方》第 548 号,台北成文出版社 1983 年版,第 658—6587 页。
④ 高似孙:《剡录》,《中国方志丛书》,载《华中地方》第 64 号,台北成文出版社 1983 年版,第 281—285 页。
⑤ 王十朋:《会稽三赋》卷上,载《景印文渊阁四库全书》册 589,台湾商务印书馆 1984 年版,第 264 页。

高、贮藏期长等特点,被誉为"果中之仙品,世上之奇卉"。绍圣元年(1094年),磐安县就开始种植白术,南宋相延不断。南宋磐安还种植芍药,以云山白芍最为出名,称"白云芍"。据(隆庆)《东阳县志》记载:"延胡索生田中,虽平原地也种。"说明南宋时就有人对延胡索进行人工栽培,当时在东阳县南150步处,设有"惠民药局","支官钱为药费",经销延胡索等道地药材。东阳的药材种植历史悠久,相传唐朝已种植元胡,在南宋种植白术、白芍、玄参。

8.(嘉泰)《吴兴志》果、蔬、虫、草、金等属中有药材柑、橘、柏、木瓜、枣、批把、樱桃、葡萄、甘蔗、菱、芡、晃苽、苽孤、姜、葱、莌、白芋、葛首、苦芭、薄荷、茵陈、土灰蛇、娱蛤、芝兰、荻、蕙、菖蒲、芷、茅、薇、葛、红嘟蹋、海红、术、艾、半夏、香附子、何首乌、灵芝、紫石英、钟乳、白矾。①

9.(嘉定)《赤城志·土产》卷36土产"药之属"记载台州盛产药材,有百药祖、黄寮郎、催风使、含春藤、石南藤、清风藤、薯婆藤、天寿根、千里急、紫葛、乌药、百棱藤、黄精、仙茅、白术、茯苓、根子、香附子、草乌、芍药、天南星、天门冬、苦参、元参、薏苡、地黄、枸杞、茱萸、白芷、卷柏、半夏、胡椒、细辛、牵牛、车前子、蛇床子、决明子、苍耳、何首乌、五味子、菖蒲、五倍子、覆盆子、葶苈、黄连、瓜蒌、龙胆、艾、橘皮、香附子、蓖麻、諸药、豨莶、骨碎补、石斛、茵陈、薄荷、萆薢、蒲黄、川芎、天罗、马兰、羊蹄等。② 天台县以野生白术著名,淳熙年间(1174—1189年),县内樵夫入见小木竖直,采摘一担,其芬香异常,樵夫不识为何物,第二天负薪出市,买者识之,曰:"此白术苗也。"③

10.温州瑞安出产的莪术、郁金、山药、生姜4种中药材的生产量占全国首位,成为这些药材的主要产地。

11.丽水龙泉人捕食枭,可以治瘰疾,有治病疗效。④

---

① 谈钥:(嘉泰)《吴兴志》卷20,《物产》,载《续修四库全书》册704,上海古籍出版社1996年版,第246—255页。
② 陈耆卿:(嘉定)《赤城志》卷36,《药之属》,1818年临海宋氏重梓本,第8—12页。
③ 洪迈:《夷坚志》,《支庚》卷5,《白术苗》,涵芬楼藏民国版,第2页。
④ 庄绰:《鸡肋编》卷上,《景印文渊阁四库全书》册1039,台湾商务印书馆1984年版,第137页。

第二节　药行、药市及药店

一、药行

药材产地和市场之间流通问题主要从药材的生产方式、药品种类的多样化及药肆的经营广告三方面展现南宋药材的采摘、种植、加工、买卖等情况。吴自牧在《梦粱录·团行》中说："市肆谓之团行者，盖因官府因买而立此名，不以物之大小，皆置为团行，虽医卜工役，亦有差使，则与当行同也。"①从中可以看出，医学开业者也被列入团行。在中国的同业行会组织产生不久的南宋，业已形成了约定俗成的行业标识规范，其卖药卦者，皆具冠带。街市买卖人，各有服饰头巾，可以辨识何种商人。药店药幌多种，主要有：木牌书字，冲天坐招，置门首；数块一组的字牌，悬檐下；分两段悬三串药丸模型，下缀鱼形幌坠；膏药模型幌，上下两端各为半贴对应，下缀鱼或葫芦形幌坠；悬草药模型为幌。临安城内的民间药铺由官府监管，并缴纳相关税款。商人和上流社会的成员必须通过行会头领才能雇到管理人才来经营药铺、顾觅大夫。

有趣的是这一时期一些行业还有自己行帮祖师：

阉割业：华佗。

兽医业：马师皇。

挑水业：井泉龙王、水母娘娘、挑水哥哥、井泉童子。

采参业：山神爷、五道神、老把头、土地神。

医药业：伏羲、神农、黄帝、扁鹊、华佗、孙思邈。

浴池业：智公老祖。

收生波业：产妇—锁母，羊水（胞浆）—报喜，腹痛—挂喜，临盆—才喜，婴儿—头子，男婴—多头，女婴—添头，死—归原，脐带—长命，剪刀—交胶，草纸—垫子，富人家—高枕头，温饱人家—低枕头，穷苦人家—草枕头，收生钱—拆红。

南宋初期，商人携张森神像，放在临安吴山看江亭，建庙，额曰惠应。临安

---

① 吴自牧：《梦粱录》卷15，《铺席》，浙江人民出版社1980年版，第116—117页。

的惠应庙(即皮场庙),杭城有四个,分别在吴山、万松岭、侍郎桥、元真观。庙内两庑二十四仙医,相传佐神农氏采药,临安人有病者祈祷往往应验。

二、药市和药店

(一)药市

"市"本指定期或不定期地在某地进行贸易活动,在南宋都城临安,已有称市的贸易集散地。南宋药材市场,主要从官方药局、民间药铺和药市及海外药材输入三方面来考察。关于外来药材的输入,南宋政府主要是通过周边地区少数民族统治者的"朝贡"。从海外输入药材的形式一种是海外诸国来宋携带的贡品,药物是其中一类,另一种是官府在一些重要港口设市舶司管理的海外贸易。通过这两种方式,海外药材进入宋境。

伴随着药铺的繁荣,药材贸易也空前活跃,一些地方还出现大型的药材集散地——"药市"。南宋向金输出的商品有茶、香药、虔布、匹帛、木棉、象牙、玳瑁之类,其中茶的贸易量最大。当时,在金统治区"市井茶肆相属。商旅多以丝绢易茶,岁费不下百万"。① 金向宋输出的商品有盐、皮毛、丝绢、药材等。定期的药材交易会,促进了药材的流通与交易,从而进一步推动医药业的发展。南宋政府介入药材的生产与销售,说明南宋药材市场的主体已经从民间转向官方,官方不仅建立了一整套从中央到地方的药品制造、销售体系,也对民间市场加以干预和规范。

南宋设立官办药局,出售各种成药,推动樟树医药的进一步发展,经江西樟树转运的药材逐渐形成规模,形成"药市";熙宁年间(1068—1077 年),枳壳、陈皮已作为"贡品"进入皇宫;宋末侯逢丙(1216—1290 年)来樟树设药加工,开店经营,"术遵岐伯,法效雷公"而奠定了樟帮药业的基础。"川广生药市"之类的行市组织也已出现。

四川"往时川蜀俗喜行毒,而成都故事,岁以天中重阳时开大慈寺,多聚人物,出百货。其间号名药市者,于是有于窗隙间呼'货药'一声,人识其意哑

---

① 《二十五史·金史》册 9,上海古籍出版社、上海书店 1986 年版,第 7038 页。

投以千钱,乃从窗隙间度药一粒,号'解毒丸',故一粒可救一人命"。① 四川成都药市,以玉局观药市为最,九月九日交易最为繁盛。② "至重九药市,于谯门外至玉局化五门,设肆以货百药,犀麝之类皆堆积。府尹、监司,皆武步行以阅。又于五门之下设大尊,容数十斛,置杯杓,凡名道人者,皆恣饮。如是者五日。"③从上史料可以看出每年九月九日重阳时成都药市开张交易,集市贸易3—5天,地点分别在谯门外至玉局化五门和大慈寺,其中玉局化规模最大,药品品种繁多,众多药商及买家纷至沓来,成都府尹、各监司肩负巡查职责,维护交易期间的秩序。张文定守蜀,重九药市。拂晨骤雨。随行医官张子阳,避雨玉局观。须臾晴霁,树上白衣翁竚立。顾视子阳曰:我有一事,要尔通意主人。子阳唯唯,即出药二粒,如粟米大,使遗文定。子阳曰:尝识尹否? 翁姓何氏?翁曰:我姓葛,侍郎已两守蜀,我尝见之。子阳曰:止此一来耳。翁曰:说与主人,他日再来此相寻。子阳持药,具白文定。以汞一两,置药一粒煅之。须臾有声如远磬然,清越非常。谛听间,忽有圆光出合内,焕耀满堂,惊而取之,汞成黄金。文定乃饵,其余药一粒。使再访之,不复见矣。④ 宋人笔记写道:"益州有药市,期以七月七日,四远皆集,其药物多品甚众,凡三日而罢,好事者多市取之。"⑤定期开市的益州药市造福天下,誉称"蜀川药福"。⑥ 四川梓州药市同样车水马龙。每年9月初,全国药材经营者云集梓州。8日晚在州院街易玄龙冲地交易所运来的药材,形成固定的药材贸易市场。后当地政府将交易时间拓展为每年的9月3日至11日,前后8天,药材交易盛况空前。⑦《宋史》记载:"川峡四路……南至荆峡,北控剑栈,西南接蛮夷。……药市之集尤

① 蔡绦:《铁围山丛谈》卷6,中华书局1983年版,第102页。
② 陆游:《老学庵笔记》卷8,载《景印文渊阁四库全书》册865,台湾商务印书馆1984年版,第54页;费著:《岁华纪丽谱》,载《景印文渊阁四库全书》册590,台湾商务印书馆1984年版,第437页。
③ 庄绰:《鸡肋编》卷上,《各地岁时习俗》,中华书局1983年版,第21页。
④ 王巩:《闻见近录》,见《笔记小说大观》21编,新兴书局有限公司1981年版,第912页。
⑤ 杨亿:《杨文公谈苑》,《百药枕》,载《宋元笔记小说大观》册1,上海古籍出版社2001年版,第544页。
⑥ 陶谷:《清异录》卷上,《人事门·九福》,载《景印文渊阁四库全书》册1047,台湾商务印书馆1984年版,第846页。
⑦ 高承:《事物纪原》,载《景印文渊阁四库全书》册920,台湾商务印书馆1984年版,第226页。

盛焉,动至连月。"①这说明南宋巴蜀地区有固定药市,并定期举办贸易活动,每年药材贸易时间集中在 1 个月及至数月,规模较大。

临安古地川泽纵横,航道通达。大驾初驻跸临安,故都及四方士民商贾辐辏。……王防御契圣眼科,陆官人遇仙风药。干湿脚气四斤丸,偏正头风一字散,三朝御裹陈忠翊,四世儒医陆太丞,东京石朝议女婿,乐驻泊药铺。② 又如炭桥药市,专门从事药品和药材交易。还有与医药卫生相关的市,如象牙玳瑁市、风筝药线市、胶矾斗药市、染红牙梳市等。经济兴旺,药市鼎盛,生、熟药铺林立,道地药材源源运杭。其往来渠道有四条:一是以浙江河道为主,使苏、常、秀、婺、越、温、台等州的山浙药材运入临安城;二是以运河为主,南宋与金以淮水为界,两者贸易的榷场设在那里,有西怀药材、北珠等,成交后靠运河输入临安城;三是以长江为主,临安有四川生药市;四是以钱塘江直通海外。嘉定六年(1213 年),两浙转运司、临安府市舶务有两广药材商人贩卖药材沿海而入。明、清时代至民国时期,望仙桥一带有船停泊处,已成为中药商行的集散地。

从中药材贸易角度看,北宋年间,浙江慈溪五马桥冯氏"以药肆为业,后遂饶富",被大词人舒亶(1041—1103 年)在《四明杂咏》记述为"药肆万金饶"。北宋末至元初,江南民间流传"药帮三溪,第一慈溪"的谚语。慈溪药商是江浙皖一带从事中药材经营的"三溪药帮"之一,与金华的兰溪、徽州的绩溪的药商,称雄江南中药市场数百年。

(二)药店

南宋临安不仅是当时全国政治中心,也是全国最大的商业城市,大街小巷买卖昼夜不绝,除日市外,还有早市和夜市。城内主要街市最繁华的要数御街。整条御街从大门和宁门开始,由南往北,直到北段的观桥一带,两侧所有的门面店铺林立,形成了各种行市,药业生意兴隆。有卖批发草药的,有卖做好煎剂的(这类最多),有只卖治小孩肠胃不适的药草,有的更只卖杭州当地

---

① 《二十五史·宋史(上)》册 7,《地理五》,上海古籍出版社、上海书店 1986 年版,第 5484 页。

② 陆游:《老学庵笔记》卷 8,载《景印文渊阁四库全书》册 865,台湾商务印书馆 1984 年版,第 69 页。

产的草药,这些药铺多循传统方式,门前高系干葫芦瓢为记。除了这些私人药铺外,还有公立药房,公立平价药局有宫廷补助,药品售价仅及当时市价三分之一,不过由于经办官吏雇用人员的污鄙,公立药局对于它们设立本意所要照拂的贫困者,并不能有所帮助。

杭州有许多不同的药铺,炭桥(在义和坊内芳润桥)的药市,收购客运而来的川广生药,然后分发给制药作坊和药店,又有熟药丸散和生药饮片的作坊。药材店铺既有生药店和熟药店,又有专门药店如眼药店、疳药店、风药店、乌梅药店、小儿药店、产药店以及卖解毒丸的药店。这些药店多为药商、医丞、退伍将领及防御虚衔的军人开设,大约有大佛寺前的疳药铺、保和大师乌梅药铺、陈妈妈泥面具风药铺、陈直翁药铺、梁道实药铺、毛家生药铺、杨三郎生药铺、杨将领药铺、三不欺药铺、仙姑卖食药、仁爱堂熟药铺、金药臼楼太丞药铺、双葫芦眼药铺、张家生药铺、讷庵丹砂熟药铺、潘节干熟药铺、观复丹室、李官人双行解毒丸、张省干金马杓小儿药铺、郭医产药铺、严防御药铺、[①]市西坊南太平惠民北局、坝头榜亭安抚司惠民坊熟药局、临安府治后和剂局、众安桥北太平惠民西局、三省前太平惠民南局、戒子桥西施药局、太平坊卖麝香糖。这充分佐证了自淳祐年间(1241—1252年)有名的与医药有关的店铺占都城临安的三分之一,医药十分发达。[②]

当然,这里还需插入《白蛇传》中许仙与保和堂药铺的趣事。许仙早年父母亡故,与姐姐住在荷花池头,14岁时到城隍山下保和堂药铺当学徒,因刻苦耐劳,深受店主青睐。某日,两位年轻女子(白娘子、小青)前来买药,许仙一见似曾在西湖断桥相识,便答道我店虽小,药材且齐全。白娘子说:"我一买,宴罢客何为?"许仙答曰:"宴罢酒酣客,当归。当归需几钱?""且慢,我二买黑夜不迷途,"许仙答曰:"这是味熟地,本店很多。""我三买艳阳牡丹妹。"许仙答曰:"芍药红,芍药已到货。""我四买出征去万里。"许仙答曰:"万里边疆是远志。""我五买百年美貂裘。"许仙答曰:"百年貂裘是陈皮。""我六买八月花吐蕊。"许仙答曰:"秋花朵朵点桂枝。""我七买蝴蝶穿花飞。"许仙答曰:"香

---

① 吴自牧:《梦粱录》卷15,《铺席》,浙江人民出版社1980年版,第116—117页;泗水潜夫:《说郛》册60《南宋市肆纪》,第113页。

② 吴自牧:《梦粱录》,见《笔记小说大观》21编,新兴书局有限公司1981年版,第1081页。

附蝴蝶双双归。"白娘子对许仙对答如流十分佩服,没几天借故还伞,再约许仙会晤涌金门。后许仙娶了白娘子,辞别保和堂,前往镇江开药铺,行医售药,不久白娘子怀孕。镇江金山寺法海立志铲除蛇妖,拆散了这桩婚姻。不过,保和堂虽失许仙,但因白娘子的故事而闻名遐迩,生意兴隆,在河坊街一带成为一家中医药名店。2001 年 12 月 28 日,千年药铺保和堂修复一新,重新开业。农历五月五日端午节是民间古老的传统节日,这天中午 12 时,杭州民间有给孩童吃癞蛤蟆的风俗,据说可以消火代凉,夏天不生痱子和疮疖,这一民间预防疾病的医俗相传也与《白蛇传》有关。

临安城内的药品市场还出售其他地方很难购买到的药品、卫生用具如凉药、药焙、牙梳、香袋儿、稳步膏、香药、手皴药、蒲坐、如相银杏、挑疥虫、肥皂团、膏药、画眉七香丸、药线、蚊烟、老鼠药等,各类艺人中有说者杨郎中、徐郎中、乔七官人等。① 地处亨桥东侧的五间楼内售制青皮、杏仁、半夏、缩纱、豆蔻、小蜡茶、香药、韵姜、砌香、橄榄、薄荷等药用食品。② 茶肆暑天添卖雪泡梅花酒,或缩脾饮暑药之类,由砂仁、草果、乌梅、甘草、扁豆、葛根 6 味配制成饮;在荤素食品店有卖金银炙焦牡丹饼、枣箍荷叶饼、芙蓉饼、菊花饼等诸色药膳点心;有香药灌肺、爊木瓜、查条、橘红膏、蜜豆豉、韵姜糖、乌梅糖、薄荷密、木瓜法、沉香水、雪泡缩脾饮、梅花酒、香薷饮、五苓大顺散、紫苏饮等市食供应或沿门叫卖。迎春岁旦,席铺百货,以苍术、小枣、辟瘟丹相送。医士亦以馈屠苏袋及诸品汤药,送上主顾第宅,以避邪气,各坊巷叫卖苍术、小枣不绝。重九,杭人习俗饮新酒,以菊花、茱萸浮于酒饮,名茱萸为"辟邪翁"、菊花为"延寿客",以菊糕馈赠亲友;又以苏子微渍梅卤,杂和蔗霜梨橙玉榴小颗,名为"春兰秋菊"。还有解暑饮料香薷饮、五苓大须散等。和剂局还制造腊药、暑药在腊日和伏日赐给文武百官。民间医家制造药剂,用虎头丹、八神、屠苏,贮以绛囊,馈赠民众,也称腊药。③ 南宋都城临安的小贩甚至把香药渗入果品及其他食品中出卖。据吴自牧记载,在临安的"分茶酒肆"中,有卖食药、香药果子等物,不问要与不要,散与坐客,名之"撒暂"。临安人把"青色而小"的木瓜"剪

① 周密:《武林旧事》,西湖书社 1981 年版,第 103—104 页。
② 田汝成:《西湖游览志》,浙江人民出版社 1980 年版,第 160 页。
③ 田汝成:《西湖游览志》,浙江人民出版社 1980 年版,第 2、5、47、96 页。

片爆热,入香药货之,或糖煎,名燃木瓜。"①宋末元初的周密还记载临安有"香药灌肠"、"沉香水"、"琥珀果"等。② 在北宋开封的酒馆中,有一种人专门为客人"换汤斟酒歌唱,或献果子香药之类,客人散得钱,谓之厮波"。南宋时的临安不仅依然有这种向客人献香药等物的"厮波",而且是"处处有之。"③这说明在南宋时期,都盛行把香药调入食品之中作配料的做法,香料成了饮食方面的重要调料。杭城的街衢巷尾几乎都有药铺,每日清晨浮铺上行,卖些汤药二陈汤及调气降气的丸散,到早饭前收摊。夜市有赏新楼前仙姑卖食药,太平坊卖麝香糖,庙巷口卖杏仁膏、薄荷膏;热闹非凡,其辇毂驻跸、衣冠纷集、民物阜藩的人文景观可与北宋张择端描绘开封的《清明上河图》中壮观画面相媲美,其药市的薪南粲北、舳舻相衔景象可称得上是东南第一州。除了各种对症的药品,南宋市场上还出现了一些养生保健类的商品。可见南宋时的中药成品中已经不仅局限于原材料及初级的对症良药汤丸散膏,更多样的药用食品已走向市场。

南宋建都临安,大批太医院医官及其家眷从河南开封来绍兴定居,从此代代相传。原来的一些宫廷秘方、验方也陆续流传到民间,后来历代医家搜集整理,越医由此出名。自古医药一体。医者知药、药者懂医,医兴则药旺,越州药材得以充分挖掘和利用,按方制成的药丸亦称越药。绍兴医道渐兴,药材需量增加。长路药材行开始出现,宁绍一带药材,陆路由株洲、上饶、金华、诸暨而来;水路则经临安湾在绍兴陡门拢岸,陡门一度成为浙江省药材集散市场。陡门原在临安湾的海岸边,水路通外省、外府,陆路通绍兴、余姚、东阳等县,并且还有内河系,交通方便,毗邻县的农民所采种的山货都到陡门集散。集散地上市的药材必须通过中间环节达成买卖。因此,经营药材都在此地。绍兴素有"无绍不成衙"之称,幕友遍及全国,他们取得俸银和搜刮的不义之财,为防路劫,大多在当地购买药材运回绍兴。江南地区经营药材品种齐全、数量大,要数绍兴和苏州。后由于地理条件变迁,浙江药材集散地遂由绍兴陡门转向宁

---

① 吴自牧:《梦粱录》卷16,《分茶酒肆》,嘉惠堂丁氏刊本1890年版,第5页;吴自牧:《梦粱录》卷18,《物产·果之品》,嘉惠堂丁氏刊本1890年版,第5页。

② 周密:《武林旧事》卷6,正修堂丁氏梓本1877年版,第10页。

③ 孟元老:《东京梦华录》卷2,《饮食果子》,上海博古斋民国十一年(1922年)版,第8页。

波。绍兴府中药业根据"和剂局方",制备丸、散、膏、丹、汤等中成药出售民间。

宝庆三年(1227年),鄞县设置官药局,下设灵桥、江东、奉化等零售药铺14家,每天卖药1000贯左右。县政府在每年春夏秋间常向人民施散药品。1257年散药2835帖,1259年2493帖。南宋,嘉善县内已有药商背篓采集中药,挑担行商或注册行销,继而专业坐商。南宋末年,秀州一带佃户携米到市场上换药饵等。

(三)销售广告

南宋药业的繁荣与香药、食药的畸形发展相关。据记载仍有部分常用药(如附子、当归等)供不应求,价格高昂。除受政治、经济、交通等因素的影响之外,瘟疫流行和社会不良风气(私人蓄药,形式化的赠药、滥用药品等)也导致药物供应不足,从而连锁性引起药源短缺,药品伪滥。当时盛行煮散、发展栽培药物、发掘利用民间草药等,客观上使药品供应紧张得到缓和。当然,南宋时期浙江医药店铺还具有四个方面的特点:一是增多,尤其在南宋临安十分发达,成为大行业之一。二是南宋医铺的特点是医治与售药不分开,从今天眼光来看,类似一个小卫生院。三是医药铺分工细致,已出现专科一类药品的店铺,粗分有骨科药铺、妇产药铺、口齿咽喉药铺、童药铺和综合性药铺等等。四是随着商品经济的繁荣与发展,市场逐步扩大、竞争日趋激烈,医药广告的应用在南宋浙江已经十分普遍,并且较前有大的发展和创新。以官职命名店铺在南宋浙江较普遍,尤以药铺为多。南宋临安开设的"楼太丞药铺"、"杨将领药铺"、"傅官人刷牙铺"等,均在姓氏之后加上官职。陆游在《老学庵笔记》中记述了南宋前期临安人以铺名编的对联:"王防御契圣眼科,陆官人遇仙风药","三朝御裹陈忠翊,四世儒医陆大丞","乐驻泊药铺,寇保义卦肆"。①"防御"、"官人"、"驻泊"、"御裹"均为医官官衔,"三朝"、"四世"强调医史悠久。现藏于北京博物馆的南宋杂剧《眼药酸》广告画,画面由两个身穿戏装的演员组成,一人用手指着右眼扮演眼疾患者,另一扮演卖眼药的头戴高儒巾,

---

① 陆游:《老学庵笔记》卷8,载《景印文渊阁四库全书》册865,台湾商务印书馆1984年版,第69页。

身穿长袍,肋下挂一布囊,其巾、袍、囊、身上都画满了大大的眼睛,①形象夸张,主题突出。另有嘉定年间(1208—1224年)的万柳堂药铺的仿单铜版,呈正方形,花纹间刻"万柳堂药铺"五字,一图有"气喘"、"愈功"数字;另一图画两人,一人作气喘之痛苦状,另一人手拿一物,眉宇轩昂,②以两人的表情暗示药效神速、药到病除,比《眼药酸》广告信息传递又技高一筹。这几则广告不仅在形态上是全新的,可以四处张贴,宣传范围宽广,而且在形式上图文并茂,注重音韵,好看易读易记。南宋浙江医药招牌广告牌遍及城乡,特别是城市的大街小巷家家店铺都有颇具特色的招牌广告。相当一部分招牌具有丰富的文化内涵,如题为"神农遗术"、"仁爱堂"、"三不欺"的药店招牌,有意识地利用招牌幌子进行医药行业竞争,争取顾客,争夺市场。毋庸讳言,广告天生的趋利性使南宋浙江医药广告不可避免地存在着一些问题,表现出医药商不成熟的一面,广告的真实与虚假,自誉的适度与失度,义利兼顾与逐利忘义等等。医药广告也常常带有明显的过度夸张色彩甚至虚假广告。尹穑的《庸医行》集中揭露庸医及广告:临安"南街医工门如市,争传和扁生后世。膏肓可为死可起,瓦屑蓬根尽珍剂。岁月转久术转疏,十医九死一活无。北市医工色潜动,大字书牌要惊众。偏收弃药与遗方,纵有神方亦无用"。③ 可见其"牌榜"宣传多夸饰虚假文辞。

南宋临安民间药商最为活跃。医药商业分工细致,经营品种丰富。从适应医学分科面销售的多种专科药,到除害灭病使用的蚊烟、老鼠药,都有经营。别出心裁的"市招"(相当于今广告、商标)花样众多。商业竞争促进了制药技术的发展,产生了许多专利出售的高效药品。沟通全国药物交流的药市,其数量和规模都有很大的发展。

除南宋临安药商营销药材手段多样化外,其他各地有实物广告,即药摊、药铺、药市招揽生意,将药材或药品摆在市场上或店铺内供顾客选择;声音广告,即药贩常用叫声来招揽生意。成都大慈寺开市期间,"有于窗隙间呼货药

① 周密:《武林旧事》卷10,正修堂丁氏梓本1877年版。
② 王伯敏:《中国绘画史》,上海人民美术出版社1982年版,第1982页。
③ 刘克庄:《后村诗话》卷3,《续集》,乌程张氏民国五年(1916年)版。

一声,人识其意,函投以千钱,乃从窗隙间度药,号解毒丸"。① 为了节省叫卖的力气,后来出现了一种音响广告,用不同的器乐或工具摇打拉吹,发出不同的声音以吸引买者。走方郎中、草泽医肩背药囊,走街串巷,行医卖药,使用一种串铃发声。药铺内的算盘声、捣药声、碾药声、说话声等各种声音混合在一起形成的独特的和声,也是对药铺的一种宣传。此外,茶肆、酒肆中也常常出售有药用价值的商品,"绍兴年间,卖梅花酒之肆,以鼓乐吹《梅花引》曲破卖之"。② 这种以声音来传达商品信息的广告,从叫卖、到音响、到音乐,渐从解放人力到享受娱乐,其宣传方式随时代而变。当然,在市场的催化下,在南宋医药商人广告自觉意识的强力推动下,南宋医药广告不断地创新发展,发挥了传达信息、塑造形象、促进竞争的作用。

第三节　制药场所

一、规范制药

中药饮片是指中药材经净选、切制和炮炙成一定规格供配方使用的成品。古代用药常以口咬碎,故始称"咀"。后以刀代之,为不忘本源,故称"咀片"。南宋时,京城临安药肆中有挂"生药饮片,熟药丸散"的牌匾,"饮片"之称谓,其发端可追溯到绍定五年(1232年),逐渐被后人撰写"本草"和其他医药书籍所采用,由此流传各地,沿用至今。

南宋商业、手工业的发达及医药进一步分工,使药肆和作坊几乎完全取代了原由医家掌握的药剂制备的职责,出现了规模较大的制药工场。绍兴十八年(1148年)十二月十七日诏,国家颁布《太平惠民和剂局方》,印颁诸路,为南宋药剂生产提供了规范,制剂理论有所充实,出现了很多大部头本草著作和方剂著作,南宋王硕的《易简方论》中附有药物炮制方法。

南宋的中药炮制发展较快。当时除"本草"外,"方剂学"迅速兴起,如《太平圣惠方》、《太平惠民和剂局方》、《圣济总录》等书中均记载有大量的炮制内

---

① 蔡绦:《铁围山丛谈》卷6,中华书局1983年版,第104—105页。
② 吴自牧:《梦粱录》,卷16《茶肆》,上海古典文学出版社1956年版,第123页。

容,而且由于朝廷颁发的"局方"中,明确提出对药物要"依法炮制"、"修制合度"。因此,这些炮制技术成为法定的炮制方法,对保证药品的质量起了很大的作用。其中很多炮制方法至今仍为浙江省内药业人员所继承。浙江省中成药的制作按照《太平惠民和剂局方》中规定"甄别新陈、辨明州土、修制合度、分量无差、用得其宜"的要点制作,并要求各地按规定处方炼制。在制作方法上丸剂用炼蜜、蜂蜡、药汁以及阿魏、甘草膏、猪胆、阿胶等黏合剂,且有用金箔、青黛、朱砂等为盖衣,在小儿方中引用更多。在丸剂贮藏方面已用"蜡匮封护"的方法保存。

宋朝倡行遵古炮炙,主要受《雷公炮炙论》的影响。但此时也发明了不少新炮炙法(如牛胆酿南星、半夏曲等)。更多地注意炮炙前后药性的变化。随着煮散和中成药的风行,药物粉碎的方法和工具有比较大的改进。北宋时煮散一法极盛,以至汤、散不分,遭到不少医家反对。此风在南宋渐衰,在浙江一些作坊里兴起了专门的饮片加工。蒸馏器发展到宋代已比较完备,并应用于抽汞、取露、蒸酒。自后周(958年)贡入姜薇水以后,到宣和年间(1119—1125年),中原已掌握了露剂的制法,南宋浙江已普遍施用。在南宋浙江烧酒(蒸馏酒)已能制备,用于消毒和治疗。

二、制药工场

(一)临安制药工场:临安最早的中成制药作坊惠民和剂局和民间的熟药圆散作坊以及杭城的各大药号均按《太平惠民和剂局方》制药。当时除了官办和剂局之外,尚有商人开设的药店制售成药。据《武林旧事》载:南宋临安京城有"熟药圆散"、"生药饮片"作坊,其生药饮片作坊为全国最早。《梦粱录》也载:当时著名药肆不下数10家,遍布杭城坊巷。而且丸、散、膏、丹和生药饮片已分为专业生产,两者分工与现代极为相似,可知当时官营、民营生产中成药已有一定的基础。嗣后,历代各大药店自立门户,相互竞争,逐步形成前店后场(厂)的格局。南宋临安吴山上鳌峰石隙间绕殿后南望,则有翠壁,近东有丹崖,北望则有石窦如鼎,傍可纳薪,名丹药火土。[1]

---

① 丁丙:《武林坊巷志》册3,浙江人民出版社1987年版,第84页。

（二）绍兴等地制药工场：绍兴制药历史悠久，早在南宋初期建在绍兴的官方药局就开始制造各种成药。平湖制药业品种居多，仿制宋庭颁布的局方，制作丸散膏丹治疗性成药，选料讲究，制品精细，疗效较好。兰溪药业发源于南宋，绍兴二十一年（1151年）设惠民药局，备制药饵，救治平民百姓。

三、中成药品

南宋时期，浙江中成药剂型有丸、散、膏、丹、饼子、砂、锭、香等13种。其中名方很多，诸如至宝丹、牛黄清心（丸）、十全大补丸、石斛夜光丸、六味地黄丸、补中益气丸、苏合香丸、紫雪丹、肥儿丸等。浙江传统中成药品种，根据历代名医方剂，分门别类逐渐增加。每年十月八日（腊日），医家制造成药剂，以虎头丹、八神、屠苏、贮以绛囊，馈赐宰执、亲王、三衙从官、内侍省官并外阃、前宰执，人们称这种合剂为"腊药"。

南宋都城临安制备药膳，品种繁多。根据周密《武林旧事》记载：药膳有香药灌肺、窝丝美观豉、姜虾米、爝木瓜、查条、橘红膏、蜜姜豉、韵姜糖、乌梅糖、十荷蜜、盐芥、干咸豉、姜蜜水、木瓜汁、沉香水、雪泡缩脾饮、香薷饮、五苓大顺散、紫苏饮、荆芥糖。四时卖奇茶异汤、冬月添卖七宝擂茶、葱茶或卖盐豉汤，暑天添卖雪泡梅花酒或缩脾饮暑药之属，有卖创药、香药果子等物、莲子头羹、百味韵羹、枕叶头羹、柰香新法鸡、五味杏酪鹅、五味杏酪羊、梅血细粉、铺姜粉、珍珠粉、七宝科头粉、蟑蚷、姜酒决明、五羹决明、三陈羹决明、姜燥子赤鱼、麻茹丝笋燥子、石首桐皮、紫苏虾、水荷虾儿、查虾鱼、麻饮鸡虾粉、芥辣虾、麻饮小鸡头、小鸡二色莲子羹、假炙鲨栈、柰香盒蟹、枨醋洗手蟹、枨酿蟹、枨醋蚶、润江鱼咸豉、十色咸豉、诸色姜豉、波丝姜豉、姜虾、麝香甘蔗、沉香藕、麝香豆沙团子、银杏、香药、木瓜、枣箍荷叶饼、芙蓉饼、菊花饼、姜糖、山药元子、冻姜豉蹄子、姜豉鸡等。生术，即白术，主要分布于南宋区域内的浙江、湖南、湖北、江西、四川、云南、贵州等地。著名菊科植物中药材，根茎入药，味苦、甘、性温，具有健脾益气，燥湿利水，止汗，安胎等功效。政和年间（1111—1118年），宋徽宗赵佶诏令征集民间及医家所献大量医方，又将内府所藏的秘方汇集，由圣济殿御医汇编成《圣济总录》200卷，书中记载了10多种"白术汤"。南宋都城临安中医临床多用"生术（白术）汤"治病，炮制考究（见本书彩图）。南宋广种药用黄菊和白菊,浙江的杭白菊、德清的德菊,安徽黄山的贡菊、亳州的亳菊、滁州的滁菊,四川中江的川菊等都有很高的药用价值,可治散风清热、平肝明目、风热感冒、头痛眩晕、目赤肿痛和眼目昏花,还有抗菌、消炎、降压、防冠心病等作用。南宋民众炮制菊花酒以助养生保健(见本书彩图)。

制备御药膳有:"北内送天花麻菇、蜜煎山药枣儿、一乳糖""榠楂、花木瓜、香园、莲子肉、甘草花儿、朱砂园子、木香、丁香、脑子花儿、水龙脑、史君子、缩砂花儿、官桂花儿、白术人参、橄榄花儿、青梅荷叶儿、花姜、木瓜方花儿、香药木瓜、椒梅、香药藤花、紫苏奈香、砌香萱花柳儿、姜丝梅、水红姜、香莲事件、香药十萏、糖霜玉蜂儿、螃蟹酿枨、女儿房玉蕊羹……"姜是一种中药材,可治伤筋闪骨痛甚、发汗解表、伤风感冒、百日咳、温中止呕、霍乱吐泻等。糟姜是一种姜的特殊做法。食用糟姜,古已有之,特别是南宋,更为普遍,备受朝野宠爱,并成贡品,浙江糟姜炮制十分考究(见本书彩图)。

杭州府道士马湘所传的"神符白雪丹"、"玄通如意丸"即为道教著名丹药,被后世尊为"药王"的唐朝名道孙思邈也曾在杭州炼丹制药,救疾济危,相传上天竺"竭泉"(又名孙公泉)即为孙思邈洗药处。任杭州刺史的白居易广交金丹道士,还同诗友元稹一起专程向道士郭虚舟学习烧炼金丹。

四、医药器皿

南宋时期,临安城中药铺渐兴,药材库存增多,采用历代使用缸、甏、坛、木箱保管方法,极易发生品种混淆、霉变损坏,故采用瓦罐、瓷瓶保管。南宋时期临安出土的药瓶、药坛都是和剂药物和保管药物的工具,与现代形状极为相似。现发现有南宋褐釉葫芦形药瓶,高5.5厘米,底径3厘米和青釉葫芦形药瓶,高3厘米,底径1厘米。浙江官、民窑还生产制作了大量的医药器皿,如龙泉窑翠绿荷叶形研钵,用于研磨中药材。如龙泉梅子青药瓶,储存药品。如临安出土的药缸,釉彩淡蟹青色。南宋浙江龙泉窑首先烧制了盛放药物的瓷葫芦供人们应用。最近,江苏高邮龙虬庄遗址在距今6300—500年的墓葬中,也发现陶质葫芦形壶。典型的瓷葫芦创于南宋浙江龙泉窑,这说明南宋浙江的医药器皿制造技术波及全国各地。1984—1988年,浙江省文物考古所对临安南宋官窑郊坛下窑等先后进行了3次全面发掘,揭露面积达1400平方米,发现一座龙窑窑炉,出土了青瓷鸭形熏炉等大量瓷器。老虎洞窑址位于杭州市上城区凤凰山与九华山之间一条长约 700 米的狭长溪沟的两端,窑址现场为一约 2000 平方米的山岙平地。1999 年,杭州市文物考古所对南宋临安老虎洞窑址进行第一次发掘,出土大量的瓷器,青瓷洗就是其中的一件珍贵器皿。20 世纪 80 年代,浙江大学化工厂出土了南宋绿釉瓷枕、青瓷唾盂、小瓷盂。青釉狻猊香炉,出土于浙江慈溪的低岭头、寺龙口、开刀山一带的余姚官窑,现收藏于浙江省博物馆。青铜唾盂,2005 年出土于温州赵叔仪妻仇氏墓(1147 年),现收藏于温州市博物馆。

除浙江外,其他省份也出土了医药器皿:铜镂空三足熏炉,出土于江西德安蒲亭镇北门青铜器窖藏,现收藏于德安县博物馆。铜香匙,出土于福州茶园山墓(1235 年),现收藏于福州市博物馆。战国时已有唾壶,南宋时已用银制造这类卫生用具,1988 年出土于江西德安县周氏墓(1274 年)的银唾盂、银钵盂,钵盂叠放在唾盂之上,一起放在包袱里,它们用于清洗口腔,保持口腔卫生,钵盂漱口,唾盂承接漱口水,现收藏于德安县博物馆。牙角质香料盒,2004 年出土于南京江宁建设中村墓(1155 年),现收藏于南京博物馆。"中兴复古"香饼,1978 年出土于江苏武进村前蒋塘墓,此饼是龙涎香品之一的"内家香",是宋高宗所合香料,成分以古腊沉香为主,渗以脑麝、栀花,估计是武进村前蒋塘宋墓为副相毗陵公薛极家族墓,现收藏于常州市博物馆。

综上所述,南宋药学事业受到蛰居临安朝廷的重视,致使江苏、上海、安徽、浙江、江西、福建、台湾、湖北、湖南、广东、香港、澳门、海南、四川、重庆、贵州、广西、云南、西藏等省市、自治区和特区盛产中草药且品种繁多,药业行会初具规模,药市薪南粲北,药店星罗棋布,药物炮炙技术精湛,成药、矿物药、药膳广泛应用,药商辐辏骈集并远涉海内外,精致的贮药器皿层出不穷。这些林林总总的业绩都彰显了南宋药学发展成就,有力推动了同时期中国药业的嬗进。

第七章　公共卫生及佛道医药

先秦时期,南方沿海广袤平原如同管仲所述:"越之水重浊而泊,故其民愚极而垢",潮汐直薄,土地斥卤,沼泽遍布,处于恶劣的自然地理环境和落后的人文环境。秦汉以降,在人们荜路蓝缕的艰辛开拓下,环境卫生有所改观。尤其是宋室扈跸临安,把全国一些治理公共卫生的有效方法付诸实施。整治马路、清除道路垃圾、建立公共厕所、实行火葬、掘井饮水、新设澡堂、传统节日中开展医药活动,所有这些措施的实施,要比欧洲国家早几百年,折射出南宋人民物质文明和精神文明的风采,使南宋出现了良畴美拓的自然景观和民物阜藩的乡镇都市,成为国内外人们向往的文明之地和全国公共卫生综合治理的先进地区。

第一节　环境及饮水卫生

一、环境卫生

首先,整治马路、清除道路垃圾。古代都市街道多为泥路,遇风尘埃飞扬,极不卫生,南宋都城临安市民"用纱为眼衣障尘"或"步通衢以方幅紫罗障蔽半身,俗称'盖头'";也采用洒水或在地面上铺砖的办法来减少或防止尘土的污染。所谓:"旧见说汴都细车,前列数人,持水罐子,旋洒路过车,以免埃尘蓬勃。江南阶衢皆甃以砖,与北方不侔。"①由此,临安道路皆用石头或砖块铺成。1271 年,当地政府奉旨维修御街自朝天门以南的路段,而另一个官员则负责翻修该门以北的整个路段。据称,当初在整个路面上共用了 35300 块石

---

① 周辉:《清波杂志》卷 2,长塘鲍氏知不足斋清乾隆四十一年(1776 年)版,第 5 页。

板,而在维修过程中,也调换了 2 万块被偷走或损坏的石板。临安人民无论是骑马还是步行,走遍整个城市不会沾上一脚泥,道路平整宽敞,环境优美。

绍兴元年(1131 年),南宋在行在皇城司内设司圊指挥,主要负责皇城内清洁卫生等事项。① 每日街衢巷尾有专职清洁工打扫,有搬运垃圾到城外的环卫工人。当局把街道打扫干净,并将垃圾用船运走。这些船只先来到城北新桥附近运河上的汇合点,然后结成船队运往农村,在荒地上进行处理。每逢新春,街道巷陌,官府雇用淘渠人沿门通渠,道路污泥,雇用船只搬载乡落空间处。地方官署便会对街道进行一次彻底的大扫除,并对运河进行一次彻底的清理。

中国人很早注意到沟渠的通塞与传染病有关,古代中国政府很重视沟渠的通塞,每逢雨季前,就下令水利官员加以疏浚,以免泛滥。宋朝周守忠的《养生类纂》载有"沟浴通浚,屋宇洁净无秽气,不生瘟疫病"。② 南宋首都临安,逢年过节,官府常派人疏通临安城中水井、河渠。淘渠人疏浚河道阴沟。遇新春,街道巷陌,官府差顾(雇)淘渠人沿门通渠;道路污泥,"差顾(雇)船只搬载乡落空闲处"。

政府还常对临安城中主要街道行驶的车辆进行冲洗,保持城市空气清新。民间在端午节和十二月,挨家挨户洒扫门间,去尘秽,净庭户。南宋政府尤其注重西湖景区的环保工作。绍兴九年(1139 年)八月,临安府知府张澄大力疏浚西湖,严禁侵占西湖水面,包占种田,或向湖中倒粪便、废土,盘活六井水源。如乾道年间(1165—1173 年),周安抚奏乞降旨,禁止官民抛弃粪土、栽植荷菱于湖内,不准在湖内洗衣、洗马,污染湖水。御史鲍度、知府潜说友上奏皇帝弹劾权贵陈敏贤、刘公正霸占水池、造修屋宇、濯污洗马、庖厨福室,使大量污水流入西湖,朝廷以降官放置处分了违反西湖环境卫生保护法的达官贵胄,深得民心。因此,南宋末年马可·波罗来到临安时,描写临安城中的主要街道十分整洁,路面中间铺有碎石,路面下是拱状的阴沟,以便雨水通往沟渠,即使雨天

---

① 潜说友:(咸淳)《临安志》卷 14,《皇城司》,载《景印文澜四库全书》册 490《史部》,台湾商务印书馆 1984 年版,第 170 页。

② 周守忠:《养生类纂》,载《续修四库全书》册 1027,上海古籍出版社 1996 年版,第 506—593 页。

马路上仍很洁净。临安城内的环境卫生治理也十分出色,被他称为"世界上最美丽华贵的天城"。①

其次,搬运粪便、倾到泔脚。南宋临安人口集中,疫病接连不断,民间对卫生预防工作十分看重。据《梦粱录》记载,南宋临安已有专门管理粪便的行业。吴自牧说:城中人口繁众,富豪家庭的院落均有坑厕。街巷普通百姓的家里大都没有坑厕,只用马桶。每天都有专门出粪人将粪便收去,这些粪便被用作周围花园和东郊菜地的肥料,这种人叫作"倒脚头"。在城中还形成了一条马子弄,东出上板儿巷,西出断河头,北为元坛弄,南为萧山弄。② 倒脚头们划分各自的经营范围,定期向居民收取一定的费用,每天分类负责清除各家各户的粪便,为人民生活排难解忧。他们各有主顾,不能互相抢夺。如果出现龃龉情况,必然互相争讼,甚至一直诉至官府,决出胜负。临安城内还有专门"倒泔脚"的人,城市居民每天都有吃不完的残羹冷饭或臭腐食物需要倾到,他们把它集中在一个固定的地方,每天有专人前来收取用作家畜的饲料。臭腐食物极易散发气味、吸引苍蝇、传播病菌,所以南宋临安城内的"倒泔脚"措施对于保持城市卫生、预防疾病效果极佳。③

最后,民间还注意农事与环境卫生相结合,陈旉《农书》载:"凡扫除之土,燃烧之灰,簸扬之糠秕、断藁、落叶,积而焚之,沃以粪汁,积之既久,不觉其多。凡欲播种,筛去瓦虫,取其细者,和匀种子,疏把撮之,待其苗长,又撒以壅之。"这无疑是一种科学的化害为益的垃圾处理方法。

二、饮水卫生

南宋人民已积累起丰富的预防疫疾的知识,尤其注重饮水卫生。庄绰《鸡肋篇》劝说人们在旅途中必须饮"煎水"。他虽不能看到生水中有传染病原微生物,但采用煮沸清毒来提高饮水质量,方法科学,"百沸无毒"观念由此深入人心。这对预防传染病,特别是预防消化道感染意义非凡。

① 马可·波罗著,李季译:《马可·波罗游记》,上海亚东图书馆1937年版,第234页。
② 丁丙:《武林坊巷志》册3,浙江人民出版社1987年版,第585页。
③ 吴自牧:《梦粱录》,《诸色杂货》,见《笔记小说大观》21编,新兴书局有限公司1981年版,第1089页。

同时,南宋人民还沿用和新掘水井,饮用渗滤过的、干净卫生的井水,大大有益于人们的身体健康。北宋临安人沈括《忘怀录》中记载了宋人对保持饮用水源清洁的深刻认识。他认为寺庙道院要选择好的山地开凿一井,必须特别深而狭小,井口不要太大,否则井水消毒投放的药太多且造成浪费。浙东山涧小溪旁多紫白石英,山洞中多钟乳、孔公孽、殷孽,可采掇各一二块石头,捣碎到豆粒般大小,投放井中,沉入井底,可以起到消毒作用。沈括指出唐朝李文胜家有一口药井,用朱砂、硫黄、金纪玉作为消毒药物,这些药物所起的作用非常有效。挖井必须特别深,井深就能把药物全部留住,药物留在井中,药效就能长期保持,使用的时间就长。井上要有护栏,井口要锁住,不能让虫鼠掉入井内溺死,或小孩尿液流入井中。沈括提出的这些井水卫生保护法在南宋盛行。南宋各府州县水井遍布。

南京有臙脂井、宝公井。①

绍兴年间(1131—1162 年),节度使赵密浚疏了临安相公井、在凤山门外尊胜巷内南宋故宫中有葫芦井、还有寿域坊内的上四眼井、长庆坊内的下四眼井、宝月山麓的上八眼井、秘书省内的下八眼井、后市街的六眼井、棚桥前的双井、荐桥北的义井、法院路岳飞故宅庭前有银瓶井、吴山北大井曰吴山井、宝月山上亦有天井、万松岭上沈婆井、岭下有郭公井、铁冶岭北有郭婆井、青平山侧有郭儿井、金地步司寨前名白鳝井、青沙湾有鳗井、后市街大眼井、六部前甜瓜井、四方馆北及南仓前各有大井、太学后及市西坊各名沈公井、道明桥双井、丰乐桥西长惠井、钱王庙前乌龙井、六和塔南沙上曰沙井、西溪有井名龟儿井和方井、净慈寺前四眼井、下竺藏院炼丹井、武林山烹茗井、清湖惠利井、甘泉坊相国井、安国罗汉寺名西井(又名成化井)、三省激赏库名四井坊(俗呼四眼井)、裴俯前名小方井(俗呼小眼井)、惠迁桥西有井(该井有 3 个称呼沈公井、金牛井、惠迁井)、州治前流福坊名流福井、涌金门镊子井、孤山有金沙井、杨村路上观音井、小林莲华院莲花井、仁和皋冯氏井。

1231 年净慈僧法熏主持用锡杖叩响殿前空地,地上涌出二泉,甃为双井。

① 曾极:《金陵百咏》,载《景印文渊阁四库全书》册 1164,台湾商务印书馆 1984 年版,第6 页。

孝宗时,转运使周琮修治李泌六井,1247 年赵与▉从涌金门到钱塘门之间,凡水口所入处修筑石棂,禁止种植菱荷、建房和洗马。宋高宗太尉董德之用大木石板对大井修治。1269 年,安抚潜说友在凤篁岭上建门保持龙井水清澈,并题篆书龙井两字,留传至今。钱王井,在城内祥符桥北,亦称祥符寺井。相传吴越钱王曾在此挖井,共九十九眼。今该地称百井坊巷。宋室南渡后,为御前军军器所,逐渐塞之,仅存 3 眼,互相间隔数 10 步。99 眼,实是一井有 99 眼,并非 99 井。葛公双井,在葛岭上。井甃双口,实为一井。上方而下圆。(咸淳)《临安志》说居民饮此井水,不染时疾。相传葛公炼丹于此。有石函在井,曾被人涸水取走,水遂混浊。居民索回石函,甘洁如故。柳翠井,在城内柳翠井巷。宋为抱剑营地井,为南宋营妓柳翠所凿。龙王井,在包家山,井方丈余,虽旱不竭,又名冷泉峪。杭城还有两处观音泉,一处在三桥,一处在云居山圣水庵,泉水可以治病,取水的人络绎不绝。

嘉泰二年(1202 年)六月,在清理被烧毁的张俊宅基时,意外发现天井。天井,初建于清泰年间(934—936 年),建炎年间(1127—1130 年)因兵灾废弃。此次发现,经修复后,井深 50 多尺,广各十尺。清泉并溢,水量非常充足。可备万家之汲,随取随足,愈用愈不穷。[1] 又据《梦粱录》记载:"宝月山宝月寺之西,曰黑龙潭,其潭莫测深浅,亢旱不竭,一名天井。山下有天井巷,晴则潭水碧色可爱,遇雨则水黑,郡民于此候晴雨多难。"[2]

南宋潜公井,在丁桥,邑人顾尚荣即四方往来之冲凿井,苏行旅之暍而名,以师守之名。[3]

2000 年 5—8 月,杭州市文物考古所为配合上城区荷花池头旧城改造,对南宋临安府治遗址进行抢救性考古发掘,发现了南宋临安府治的水井,位于庭院排水沟北端,口径约 60 厘米,深 4.54 米,用青砖砌成七边形,逐层错角叠砌,底部为黄色夯土。

2015 年 11 月 19 日,杭州市上城区紫城巷建设地块发现了南宋市民用水

① 陈文騄:(光绪)《杭州府志》卷 20,《山水》,1915 年版。
② 吴自牧:《梦粱录》,《溪潭涧浦》卷 11,见《笔记小说大观》第 21 编,新兴书局有限公司 1981 年版,第 96 页。
③ 褚成博:(光绪)《余杭县志稿》,《物产补遗·草本》,光绪三十四年(1908 年)刻本。

设施,疑为锅子井,青砖堆砌而成,呈正方形,边长不到 1 米。这佐证了《咸淳临安志》记载的南宋临安城汲取西湖水供市民应用的史实。① 南宋杭州地区水井分布,见表 7-1。

表 7-1 南宋杭州地区水井分布②

井名	地址	备注
吴山井	在杭州吴山之北	钱氏时有韶国师者始开此并品其水味为钱塘第一,盖山脉融液,独源所钟,不杂江湖之味,故泓深莹洁,异于众泉。淳祐七年(1247 年),大旱。城中诸井皆涸,独此日下万绠如常时,都人神之。赵安抚与?奏立祠以旌异焉,又为亭覆井上。
天井	在天井巷	旧记宝月山上有天井,后废。嘉泰二年(1202 年),火。因掘土得甃,砌处有石版刻云:会同五年重修,遂作亭其上。
天井	在真际院	大旱不竭。
郭公井	在万松岭下	
郭婆井	在铁冶岭北	
郭儿井	在青平山	
上四眼井	在寿域坊仁王院前	
下四眼井	在长庆坊竹竿巷	
白鳝井	在金地山步军司衙兵寨	
鳗井	在清沙湾	
上井	在铁冶岭下	
上八眼井	在宝月山下	
下八眼井	在秘书省相对	
六眼井	在后市街	
沈婆井	在万松岭	
甜瓜井	在六部前	
旧双门外大井	在四方馆之北	
南仓前大井	在旧南省仓前	

① 《钱江晚报·杭州新闻·民生》,2015 年 11 月 21 日,A2 版。
② 潜说友:(咸淳)《临安志》卷 37,《井》,《景印文渊阁四库全书》,台湾商务印书馆 1984 年版,第 339—407 页。

续表

井名	地址	备注
沈公井	在太学后	绍定年间（1228—1233 年），因展拓学基，今在学后门又市西坊内，北亦有沈公井。
祥符寺井		吴越王开，凡九百九十眼。后为军器所陻塞，今仅存数井。
义井	在荐桥北	俗呼四眼井。水宜染紫，与他井异，染工多取焉。
双井	在道明桥东	
长惠井	在丰乐桥西	
杨心双井	在定民坊	
灵鳗井	在凤凰山南塔寺	今额曰梵天寺。先是四明阿育王山有灵鳗井，传云护塔神也。后钱氏迎育王舍利归国，井中鳗不见钱氏，乃于寺廊南凿石为井，而鳗常现，僧录赞宁有鳗井，记刻塔石上，今不存。
乌龙井	在钱武肃王庙前	
砂井	在六和塔寺之南	上有铁井栏。
龟儿井	在西溪	覆以石龟穴其背以汲。
西溪方井		在西溪有亭，扁曰方井，米元章书。
西四眼井	在净慈寺北	
炼丹井	今井在下竺藏院	晏元献公《舆地志》云：天竺山下葛仙翁炼丹，今井在下竺藏院。
烹茗井	在武林山	
相公井	在铁冶岭步司衙	绍兴年间（1131—1162 年），节度使赵密为步帅，日浚此井水，极清甘，军人呼为相公井，上有亭。
惠利井	在清湖洪福桥杨和王府内	通西湖水口，其孙奉议，文晋撤库屋为井，以便众汲，因作亭覆之。
六井		
金沙井	在孤山	
龙井	北风篁岭上	
葛公双井	在治平寺西	居人饮此水不染时疾。传言葛公炼丹于此，有石函在井中。尝为好事者涸水取去，水遂蜀恶。居人索回石函水，甘洁如故。
观音井	菜市门外汤镇路上	有亭。
莲花井	在小林莲花院	
冯氏井	在皋亭山冯氏家	

续表

井名	地址	备注
天井	在临安县西 50 里。	
孙子井	在县西 50 里	
潜公井	在丁桥	邑人顾向荣,即四方往来之冲凿井,苏旅喝而名,以帅守之姓。
炼丹井	在於潜县	一在於潜县云封庵,后许迈宫之中庭。其水微涌,环注前池,通夏不涸;一在县北 45 里天目山,许迈炼丹之地;一在县西 3 里观山,亦许迈炼丹之地;一在县西 30 里,集真观天师张道陵炼丹之地。
天井		阔五尺,在山东之趾,深不可测,或云下通龙潭,欲雨则先有云气弥漫,景物凝晦,村老常以为验。
佛图澄井	在县南 50 里常乐寺庙之东	晋建兴初,高僧佛图澄所凿。耆老相传云:一日凿,成泉清味甘,虽旱不涸。
义井		县前三井,城隍庙前四井,上市井,北郭井,宝城坊井,十字街上三井,南门外井,凤山井,旧节仙庵前井,东山坞井,陈村井,丞厅前井,灌湖上井,敖干井,严岭井。
黄金湾井		去新城县 20 里,介新城桐庐之间,地僻无居人。淳祐六年(1246 年),令赵崇侠命宝林寺僧如炳就创接待庵,凿井以饮往来者,扁曰赵公泉。
龙井	在县西 15 里折桂乡	地名苦竹。
杜公井		太师杜棱所开,贼围城,城中乏水,兵民穿土及石深百尺余,不得棱。至诚祷之,泉立至城,以不陷人目为杜公井。
炼丹井		晏公《地舆志》,葛仙翁炼丹之所。
灵泉井	在监官县东 70 里真如禅院,菩提山上。	
乌龙井	在县东 70 里福济庙	广 4 尺、深 7 尺,冬夏不竭。
葛仙翁炼丹井	在硖石紫微山	
石井	在县北 12 里	

据 2008 年 8 月 27 日"浙江文物网"仙居县文化广电新闻出版局文物办公室报道:近日仙居县文物普查队在县城东门河桥后巷发现一口宋代古井——吴机井,此井的井栏圈上不但有明确的建造年代记载,还留有建造人及其妻的

姓名。据井栏圈上的石刻记载,此井为淳熙十六年(1186 年)七月,县丞吴机同妻田氏千乙娘所建。井栏圈内径 50 厘米,外径 84 厘米;井刻题字高 30 厘米,宽 35 厘米,共 6 行字,前 5 行每行 5 字,最后一行 7 字;具体内容是"从政郎县丞吴机同妻田氏千乙娘,发心开井,保安身位,淳熙十六年七月二日立"。据记载,吴机,字子发,龙图阁直学士吴芾之孙,淳熙特科。历任县丞、兴州(甘肃宁夏)知府、朝请郎(七品文官)、吉州(江西吉安)知府军州事。温州苍南县有金山井。

从上可以看出,南宋人民日常饮水的主要来源是井水,其清洁的程度直接影响了周边居民的身心健康,因而得到了历朝地方廉政官员的高度重视,采取了保洁措施,使南宋饮水卫生状况基本良好。

第二节　卫生习俗

一、沐浴

南宋人民有良好的卫生习俗,人人雅好卫生,勤于沐浴,沐浴史久远。南宋民间多称洗澡堂为香水混堂,澡堂门前悬挂着瓢杓为标志。隋唐时期,临安城内就出现了洗澡堂供市民洗澡。临安城的堂子弄,东出狮子巷,西出竹椅子巷,北为望江门直街,南为打铁巷,是澡堂较为集中的地方。[①] 苏轼两次知临安时留下了赞美澡堂工人辛勤劳动的诗歌。《梦粱录·团行》记录临安有数以百计行业,其中把"洗澡业"称为"香水行",因为浴堂的洗澡温水中多加各种香料,肥皂是以豌豆和香草混合制成的液体。[②] 庄绰《鸡肋编》卷上中记载了元祐年间(1086—1094 年),浙江人民已用肥皂洗澡和洗衣的情景。据传"蜀人未尝浴,虽盛暑,不过以布拭之耳。谚曰蜀人生时一浴,死时一浴"。[③]

南宋人民勤于沐浴、讲究卫生的习俗也受到外国友人的高度赞美。日本

---

① 丁丙:《武林坊巷志》册 3,浙江人民出版社 1987 年版,第 581 页。
② 吴自牧:《梦粱录》《团行》,见《笔记小说大观》21 编,新兴书局有限公司 1981 年版,第 1081 页。
③ 周密:《癸辛杂识续集》,《蜀人不浴》卷上,载《景印文渊阁四库全书》册 1040,台湾商务印书馆 1984 年版,第 67 页。

僧人上顺(Jojun)在熙宁五年(1072年)游历杭州期间,曾涉足一澡堂,据他从浙南到晋北遍游中国日记记载,杭州入浴费用为10文钱(ten Cash)。又据《马可·波罗游记》记载,杭州约有3000家营业澡堂。很可能这些澡堂也给人按摩,并供应茶水酒类饮用,杭州人几乎每日流连光顾。他们多行冷水浴,冷水则从西湖中汲来。《马可·波罗游记》中还记载:"有许多街道通入御街一带的广场,街道两侧有许多冷水浴室,内有男女听差,侍候前来的男女顾客,当自孩提时,一年四季皆惯用冷水洗澡,以此为卫生健身之道。澡堂里也有些房间备有热水,专供受不了冷水或不惯于冷水浴的外国人使用。"1297年,临安有冷水浴场,杭州人多行冷水浴,这些澡堂的男女顾客从小就习惯于一年四季洗冷水浴,认为这对身体健康大有裨益;在这些澡堂中也供应热水浴,临安城内还有许多井泉热水浴室,外国人喜欢热水浴,冷、热水浴由男女服务员为市民服务。人们习惯于每日沐浴一次,多在吃饭之前。富裕家庭都有澡堂,一般市民光顾浴室,城内的居民显得整洁美丽。这些浴室一次可容纳百人沐浴,是世界上最大、最好的浴室。① 杭城及中国南方,经常澡身的习俗,乃自古代农村的风俗沿袭而来,在南方有些少数非汉民族的婚礼中,仍有男女双方近入河湖中沐浴之浸礼。杭州人皆习惯每日洗澡,不先行沐浴就不用膳。小贩则逡巡澡堂门口出售热的洗脸水,或各种进补的汤药。我们一方面留意于杭州各阶层耽好沐浴之乐的情形,一方面也不能忽略了一些极端怪癖的人:如诗人、哲学家和美术家等文人雅士,他们之中特出的洁癖,或积习惯改的肮脏恶习。②

二、传统节日中的卫生习俗

在一些传统节日中,南宋人民进行一些与医药卫生有关的活动。

农历正月十六晚,对不育症,男家亲朋糊一婴儿,用玻璃打绘麒麟送子,敲锣打鼓送到女家以祈祷生子。

三月三,人们采荠菜花放在灶上以除蚂蚁和虫蛇,因荠菜有祛湿、清肝明

---

① 马可·波罗:《马可·波罗游记》,福建科技出版社1981年版,第177页

② Livie Quotidienne en Chine a La vaille de l'onvasion Mongole,第1250—1276页;马德程译:《南宋社会生活史》,中国文化大学出版社1982年版,第93—95页。

目、利尿通秘作用,人们并用荠菜煮鸡蛋。

端午节为了纪念楚国政治家、爱国诗人屈原,人们开展一系列涉及卫生习俗的有益活动,"自初一日至端午日,家家买桃、柳、葵、榴、蒲叶、伏道……采百草或修制药品,以为辟瘟疾等用"。台州"土人于重午前一日"收艾叶(蓬蒿)制药,采药是端午节最古老的习俗之一。端午日,人们野外菖蒲、蒿艾,挂在门上,以禳毒气。[1] 蒜头插挂门窗上,用干艾叶、苍术、白芷烧烟熏屋,在墙角、床下等处喷洒雄黄酒、石灰,以驱蜈蚣、蝎子、蚰蜒、蛇、蜘蛛等五毒。人们饮菖蒲酒,采白药或修制药品,用作辟瘟疾等用,藏之果有灵验。用白芷、丁香、木香等香料做成锦囊、香袋佩戴在小孩身上,以芬香逐疫。在儿童脸上涂雄黄酒以除毒气。在婴儿手腕上系菖蒲,任其吮舐以祛风邪。用鲜佩兰熬汤洗身,消除皮肤污垢、畅通毛孔、消除疲劳、舒筋活血及防暑降温。扫集灰尘垃圾,在室外焚烧,以灭病虫菌卵。有少数老妪用火把燖明屋角烙赶蚊虫。节日里,农民都要上山挖一些青木香、老虎山楂根、乌药等,到园里拔一些艾叶、紫苏等挂在檐下,以备急用。此外,人们还把这天吃剩的猪肉外涂雄黄粉,用竹丝串起来挂在通风的地方,生疖子、肿毒时用作涂药。人们还用菖蒲、贯仲放在水缸里消毒。青年女子用香粉做香袋,制成老虎、鸡心等形状挂在衣服上去秽。人们用五彩丝系臂,辟鬼及兵,令人不病瘟。[2] 人们还有吃蛤蟆的习惯,据说它可以消除内火、夏天不生痱子和疮疖,[3]但现在不提倡。湖南端午摆渡也,而以为禳灾民之有疾病者,多就水际设神盘以祀神,为酒肉以犒权鼓者,或为草船泛之,谓之送瘟。……五月五日四民并踏百草,又有斩百草之戏。采艾以为人悬门户上,以禳毒气。是日竞渡采杂药,以五彩丝系臂名曰:辟兵人不病瘟。又有条达等组织杂物以相赠,还取鸲鹆教之语。……居民每至夏秋多病痢疟,皆暑泾所致也。……八月十四日,民并以朱水点儿头额,名为天灸,以压疾。[4] 湖北五月五日,四民并踏百草,又有关百草之戏采艾,以为人悬门户

---

① 高承:《事物纪原》,载《景印文渊阁四库全书》册920,台湾商务印书馆1984年版,第224页。

② 高承:《事物纪原》,载《景印文渊阁四库全书》册920,台湾商务印书馆1984年版,第224页。

③ 铃木满男:《浙江民俗研究》,浙江人民出版社1992年版,第106页。

④ 卞宝第、李瀚章:(光绪)《湖南通志》,1885年版,第356—358页。

上,以禳毒气。……是日竞渡采杂药,以五彩丝系臂,名曰辟兵,今人不病瘟。① 四川医生鬻艾、道士卖符、朱索、采缕等长命辟灾物品。② 南宋各地端午节的这些卫生习俗究竟肇始于何时很难考证,但是社会文明的标志。

立夏民间有吃乌糯米饭的习俗,因乌树叶有祛风除湿、清凉解毒、强筋健骨的作用。六月六天气渐热,人们多为小儿洗浴、妇女沐发、曝衣晒霉、曝书除蠹。若下大雨,溪里的浑水挑回来用明矾沉淀后再用。六月伏日,并作汤饼,名为辟恶,或沉饮食于井,亦谓之鉴。③

重九节"都人是月领新酒,质黄簪菊。且各以菊糕为馈,以糖肉秫面杂质糅为之……以苏子微渍梅卤,杂和蔗霜梨橙玉榴小颗,名曰'春芝秋菊'"。重九,临安人民用菊花、茱萸放在酒上品饮,用菊糕为馈赠品。茱萸是落叶小乔木,果实是一味中药,有浓烈香味。最早是把它碾碎,装进小袋子佩身上,魏晋以后,则把茱萸插在头上。菊花具有清肺败火、明目生津等药用功效。古人认为菊花酒可以延年益寿。南宋则把两者合一,"今世人以菊花、茱萸浮于酒饮之,盖茱萸名'辟邪翁',菊花为'延寿客',故假此二物服之,以消阳九之厄。年例,禁中与贵家皆此日赏菊,士庶之家,亦市一二株玩赏。其菊有七八十种,且香而耐久"。④

九月九日,佩茱萸,食蓬饵。酿造菊花酒,待菊花开时,采茎叶,杂黍米酿造,到第二年九月九日成品,人们畅饮菊花酒,以祈长寿。⑤

十月"惠民局及士庶修制腊药,俱无虫蛀之患。……岁旦在迩,席铺百货,画门神桃符,……更以苍术、小枣、辟瘟丹相馈。为宫观羽流,以交年疏,仙术汤等达檀施家。医士亦馈屠苏袋,……诸品汤剂,送与主顾第宅,受之悬于额上,以辟邪气"。

十二月二十四日,宋人称为交年节。这一天举行"醉司命"、"照虚耗"。

① 张仲炘:《湖北通志》,《志》二一,1921 年版,第 46 页。
② 费著:《岁华纪丽谱》,《景印文渊阁四库全书》册 590,台湾商务印书馆 1984 年版,第 437 页。
③ 张仲炘:《湖北通志》,《志》二一,1921 年版,第 47 页。
④ 吴自牧:《梦粱录》,见《笔记小说大观》21 编,新兴书局有限公司 1981 年版,第 975 页。
⑤ 高承:《事物纪原》,载《景印文渊阁四库全书》册 920,台湾商务印书馆 1984 年版,第 226 页。

扫屋宇、备年货、诵经咒等多种节日活动。这一天把房屋打扫干净。南宋浙江谚语:交年日扫屋,不生尘埃。二十五洗家具器皿,二十六拆洗被褥,二十七理发洗澡。扫去灰尘后,贴窗花、红纸春联和年画,辞旧迎新。

上海民俗"十月二十五日,举家食赤豆粥,云辟瘟"。"还有苍术辟瘟丹。"

农历十二月八日(腊日),南宋政府以供堂钱配制官药,分送诸厅。其后分送药材牛黄、丹砂、龙脑、金银箔之类。政府所分之药以风药为主,或者口脂、面药、屠苏等。这天,"寺院及人家用胡桃、松子、乳蕈、柿粟之类作粥,谓之'腊八粥'。医家亦多合药剂,侑以虎头丹、八神、屠苏,贮以绛囊,馈遗大家,谓之'腊药'"。①

迎春岁旦,席铺百货,以苍术、小枣、辟瘟丹相送,医士亦以馈屠苏袋和诸品汤药,送上主顾第宅,以避邪气,各坊巷叫卖苍术、小枣不绝。每年春节前,家家户户都要掸尘。

上述传统节日中的医药卫生习俗传承至今,各地人民在开展这些活动时还带有各自区域的特色。

三、日常生活中的卫生习俗

(一)良好的卫生习俗

南宋皇家贵族养成了不随地吐痰的良好卫生习俗,皇帝出巡,专门配有执金花唾壶的侍从跟随。

南宋人民重视旅途卫生。当时路途杂草丛生、蛇虫很多,人们往往穿草鞋跋涉山水,易于遭受伤害。张杲在《医说》中记载:"每欲出时,用雄黄一桐子大,火上烧烟起以熏脚绷、草履之类及袍袖间,即百毒不敢侵害。"这起到旅途防虫消毒效果。②

南宋临安的育子习惯相当烦琐。皇宫后妃怀孕达七月,由本宫提举及医官上奏皇帝,再令太医局产科复查坐蓐月日,指出饮食禁忌,准备催生对象,选择老娘伴人、乳娘等。东门司安排当产阁,作好生子一切准备,并从内库中取

---

① 吴自牧:《梦粱录》,见《笔记小说大观》21 编,新兴书局有限公司 1981 年版,第 999 页。
② 张杲:《医说》,载《景印文渊阁四库全书》册 742,台湾商务印书馆 1984 年版。

钱绢厚赐。① 一般贫民妇女怀孕八月，女家舅姑要送银盒或彩盘，内盛粟杆一束，以锦和纸盖之，上簇花朵、通草、贴套、五男二女、眠羊卧鹿，还有生枣。彩画鸭蛋120枚及孩儿锈彩衣等，称为"催生礼"。足月坐蓐分娩，亲友等送"细米炭醋"。子既生，又有"三腊"。"三腊"之期，女家与亲友俱送猪肚、蹄脚等给产妇吃。孩子满月，外家要送彩画钱或金银杂果钱，以及彩缎、珠翠、囟角儿等，时称"洗儿果彩钱"。本家煎香汤水放银盆内，盆四周用洗儿果彩钱环绕，由长辈用金银钗搅水，亲朋围观小儿洗浴。浴后，亲友中少妇常拾取盆中的"立枣儿"为食，作为生男孩的吉兆。小儿的落胎发，放入金银小盒作为留念。接着，抱儿遍谢诸亲坐客，然后将孩子抱入姆姆之房，称"移窠"。

南宋东南地区产后习俗。南方有獠妇，生子便起，其夫卧床褥，饮食皆如乳妇。稍不卫护，其孕妇疾皆生焉。其妻亦无所苦，炊爨樵苏自若。又云：越俗其妻或诞子，经三日便澡身于溪河，返具糜以饷婿，婿则拥衾抱雏坐于寝榻，称为产翁，其颠倒有如此。②

南宋人民注重儿童卫生教育。《童蒙须知》说："凡如厕，必去上衣，下必浣水"。教育儿童从小养成良好的卫生习惯，上厕所脱去上衣，以免弄脏衣服，大小便后要洗手。

南宋人民采用更多的驱杀蚊虫方法，如北宋刘延世《孙公谈圃》卷上载有艾熏驱蚊法；储泳《祛疑》则载有香药驱蚊："取其箧中香末试烧，蚊悉去，但不知其用药，然正作荷花香……"南宋民间有从事制作和销售驱蚊药的行业。洪迈《夷坚乙志》载："洪州（今南昌）崇真坊北有大井，民杜三汲水卖之……夏日则货蚊药以自给。"据说"合蚊药"用砒霜、硫黄等。③ 此外沈括《梦溪笔谈》载有"七里香"的香草（芸），"南人采，置席下，能去蚤虱。"温革《琐碎录》则载："床有虫虱（臭虫），干草蒲切片置席下。"临安的富裕人家，经常打篆香焚沉脑以使空气清新爽神，特别在有客造访时更是如此。另一种香称作"蚊

① 林正秋：《南宋都城杭州》，西泠印社1986年版，第362—363页。
② 鄂尔泰、靖道谟：《贵州通志》，载《钦定四库全书》卷46，台湾商务印书馆1878年版，第565页。
③ 洪迈：《夷坚志》，《乙志》卷7，载《续修四库全书》册1265，上海古籍出版社1996年版，第47页。

香",在临安街头有售,而且由于价格低廉,广为使用。这种香无疑是一种粉状的烟熏消毒物,任何房间都需要它,尤其是在蚊虫最猖獗的黄昏时分。

南宋人民养成了药酒健身的习俗。屠苏酒,据唐代药王孙思邈记载,用中药八味,即大黄、蜀椒、桔梗、桂心、防风、白术、虎杖、乌头等与酒配制,故名八神散。防病应效,十分明显,当时民间流传说:"一人饮之,一家无疾;一家饮之,一里无病。""每岁除夕,遗里闾药一贴,令囊浸井中,至元日,取水置于酒樽,合家饮之,不病瘟疫。"是日还饮椒柏酒。"元旦饮之,辟一切疫疠不正之气,除夕以椒三七粒,柏叶七枝,浸酒一瓶。"福州土俗饮屠苏,根据华佗和魏武帝处方,除日以药剂入绛囊,放入井中,元旦取出,渍酒东向而饮,年复一年,以辟瘟疫。[①]

南宋人民爱吃青饭,冬夏季节的南枳木常青,取其叶捣碎,渍米做饭,染成绀青色,每天吃一合,可以延年益寿,福建盛行。福州土俗端午节需开展一些养生保健的活动:其一,插艾,午日,天未明,采艾插户上,以禳毒气,亦有结艾为人者,与荆楚同。乡村或采楝木叶插之,父老相传可以禁蚊。其二,系五色丝线,五色丝,蛟龙所畏。故是日长幼悉以五色彩系臂,一名长命缕,一名续命缕。父老相传,可以避蛇。至七夕,始解弃之。其三,饮菖蒲酒,五月五日,妇礼,上续寿菖蒲酒。菖蒲可以延年,福州人民是日饮之,名曰饮续。其四,采药,所采药材用于患者,疗效显著。[②]

南宋两广地区人民喜食槟榔,南人凡病皆谓之瘴,率不服药,惟事祭儿,设祀伤寒、阴阳二症。岂有坐视而不药耶?且南方之人往往多汗,上盈下虚。用药者妄发汗,吐下,其祸可立而待也。瘴疠之作,率因饮食遇度,气痞痰结,能下气、消食、化痰,故岭海之人多食之,此可类北人之食酥酪。北方地寒,食酥酪,故肤理繁密,一旦病疫当汗则闭塞,而汗不得出,所以病多难治。岭南地热,食槟榔,故藏气疏泄。然一旦病瘴,当下则虚羸而本不能堪。所以土人多

①　梁克家:(淳熙)《三山志》卷40,《土俗类二》,载《景印文渊阁四库全书》册484,台湾商务印书馆1984年版,第580页。

②　梁克家:(淳熙)《三山志》卷40,《土俗类二》,载《景印文渊阁四库全书》册484,台湾商务印书馆1984年版,第583页。

体瘠面黄,盖槟榔为患,习而不觉耳。①

南宋人民有早上起床梳头千次的习俗。《晁氏客语》认为冬天梳头 1200 次,能使"五藏之气终岁流遍",称为神仙洗头法。

洪迈在《夷坚志》中记录了南宋人民良好的卫生习惯。赵不他"黄昏时,又令烀汤盥濯"。② 饶州民萧七"洗足而寝"。③ 洪州崇真坊北的大井民杜三,"夏日则货蚊药以自给"。④

黔之诸苗皆用弩,而其矢必敷药。治药者为补笼之独家,谓之补笼。药杂毒物,碎而煎之,以为膏。鸡、犬、妇人及白衣生人皆不得见,凡七日比成,以药名鹟者点之涂诸矢,插之步义中,悬于火侧时。时温养之,使勿败,然后可以伤人,中者与拨矢者皆立毙。又有苗能医之,用利刃自顶踵寸,寸割之,使血出,用口吮之,血尽则以他药敷之,始可生鹟,药产粤西,类勾金皮,不得鹟则毒不验,鬻鹟者多,粤西猾盗须禁。除之段成式。南蛮有毒药,制其刃状,如朽铁中人无血而死,亦谓之铎刃,此或其类与。⑤

江西省吉州窑出土了许多南宋时期瓷枕,如绿釉刻花瓷枕犀利流畅,以供人们睡眠。

(二)不良的卫生习俗

南宋素有"信巫不信医"陋俗,盛行穷乡僻壤。南宋有"金镞兼书禁科",书禁即祝由,通过符咒给患者进行治病。南宋医学思想中仍有鬼神观念,咒禁符箓疗法大行其道。南宋时期,官方医家在日常的医疗活动中主要使用汤药、针灸,也掺杂使用符咒或其他巫术。这种信巫不信医的案例比比皆是。

以 1237 年陈自明所撰的《妇人大全良方》为例,此书也常出现鬼神、法术、咒语者,例如陈自明《妇人大全良方》卷 11《胎杀避忌产前将护法》四:"一受孕之后,切宜避忌胎杀所游";⑥"铺草及毯褥讫,即咒曰:铁铁汤汤,非公所

---

① 阮元、陈昌齐:(道光)《广东通志》卷 92,1864 年版,第 142—143 页。
② 洪迈:《夷坚志》,《乙志》卷 18,《赵不他》,涵芬楼藏民国版,第 2 页。
③ 洪迈:《夷坚志》,《三志壬》卷 6,《萧七佛经》,涵芬楼藏民国版,第 5 页。
④ 洪迈:《夷坚志》,《乙志》卷 7,《杜三不孝》,涵芬楼藏民国版,第 5 页。
⑤ 鄂尔泰、靖道谟:《贵州通志》册 572,载《钦定四库全书》卷 46,台湾商务印书馆 1878 年版,第 567 页。
⑥ 陈自明:《妇人大全良方》卷 11,中国中医药出版社 2007 年版,第 212 页。

当。是王一言得之铜,一言得之铁,母子相生俱篾铁。急急如律令";①在入月孕妇房中贴安产图,分娩时吞催生灵符等。

临安水果商病了"医、巫不能愈"。② 临安人移屋,以傍井处为佳。病多信巫鬼,丧葬多尚佛老。昌化民有疾辄事巫祷,故知医者鲜。③

绍兴年间(1131—1162 年),湖州人王概在"赴邵武建宁丞"时患病,"医、巫束手莫能疗"。④ 海盐县医灵祠在镇之东青山西南侧,王家坑之西。开熙三年(1207 年),里人孟毅梦神呼曰:吾闽中吴真君当食此方,福佑斯民。晨见海中有一神主,浮海至岸,遂居于侧。毅因舍基并殿尊奉。后闽商绘像传塑,但祈疗病者甚验,四方咸集,遂成丛林。⑤

福建古田富家妇人陈氏抱异疾,平时并无症状,每遇微风吹拂,则股间一点奇痒抓搔不停手,不久全身皆奇痒,"更十医弗效",名医刘大用认为此病"是名鬼疰。因入神庙观玩,遂为邪鬼所凭,以致精采荡越,法当用死人枕煎汤饮之"。用"邪法"治愈了病者。⑥

江西饶州郭端友,绍兴年间(1131—1162 年),"染时疾,忽两目失光,翳膜障蔽,医、巫救疗皆无功"。⑦ 陈通判的女儿患病,"医、巫拯疗不效"。⑧ 抚州金溪士人蓝献卿的妻子患病,"医、巫无所施其伎"。⑨ 临江府风俗之厚,文物之雅,在楚越之间,谓之乐土,俗颇尚鬼,疾疫则巫进医退,每有祈禳,必令道士立符,用木三尺许,书符其上,安立室中,祀以香火。⑩ "永新州医学祭田记",详细记载了江西永新县把医学先祖拜祭成医神。⑪

① 陈自明:《妇人大全良方》卷 16,中国中医药出版社 2007 年版,第 296 页。
② 洪迈:《夷坚志》,《丁志》卷 9,《陈媳妇》,涵芬楼藏民国版,第 2 页。
③ 陈文騄、吴庆坻:《杭州府志》卷 74,《风俗》一,民国 11 年(1922 年)铅印本,第 5 页。
④ 洪迈:《夷坚志》,《甲志》卷 16,《女子穿溺珠》,涵芬楼藏民国版,第 3 页。
⑤ 常棠:《海盐澉水志》卷 5,载《景印文渊阁四库全书》,台湾商务印书馆 1984 年版,第 487—504 页。
⑥ 洪迈:《夷坚志》,《支戊》卷 3,《陈氏鬼疰》,涵芬楼藏民国版,第 2 页。
⑦ 洪迈:《夷坚志》,《丙志》卷 13,《郭端友》,涵芬楼藏民国版,第 2—3 页。
⑧ 洪迈:《夷坚志》,《丁志》卷 5,《陈通判女》,涵芬楼藏民国版,第 1 页。
⑨ 洪迈:《夷坚志》,《丁志》卷 20,《红叶入怀》,涵芬楼藏民国版,第 2 页。
⑩ 曾国藩、刘坤一:(光绪)《江西通志》卷 48,《舆地略·民俗》,光绪七年(1881 年)版,第 215 页。
⑪ 程巨夫:《雪楼集》,载《景印文渊阁四库全书》册 1202,台湾商务印书馆年版,第 168 页。

粤地民尚简俭,无医药士人,遇疾惟祭鬼以祈福。吴祖寿,建炎中随父吴责定居韶州。某日他梦中鞅,鞅成气疾,瘤生于肩。惊而寤,觉枕畔如有物,扪之,真有小瘤在肩上,明日而浸长,俄成大瘿,高与头等,痛楚彻骨不可卧。其母刘夫人迎医召巫,请道士作章醮,万方救疗之,竟不起。①"张氏生女数日,得危疾,医不能治。其母深忧之,邀巫媪测视。"②

四川"涪陵之民尤尚鬼俗,有父母疾病,多不省视医药,及亲在多别籍异材。汉中、巴东,俗尚颇同,沦于偏方,殆将百年"。③ 嘉泰二年(1202年),权知万州的赵师作指出:"峡路民居险远,素习夷风,易惑以诈,易淫以恶,致使淫巫得肆簧鼓。凡遇疾病,不事医药,听命于巫,决十求神,杀性为祭,虚费家财,无益病人。虽或抵死,犹谓事神之未至。故凡得疾,十死八九。"

绍兴二十三年(1153年),南京人秦桧的侄子秦昌时生病,"其家呼医、巫络绎"。④ "庆元元年正月,平江市人周翁疟疾不止。尝闻人说疟有鬼,可以出他处闪避,乃以昏时潜入城隍庙中,伏卧神座下,祝史皆莫知也。夜且半,见灯烛陈列,兵卫拱侍,城隍王临轩坐,黄衣卒从外领七八人至廷下,衣冠持持。王问曰:'吾被上帝敕合此邦行疫,尔辈各为一方土地神,那得稽缓。'皆顿首听命。其中一神独前白曰:'某所主孝义坊,诚见本访居民家家良善,无过恶,恐难用病,苦以困之。'王怒曰:'此是天旨,汝小小职掌,只合奉行。'神复白曰:'即不可免,欲以小儿充数如何?'王沉思良久曰:'若此亦得。'遂各声喏而退。周公明旦还舍,具以告人,皆哂以为狂诞,无一信者。至二月,城中疫疠大作,唯孝义一坊,但童稚抱疾,始验周语不诬。逮病者安痊,坊众相率敛钱建大庙,以报土地之德。"这则故事不仅反映了当时民间对土地神的认识,而且也反映了民间对土地神信仰的虔诚。⑤

孝宗年间(1163—1189年),知长沙的王师愈在其《乞禁师巫疏》中指出:

---

① 洪迈:《夷坚志》,《乙志》卷19,《吴祖寿》,涵芬楼藏民国版,第4页。
② 洪迈:《夷坚志》,《丁志》卷12,《吉撝之妻》,涵芬楼藏民国版,第4页。
③ 《二十五史·宋史(上)·地理五》册7,上海古籍出版社、上海书店1986年版,第5484—5485页。
④ 洪迈:《夷坚志》,《乙志》卷12,《秦昌时》,涵芬楼藏民国版,第4页。
⑤ 洪迈:《夷坚志》,《支景》卷6,《孝义坊土地》,载《续修四库全书》册1265,上海古籍出版社1996年版,第524页。

"臣窃闻荆楚之俗自古信师巫,然而近世尤为甚。其最为害者,有所谓把门师是也(言一家之事皆由其掌握也)。有嫁娶,不暇问媒的,专信其勘婚,稍奉之不至,则离间两家,致嫁娶失时者多矣。有疾病,不敢求医药,专信其下禁,稍奉之不至,则恐动其亲属,不令侍奉,至有饥渴而死者多矣。比其死亡,则专掌其择地、选日,稍奉之不至,则托以山川之不吉,年月之未利,动经烽岁,不获葬埋。……愚民无知,信其邪说,甘受此害而不悟,惟恐奉之不厚。次是,师巫家无非温户,甚可切齿。……"

荆湖(今湖南、湖北)民俗,岁时会集。或祷祠多击鼓,令男女踏歌,谓之歌场。疾病不事医药,惟灼龟打瓦,或以鸡子占卜求祟。所在使俚巫治之,亲族不相视病,而邻里往往问劳之,谓亲戚视之则传染。邻里则否死者多不埋葬,或暴露风日,或置之木杪谓之死丧祥葬,多举乐饭僧。① 湖北崇阳县,病者事师巫不重药饵。② 江夏县(今武昌县),鄂州土沃民剽,非用威莫能治,鄂俗计利尚鬼,病者不药,而听于巫。③ 江陵县、荆人染病,竞赛乌鬼,楚巫列肆,悉卖瓦卜。④

广西风俗,自唐宋时颇多不美。如民之贫者归罪坟墓不吉,掘棺寄他处,名曰出祖。生子不举溺之于水,名曰淹儿。临丧破家供佛盛馔待客,名曰斋筵。病不延医,杀牛赛鬼名曰毛药。⑤ 岭南风俗,家有人病先杀鸡鹅等,以祀之,将为修福。若不差,即刺杀猪狗以祈之。不差即刺杀太牢,以祷之。更不差,即是命也。不复更祈死,则打鼓鸣钟于堂北。至葬讫初,死旦夕,大叫而哭。⑥

总之,古代长江、淮河流域的公共卫生治理以南宋为界:之前,这一领域的工作步中原发达城市的后尘;之后,随着经济重心的南移,呈现出数十年的康盛局面。尤其是南宋时期,南方成为当时中国政治、经济和文化的中心,这大

---

① 范致明:《岳阳风土记》,载《景印文渊阁四库全书》册589,台湾商务印书馆1984年版,第119页。
② 张仲炘:《湖北通志》,《志》21,1921年版,第5页。
③ 张仲炘:《湖北通志》,《志》21,1921年版,第12页。
④ 张仲炘:《湖北通志》,《志》21,1921年版,第32页。
⑤ 谢启昆、胡虔:《广西通志》卷87,1801年版,第292页。
⑥ 谢启昆、胡虔:《广西通志》卷87,1801年版,第288页。

大提高了当地人文素质的水平,改变了南蛮落后地区的乡风习俗,成为当时文化的"正朔"所在、公共卫生综合治理的先进地区,临安等地无愧为"世界上最美丽华贵的天城"。

第三节　佛、道教与医药学

南宋僧医、道医活跃于民间,他们串铃乡镇,治疗不分贵贱,一视同仁。他们行医旨在传播佛教、弘扬道教,且解除了民众的疾苦。

一、佛教人士的医药建树

(一)浙江佛教人士的医药建树

萧山竹林寺妇科,因其寺宅"紫竹成林,风景清丽"而得名。它创建于南齐(479—502年),始称古崇寺,位于萧山城厢镇惠济桥北堍。据《竹林寺世乘》高昙祖师异记篇载:"惟时有一道者至,不知从何方来,亦不知其姓氏,与师附居者月余。师见其骨格翩翩,言词清爽,知其非常人,甚敬礼之。而道者亦不自安,每谓师曰:'君之遇我厚矣,愧无以报君何!'一日师他去,抵暮而归,觅道者不得,盖不知其所去矣。忽见几上有蝇头细楷数十百行。阅之,乃胎产前后秘方数十种,又胎产至要辩论及诊法共百十余条。师随录之,于是晓夜诵读,而医道日精,患者验之,百无一失。"该寺在后周、北宋之际誉满大江南北,943年,寺僧高昙始开妇科,师徒代代相传。南宋时萧山竹林寺妇科医家学派正式得到朝廷的认可。清末寺院占地8亩,屋宇100多间,成为设有药房、诊室的以寺院为基地的妇科医院。主要医书有现保存在浙江中医研究院的《竹林寺女科秘方》、《宁坤秘笈》等37种之多。主要特色是在辨证上以肝、脾、肾三脏主论,在诊断上强调问诊,在治疗上重视调和气血,疏肝解郁,在具体措施上提出补血行气,补肾益精,祛瘀解郁的治疗原则。在诊疗施治上,法广味纯,独具风格。在治药上炮制讲究,秘制"太和丸"和运用"生化汤"曲尽其妙。在叙症立方上,以简主纯辨证施治,随症出方。所传秘方为调经、胎前、产后三门,共117症及110方,用药119种,内服有汤、丸、散、酒等剂;外用有洗、熏、搽等剂和药熨;秘制"太和丸"、"生化汤"、"回生丹",炮制严谨。《萧山县志》

称:有僧释静暹,字晓庵,南宋竹林寺僧。幼敏悟,读书明理,工诗能文章,师传妇科,尤殚精极研,用药如神。绍兴六年(1233年),宋理宗的谢皇后病势危笃,召静暹入禁中治疗,竟一剂而愈,理宗大喜,即封为"医王",追封四世,袭封五世,故有"十世医王"之说,并御书"晓庵",赐寺名"惠济"。自此,竹林寺女科名声大噪。寺院内名医辈出,病人比肩继踵,初具妇科医院的格局。在竹林寺妇科发展史上贡献较大的有所谓十世医王,即从晓庵上溯四世开始,下续五世为止。他们是:一世涵碧(静霞)、二世广严(天岩)、三世志坚(商岩)、四世子传(允云)、五世静暹(晓庵)、六世大有(会源)、七世华玉(丹邱)、八世道印(梅石)、九世德宝(雪岩)、十世性间(迪庵)。除这十世医王外,比较著名的竹林寺妇科僧医还有十二世僧宏慈、十四世僧持敬、十五世僧明瑞、十七世僧宣理、十九世僧圆冷和僧圆涯、二十一世僧文佩和僧文璟、二十二世僧元颖、二十三世僧树干和僧树富、二十四世僧经怡、二十五世僧果祚和僧果意、二十六世僧道安、二十九世僧泰如、三十一世僧明德、三十二世僧普门、三十三世僧克修、三十四世僧惠群和僧惠怿、三十五世僧德昂、三十七世僧绍钟、三十八世僧智澄、四十世僧广煜、四十二世僧真错、四十三世僧净琪、四十四世僧海枕、五十一世僧闻坚、六十世僧昌炳、七十世僧悟炯、七十五世僧继炎、七十六世僧清墿、七十九世僧月佳、八十一世僧缤均、八十三世僧机涵、八十四世僧会根、九十四世僧善缘、九十七世僧世皓。1876年春南兰陵俞炳在武林旅馆题赞曰:"浙之妇科素称最者竹林寺僧焉,调经种子、胎前种子、胎前产后、疑难险症多着手成春,即远处详晰开寄病源,亦奏灵验。"值得一提的是释静暹,字晓庵,萧山竹林寺僧。师传妇科,尤殚精极研,用药如神。绍定六年(1233年),理宗皇帝的谢皇后病势危笃,召静暹入禁中治疗,竟一剂而愈。理宗大喜,即封为"医王",追封四世,袭封五世,故有"十世医王"之说。理宗并御书"晓庵"、"药室"、"静暹"为赠,赵构还作"种德种杏……建王十世,俾寿千春"诰语赠给他。所谓建王十世就是静暹的前四代和他的后五代,都称"医王"。大司马等名公巨卿都赠有"静养性天"等匾。在萧山竹林寺相传1000多年的妇科僧医中,名气最大。因此,萧山竹林寺妇产科自南宋时已在中国古代妇产科史上占有一定的地位。

1168年,日僧荣西千里迢迢来到宁波阿育王寺、天台国清寺修行,后又到杭州寺庙,得知饮茶可以养生延寿,回国前便从灵隐、天竺一带寺院中携取了优良茶种,耕耘在日本山城栂尾山上,栂尾茶便被日本人称为山茶。荣西还根据所学到的中医药知识,编著了《吃茶养生记》,风靡日本。①

淳熙年间(1174—1189年),天医波利多(即天医菩提的化身)居住在杭州灵隐飞来峰。

1235年,日僧圆尔辨圆先后在杭州历访灵隐、净寺诸寺的名僧,回国时带去了寺院医药等书籍数千卷,为中日文化交流锦上添花。

咸淳年间(1265—1274年),有一位医僧居住临安,明脉识证,前来看病的人很多。太学生想要弄他。有王上舍,气体充实,身长八尺,平生无疾,诈令为病,请僧诊视。王方食将竟,听说僧已到来,仓猝就榻,偶绊一跌。僧入诊脉,亟出语诸生曰:“不可救矣。”诸生拊掌大笑,僧曰:“非索价妄语也。须臾死矣,虽良药不可治。”诸生们骂他并驱赶他,过了半天,而王死,实系饱食体肥,遭跌而肠断致死。

戴煟曾隐居灵隐等寺,著有《要诀》、《类方》两本医书,被寺僧收藏。

法琮,宋朝四明僧人,得其师元觉之传,精于医术。弟子了初,得其传授。

了初,四明僧人,精通医术,曾与僧法琮同受业于元觉。

元觉,四明僧人。曾学医于熙宁中名闻东都的鄞县人僧奉真,尽得其传,故以医知名于世。元觉弟子法琮、了初继承其学,以医学驰名。相传三代僧人医家活人众多。②

观音医臂:湖州有村媪,患臂久不愈,夜梦白衣女子来谒,曰:我亦苦此尔,能医我臂,我亦医尔臂。媪曰:娘子居何地? 曰:我寄崇宁寺西廊,媪即瘳,入城至崇宁寺,以所梦白西舍僧忠道者,道者思之曰:必观音也,吾室有白衣像,因葺舍误伤其臂,引至室中,瞻礼果一臂,损媪遂命工修之,佛臂节全,媪病随愈。③

《夷坚志》记载:“嘉兴令陶象有子,得疾甚异。形色语笑,非复平日,象患

---

① 吴振华:《杭州古港史》,人民交通出版社1989年版,第142—143页。
② 罗浚:(宝庆)《四明志》卷9,《景印文渊阁四库全书》册487,台湾商务印书馆1984年版,第148—149页。
③ 洪迈:《夷坚志》,《甲志》卷10,载《续修四库全书》,上海古籍出版社1996年版,第713页。

之。聘谒巫祝,厌胜百方,终莫能治。会天竺辩才法师元净,适以事至秀,净传天台教,特善咒水,疾病者饮之辄愈。"陶彖便去拜谒这名"特善咒水"的法师,请其为儿子诊疗,"彖素闻其名,即诣谒",并告诉他儿子患病症状。这位法师"杖策从至其家,除地为坛,设观世音菩萨像,取杨枝沾水,洒而咒之"。①

天台僧,用红粮子、大枣掺起来制成丸,专治坏症伤寒病,疗效特殊。

法程,字无妄,温州(今浙江永嘉县)人。少年时失明,百治不效,遂出家为僧,法号"法程"。精通医术,知名于时,年七十余尚健在。

温州医僧法程,字无柱,少瞽,百端治之不愈,但昼夜诵观世音菩萨,名号如。是十五年,梦中闻菩萨,呼之,使前若有物絷其足,不可动。菩萨叹曰:汝前世为灸师,误灸,损人眼。今生当受此报!叹:以免,但吾怜汝诚,心当使汝衣食丰足,遂探怀中,掬宝珠满手与之。僧法程既寤医道,大行衣钵,生活富裕并长寿至70多岁。②

(二)江苏佛教人士的医药建树

神济,丹阳县(今江苏丹阳县)普宁寺僧人。与师兄弟慈济得秘验医方,洞明医理,察脉如神,皆以医术知名。政和、绍兴年间(1111—1162年),诸名公皆赠诗褒奖之。

慈济,丹阳县普宁寺僧人。与师兄弟神济遇良师,得授秘验医方,故洞明医理,察脉如神,以医知名天下,政和至绍兴年间(1111—1162年),名公以诗文褒美者甚众。其徒道渊,得师传。

道渊,丹阳县普宁寺僧人。得医僧慈济、神济之传,精医术,活人甚多。

清照,字神济。昆山慧聚寺(在马鞍山南麓)僧,有说丹阳(今江苏丹阳县)普宁寺僧人。居灵山讲堂。生卒月年不详。善医,为人疗疾辄效,又能预知生死。享高年而圆寂,临殁意甚了澈。绍兴三十年(1160年)进士、老乡马先觉挽诗"殷勤疗病肱三折,去往无名指一弹"。③

---

① 洪迈:《夷坚志》,《丙志》卷16,《陶彖子》,涵芬楼藏民国版,第1页。
② 张杲:《医说》,载《景印文渊阁四库全书》册742,台湾商务印书馆1984年版,第225页。
③ (光绪)《昆新两县续修合志》卷11,《寺观·翠微庵(附灵山讲堂)》,敦善堂1880年版,第35—36页;(光绪)《昆新两县续修合志》卷35,《人物·释道·清照传》,敦善堂1880年版,第4页。

僧如远,昆山慧聚寺僧,善医。①

（三）江西佛教人士的医药建树

郭端友,饶州[辖境大致为今江西省上饶市(不含婺源)、景德镇市、鹰潭市]人,精意事佛。绍兴二十五年(1155 年)之冬,募众纸笔,缘自出力,以清旦净念书华严经,期满六部乃止。癸未之夏五,染时疾,忽两目失光,翳膜障蔽,医巫救疗皆无功,自念惟佛力可救。次年四月,晦誓心一日三时,礼拜观音,愿于梦中赐药或方书。五月六日,梦皂衣人告曰:汝要眼明,用獭散熊胆圆则可明。日遣诣市访二药,但得獭掌散,点之不效,二十七夜梦赴荐福寺饭。饭罢,归及天庆观。前闻其中佛事钟磬声入观之,及门见妇女三十余人中,一人长八尺,着皂春罗衣,两耳垂肩,青头绿鬓,戴木香花冠,如五斗器。大郭心知其异,欲俟回面瞻礼,俄紫衣道士执笏前揖曰:我乃都正也,专为华严来迎请归舍啜茶。郭随以入过西廊,两殿垂长黄幡。一女跪炉礼观音帘外青布幪下,十六僧对铺坐具而坐。道士下阶取茶器未及上。郭不告而退,径趋法堂,似有所感,遇夜分乃觉明日。告其妻黄氏云:熊胆圆方,乃出道藏,可急生觅,语未了而甥朱彦明至。曰:昨夜于观中偶获观音治眼熊胆圆方,举室惊异,与梦聪合即,依方市药,旬日乃成。服之二十余日,药尽眼明。至是年十月,平复如初,即日便书前药方,灵应特异,增为十部乃止。今眸子了然,外人病目疾者,服其药多愈。药用十七品,而熊胆一分为主,黄连、蜜蒙花、羌活皆一两半,防己二两半,草龙胆、蛇蜕地骨皮、大木贼、仙灵脂皆一两,瞿麦、旋覆花、甘菊花皆半两,蕤仁一钱,半麒麟竭一钱,蔓青子一,合同为细末。以羯羊肝一具,煮其半,焙干杂于药中。取其半生者,去膜乳烂,入上药杵,而圆之如桐子。大饭后,用米饮下三十粒。诸药修治无别法,唯木贼去节,蕤仁用肉蔓菁水淘蛇蜕,炙去。郭生自记其本末,但所谓法堂感遇,不以语人,坛立于法师之后,日光盛乃隐。②

（四）福建佛教人士的医药建树

文宥,又称圆通大智禅师,宋朝温陵僧人。善脉诊,著有《必效方》3 卷。

---

① 郭彖:《睽车志》卷 4,载《景印文渊阁四库全书》册 1047,台湾商务印书馆 1984 年版,第 249 页。

② 洪迈:《夷坚志》,《丙志》卷 13,载《续修四库全书》册 1265,上海古籍出版社 1996 年版,第 215 页。

贾似道《阅生堂随笔》记其事迹,谓能隔垣诊疾,又能望病者子女而知病者之候,事属荒诞,不可信。

绍兴十七年(1147年),泉州有妇人货药于市,二女童随之,凡数日。好事者窃迹其所止,乃入封崇寺之僧堂。堂空无人,独三女者共处。旁人夜夜闻捣药声,旦则复出,初未尝见其寝食处也。他日寺僧密窥之,乃皆一足失声叹咤,妇人如已闻之,明日不复见。①

道振,东山永寿空寂禅师也。病足,忽一日有二士人来谒,貌不凡,因受一方名白龙丸,使修合之,日不惟愈疾且可济众。明年郡城多风疾,竞求市之,得钱数万。因为神立庙于东山,师道行精卓闻于京师,太宗亲制问禅歌三章,赐之更赐号"空寂大师",年九十九。②

(五)湖南佛教人士的医药建树

艾通微,平江人,炼丹于道岸山,能服蛇、虎,今丹井犹存。③

(六)四川佛教人士的医药建树

仙井监超觉寺九子母堂,在山巅。一行者姓黄,主给香火,顾土偶中乳婢,乳垂于外,悦之,每至必摩拊吝惜。一旦,偶人目动,遂起行,携手入屏后狎昵,自是日以为常,累月矣。积以卧病,犹自力登山不已。主僧阴伺之,至半山,即有妇人迎笑。明日尾其后,妇人复至,以拄杖击之,铿然仆地。于碎土中得一儿胎,如数月孕者,令行者取归,暴为屑,和药以食,遂愈。④

(七)里贯不详的佛教人士医药建树

慧可,宋朝僧人,著有《达摩血脉》1卷,已佚。

遵化,宋朝僧人,撰有《养生胎息秘诀》1卷,已佚。

二、道教人士的医药建树

王守中,嘉祐年间(1056—1063年)居玉仙馆,修真养静,道行超卓。仁宗

---

① 洪迈:《夷坚志》,《甲志》卷20,载《续修四库全书》册1264,上海古籍出版社1996年版,第779页。
② 曾国藩、刘坤一:(光绪)《江西通志》卷179,《仙释·临江府》,光绪七年(1881年)版,第512页。
③ 卞宝第、李瀚章:(光绪)《湖南通志》卷242,1885年版,第517页。
④ 洪迈:《夷坚志》,《甲志》卷17,《土偶胎》,涵芬楼藏民国版,第1页。

召至阙下,深异之。御书"万年观"三字。易旧额,归而炼丹于观后飞凤山巅。丹成召集里中樵牧童子,顷之云合,耸身胜空而去。诸童大呼,空中坠下二履道侣,闻而趋至,又坠铜镜一面,皆化为石。①

严彦博,字文益,号葆真居士。太和县(今江苏泰和县)人。居乡以德义著称。博极群书,邃于理学,尤好炼丹术。政和年间(1111—1117年)诏求遗书,使者以彦博所著《内外丹图诀》上于朝,赐号"葆真居士"。

刘混康,少遇异人,授以呓术,治疾辄验。宣和年间(1119—1125年),赐号静一先生,栖身于江苏省宜兴华阳道院。建炎二年(1128年),于邑西门外,插芦于地,枯芦成苇,遂创建会真庵。②

赵小哥,秀州人,道士。泉州通判李端彦说:绍兴十六年(1146年),在秀州识道人赵小哥者,字进道。尝隶兵籍,不知名。自云居咸平县,状儿短小,目视荒荒。有曰:膜蒙其上,寻常能以果实草木治人病。其所用物盖非方书所传,或以冷水调燕支末,疗痔疾。或以拘尾草疗沙石淋,皆随手辄愈。喜饮酒,醉后略能谈人祸福事。通判朱君馆之舟中,因热疾沉困,发狂跃入水,偶落渔网中,救出之汗被体,即苏。后三年来临安,上省吏孙敏修家,适卧病不食,七日吐利,垂死。有二走卒持洪州赵都监书来市民陶婆家,报赵道人死于洪,盖平时皆兴厚善者。陶曰:道人固无恙,正尔在孙中奉宅,遽同往问讯。赵既闻之,呕起出若,未尝病者。二人大骇,拜之不已。赵但默诵,真诰中语殊,不答其说。即往后市街常知班家。好事者争焚香致敬。赵拱手凝日,时举手上下,不措一词。逮夜外人散去,其家遣一子侍,直至晓前。后门悉开,已不知所在,久之复归湖上,过李氏坟庵,与端彦相见,尘垢盈体,若远涉万里状。问所往,不肯言。但云前者为人所启。苦且避之,今不敢再入城矣。半年又告去,曰:此地疫起,吾当治药捄人,去一年然后归。端彦问曰:君为道人,亦畏疫疠乎?曰:天灾岂可不避? 自是还生浸阔。绍兴三十年(1160年),又来临安,馆于马军王小将家。进奏官刘某以风痹求医,教以薄荷汁搜附子末服之。刘饵之过

① 曾国藩、刘坤一:(光绪)《江西通志》卷180,《仙释·赣州府》,光绪七年(1881年)版,第553页。

② 赵弘恩:《江南通志》,载《钦定四库全书》卷174,台湾商务印书馆影印本1984年版,第923页。

度,遂死。其子归咎,欲讼于有司。赵曰:不须尔取所余药尽服之,亦死。王氏为买棺敛而瘗诸小堰门外,投者封坎毕,还憩门侧粥肆中,见赵在前呼揖,曰:甚苦。诸君见送,众人异之,急返窆处,启其枢,空无一物矣。①

刘敏求,字好古,居开封郊外。生一子,大观二年(1108年)两岁而病,将死不忍视。徙置比舍民家,须其绝而敛之,乳媪方抱以泣。有道人过见之曰:“儿未死也。”取药一饼饵之,遂苏。复索纸书十数字,缄封以授媪,祝令谨藏去,勿得发视,视则儿死。媪先密窥之,能认十九两字,余不识也,自此儿浸安。母意其十九岁当不免。至是年为食素祝延之,既而无恙。及绍兴十九年(1149年),敏求官建康,子四十三岁,得疾,以三月二十六日不起,媪犹在,始起所缄书,乃大书九字,其文曰:“十九年三月二十六日。”②

江观潮,道人。绍兴十四年(1144年)六七月间,罗浮山长生道人江观潮将其师傅黄真人的丹药赠送诗僧苏庠,并告知服法及延年益寿功效。年底,苏庠忽苦痰疾,药皆不能下,遂委顿闷绝,众医束手,请治后事,诸子乃议投以江观潮道人所留丹,入口即苏,次日下黑汁一缶,自是遂安。③

李全,豫章丐者,旧隶建康兵籍。绍兴三十一年(1161年)之战,伤目折足,汰为民,而病废不能治生,乃乞于市。二拐以行,目视荒荒,索涂甚苦。每过王侍郎宅门,必与数钱。忽连日不至,谓必死矣。经半月复来,则双目了然,行步轻捷。自说逢道人授药,万且戒我服之,有效当货。以济人,勿冒没图利,日七百钱,便足问其姓,不肯言我。积所丐全药服之十日,眼已见七分,而脚力如旧矣。即用其方卖药,持大扇书李家遇仙丹,揭二于竿,服者皆验。然所得未尝遇七百钱一日,多至两千。遂卧病不能出,钱尽乃安。④

陈药山,福安人,有道术,能缩地、驱雷、降雷、行符、咒水、逐瘟疫,今祠

---

① 洪迈:《夷坚志》,《乙志》卷18,载《续修四库全书》册1265,上海古籍出版社1996年版,第115—116页。

② 洪迈:《夷坚志》,《甲志》卷8,《刘氏子》,涵芬楼藏民国版,第4页。

③ 马纯:《陶朱新录》,载《景印文渊阁四库全书》册1047,台湾商务印书馆1984年版,第215页。

④ 洪迈:《夷坚志》,《丁志》卷2,《续修四库全书》册1265,上海古籍出版社1996年版,第276页。

祀之。①

丘处机(1148—1227年),字通密,自号长春子。登州栖霞(今山东栖霞)人。19岁求道术于宁海昆嵛山,与马珏、谭处端、刘处玄、王处一、郝大通、孙不二等师事全真教道士王重阳。1219年,应召赴蒙古,朝见元太祖,历时4年,行程万余里。太祖问以长生之道,答曰:"以敬天爱民为本。"太祖深契其言,赐以虎符、玺书,以"神仙"称之。1227年6月卒,80岁。撰有《摄生消息论》1卷,今存。

货药道人,乾道年间(1165—1173年),仁和县一位官员早衰病瘵,牙齿脱落,从货药道上求药,得一单方,把生硫黄碾为细末,放入猪脏中,水煮脏烂研细,用宿蒸饼为丸,随意服之。两月后,饮啖倍常,步履轻捷。年过九十,略无老态。②

严志平,崇教广化真人,淳熙年间(1174—1189年)在临安吴山结第,炼龙虎大丹,今在吴山上有龙虎丹室。

洪志,不知何许人,通经史医算,为道士,隐庐山。常骑青牛,因号青牛道士,遇异人授以方术。③

刘伯五,修真于浩山,山有炼丹井。④

刘虚谷,著丹还篇,能以智慧性断烦恼根,乃至有无通用之秘。朱子尝与谈易论还丹之旨,后月夜登青牛洞,绝顶端坐而逝。⑤

皇甫坦,字履道,夹江(今四川省乐山市夹江县)人,为道士,精于医术。入蜀居峨庐山,当暮行风雪中闻有呼之者,顾见一道人卧小庵中。因留与抵足眠,比晓道人告曰:他日可访我于灵泉观后。访之,乃妙通真人朱桃椎也,尽得其秘。显仁太后患目疾,御医不能疗,乃召募天下医士。临安太守张称举荐皇

---

① 陈仪:《福建通志》总卷47,《福建道士传》,1938年版,第7页。
② 丁丙:《武林坊巷志》册7,浙江人民出版社1987年版,第530页。
③ 曾国藩、刘坤一:(光绪)《江西通志》卷180,《仙释·南康府》,光绪七年(1881年)版,第537页。
④ 曾国藩、刘坤一:(光绪)《江西通志》卷180,《仙释·九江府》,光绪七年(1881年)版,第547页。
⑤ 曾国藩、刘坤一:(光绪)《江西通志》卷180,《仙释·九江府》,光绪七年(1881年)版,第547页。

甫坦。高宗召见,问:"何以治身?"坦曰:"心无为则身安,主无为则天下治。"遂引至慈宁殿治太后,目疾愈。高宗大喜,厚赐之,坦一无所受。高宗令持香祷青城山,还,复召之,问以长生久视之术,坦曰:"先禁诸欲,勿令放逸,丹经万卷,不如守一。"高宗叹服,书"清静"两字以名其庵,又令绘其像于禁中。据《宋史·皇甫坦传》记载:"皇甫坦,蜀之夹江人(今甘江乡陶渡村)。善医术。显仁太后苦目疾,国医不能疗。诏募他医,临安守臣张俪以坦闻。高宗召见,问何以治身?坦曰:'心无为侧身安,主无为则天下治。'引至慈宁殿,治太后目疾,立愈。帝喜,厚赐之,一无所受。令持香祷青城山,还复召问以长生久视之术。坦曰:'先禁诸欲,勿令放逸;丹经万卷,不如守一。'帝欢服,书'清静'二字以名其庵;且绘其像禁中。荆南帅李道雅敬坦,坦谒道。隆兴元年(1163年)道入朝,高宗、孝宗问之,皆称皇甫先生,而不名坦。"1131—1161年,皇甫坦居住在临安涌金门外显应观,时号清虚皇甫真人。皇甫坦的养生思想很有哲理。"私"是百病之根,人若私欲缠扰身心,不能有所节制,久必导致形劳思结,精衰气亏,百病丛生。人欲不可绝,但亦不可纵,所以要不为酒色、金钱、名利所诱惑,才能身心恬安,无所忧患,精气充沛,邪气不入。这种"静以养生"的原则指导着皇甫坦的一切活动。他一生清静淡泊,轻于财帛,淡于名利,行医民间。晚年隐栖道教圣地青城山,于绍熙年间(1190—1194年)去世,葬于青城山上清宫左侧老君殿,至今尚存墓碑。弘治年间(1488—1505年)有人在耕地时,在清静轩旧址发现刻有"卫生药宝"四字的玉印及药臼一具,相传皆为皇甫坦行医器物。[①]

康道丰,青城山(四川灌县境内)丈人观道士。精于医术。成都知府辛谏议患风疾。众医束手,道丰进以药,服之立愈。其法以云母一斤,揉碎入瓶,筑实,浇水银一两,固封。以武火煅,俟通赤,取出,拌香葱、连翘若干,捣烂如泥。复入绢袋,摇于水中取粉,候粉干,以火焙之,制丸备用。《证类本草》亦载此方。

吴本生于渍礁,世所称吴真君者也。少超悟,长得道术,不茹荤,不援室,

---

① 曾国藩、刘坤一:(光绪)《江西通志》卷180,《仙释·九江府》,光绪七年(1881年)版,第548页。

业医活人,按病与药,如矢破的,或吸气嘘水以饮病者。虽沉瘤奇怪叵晓之状,亦就痊愈。于是病人交午于门,无贵贱悉为视疗。绍兴九年(1139年),蜕化于同安之白礁,乡人肖像祖之。……仁宗时医帝后愈。……皇后惊异,勅封吴天医"灵妙惠真君",保生大帝仍赐龙袍一袭。……水旱疾疫欸谒如响部,使者以庙额,请赐名"慈济"。开禧三年(1207年),草寇骚扰,境上忽睹旗帜,惧不敢入,闻事封英惠侯,后累封普佑真君。①

刘道昌,略识字,嗜酒亡,横肆间尝以罪受杖于府,羞见侪辈,不敢归径,登滕王阁假寐。梦道士持一卷书,置其袖曰:谨秘此行之可济人。虽父兄勿示也,戒饬甚至,既在袖间。顿觉神思,洒落视其文,盖符咒之。还家即绘事真武象,为人治病,行醮所书之符与寻常道家篆法绝异,所疗治,或服符水,或掬香炉灰,或咒束,殊为简易。且告人曰:夜必有报,应无不如意。以治牛疫,亦皆愈。郡人久而知敬,共作真武堂居之。初将凿池,取水施病。②

莎衣道人,姓何氏,淮阳军朐山人。……会有瘵者乞医,命持一草去,旬日而愈。众翕然,传莎草可以愈疾,求而不得者,或遂不起,由是远近异之。

沈若济,临安人,10多岁出家为道士,道藏、释典无不赅洽,尤长于医,宋徽宗召见,封洞元先生。

钱宗元,临安道人,见患者小便肠秘,百方不通,他给病人服用自制药剂,药到病除,医名鹊起。

潘烂头,临安人,玄妙观道士,能运掌心雷。以笔濡头上浓水作符,治崇疾奇效。③

临安道人,临安有人患伤寒,舌头外露一寸,没有人能治疗。路过的临安道人表示能治此怪病,向一名贵人要了点龙脑九等中的第二等"梅花片脑",道人碾成粉末,掺放在患者舌上,随即舌头缩进,共享了二线龙脑片,病就痊愈。④

---

① 陈仪:《福建通志》总卷47,《福建道士传》,1938年版,第3页。
② 洪迈:《夷坚志》,《丁志》卷2,载《续修四库全书》册1265,上海古籍出版社1996年版,第276页。
③ 丁丙:《武林坊巷志》册3,浙江人民出版社1987年版,第64页。
④ 洪迈:《夷坚志》,《临安民》卷13,《续修四库全书》,上海古籍出版社1996年版。

湛新道人,仙居人,有秘方万金丹、紫金丹,能治 10 多种水气肺病。他让患者禁食盐 3 个月,水病痊愈后,用少量醋调和饮用来解决吃食无味的现象。

医道人,宋朝道士,生平里居未详。有四明延寿寺僧,自首至踵,平分寒热,莫晓所以,遍问医者皆不知何症。街有道人,囊药就市,人皆忽之。僧召而问之,道人曰:"此生偏肠毒也。"药之而愈。

青鸾子,佚其姓名,宋朝人,生平里居未详,疑为道士。著有《黄庭图证诀》1 卷,已佚。

河上公,佚其姓名。宋朝人,生平未详,疑为道士。撰有《太和贞气诀》1 卷,已佚。

逍遥子,佚其姓名,宋朝人。生平里居未详,疑为道士。撰有《新修摄生秘旨》1 卷,已佚。还著有《导引诀》1 卷,今存。

惠可,宋朝僧人,生平里居未详。著有《达摩血脉》1 卷,已佚。

程一了,号学仙子,宋朝人。生平里居未详,疑为道士。著有《丹房奥论》1 卷,今存《道藏》本。

有一临安民因病伤寒,而舌出过寸,无能治者。但以笔管通粥饮入口,每日坐于门。某道人见之。咍笑曰:"吾能疗此",果然病立愈。①

一临川人得了消渴病几年,"更十名医不效"。后遇道人授予药方,用苦经营活根、新白皮一握,切焙入麝得救少许,以水煎,空心饮用。虽困顿 1—2 天,病灶将除。②

《夷坚志》记载,临州有人,以弄蛇货药为业。一日,方作场,为蝮所啮,即时殒绝,一臂之大如股。不久遍身皮胀作黄黑色,遂死。一道人方傍观,出言曰:"此人死矣,我有药能疗,但恐毒气益深,或不可活,诸君能相与证明,方敢为出力。"众咸竦踊劝之,乃求钱二十文以往,才食顷,奔而至,命汲新水,解裹中药调一升,以杖抉伤者口,灌入之。药尽,觉腹中撏撏然,黄水自其口出,腥秽逆人,四体应手消缩,良久复故,已能起,与未伤时无异。遍拜观者,且郑重谢道人。道人曰:"此药不难得,亦甚易办,吾不惜传诸人,乃香白芷一物也。

---

① 洪迈:《夷坚志》,《丁志》卷 13,《临安民》,涵芬楼藏民国版,第 6 页。
② 洪迈:《夷坚志》,《支庚》卷 8,《道人治消渴》,涵芬楼藏民国版,第 6 页。

法当以麦门冬汤调服,适事急不暇,姑以水代之,吾今活一人,可行矣。"拂袖而去。郭邵州云:"得其方。"鄱阳徽卒,夜直更舍,为蛇啮腹。明旦,赤肿欲裂,以此饮之,即愈。①

道人卖药者,亳州盖老君乡里,故立太清宫,崇事之,尝有道人卖药者,敝衣贫窭,而意气扬扬甚倨,携药炉诣殿下烧药。②

综上所述,南宋时期,国内佛教从医最著名者当推萧山竹林寺女科,次为饶州郭端友眼科;道教从医者最著名者数赵小哥痔科和皇甫坦眼科。这一时期,道教热衷于医药者人数超越佛教,炼丹之风仍异常炽热,医药界的影响亦道教盖过佛教。值得一提的是,中日佛教医药交流红火,日本来华僧侣学医问药者较多,双方医药交流贡献最大者当数荣西。

---

① 洪迈:《夷坚志》,《乙志》卷19,《疗蛇毒药》,涵芬楼藏民国版,第6页。
② 洪迈:《夷坚志》,《丙志》卷16,《大清宫道人》,涵芬楼藏民国版,第1页。

第八章　疫　疠

古代中国医药界把沾染疫疠的急性传染病统称"疫疠"、"瘟疫"、"疫病"等。早在公元前 11 世纪的西周,人们已经对它有所了解,《礼记》叙述了气候异常将引起疾病流行的史实。中国历代朝廷和府州县官为扼制疫疠的蔓延耗资巨万、疲惫不堪,直到清朝寿终正寝之际,疫疠仍未被扼杀在萌芽之际,肆虐乡里。南宋是疾疫高发时期,疫病被列为四大灾害之首,"民之灾患大者有四:一曰疫,二曰旱,三曰水,四曰畜灾,岁必有其一,或轻或重耳。"①南宋人民与全国民众一样备受疫病之苦,死亡人畜数以万计。疾疫大规模的流行造成社会巨大恐慌,动摇社会稳定基础。因此,南宋政府在疾疫发生时采取各种医疗救助措施,安抚疫区民众,控制疫情蔓延,稳定社会秩序。而当地的中医药学家追古发今、各显神通,为民排难解忧,其治疫的专家与医籍之丰名列全国前茅。倘说南宋时期防疫事业有所建树的话,应归功于当地中医药学家们的辛勤防治。在此我们主要按年代顺序胪述这一时期疫疠流行的梗概、特征、成因以及防治措施。

第一节　概况、特征及成因

一、概况

我们从星散在浩如烟海的正史、野史、地方志、文人笔记中搜集南宋时期疫疠流行的原始资料,正史对疫病流行的记载并不完整,往往镶嵌在赞颂帝王

---

① 《二十五史·宋史(下)》册 8,《邢昺》,上海古籍出版社、上海书店 1986 年版,第 6622 页。

将相翮恤功绩的笔墨中,野史稗乘的记载更不周全。不过,这些第一手资料对我们分析这一时期疫疠流行的概况大有裨益。我们先论述岭南独特的瘴疾后,再按年代顺序胪述疫疠流行的梗概。

(一)岭南瘴疾

　　南宋记载的瘴疾主要云集福建、江西、四川、广东、广西、湖南、海南等省、市、自治区,又以两广地区为最。广西地处岭南一带,炎热多雨气候使广西为疾病多发区,古称"瘴疠之乡"。广南东路炎疠颇甚。《宋史》记载:"广南东、西路……山林翳密,多瘴毒,凡命官吏,优其秩奉。春(今广东阳春)、梅(今广东梅州)诸州,炎疠颇甚,许土人领任。景德中,令秋冬赴治,使职巡行,皆令避盛夏瘴雾之患。"①其他如恩州(今广东阳江)、循州(今广东龙川)、新州(今广东新兴)、英德府(今广东英德)等地也是瘴疠横行区,而以英德府和春州受害最深。南宋光宗时"广东路瘴疠,惟英德府为最甚,谓之'人间生地狱'"。②春州更是闻名遐迩的瘴毒区,"与夷獠杂居,瘴疠以春州为首"。③"珠崖虽远在海中,而水土颇善。春州稍近,瘴气甚毒,至者必死。"④广南西路的宾州(今广西宾阳南)、桂州(今广西桂林)、高州(今广东电白)、雷州(今广东海康)、化州(今广东化州)、钦州(今广西钦州)、容州(今广西容县)、宜州(今广西宜山)、邕州(今广西南宁)、廉州(今广西合浦)、昭州(今广西平乐)等地瘴疾横行,兵戍岭南,得还者十无五六,皇上恻然并下令"宜遣医往为胗视"。⑤周去非在《岭外代答·瘴地》中记载南宋时期岭南瘴地梗概:"岭外毒瘴,不必深广之地。如海南之琼管、海北之廉、雷、化,虽曰深广,而瘴乃稍轻。昭州与湖南、静江接境,士夫指以为大法场,言杀人之多也。若深广之地,如横、邕、钦、贵,其瘴殆与昭等,独不知小法场之名在何州。尝谓:瘴重之州,率水土毒尔,非天

---

① 《二十五史·宋史(上)》册7,《地理志》六,上海古籍出版社、上海书店1986年版,第5487—5488页。
② 《二十五史·宋史(上)》册7,《刑法志》二,上海古籍出版社、上海书店1986年版,第5804页。
③ 祝穆:《方舆胜览》卷37,《南恩州》,上海古籍出版社1991年版,第350页。
④ 《二十五史·宋史(上)》册8,《李符》,上海古籍出版社、上海书店1986年版,第6213页。
⑤ 《二十五史·宋史(上)》册7,《兵志》十,上海古籍出版社、上海书店1986年版,第5793—5794页。

时也。昭州有恭城,江水并城,而出其色黯惨,江石皆黑,横邕钦贵皆无石井,唯钦江水有一泉,乃土泉,非石泉也。而地产毒药,其类不一,安得无水毒乎?瘴疾之作亦有运气,如中州之疫,然大槩水毒之地,必深广。广东以新州为大法场,英州为小法场,因并存之。"①许多人士对瘴疫流行成因作了详细的分析,杨士瀛在《仁斋直指》中指出:"自岭以南,地毒,苦炎燥湿,不常人多瘴疟。"②范成大在《桂海虞衡志》中指出:"瘴,二广惟桂林无之。自是而南,皆瘴乡矣。瘴者,山岚水毒与草莽沴气,郁勃蒸熏之所为也。其中人如疟状,治法虽多,常以附子为急须,不换金正气散为通用。邕州两江水土尤恶,一岁无时无瘴。春曰青草瘴,夏曰黄梅瘴,六七月曰新禾瘴,八九月曰黄茅瘴。土人以黄茅瘴为尤毒。"③周去非在《岭外代答》中指出:

> 南方凡病皆谓之瘴,其实似中州伤寒,盖天气欝蒸,阳多宣泄,冬不闭藏,草木水泉皆禀恶气。人生其间,日受其毒,元气不固发为瘴疾,轻者寒热往来,正类痁疟谓之冷瘴。重者纯热无寒,更重者蕴热,沉沉无昼无夜,如卧厌火,谓之热瘴。最重者一病,则失音莫知所以然,谓之痖瘴。冷瘴未必死,热瘴久必死,痖瘴治得其道间亦可生。冷瘴以疟治,热瘴以伤寒治,痖瘴以失音伤寒治。虽未可收十全之功,往往愈者过半。治瘴不可纯用中州伤寒之药。苟徒见其热,甚而以朴硝、大黄之类下之。苟所禀怯弱,立见倾危。昔静江府唐侍御家仙者,授以青蒿散,至今南方瘴疾服之有奇验。其药用青蒿、石膏及草药服之,而不愈者是其人禀弱而病深也。急以附子、丹砂救之,往往多愈。夫南方盛热而服丹砂,非以热益热也,盖阳气不固,假热药以收拾之。尔痛哉深广,不知医药,唯知设鬼而坐致殂殒间。有南人热瘴挑草子而愈者,南人热瘴发一二日,以针刺其上下唇,其法卷唇之里,刺其正中,以手捻去唇血,又以楮叶擦舌,又令病人并足而立,刺两足后腕横缝中,青脉血出如注,乃以青蒿和水服之,应手而愈。冷

---

①　周去非:《岭外代答》卷4,《瘴地》,中华书局1999年版,第151页。

②　杨士瀛:《仁斋直指》卷12,《痎疟》,载《景印文渊阁四库全书》册744,台湾商务印书馆1984年版,第268页。

③　范成大:《桂海虞衡志》,载《景印文渊阁四库全书》册589,台湾商务印书馆1984年版,第384页。

瘴与杂病不可刺矣,热瘴乃太阳伤寒证,刺出其血,是亦得汗法耳。人之上下唇,是阳明胃脉之所,经足后腕,是太阳膀胱脉之所,经太阳受病三日,而阳明受病,南人之针可以暗合矣。有发瘴过经,病已入里,而滨死刺病人阴茎而愈,窃意其内通五脏,故或可以愈也,然施于壮健尚可,施于怯弱者岂不危哉。……岭外毒瘴,不必深广之地。如海南之琼,管海北之廉雷化。虽曰深广,而瘴乃稍轻。昭州与湖南静江接境,士夫指以为大法场,言杀人之多也。若深广之地,如横邕钦贵,其瘴殆与昭等。独不知小法场之名在何,州尝谓瘴重之州。率水土毒尔,非天时也。昭州有恭城,江水并城,而出其色黯惨,江石皆黑。横邕钦贵,皆无石井,唯钦江水有一泉,乃土泉,非石泉也。而地产毒药,其类不一,安得无水毒乎?瘴疾之作,亦有运气。如中州之疫,然大聚水毒之地,必深广。广东以新州为大法场,英州为小法场,因并存之。①

面对瘴疾横行,宋朝政府对赴任岭南官员关怀有加,景德四年(1007年)"夏四月癸酉,诏岭南官除赴以时,以避炎瘴"。② 政府表彰关心民瘼的官吏"在岭表时,不惮出入之勤,瘴毒之侵"。③ 在长期的生产和生活中,各族人民在防病治病、防疫保健中积累了丰富的经验。当地医家治瘴疾良方百出,南方服之有奇验,其药用青蒿、石膏及草药。服之而不愈者,是其人禀弱而病深也,急以附子、丹砂救之,往往多愈。④

(二)常发疫疾

南宋常发疫疾分布全境,现按主要疫疠流行的年号及年代顺序胪述如下。

建炎年间(1127—1130年),真州城内疾疫大作。⑤ "赣有十二邑,安远滨

① 周去非:《岭外代答》卷4,载《景印文渊阁四库全书》册589,台湾商务印书馆1984年版,第422—423页。

② 《二十五史·宋史(上)》册7,《真宗》二,上海古籍出版社、上海书店1986年版,第5203页。

③ 陈均:《九朝编年备要》卷19,《周敦颐卒》,载《景印文渊阁四库全书》册328,台湾商务印书馆1984年版,第506页。

④ 周去非:《岭外代答》卷4,《瘴地》,中华书局1999年版,第151—152页。

⑤ 曾敏行:《独醒杂志》卷7,载《景印文渊阁四库全书》册1039,台湾商务印书馆1984年版,第563页。

岭,地恶瘴深,谚曰:'龙南、安远,一去不转。'言必死也。(陈)刚中果死。"①
建炎三年(1129年),淮阴疫疠大作。四年(1130年)二月,湖州、震泽大疫。

绍兴元年(1131年)六月,浙西大疫流行,平江府以北的河流中到处都是
死尸,难计其数。这年秋冬季节,绍兴府大疫仍未趋缓,依然有大量病人不治
身亡,官府被迫进行赈济,施粥发药。② 绍兴二年(1132年),浙西会稽地区
(今绍兴地区)痢疾流行。张叔潜子将其父亲在知剑州时治疗血痢的药方向
社会公开,这药方很简单,用平胃散一两加川断末二钱,用水煎服,"往往有
验,小儿痢尤效"。春,四川涪州疫死数千人。③ 绍兴三年(1133年)二月,永
州疫。六年(1136年),四川疫。④ 绍兴九年(1139年),京师(临安)大疫。绍
兴十二年(1142年),临安疫。绍兴十六年(1146年)夏,临安疫,"已未分遣医
官循行临安疗病者,于秋乃止"。⑤ 绍兴十八年(1148年),常州疫大作,(叶)
衡单骑命医药自随,遍间疾苦,动者甚众。⑥ 绍兴二十一年(1151年),永嘉瘟
疫,被害者不可胜数。绍兴二十六年(1156年)夏,"行都(临安)又疫,高宗出
柴胡制药,活者甚众。"⑦绍兴三十二年(1162年),张子盖求海州,战士大
疫。⑧ 绍兴年间(1149—1152年),岁大疫,广平尤甚,贫者往往阖门卧病。⑨

隆兴元年(1163年)四月,宋军在张浚的部署下开始北伐战争。由于北伐
失利,金军乘机南侵,隆兴二年(1164年)十月,金军占领了濠州、滁州,再次兵
临长江。为躲避战争,淮河流域的老百姓纷纷渡过长江,总人数已超过20

---

① 《二十五史·宋史(上)》册8,《秦桧》,上海古籍出版社、上海书店1986年版,第6729页。
② 《二十五史·宋史(上)》册7,《五行志》,上海古籍出版社、上海书店1986年版,第
5342—5345页。
③ 《二十五史·宋史(上)》册7,《五行志》,上海古籍出版社、上海书店1986年版,第
5342—5345页。
④ 《二十五史·宋史(上)》册7,《五行志》,上海古籍出版社、上海书店1986年版,第
5342—5345页。
⑤ 《二十五史·宋史(上)》册7,《五行志》,上海古籍出版社、上海书店1986年版,第
5342—5345页。
⑥ 《二十五史·宋史(下)》册8,上海古籍出版社、上海书店1986年版,第6508页。
⑦ 《二十五史·宋史(上)》册7,《五行志》,上海古籍出版社、上海书店1986年版,第
5342—5345页。
⑧ 《二十五史·宋史(下)》册8,上海古籍出版社、上海书店1986年版,第6704页。
⑨ 《二十五史·金史》册9,上海古籍出版社、上海书店1986年版,第7221页。

万—30 万,只见长江南岸到处都是"结草舍遍山谷"。艰难的流浪生活造成了"暴露冻馁疫死者半,仅有还者也死"。饥民中疫病流行,而原本居住在两浙地区的老百姓遭殃,"疫者尤众"。这场战乱和疫病传播一直延续到第二年,加上当时浙江又暴发水灾,京城临安及绍兴府出现大批逃难饥民,大瘟疫复发,迅速波及两浙路全境。清光绪《归安县志》记载了这场大疫说:"六月,水坏圩田,大疫,饥民殍徙者不计",疫病带来了深重灾难。① 隆兴二年(1164年)冬,淮甸流民二三十万,避乱江南,结草舍遍山谷,暴露冻馁,疫死者半,仅有还者亦死。是岁浙之饥民疫者尤众。隆兴二年至乾道二年(1164—1166年),双林、南浔、乌程、震泽、吴江大疫。

乾道元年(1165 年),浙西民疫,祸不胜计,独江东无事。② 圩田大疫。三月,临安、会稽饥民疫死者很多,浙江东部和西部同样罹难。③ 乾道六年(1170年)春,因上年的冬天特别暖和,第二年春天就出现了疫病,史书并没有记载这次疫病的具体地址,估计是临安府及其周围地区。④ 乾道八年(1172 年)夏,行都(临安)民疫,及秋未息。江西饥民大疫,隆兴府民疫,遭水患,多死。⑤ 九年(1173 年),绍兴一带大旱,饥民疫死者众多。⑥ 乾道年间(1165—1173年),刘朔在温州任职时"缘岁大饥,继以大疫"。⑦

淳熙四年(1177 年),真州大疫。⑧ 淳熙八年(1181 年)四月,临安府、富

---

① 《二十五史·宋史(上)》册 7,《五行志》,上海古籍出版社、上海书店 1986 年版,第 5342—5345 页。

② 洪迈:《夷坚志》,《乙志》卷 17,载《续修四库全书》册 1265,上海古籍出版社 1996 年版,第 107 页。

③ 《二十五史·宋史(上)》册 7,《五行志》,上海古籍出版社、上海书店 1986 年版,第 5342—5345 页。

④ 《二十五史·宋史(上)》册 7,《五行志》,上海古籍出版社、上海书店 1986 年版,第 5342—5345 页。

⑤ 《二十五史·宋史(上)》册 7,《五行志》,上海古籍出版社、上海书店 1986 年版,第 5342—5345 页。

⑥ 《二十五史·宋史(上)》册 7,《五行志》,上海古籍出版社、上海书店 1986 年版,第 5342—5345 页。

⑦ 叶适:《水心集》卷 16,载《景印文渊阁四库全书》册 1164,台湾商务印书馆 1984 年版,第 310—314 页。

⑧ 《二十五史·宋史(上)》册 7,《五行志》,上海古籍出版社、上海书店 1986 年版,第 5342—5345 页。

阳、吴江、宁国出现大疫情,"禁旅多死"。孝宗慌忙命令医官外出巡视治病。①
淳熙十一年(1184 年)四月,临安疫,分命医官诊视军民。淳熙十四年(1187
年),湖南潭州疫。春,都民、禁旅大疫,浙西郡县亦疫。② 春,江淮浙疠气肆
行,但不甚为害,唯中者觉头痛。身热不过三日即愈,名为虼蚤瘟,言自淮北
来。赵师缙明叔云:其租彦泽镇,杨州正坐决事,一吏以疾作告去。俄纷纷继
之过半,不止明日。趋庭之吏三分仅有其一,当昼宴客。一倡方行酒,亦以出
去。迨终席无一人存。翁潨云:时为漂水主簿,身遭其诊,既而举邑,尽到责
任。然予在翰林大儿,自乡里携妇孙来省至衢,买舟方离岸,即有病者浸,舟中
之人,无有得免,然不药而愈。所在相传云:顷年未尝如是也。③ 淳熙十六年
(1189 年),潭州、海宁、善化疫。绍熙二年(1191 年)春,涪州疫死数千人。④
绍熙年间(1190—1194 年),广东路瘴疠,惟英德府为最甚,谓之人间生
地狱。⑤

　　庆元元年(1195 年)四月,临安大疫,平民百姓疫死后无钱安葬,露尸街
头,比比皆是,政府军队中的士兵疫死者也很多。这年的疫病流行范围很广,
太湖周围的湖、常、秀 3 州自春天开始一直"疫疠大作",湖州尤其严重,当时
有个 700 多户的村庄,一大半人死亡。5 月时,疫病稍趋平缓,但 6 月以后再
次大爆发。⑥ 庆元元年至庆元三年(1195—1197 年),吴江、震泽大疫。庆元
元年(1195 年),自春徂夏,疫疠大作。庆元二年(1196 年),九江都昌荐坛段
氏,全家染疫。两个儿子死于疫病,婢仆多死,夫妇危笃,不能起床。邻里来视

---

① 《二十五史·宋史(上)》册 7,《五行志》,上海古籍出版社、上海书店 1986 年版,第
5342—5345 页。
② 《二十五史·宋史(上)》册 7,《五行志》,上海古籍出版社、上海书店 1986 年版,第
5342—5345 页。
③ 洪迈:《夷坚志》,《支丁》卷 5,载《续修四库全书》册 1265,上海古籍出版社 1996 年版,
第 572 页。
④ 《二十五史·宋史(上)》册 7,《五行志》,上海古籍出版社、上海书店 1986 年版,第
5342—5345 页。
⑤ 《二十五史·宋史(上)》册 7,《刑法志》二,上海古籍出版社、上海书店 1986 年版,第
5804 页。
⑥ 《二十五史·宋史(上)》册 7,《五行志》,上海古籍出版社、上海书店 1986 年版,第
5342—5345 页。

及供汤粥者皆传染疫病至死,无人敢窥其门。① 五月,临安流传疫病。六月,天台县疫疠大作。② 三年(1197 年),行都(今临安)及淮、浙郡县疫。③ 四年(1198 年),复大疫。五年(1199 年),临安府再次大疫,官方"振恤之",具体措施仍是颁散钱粟之类。④

嘉泰三年(1203 年)五月,临安疫病流行。

嘉定元年(1208 年),浙民疫,官募掩骼及 200 人者度为僧。⑤ 扬州大疫。湖州、乌程、南浔、双林、泗虹疫。夏,淮甸大疫,官募掩骼及二百人者度为僧。⑥ ……尝因京师大疫,命大医和药,内出犀角二本,析而视之,其一通天犀,内侍李舜举请留供帝服御,帝仁宗曰:"吾岂贵异物而贱百姓?"竟碎之。张子盖救海州,战士大疫,克明时在军中,全活者几万人。子盖上其功,克明力辞之。嘉定二年(1209 年)四月,临安疫病流行,赐临安诸军疫死者棺材钱。夏季,临安疫病流行,浙江东部大疫,死者甚众。⑦ 淮民流江南者,饥与暑并多疫死。嘉定三年(1210 年)四月,临安传染疾疫,死者甚众。⑧ 嘉定四年(1211年)三月,临安疫病蔓延。⑨ 嘉定十三年(1220 年),湖南永、道二州疫。嘉定九年至嘉定十七年(1216—1224 年),(陈密)改知南剑州,时大旱疫。⑩ 嘉定

---

① 洪迈:《夷坚志》,《志补》卷 17,《段氏疫疠》,涵芬楼藏民国版,第 6 页。

② 《二十五史·宋史(上)》册 7,《五行志》,上海古籍出版社、上海书店 1986 年版,第 5342—5345 页。

③ 《二十五史·宋史(上)》册 7,《五行志》,上海古籍出版社、上海书店 1986 年版,第 5342—5345 页。

④ 陈文騄、吴庆坻:《杭州府志》卷 83,《祥异》二,民国十一年(1922 年)铅印本,第 2 页。

⑤ 《二十五史·宋史(上)》册 7,《五行志》,上海古籍出版社、上海书店 1986 年版,第 5342—5345 页。

⑥ 《二十五史·宋史(上)》册 7,《五行志》,上海古籍出版社、上海书店 1986 年版,第 5342—5345 页。

⑦ 《二十五史·宋史(上)》册 7,《五行志》,上海古籍出版社、上海书店 1986 年版,第 5342—5345 页。

⑧ 《二十五史·宋史(上)》册 7,《五行志》,上海古籍出版社、上海书店 1986 年版,第 5342—5345 页。

⑨ 《二十五史·宋史(上)》册 7,《五行志》,上海古籍出版社、上海书店 1986 年版,第 5342—5345 页。

⑩ 《二十五史·宋史(下)》册 8,上海古籍出版社、上海书店 1986 年版,第 6565 页。

十四年(1221年),湖南潭州疫。十五年(1222年),赣州疫。① 嘉定十六年
(1223年),湖南永、道二州疫。② 潭州疫。③

绍定元年(1228年)春,湖州、安吉、乌程、南浔、双林大疫,比屋相枕藉,安
吉尤甚,户减十五六。烹鱼者,率从腹中得人指发。

宝祐六年(1258年),南宋境内饥疫。

咸淳六年(1271年),永嘉、会稽瘟疫,死者枕藉。④ 十年(1274年),江陵
城中又患疾疫。⑤

德祐元年(1275年)六月庚子,是日,福建邵武、上元、江宁、麻城大疫,嘉
定、三龟、九顶、紫云城四城迁徙,流民患疫而死者,不可胜计,天宁寺死者尤
多。⑥ 二年(1276年)闰三月,数月间,嘉定、三龟、九顶、紫云城等城中疫气
熏,人之病死者,不可以数计。⑦

景炎二年(1277年),江南大疫,徐师颜出粟募民,异民坎瘗,可医者,亲抚
视以活之。

祥兴二年(1279年),刘资深,世传医学,元初永嘉郡中大疫,群守肩舆迎
之,投剂皆愈。

从上所述,我们可以看出,从有史可考的1129年淮阴第一次疫疠发端至
1279年永嘉最后一次截止,在150年跨度中,有年代可考的南宋疫疠共流行
了65次,平均每2.3年发生一次疫病,其中30次疫病是在浙江地区流传,给
人文荟萃的浙江大地笼罩了恐怖的阴影,尸体枕藉,遍及山野。

---

① 《二十五史·宋史(上)》册7,《五行志》,上海古籍出版社、上海书店1986年版,第
5342—5345页。
② 《二十五史·宋史(上)》册7,《五行志》,上海古籍出版社、上海书店1986年版,第
5342—5345页。
③ 卞宝第、李瀚章:(光绪)《湖南通志》卷242,1885年版,第348页。
④ 《二十五史·宋史(上)》册7,《五行志》,上海古籍出版社、上海书店1986年版,第
5342—5345页。
⑤ 《二十五史·元史》册9,上海古籍出版社、上海书店1986年版,第7653页。
⑥ 《二十五史·宋史(上)》册7,《五行志》,上海古籍出版社、上海书店1986年版,第
5342—5345页。
⑦ 《二十五史·宋史(上)》册7,《五行志》,上海古籍出版社、上海书店1986年版,第
5342—5345页。

二、特征及成因

(一)特征

南宋时期,疫疠流行史载约65次,其中南宋高宗建炎年间2次、绍兴年间14次,孝宗隆兴年间3次,孝宗乾道年间6次,孝宗淳熙年间7次,光宗绍熙年间1次,宁宗庆元年间6次,宁宗嘉泰年间1次,宁宗嘉定年间14次,理宗绍定度年间1次,理宗宝祐年间1次,度宗咸淳年间2次,端宗德祐年间2次,端宗景炎年间1次,祥兴年间1次。而南宋开禧、宝庆、嘉熙、淳祐、开庆、景定年间史籍未载疫疠流行记录,但这并不等于这些时期南宋疫疠已被扼杀在未萌之际。可以肯定地说,南宋时期疫疠流行的次数和频率在古代史上较多、较高,并多在临安附近的浙西地区流行。

(二)成因

南宋疫病流行的特征是与当时的历史背景相吻合。我们披览史料亦可厘析出五大成因:

首先,政治窳败、战争频仍、兵戈殄戮、尸浮飘野是造成疫病横行的主要原因。

其次,南方大多数地区属亚热带湿润季风区,雨量充沛,气候卑湿,地气燠热,雪霜较少,人们却又喜好湿地行走和水浴。而且,当时政府缺乏在这种气候条件下防治疫病的经验,致使灾情愈演愈烈,这些都是导致气毒蛊流行的成因。

许多人士对疫疠流行成因作了详细的分析,周去非在《岭外代答》中指出:

> 南方凡病皆谓之瘴,其实似中州伤寒,盖天气欝蒸,阳多宣泄,冬不闭藏,草木水泉皆禀恶气。人生其间,日受其毒,元气不固发为瘴疾,轻者寒热往来,正类痁疟谓之冷瘴。重者纯热无寒,更重者蕴热,沉沉无昼无夜,如卧厌火,谓之热瘴。最重者一病,则失音莫知所以然,谓之痖瘴。冷瘴未必死,热瘴久必死,痖瘴治得其道间亦可生。冷瘴以疟治,热瘴以伤寒治,痖瘴以失音伤寒治。虽未可收十全之功,往往愈者过半。治瘴不可纯用中州伤寒之药。苟徒见其热,甚而以朴硝、大黄之类下之。苟所禀怯弱,立见倾危。昔静江府唐侍御家仙者,授以青蒿散,至今南方瘴疾服之

有奇验。其药用青蒿、石膏及草药服之,而不愈者是其人禀弱而病深也。急以附子、丹砂救之,往往多愈。夫南方盛热而服丹砂,非以热益热也,盖阳气不固,假热药以收拾之。尔痛哉深广,不知医药,唯知设鬼而坐致殂殒间。有南人热瘴挑草子而愈者,南人热瘴发一二日,以针刺其上下唇,其法卷唇之里,刺其正中,以手捻去唇血,又以楮叶擦舌,又令病人并足而立,刺两足后腕横缝中,青脉血出如注,乃以青蒿和水服之,应手而愈。冷瘴与杂病不可刺矣,热瘴乃太阳伤寒证,刺出其血,是亦得汗法耳。人之上下唇,是阳明胃脉之所,经足后腕,是太阳膀胱脉之所,经太阳受病三日,而阳明受病,南人之针可以暗合矣。有发瘴过经,病已入里,而滨死刺病人阴茎而愈,窃意其内通五脏,故或可以愈也,然施于壮健尚可,施于怯弱者岂不危哉。……岭外毒瘴,不必深广之地。如海南之琼,管海北之廉雷化。虽曰深广,而瘴乃稍轻。昭州与湖南静江接境,士夫指以为大法场,言杀人之多也。若深广之地,如横邕钦贵,其瘴殆与昭等。独不知小法场之名在何,州尝谓瘴重之州。率水土毒尔,非天时也。昭州有恭城,江水并城,而出其色黯惨,江石皆黑。横邕钦贵,皆无石井,唯钦江水有一泉,乃土泉,非石泉也。而地产毒药,其类不一,安得无水毒乎?瘴疾之作,亦有运气。如中州之疫,然大檗水毒之地,必深广。广东以新州为大法场,英州为小法场,因并存之。[1]

杨士瀛在《仁斋直指》中指出:“自岭以南,地毒,苦炎燥湿,不常人多瘴疟。”[2]范成大在《桂海虞衡志》中指出:“瘴,二广惟桂林无之。自是而南,皆瘴乡矣。瘴者,山岚水毒与草莽沴气,郁勃蒸熏之所为也。其中人如疟状,治法虽多,常以附子为急须,不换金正气散为通用。邕州两江水土尤恶,一岁无时无瘴。春曰青草瘴,夏曰黄梅瘴,六七月曰新禾瘴,八九月曰黄茅瘴。土人以黄茅瘴为尤毒。”[3]范致明在《岳阳风土记》中指出:“岳州北濒江州郡,气候尤热。”

① 周去非:《岭外代答》卷4,载《景印文渊阁四库全书》册589,台湾商务印书馆1984年版,第422—423页。
② 杨士瀛:《仁斋直指》卷12,《痎疟》,载《景印文渊阁四库全书》册744,台湾商务印书馆1984年版,第268页。
③ 范成大:《桂海虞衡志》,载《景印文渊阁四库全书》册589,台湾商务印书馆1984年版,第384页。

夏月南风则欎蒸特甚,盖湖南千里无山,多得日色,故少阴凉之气也。居民每至夏秋,多病痢疟,皆暑湿所致也。"①明朝以前的史书典籍中,云南疫疠大多指疟疾流行,而对其他传染性流行病记述较少,缘由古代对各类传染病病因认识的不足,把其他原因引起的传染病也统称为"瘴疫"所致。

再次,从地理、交通状况来看,浙江东南濒临钱江湾,杭州湾是个从自然渔猎靠泊点逐渐发展成为中国一个主要的对外贸易港,与世界各国均有频繁的贸易和友好往来,加上隋朝大运河的开通,使临安湾一举成为自北徂南的天然吐纳港。尤其是南宋朝蛰居临安,致使临安、绍兴等城市人烟繁盛、人口稠密、铺席骈盛、中外游客蜂拥而至,霍乱等流行病相随流入,一旦疫起,滋蔓迅猛,南宋时期临安每7.89年爆发一次疫病就是佐证。楼钥以慈溪县城为例,提出了城市流行病的成因观点,由于城市污秽停滀,气壅不宣,导致多起疬疫。②他揭示了城市环境严重污染是酿成疾疫流行的主要原因。因此,当时交通发达、商业繁盛亦是南宋疫情大起的原因之一。

又次,古代南宋地区灾荒较多,蝗灾、旱灾、水灾光顾较多,造成饥疫、旱疫、水疫连年不断,死者无算。加上瘗葬条件极差,抛尸江河污染水源、尸埋土内污染植被,使得困屯周边的贫民沾染疾疫的可能性极大,这些都是疫病四起的原因所在。

最后,从卫生防疫制度来看,南宋无完备的防疫行政机构及详细的章法,亦是酿成疫病频发的原因。

第二节　相应措施

面对南宋疫疠肆虐,政府和军队采取了一些施救措施,社会各界人士纷纷响应。

---

① 范致明:《岳阳风土记》,载《景印文渊阁四库全书》,台湾商务印书馆 1984 年版,第589—118 页。
② 楼钥:《攻媿集》卷 59,《慈溪县兴修水利记》,载《景印文渊阁四库全书》册 1153,台湾商务印书馆 1984 年版,第 46 页。

一、提供资金、派遣医师和馈赠药品

在疾疫发生时,南宋政府防止传染病的一个重要方法,即命令和剂局免费施散医药,"给散夏药",并派遣医师在和剂局配置汤药,委派太医局等医疗机构派出医师和医学生奔赴疫区救治。情况危急时,政府还在社会上招雇有医技的人员参加救治;地方官员亲临疫区指导救治,向疫区人民提供资金和药物,帮助百姓摆脱困苦、减免徭役、重建家园。现将南宋时期各级政府防灾救灾的措施按年号及年代顺序胪述如下。

绍兴元年(1131 年),浙西地区连年大疫,政府不得不招募能治病的人,凡能治活 100 人的就给以剃度为僧的奖励。绍兴十九年(1149 年)六月,因岭南重巫弃医,每有疾病"束手待毙",曾知南雄军的右朝奉郎朱同奏请朝廷采古今治瘴气名方,集成书后颁于两广地区。绍兴二十五年(1155 年)十月,一些庸医只贪图私利,用发汗性热汤药医治疫民,结果"致死者甚众"。[①] 民众因"庸医盗其值,或有药而不及贫下人"而难获医治。为打击这种庸医,政府采取一些措施,如乾道五年(1169 年),中书门下省言:"勘会诸路州军亦有岁赐合药钱,许诸军民请服,尚虑州军不切奉行",于是"诏令户部申严条法,行下诸路州军遵守,务行实惠。"[②]绍兴二十六年(1156 年)六月二十一日,三省言:"初伏,差医官给散夏药。"上宣谕曰:"比闻民间春夏中,多是热疾,如服热药及消风散之类,往往害人,唯小柴胡汤为宜。令医官揭榜通衢,令人预知,颇闻服此得效,所活者甚众。"[③]

隆兴二年(1164 年)十二月二十六日,两淮受金兵蹂躏,瘟疫流行,南宋朝廷令设在临安的和剂局疾速修合赈药四万帖,赴淮东、西总领所交割,枢密院差使臣一员管押前去。派使臣散发到两淮州县乡村老百姓手中。并令当地官员至两淮州县乡村各地,派遣医生共同散药。[④]

---

① 潜说友:(咸淳)《临安志》卷 40,《戒饬民间医药》,载《宋元地方志丛书》册 12,大化书局 1980 年影印道光仿宋本,第 4259 页。
② 潜说友:(咸淳)《临安志》卷 40,《戒饬民间医药》,载《宋元地方志丛书》册 12,大化书局 1980 年影印道光仿宋本,第 4259 页。
③ 徐松:《宋会要辑稿》册 149,《食货》五九之三三,中华书局 1957 年版,第 5855 页。
④ 徐松:《宋会要辑稿》册 149,《食货》五九之四一,中华书局 1957 年版,第 5859 页。

乾道元年(1165 年)二月二十六日,监察御史程叔逵言:"臣闻凡人平居无事,饥饱一失其节,且犹疾病随至,况于么饥之民,相比而集于城郭,春深候暖,其不生疾疫者几希,故自古饥荒之余,必继之以疫疠。熙宁中,浙西荒旱,取民于城而饘粥之,死者至五十余万。比尝奏乞,更于郊野许粥赈散。今饥民聚于城外,而就粥者不下数万人,颇闻渐有病者,有毙者毙。臣略问之,城内给棺殓者殓,已至七十余人,窃虑骙骙不已。日者,常诏有司择空闲屋宇以赡养之,又命医抚剂以疗治之,可谓德意周至矣。然臣窃以为众之所聚,疾势易成,转相渐染,难以复治。谓宜亟敕府县,亲行科择,多出文暌,凡有家可归、有乡可依者,许其自陈,给以粮米,使之各复归业。仍官给文引,俾就归业之处,请粥或米以存恤之。至于无所依归之人,乃令就病坊赡养。"孝宗采纳了程叔逵的建议。① 四月二十二日,诏:两浙州军去岁水涝,流移阙食人颇众。朝廷措置赈粜,存济甚多。疫气传染,间有死亡,深可怜悯。可令行在翰林院差医官八员遍诣临安府城内外,每日巡门体问看诊,随证用药,其药令户部于和剂局应副。在外州军亦仰依法州委驻泊医官,县镇选差善医之人,多方救治。药钱于逐州岁赐合药钱内、县镇于杂收钱内支给,务要寔惠及民。并仰接续给散夏药,候秋凉日住罢。② 五月六日,诏:"两浙路诸州县饥民疾疫,理宜矜恤。除下逐州守臣措置医治外,如有死亡遗弃在路之人,亦仰委官同巡检察,支给官钱埋瘗,不得令狼藉道路。"九月,"因为两浙州军疫气传染,间有死亡,引起重视。令行在翰林院差医官八员,遍诣临安府城内外,每日巡门体问看诊,随证用药。其药令户部于和剂局应副。在外州军亦依此法。州县派驻泊医官,县选差善医之人多方救治,药物于州岁赐钱内(神宗时大郡二百千,小郡百千),县镇于杂收钱内支给,务要实惠及民,并接续给散夏药,候秋凉日停止"。③ 乾道年间(1165—1173 年),刘朔在温州任职时"缘岁大饥,继以大疫",他"挟医至门"并不辞辛苦,亲自切脉煮药,结果"所活数万人"。对道路数以百计的弃儿,他

① 徐松:《宋会要辑稿》册 149,《食货》六十之一四,中华书局 1957 年版,第 5871 页。
② 徐松:《宋会要辑稿》册 150,《食货》五九之四二,中华书局 1957 年版,第 5859 页。
③ 徐松:《宋会要辑稿》册 149,《食货》五九之四二,中华书局 1957 年版,第 5859 页。

招募姁乳扶养,请无子者领养。①

淳熙八年(1181年)四月十一日,诏:"军民多有疾疫,令医官局差医官巡门诊视,用药给散。殿前司十二人、马军司二人、步军司七人,临安府内外诸厢界二十人,各日支食钱。所有药饵,令户部行下和剂局应副,仍各置历抄转医过人数,日具以闻。"②淳熙九年(1182年)四月,浙东绍兴府等处民多疾疫,两浙漕臣吴琚亦乞依此施行。孝宗采纳了吴琚的建议。③淳熙十四年(1187年)二月八日,浙西提举罗点言:"本路州县疫气大作,居民转染,多是全家病患。臣遂就局修制汤剂给散,选官监督。各州职医巡门置历抄札病患人数,逐一医治,日具痊可人数供申本司。其间病患阙食之家,亦已措置粥食接济。乞下诸州军严切医救。"孝宗阅后下诏令执行。④

绍熙三年(1192年)闰二月二十四日,权知沅州刘珪言:"窃见沅州烟瘴之气,人多疾病,缘无良医诊治,拱手待毙,深可怜悯。乞依靖州例,差明脉医官一员充驻泊。"光宗采纳了刘珪建议。⑤

庆元元年(1195年)三月十三日,御笔:"访闻民间病疫大作,令内藏库日下支拨钱二万贯付临安府,多差官于城内外询问疾病之家贫不能自给者,量口数多寡支散医药、钱;死而不能葬者,给与棺敛。预要实惠及民,毋得徒为文具。"⑥四月戊辰,临安大疫,出内币钱为贫民医药、棺敛费及赐诸军疫死者家。⑦六月七日,权两浙运副沈诜言:"窃见两浙州县亦多饥疫,自近及远,德意不可不均一。浙西如湖、秀、常、润,浙东如庆元、绍兴,自今疾疫颇盛,其他州县亦多有之。穷下之民,率无粥药,坐以待毙。乞从朝廷给降度牒五百道,下本司或提举司变转,随州县饥疫轻重拨下,逐州委官分任其事。事毕考验驱磨,以全活人数多寡旌别闻奏,优与推赏。州县合选委明脉医官,各分坊巷、乡

① 叶适:《水心集》卷16,载《景印文渊阁四库全书》册1164,台湾商务印书馆1984年版,第310—313页。
② 徐松:《宋会要辑稿》册149,《食货》五八之一四,中华书局1957年版,第5828页。
③ 徐松:《宋会要辑稿》册149,《食货》五八之一五,中华书局1957年版,第5828页。
④ 徐松:《宋会要辑稿》册149,《食货》五八之一七,中华书局1957年版,第5829页。
⑤ 徐松:《宋会要辑稿》册79,《职官》三六之一二五,中华书局1957年版,第3134页。
⑥ 徐松:《宋会要辑稿》册149,《食货》五八之二二,中华书局1957年版,第5832页。
⑦ 《二十五史·宋史(上)》册7,上海古籍出版社、上海书店1986年版,第5268页。

保医治。其合用药材,于所委官从实支给。仍日支食钱五百文,其有全家疾患无人煎煮者,选募僧行管干。每日亦支食钱三百文,并各置历抄记全活人数,事毕保明旌赏。州县济粜行且结局,其不育蚕种麦者,仍旧艰食。老弱、孤独、残患流离道路,皆当矜恤,乞许令州县别委官踏逐空闲屋宇、寺院收养。其间遗弃小儿,募人养之,官为记号,月一呈验,以给其费。今来米价已高,若罢赈粜,窃虑翔踊,惟是在市之米辐凑,庶几其直日平。探闻商贩之家多有积米,藏寄碓坊,质当库户,犹欲待价。欲乞指挥尽令出粜,如有藏匿,许人陈首。"诏令礼部给降度牒五十道,付沈诜自行措置斟量支散。宁宗支持沈诜的建议。[1]

庆元五年(1199 年)五月戊申,以久雨,民多疫,命临安府振恤之。[2] 同月,行都雨环城,夜,压坏附城民庐,多死者。[3] 十二月十二日,广东提刑陈晔言:

> 窃见所部十四郡,多是水土恶弱,小官贪于近阙,玆累远来,死于瘴疠者时时有之,孥累贫乏,不能还乡,遂致狼狈。晔撙节豹用,起宅子六十间,专养士夫孤遗。又买官民田及置房廊,拘收钱米,创仓库各一所,凡入宅居止者,计口日给钱。仍以其余遇有二广事故官员扶护出岭,量支路费。欲名其宅曰"安仁",仓库曰"惠济"。尚虑向后不能相承,却致流落之家复至失所。乞行下本司得以遵守,从之。晔条具事宜云:一、遇二广官员事故,家属不能出岭,愿就宅居止者,每家给屋一间,七口以上二间止。一、买到田,每岁秋成,委官收纳;拘收到房钱,桩备支遣。一、计口给钱、米:十五岁以上,每口日支米一升、盐菜钱一十文;十五岁以下支米一升;一家不过七口。一、二广官员事故,孤遗扶护出岭,支给路费,自二十贯至五十贯止。一、过往事故官员不愿出岭,旧有丛园,就内菆葬。一、在宅之人,亡殁支钱三贯,嫁女五贯,娶妇三贯。一、官置钱米历子,付各家收掌,不许预借。一、置砧基簿一面、本司激赏库一面,本州岛岛岛军资库收掌。一、依文思院式,置斛斗各二十只,分给逐庄收管。一、钱米窃虑官

---

① 徐松:《宋会要辑稿》册 1490,《食货》五八之二二、二三,中华书局 1957 年版,第 5832 页。

② 《二十五史·宋史(上)》册 7,上海古籍出版社、上海书店 1986 年版,第 5268 页。

③ 《二十五史·宋史(上)》册 7,上海古籍出版社 1986 年版,第 5342—5345 页。

司移易,比类借兑常平钱米法施行。①

嘉泰三年(1203 年)五月十六日,臣僚言:"宜命太医局选民间所常用及已试有效简要可行之方,集为一部,颁之诸路监司,监司行之州县,州县又撮其要者,大书揭示于聚落要闹去处。诸州拨常平钱收市药物,合成圆散,贱价出卖以济民。略收利息,以供官吏之费,使本钱之耗。为循环之用。"②宁宗采纳了大臣的建议。由于平江府疫疾流行频发,人民迫切需要医药救济和廉价药品供应,中央官药局因国库吃紧无力顾及。宋宁宗出台政策,允许地方政府用常平钱开办官营药局,各地有一定落实,其中以平江府成绩最为突出。

嘉定二年(1209 年)三月,命浙西及沿江诸州给流民病者药。壬戌,出内库钱十万缗为临安贫民棺槥费。③ 二十九日御笔:"访闻都城疾疫流行,细民死者日众,朕甚悯焉。官司抄札诊候,虑多文具,虽已委官措置,可更选差一二员相与协济。临安府委通判谷考医药,所有药材疾速科拨见钱付铺户收买,毋令减。其有病死无力殡瘗,于内藏库拨钱一十万贯,功差官抄札。畀以棺槥。诸路州县或有疾疫去处,令监司、守令心赈救,务在实惠及民,副朕恻恒之意。"④

二、军队防治

南宋朝廷延续了北宋对军队医疗工作管理模式,皇帝常派使臣到诸路颁赐药物给将帅统制。南宋政府常在疫病未萌前,采取积极的措施将事先制好的药丸送到部队,使军队事先配好防疫药品成为一种常态,部队一旦出现疫病,政府措施立即生效。政府还在军事调动上注意预防疫病的发生,将军队成员的驻地作适当的调整,将不习惯炎瘴的北方部队,从南方调到北方;而将不能耐寒的南方部队,从北方调到南方。将部队从传染病或地方病高发区移至低发区,或赴其他地区休整。屯驻部队两年换防一次。规定每年八月至翌年二月出戍等办法,以减少屯戍部队疫病的流行。

① 徐松:《宋会要辑稿》册 149,《食货》六十之一,中华书局 1957 年版,第 5865 页。
② 徐松:《宋会要辑稿》册 149,《食货》五八之二五,中华书局 1957 年版,第 5833 页。
③ 《二十五史·宋史(上)》册 7,上海古籍出版社 1986 年版,第 5271 页。
④ 徐松:《宋会要辑稿》册 149,《食货》五八之二七,中华书局 1957 年版,第 5834 页。

在夏秋疾病流行的季节,常由太医局定方,配制夏药和瘴药,或令惠民和剂局支付,发给各军常备药物。并在疫情严重时,由太医局派遣医官治疗。对诸路将帅、统制、统领等,则由皇帝派使臣宣谕赐药。绍兴九年(1139年)二月,赐陕西六路帅臣银盒药。绍兴二十七年(1157年)十月,诏知全州王彦与赐夏腊药。其统制、统领、将佐官属,依例赐夏药。令赐川中夏腊药官,一就给赐,仍传宣抚问。绍兴三十二年(1162年)二月二十八日诏:建康、镇江、太平江、池州屯戍军兵,多有疾病之人。令逐路转运司支破系省钱物,委逐州守臣修合要用药饵,差拨职医,分头拯救,务在实惠,不得灭裂。① 荆、襄、四川准此。这次军队传染病流行地区,包括江苏、安徽、湖北、四川等省,竟占南宋国土一半以上,疫情极为严重。

隆兴元年(1163年),诏户部的有关部门,将当年应该下发给三衙官兵的暑药,趁还未入伏前快速运至部队,由枢密院专差一名官员管押,将药品下发各督府。行在诸军夏药,也勘量修制支散。隆兴二年(1164年)四月,诏两浙东路安抚使洪适,福建路安抚使王之望,四川安抚制置使江应辰,前宰执知宁国府江澈,知泉州周葵,并依例赐夏药。又四川宣抚使吴璘,御前诸军统制戚方时、赵撙、王宣、王权、陈敏、任天锡、苗定、刘源,知阶知节制本州岛屯驻军马吴拱并御前诸军统制、统领、前佐官属,并依例赐夏药。户部打造100两银盒1具,30两银盒10具,赴御药院送纳,降付进奉院附递给赐。其逐军依照年例,令近上统制官分赐,仍传宣抚问。南宋对军官赐药已成定例。

三、专家治疫

(一)专家治疫

宋末元初瘴疾肆虐岭南地区,许多医师对此束手无策,贻误了众多生命。为此,医界名家对瘴疾的病因病机展开了深入研究,携手攻克瘴疾难关。

名医对瘴疾的认知可从医僧继洪编撰的《岭南卫生方》中窥见一斑,该书是最具岭南特色的治瘴方书,是研究宋末元初之前岭南地区流行性疾病瘴疟的重要文献。该书研究了岭南瘴疟的病因病机,认为岭南瘴疟是气候炎热多

---

① 徐松:《宋会要辑稿》册149,《食货》五九之三七,中华书局1957年版,第5857页。

湿导致人体上热下寒等病理变化而致,主张维护阳气和脾胃,用温法为主,慎用清法防治。书中辑录了张致远的《瘴疟论》、李璆的《瘴疟论》、王棐的《指迷方瘴疟论》、汪南容的《治冷热瘴疟脉证方论》、章杰的《岭表十说》、继洪的《卫生补遗回头瘴说》、《治瘴用药七说》、《治瘴续说》等治瘴理论和处方。从李璆和张致远两人的《瘴疟论》来看,南宋初年医家在辨证施治时都非常强调异法方宜的原则。此前岭南医家不知地方风土及民众体质迥异于北方,盲目执守已有成方,将岭南之瘴与岭北之疟混同治疗,贻误病情。李璆指出:"瘴疠未必遽能害人,皆医杀之也。"章杰的《岭表十说》注重预防瘴疾,他抨击了岭南人民喜食槟榔、北来人民饮酒避瘴的做法,认为岭南之病不能全归为瘴疾,"岭外虽以多暑为患,而四时亦有伤寒、温疫之疾,其类不一,土人不问何病,悉谓之瘴,治疗多误,夭阏者何可胜数"。"仆观古方,饮溪涧水中毒,令人失音,则知凡失音者,未必皆瘴也。"王棐的《指迷方瘴疟论》是他任职桂林等地后,在研究岭南方书和李、张的《瘴疟论》后,结合自己的临床经验对瘴病的救治和预防提出了疗法。王氏将瘴疟分为冷瘴、热瘴和痖瘴,冷瘴是岭北的疟疾,热瘴乃热气蒸郁或饮食积热所致,痖瘴是伤寒失音或中风失语之证。周去非主张"冷瘴以疟治,热瘴以伤寒治,痖瘴以失音伤寒治"。

建炎年间(1127—1130年),真州城内疾疫大作,许叔微"不以贫贱,家至户到,察脉观色,给药付之",对于无家可归者还安置自家予以治疗,其大医精诚"人颇相传"。[①] 嘉定年间(1208—1224年),许洪编纂《指南总论》时,将伤寒与瘴疟等疾病进行了分类,提出16条伤寒之证,包括湿温、温毒、热病、温病、温疟、晚发疫疬等,指出:"中暑、伤痰、食积、虚劳、瘴疟、脚气与伤寒相似,而实非伤寒。此证人不晓,皆言即伤寒也。"他又指出瘴疟"虽是时行之疾,然老少虚实,受病有浅深,大率不同",应当"随症用药,若只言瘴病,一概治之,万一不能取效也"。他在《指南总论》中将医治瘴疟的药物合和、炮制及几十种病症、治法和用药一一列出,供医家按图索骥。[②]

---

① 曾敏行:《独醒杂志》卷7,载《景印文渊阁四库全书》册1039,台湾商务印书馆1984年版,第563页。

② 许洪:《太平惠民和剂局方》,《指南总论》卷中,载《景印文渊阁四库全书》册741,台湾商务印书馆1984年版,第717—744页。

虽然北方医家在治疗瘴疾时"用北方伤风、伤寒法,或汗或下",使很多人亡故,但改变了"过桂林以南无医药"的状况。医家对当地居民抵御疾病侵袭方面也提出了建议:"岭外虽以多暑为患……间有一岁盛寒,近类中州,而土俗素无蚕绩,冬不挟纩,居室疏漏,未尝塞向墐户。忽遭岁寒,则次年瘟疫必兴。医者之治瘟疫,当以本法治之,而随其风土气候,与夫人之强羸,少出入焉可也。长吏父老,当化其民俗,使有御寒之具,庶不蹈于疾疢。"①这些改良南方风俗的建议有益于人们身心健康,北医南至对于改善岭南的医疗卫生条件功不可没。

南宋末,医家对疟疾进行了理论上的归类整合,如杨士瀛的《仁斋直指》就把瘴疟与风疟、寒疟、暑疟、湿疟、牝疟、食疟等数种疟平行列出,并分析道:"风寒暑湿,邪自外来;饮食居处,邪由内作,此痎疟感受之胚胎也,岂特夏伤于暑,秋必为疟哉! 古人盖以其受病最多者言之耳。"②他在书中详细地分析了痎疟的类别、特征、病因、治法、用药和剂量,并提出了证治痎疟的处方有麻黄白术汤治感风发疟、养胃汤加桂治感寒发疟、养正丹主寒疟、姜附汤附子理中汤主寒疟、草果饮治诸疟、草果饮加干姜寒疟、香薷散治伤寒暑发疟、常山饮治伤寒暑发疟、七宝到散治暑疟和诸疟、五苓散治伤湿必疟及小便不利、柴胡桂姜汤治牝疟、二陈汤治食疟和诸疟、四兽汤治食疟和诸疟、红圆子治食疟、乌头七枣汤治久疟、地龙饮治瘴疟和诸疟、芎归鳖甲散治劳疟寒热、五劳圆治劳疟和瘴疟久病、经效疟丹治疟、消癖圆治疟、驱疟汤治诸疟和久疟、生熟饮治脾寒发疟、蒜丹圆截疟消痰、七物汤治诸疟、胜金圆治一切疟、六物汤治久疟、白虎加桂枝汤治疟疾、大柴胡汤治疟、正气散退寒疟等30多种。③ 这表明杨士瀛对痎疟病因认识的突破,它不仅是对已有中医理论的更新,更揭示了中医所涵盖地域范围的扩大和环境适应性的加强。

欧阳守道认为改善环境卫生是减少疾病发生有效途径:"盖今沟渠不通,致

① 继洪:《岭南卫生方》,第60、10、14、58—59页。
② 杨士瀛:《仁斋直指》卷12,《痎疟》,载《景印文渊阁四库全书》册744,台湾商务印书馆1984年版,第267页。
③ 杨士瀛:《仁斋直指》卷12,《痎疟》,载《景印文渊阁四库全书》册744,台湾商务印书馆1984年版,第269—274页。

病之一源也。自乙未丙申间,三山林侯守郡,最留意于此,疏通浚导之后,民无疫者数年。……沟渠不通,处处秽恶,家家湿润,人之血气触此,则壅气不行,病于是乎生。今通达广路,犹无洁净之所,而偏街曲巷,使人掩鼻疾趋,如此安得不病? 此州之地,本自卑湿,惟以此故,虽爽垲亦为汗下,即此乃病气也。……今若及此方春,命厢所告示居民,屏治荡涤,有砖石遮蔽者,亦令暂施工,鱼邻相次,同力为之,各自负挈,置之城外空旷之所,使积水流通,则郁积盘结之恶气亦散矣。"①

南宋浙东理学昌盛,一些理学大师仁心仁术,在社会济贫上奋力有为,如宁波史氏直接向社会施药。《史氏家训·施药传方》记载:"吾人平居无事,须考方书,博求症变,购良药,合丸散,凡有疾而不能得药者,问症而与之,所费无几,全活实多。"宁波城南潘殿直"施疮药每效"。② 鄞县医家李世英还著书刊行,将治疗恶疮法推广社会,"深愿家家尽晓,人人自会"。③ 这些有助于宁波医疗卫生事业和民众身心健康。其他社会名流亦多如此,如象山寓贤卞大亨"解衣推食,赈恤饥寒,手制药饵,惠利甚博"。④

据《船窗夜话》记载,孝宗曾得痢疾,腹泻不止,宫中一大批医生给他医治后都不见好转。某日,他出宫散步,偶尔看见临安府一条小巷边有个小药铺,就派太监前去询问药店老板:"你能治疗痢疾?"店老板回答说:"我店专治痢疾。"店老板便诊断孝宗疾病。问病从何起? 孝宗回答爱吃湖蟹,吃得太多,腹泻、腹痛不止。店老板诊脉后说:"您得的是冷痢。"遂开具处方,用新米加细研后的新藕,用热酒调服。孝宗吃了几服后,腹泻即止。该病是因所食湖蟹受污染而引起的细菌性食物中毒。该药店也说明了当时细菌性痢疾较为普遍,有一批治痢专家活跃在民间。

(二)疾疫导致伦理扭曲

南宋浙江俚俗认为疾疫易传染,邻里断绝与患者的来往。虽骨肉至亲,亦避之而去。宋朝一些文人大声疾呼染与不染疫疾,要根据人心之邪正、气体之

---

① 欧阳守道:《巽斋文集》卷4,《与王吉州论郡政书》,载《景印文渊阁四库全书》册1183,台湾商务印书馆1984年版,第539页。

② 丹波元胤:《中国医籍考》卷70《方论》,人民卫生出版社1983年版第934页。

③ 丹波元胤:《中国医籍考》卷70《方论》,人民卫生出版社1983年版第939页。

④ 罗浚:(宝庆)《四明志》卷8,载《景印文渊阁四库全书》册487,台湾商务印书馆1984年版,第128页。

虚实,不能一概而论。他们大力颂扬不避疫疾的行为。"吾外大父祝公少时,邻里有全家病疫者,人莫敢亲,公为煮粥药,日走其家,遍饮病者而后归。刘宾之官永嘉时,郡中大疫,宾之日遍走视,亲为诊脉,候其寒温,人与药饵,讫事而去,不复盥手,人以为难。后皆无恙云。"①"(石延庆)舅寿卿官会稽,举郡疬疫,死者相枕藉,莫敢过门。君躬自调护,宿食其家。人或止之,笑曰:'死生命也。'一无嫌惮之色。其所为类如此。"②"绍兴三十年(1160年)春煽疫,同舍畏厉鬼,不肯视病。(李)石曰视病,琼以儒补学医生,早暮调药不废手。"③"熙宁岁在卓阕,吴越大饥且疫,病相溃死,相枕藉者十五六,虽其妻孥往往走避。君(黄颐)独为粥药救治之,无所不至,至取家人首饰以贷之,扶其病而起,若死而葬祭之,盖不可胜数。"④"岁大疫,贫者不能具药饵,有食瓜辄自汗者。君买瓜载米过病者家,亲分与之,或言疫气相染,不可。君曰:'吾以诚意援人于危,造物者忍害之乎。'"⑤浙江桐乡人朱翌记载:江南病疫之家往往至亲皆绝迹,不敢问疾,恐相染也。药饵食饮,无人主张,往往不得活。⑥

综上所述,南宋时期疫疠流行较为频繁。据《宋史》记载,主要在以临安为中心的浙西地区流行,其成因独特。南宋朝廷面对突如其来的灾难,采取了积极的预防和善后措施,无论是南宋政府设立的还是医家设立的地方各类医疗机构,为患者痊愈发挥了重要作用。同时,南宋政府的地方医疗救治政策注重日常疾病救治与流行疾疫救治相结合,满足了疾疫流行时和日常疾病救治的双重需要。各地的中医药学家追古发今、各显神通、为民排难解忧,取得了一定的预防治疫效果,在中国公共卫生史上留下了美好的一页。

---

① 朱熹:《晦庵集》卷71,《偶读漫记》,《景印文渊阁四库全书》册1145,台湾商务印书馆1984年版,第411页。

② 王之望:《汉滨集》卷15,《故左朝请郎石君墓志铭》,载《景印文渊阁四库全书》册1139,台湾商务印书馆1984年版,第870页。

③ 李石:《方舟集》卷17,载《景印文渊阁四库全书》册1149,台湾商务印书馆1984年版,第736页。

④ 陆佃:《陶山集》卷14,《黄君墓志铭》,载《景印文渊阁四库全书》册1117,台湾商务印书馆1984年版,第170页。

⑤ 苏天爵:《滋溪文稿》卷6,《訾君孝义诗序》,载《景印文渊阁四库全书》册1214,台湾商务印书馆1984年版,第73—74页。

⑥ 朱翌:《猗觉寮杂记》卷下,见《笔记小说大观》21编,新兴书局有限公司1981年版,第865页。

第九章 南宋与国外的医药交流

南宋手工业的发展促进了商品经济的活跃和海外贸易的扩大,以临安为中心的南方地区不仅成为全国政治、经济、文化、商业的重心,而且也成了中外往来和文化交流的重要地区。临安城外郊区出现了15个商业繁荣、居民集中的镇市。泉州、广州、明州、越州、温州等地的商品经济也很发达,海外贸易十分发达。南宋海外贸易的方式大体分为官府经营和私商经营两大类。官府经营的方式一种是"朝贡"或"交聘"贸易。南宋建都临安,它是"朝贡"、"交聘"贸易的中心;另一种是官府直接派人到海外进行贸易活动。私商经营也有两种不同的情况,一种是具有政治身份的豪门、权贵,一种是民间私商。两种人员在南宋大有人在。

南宋各港口北达高丽,东抵日本,南到南洋,西到西洋各国和非洲地区。当时,通过海上航道,南宋沿临安、明州、温州、泉州、广州等港口城市,与朝鲜半岛、日本、东南亚、南洋乃至东北非洲,有着广泛的交往。随着经济重心的南移,泉州港的地位得到进一步的提高,泉州港一跃成为全国最大商港之一,泉州在海外交通兴盛的400年中,许多地方由于贸易活动的关系,形成了独特的地名。据赵彦卫《云麓漫钞》记载,当时来到泉州进行贸易活动的就有大食、波斯、三佛齐、占城、三屿等30多个国家和地区的商人和船只。泉州城南有排铺街、聚宝街两条街,都是宋元时泉州的主要街道。排铺街是店铺排满街的意思。当时,这条街主要为外商服务的商业中心,店铺林立,所以称为"排铺街"。聚宝街顾名思义是"聚四方之宝"。宋元时中外商人云集此地,进行香料、药材、金银珠宝等交易,故名聚宝街。在海外航线方面,南宋主要有对日本、高丽东洋航线和对东南亚、阿拉伯及非洲东岸的西洋航线。南宋对日本的航线,主要是从明州发船,然后横渡东海,直达日本本土的值嘉岛;对高丽的航

线也以明州港为起点站,经白水洋、黄水洋、黑水洋到朝鲜半岛西岸礼成江碧
澜亭;对东南亚、阿拉伯及非洲地区的航线基本上承袭唐朝航线。据周去非
《岭外代答》和赵汝适《诸蕃志》等书所载,其路线大致如下:循广东海岸西南
航,穿过琼州海峡后,径往占城(今越南南部),又南往真腊(今柬埔寨),然后
航行到三佛齐(今马来西亚巽他群岛)。由三佛齐东南行到阇婆(今爪哇),再
由阇婆东北航行至渤泥(今文莱),由渤泥东北航行到麻逸(今菲律宾)。如要
到大食,则从阇婆向西航行到注辇(今马拉巴尔,在印度半岛东海岸),或到故
临(在印度半岛西海岸)。然后从故临航海至弼斯啰(今伊拉克马士拉西部)、
弼琶啰(今索马里柏增拉)、层拔(今坦桑尼亚桑给巴尔)、遏根陀(今埃及亚历
山大)及茶弼沙(今摩洛哥境内一带)等地。当时,不仅官方使节、朝贡贸易终
年不绝,民间的宗教传播、文化交流、海上贸易、旅游、移民等也十分兴盛,促使
南宋药材的海外贸易趋于鼎盛,药材进出口生意红火、品种繁多、数量庞大,也
极大地促进了中外医药学的发展,为南宋及周边各国人民的身心健康作出了
巨大的贡献。因此,南宋与国外的医药交流在中外医药交流史占有重要的
地位。

第一节　医家医著交流

南宋时期与国外的使节往来较多,亚洲、西欧、北非等地都有使节来临安
等地访问交流。邻国的学问僧、医药学家来南宋学习中医药学,然后携宝回国
推广的大有人在,日本尤为彰显。

一、日僧来华医药交流

据史料记载,南宋时期从明州、温州、泉州、广州港出发赴日的商船很多。
南宋商人结伙成帮,赴日贸易,不少商人还与日本朝臣或九州岛岛地区王公贵
族之家结成了"寄人"关系,他们利用其家族声威,取得对日贸易的立足之地。
故在日本沿海,多有南宋商人居留,在其重要港口如敦贺、博德地区,南宋商人
留居者尤多。据记载,仅1151年,浙江等地的商人居住日本博德地区者,多达
1600多家,可见中日两国民间经济文化交流趋上升势头。此外,与民间交流

相辅相成的是日僧相继来南宋巡礼佛迹、增强个人佛法修养和功夫。日僧来南宋者虽不如唐朝多，但他们在日本政府禁止遣宋的情况下，为繁荣中日文化交流赴汤蹈火，如将嘉定年间(1208—1224 年)郑汝明所辑的 2 卷《胎产真经》带回日本精神可嘉。以下我们分别胪述南宋时期来中国从事医药交流的几位日僧。

智玄，日僧，约于 12—13 世纪间入南宋学习中国医方学术，回国后居下野国安苏郡槽尾乡，为人医治疾病，以良好的治疗效果闻名当时。后鸟羽天皇(1183—1197 年)病，智玄献药治疗获愈，因授予法眼的尊号，故世称其为录事法眼者，他为中日医学交流作出了积极贡献。

荣西(1141—1215 年)，日本备中(今风山县)吉备郡人，号明庵，乾道四年(1168 年)4 月，渡海入南宋抵达明州，先访广惠禅寺，不久到天台山，登万年寺，从禅宗大师虚庵怀敞受临济宗黄龙派的禅法。是年 9 月，返回日本，携回中国天台宗新章疏 30 多部。鸟羽天皇赐予叶上称号，形成叶上派，为"台密"睿山十三派之一。淳熙十四年(1187 年)四月，再度入南宋浙江明州，本拟去天竺(印度)巡礼佛迹，因当地知府以"关塞不通"劝阻，遂先至临安，后登天台山，谒虚庵怀敞，学习禅法，重修万年寺山门、两庑，修缮智者塔院。淳熙十六年(1189 年)虚庵移住明州天童寺，荣西随侍，协助营建千佛阁，孝宗因赐千光法师称号。绍熙二年(1191 年)七月，荣西受大戒和袈裟回国。庆元二年(1196 年)，在博德建圣福寺，弘扬临济风，为日本禅宗之始。嘉泰二年(1202 年)，应将军源赖家请，到京都建仁寺开山，著《兴禅护国论》，名声大振，学徒云集。次年，在建仁寺设立真言院和止观院，作为传播天台、真言、禅宗的基地。荣西融合三宗，创立了日本临济宗。可以相信荣西两次来南宋浙江留学，在 5—6 年之际，既学禅，又学医。他不但学习了佛经的医方明，而且对中国养生与疾病防治进行过研究考察，或向南宋浙江医学家请教。在学医的同时，他还将中国的茶文化带回日本，在日本再掀饮茶风潮。荣西住天台山时，每逢春夏，考察采茶和种茶技艺，调查饮茶习俗，回国时携带了天台云雾茶籽，播种于筑前(今福冈县)的脊振山和博德的福寺山，还播种于栂尾山(今宇治)，后成为日本产茶区。1211 年，他参考宋朝《大观本草》，提出喝茶益于养生说，撰写《吃茶养生记》2 卷，开日本茶道先声，被尊为"日本的陆羽"。荣西撰《吃茶养生记》宣传推广饮茶,其目的正是为了给日本人提供防治疾病、养生延年的知识。该书分上下两卷,开首便明确强调:"茶者养生之仙药也,延龄之妙术也。"又如该书强调:"今得唐医口传,治诸病,无不得效验矣。"在书末又称:"此等记录,皆有禀承于大国乎,若不审之辈到大国,询问无隐欤。"荣西对中国茶的养生延年与防治疾病深信不疑。他个人的实践和他为人防治疾病的效验,更对他推广种植茶和在日本提倡饮茶十分有利。荣西提倡种茶,推广中国茶文化,更有其自己的理论依据。他认为中国医学理论有五味入五脏之说,而日本人的饮食习惯只酸、甘、辛、咸四味,而缺少苦味,苦入心,心为五脏之主,缺苦味则心有所伤。茶味苦,饮茶则入心强心,故为养生仙药,延年妙药。他引用中国唐宋文献中有关采摘、制法等,一一予以说明。此外,《吃茶养生记》的下卷,还较系统地记叙了桑的功能与用途,介绍了桑粥、桑汤可治疗饮水病、中风、不食证、痉病、脚气病等。荣西推崇桑为治疗多种疾病的灵药,其桑粥可能是日本较为有效的食疗。该书参考宋朝《大观本草》,提出喝茶有益于养生、香药末可煮成鲜暑饮料,实是一部医书。1214 年,幕府将军源实朝患病,荣西察其为宿酒过度余醺所致,便以清茶进献,病愈,并以所著《吃茶养生记》2 卷赠之。《栂尾明惠传记并遗训》记述其事说:"建仁寺长老(荣西)赠茶,问之医师、知有遣困、消食、快心之功,然闻本朝不普及,因寻得其实,如植两三株,确有提神舒气之功,遂使众僧亦服之。或谓此乃建仁寺僧正御房(荣西)自大唐携来茶子培植而成者。"自此,栂尾山之茶种传播全日本,日本多以此地为名茶产地,日本饮茶风气再度盛行。饮茶在日本作为医药卫生保健养生的一种手段,则日益为朝野民众所接受。

希玄道元(承阳大师)是在中国学习考察禅宗和饮茶的荣西的徒弟,1187年入南宋。1223 年,希玄道元和木下道正再次入南宋。希玄道元在中国学习5 年回日,为日本曹洞宗始祖,封号承阳大师;木下道正即藤原隆英,他们在中国除了学习佛教禅宗外,也学习了中医学的若干医疗技术,将"解毒丸"制法带回日本,在日本药学制剂上有一定影响。

日僧木下道正在 1223 年随同道元来明州,向明州名医学习中医药学,精通解毒丸制配法,并把该项技术传入日本。

丹波族裔莲基,寿永三年(1184 年),撰《长生疗养方》2 卷。

圆尔辨圆,即圣一国师,本是东福寺开山,1235 年来浙江,历访浙江天童、净慈、灵隐等名寺,在临安等地学习 6 年之久,于 1241 年回日本,携带数千卷中国典籍,入藏京都普门院书库。圆氏撰有《三教典籍目录》,该目录虽已不存于世,但尚有其 28 世孙大道一另著普查目录。其中有经纶章疏 170 多部,370 多卷;又有僧传、僧集、儒家著作、诗文集、医书、字帖等 230 多部,共 960 多卷。在医书中,包括宝庆三年(1227 年)刊刻《魏氏家藏方》11 卷等,计有 30 多部。特别《魏氏家藏方》刊刻仅 14 年,即由圆氏带回日本,中日医药交流十分神速。

二、高丽医学家来华医药交流

1163 年,孝宗令徐德荣等向高丽毅宗帝赠送金、银器各两副,其中均装满珍贵香料药材沉香,高丽也积极从事中国医籍的刊刻。高丽高宗十三年(1226 年),高丽医学家崔宗峻以中国的《本草经》、《千金方》、《素问》、《太平圣惠方》和《圣济总录》为蓝本,撰写了《御医撮要方》,促进了高丽医学理论体系的形成。高丽人在学习中医基础上编撰并刊行了许多与本国临床相结合的医书,其中最著名的是 1236 年刊行的韩国现存的最古老医书《乡药救急方》,此书收录了高丽产的大量药材和适合高丽人体质的经验方。高丽人还编撰曾在 13 世纪作为临床医书的《三和子乡药方》,为后来编撰的《乡药集成方》奠定了基础。

三、阿拉伯与华医药交流

南宋的中医脉学、理疗法对阿拉伯医学影响较大。阿拉伯名医阿维森纳的《医典》中列举的医术,很多来自中医,如脉象名称、糖尿病尿糖的论述均含中医元素。阿拉伯药学家拜塔尔(1197—1248 年)所著《药用植物大全》一书中载有大黄、姜、鹿香等中国药物。13 世纪,阿拉伯人伊本·巴伊塔尔的《药草志》中记载了檀香、牛黄、黄连、使君子、肉桂、莪术、肉豆蔻、曾青(氧化锌)、车前草、五倍子等由中国传入波斯和阿拉伯国家的中药材,这表明当时众多的中药材传入阿拉伯国家。反之,阿拉伯国家的一些药物制剂也传入南宋,如蔷薇水是经蒸馏法制取的露剂,也输入南宋,《宋史·外国列传》和《铁围山丛谈》都记载了此事。① 张世南的《游宦纪闻》卷 5 记载永嘉一带用柑花进行水汽蒸馏以制柑花香露,就是采用了大食蔷薇水制剂的方法而成。阿维森纳发明的丸衣方法也很快传到南宋,它用金银箔为丸衣,在中国得到推广,再发展到用朱砂、青黛、矾红、麝香等为丸衣,最后创制了"蜡丸"。这些有力地推动了南宋药物制剂法的发展,见证了中阿医药学交流较为频繁的史实。

第二节　药材贸易

一、南宋对外药材贸易政策

由于南宋从宫廷到贵戚、从官僚士大夫到权宦对香料的靡费达到惊人地步。陆游在他的《避暑漫抄》中写道:"宣政宫中,用龙涎沉脑屑和蜡为烛,两行列数百枝,艳明而香溢",连宋高宗赵构也自愧不如他的"爹爹富贵"。因此,随着南宋市舶贸易进一步地发展,香药进口增加,香利随即增长。南宋政府采纳了一些部门和大臣的建议,加强了对外药材贸易的力度。

建炎元年(1127 年)六月十三日,诏:"市舶司多以无用之物枉费国用,取悦权近。自今有以笃耨香、指环、玛瑙、猫儿眼睛之类博买前来,及有亏蓄商者,皆重置其罪。令提刑司按举闻奏。"②十月二十三日,承议郎李则言:"闽、广市舶旧法,置场抽解,分为粗细二色般运入京。其余粗重难起发之物,本州岛岛打套出卖。自大观以来,乃置库收受,务广帑藏,张大数目,其弊非一。旧系细色纲只是真珠、龙脑之类,每一纲五千两。其余如犀牙、紫矿、乳香、檀香之类,尽系粗色纲,每纲一万斤。凡起一纲,差衙前一名管押,支脚乘、赡家钱约计一百余贯。大观已后,犀牙、紫矿之类皆变作细色,则是旧日一纲分为之十二纲,多费官中脚乘、赡家钱三千余贯。乞将前项抽解粗色并令本州岛岛依时价打套出卖,尽作见钱桩管。许诸客人就行在中纳见钱,赍执兑便关子,前来本州岛岛支请。"高宗采纳了李则建议。③

绍兴元年(1131 年)十一月二十六日,提举广南路市舶张书言言:"契勘大

① 蔡绦:《铁围山丛谈》卷 5,长塘鲍氏知不足斋清乾隆四十一年(1776 年)版。
② 徐松:《宋会要辑稿》册 86,《职官》四四之一一,中华书局 1957 年版,第 3369 页。
③ 徐松:《宋会要辑稿》册 86,《职官》四四之一一、一二,中华书局 1957 年版,第 3369 页。

食人使蒲亚里所进大象牙二百九株、大犀三十五株,在广州市舶库收管。缘前件象牙各系五七十斤以上,依市舶条例,每斤价钱二贯六百文,九十四陌,约用本钱五万余贯文省。欲望详酌,如数目稍多,行在难以变转,即乞指挥起发一半,令本司委官秤估;将一半就便搭息出卖,取钱添同给还蒲亚里本钱。"诏令张书言拣选大象牙一百株并犀二十五株,起发赴行在,准备解笋造带、宣赐臣僚使用。① 三年(1133年)七月一日,诏:"广南东路提举市舶官,今后遵守祖宗旧制,将中国有用之物如乳香、药物及民间常使香货并多数博买,内乳香一色客算尤广,所差官自当体国,招诱博买。仍令户部限三日,将市舶司抽解博买旧法参酌,重别立定殿最赏罚条格,具状申尚书省。"以尚书省言"提举官往往非其人,致蕃商稀少,理合讲究"故也。②

绍兴六年(1136年)十二月二十九日,言:"两浙市舶司申,看详到泉州相度,乞今后蕃商贩到诸杂香药除抽解外,取愿不以多少博买外,其抽解将细色直钱之物依法十分抽解一分,其余粗色并以十五分抽解一分,若依所乞,即于本路委是利便等事,送户部勘当。"本部言:"欲下三路市舶司更切契勘,如委实可行,不致亏损课息,即依所乞施行。仍仰今后博买物货,照应前后节次已降指挥博买施行,毋致枉有占压本钱。除象牙、乳香、真珠真、犀系是实宝货之物,合依旧分数抽解外,其诸杂香药物货,欲依已勘当事理施行。"高宗采纳了户部建议。③ 李心传指出该年榷货务的1300万缗总收入中,"大率盐钱居十之八,茶居其一,香矾杂收又居其一"。④

1144年和1147年南宋朝廷两次下诏从国外大量进口香药。其数量亦大得惊人,有时一次就达成千上万斤。绍兴十七年(1147年)十一月四日,诏三路市舶司:"今后蕃商贩到龙脑、沉香、丁香、白荳蔻四色,并依旧抽解一分,余数依旧法施行。"⑤

淳熙七年(1180年)八月三日,臣僚言:"黎州塞外诸戎多以珠、玉、犀、麝

---

① 徐松:《宋会要辑稿》册86,《职官》四四之一三、一四,中华书局1957年版,第3370页。

② 徐松:《宋会要辑稿》册86,《职官》四四之一七,中华书局1957年版,第3372页。

③ 徐松:《宋会要辑稿》册86,《职官》四四之一九、二〇,中华书局1957年版,第3373页。

④ 李心传:《建炎以来系年要录》卷104,上海古籍出版社据文渊阁四库全书本影印1992年版,第2427页。

⑤ 徐松:《宋会要辑稿》册86,《职官》四四之二五,中华书局1957年版,第3376页。

之属互市,任官自欲收买,减克时直,嘱付牙侩,不许外人增价,黬货启怨,引惹边事。乞行禁约。"诏守倅辄买者,令诸司按劾;州县官令守臣按劾;监司违戾,许行互察。①

开禧元年(1205 年)十月十一日,诏泉、广市舶司将逐年博买蕃商乳香,自开禧二年(1206 年)为始,权住博买。②

嘉定六年(1213 年)四月七日,两浙转运司言:"临安府市舶务有客人于泉、广蕃名下转买,已经抽解胡椒、降真香、缩砂、荳蔻、藿香等物,给到泉、广市舶司公引,立定限日,指往临安府市舶务住卖,从例系市舶务收索公引,具申本司,委通判、主管官点检,比照元引色额数目一同,发赴临安府都税务收税放行出卖。如有不同并引外出剩之数,即照条抽解,将收到钱分隶起发上供。今承指挥,舶船到临安府不得抽解收税,差人押回有舶司州军,即未审前项转贩泉、广已经抽解有引物货船只,合与不合抽解收税。"诏令户部,今后不得出给兴贩海南物货公凭,许回临安府抽解。如有日前已经出给公凭客人到来,并勒赴庆元府住舶。应客人日后欲陈乞往海南州军兴贩,止许经庆元府给公凭,申转运司照条施行。自余州军不得出给。其自泉、广转买到香货等物,许经本路市舶司给引,赴临安府市舶务抽解住卖,即不得将元来船只再贩物货往泉、广州军。仍令临安府转运司一体禁戢。宁宗采纳了两浙转运司建议。③

二、宏观中外药材贸易及舶来香药的临床应用

(一)宏观中外药材贸易

南宋时期海外贸易的进出口货物,据《宋史·食货志》记载:"凡大食、古逻、阇婆、占城、勃泥、麻逸、三佛齐诸蕃,并通货易。以金、银、缗钱、铅、锡、杂色帛、瓷器、香药、犀象、珊瑚、琥珀、珠琲、镔铁、瑇瑁、玛瑙、车渠、水精、蕃布、乌橭、苏木等物。"④在这则史料中药材不占大头。但外化蕃船舶来南宋的药材却众多,有玳瑁、笺香、丁香、龙涎香、苏合香、黄熟香、檀香、阿香、乌里

---

① 徐松:《宋会要辑稿》册 86,《职官》四四之三一,中华书局 1957 年版,第 3379 页。
② 徐松:《宋会要辑稿》册 86,《职官》四四之三三,中华书局 1957 年版,第 3380 页。
③ 徐松:《宋会要辑稿》册 86,《职官》四四之三四,中华书局 1957 年版,第 3380 页。
④ 《二十五史·宋史(上)》册 7,上海古籍出版社、上海书店 1986 年版,第 5760 页。

香、金颜香、上生香、天竺香、安息香、木香、亚湿香、速香、乳香、降真香、麝香、加路香、茴香、白荳蔻、芦荟、没药、阿魏、腽肭脐、生香、修割香、麤香、香头、斩到香、杂香、珠砂、珊瑚、琥珀、象牙、沈香、脑子、木札脑、白笃耨、黑笃耨、蔷薇水、没石子、槟榔、胡椒、硼砂、藤黄、紫矿、犀角、葫芦瓢、红花、蜡、卢甘石等，①也有人参、茯苓、细辛、山茱萸等一些常用药物，又有如阿魏、没药、没石子、紫矿等一些宋境内不产，依靠海外贸易才能得到的药物，且在所有这些进口药物中，香药比重很大，可以说海外贸易中的药品在很大程度上是香药贸易。香药主要产于东南亚、印度、阿拉伯等地，中国国内出产甚少。

绍兴三年(1133年)十二月十七日，户部向宋高宗奏言并得到皇上首肯，在广南路、福建路和两浙路三路市舶司从事中外贸易的药材达200多种，如真珠、玉乳香、牛皮筋角、象牙、犀角、脑子、麝香、沉香、上中次笺香、檀香、鹏砂、朱砂、木香、人参、丁香、珊瑚、苏合油、白荳蔻、牛黄、腽肭脐、龙涎香、藤黄、血碣、荜澄茄、安息香、缩砂、降真香、肉荳蔻、舶上茴香、茯苓、菩萨香、鹿茸、黑附子、油脑、苁蓉、琥珀、上等螺犀、中等螺犀、下等螺犀、水银、上等药犀、中等药犀、下等药犀、鹿速香、赤仓脑、米脑、脑泥、木扎脑、石碌、白附子、诃子、随风子、青木香、干姜、川芎、红花、雄黄、川椒、石钟乳、硫黄、白术、夹杂黄熟香头、上等生香、茴香、乌牛角、白牛角、沙鱼皮、上等鹿皮、鱼胶、海南苏木、熟速香、龟、鼊皮、鱼鳔、椰心簟、蕃小花狭簟、菱牙簟、下色饼香、楝香、上色饼乳香、中色饼香、次下色饼香、上色袋香、中色袋香、下色袋香、乳香、塌香、黑塌香、水湿黑塌香、生速香、斫削拣选低下水湿黑塌香、黄蜡、松子、榛子、夹煎黄熟香头、白芜荑、山茱萸、茅朮、防风、杏仁、五苓脂、黄耆、土牛膝、占城速香、生熟香、夹煎香、上黄熟香、中黄熟香、下笺香、石斛、蔷薇水、御碌香、芦荟、阿魏、荜拨、史君子、荳蔻花、肉桂、桂花、指环脑、丁子、石决明、木兰皮、丁香皮壳、荳蔻、乌药、柳桂、桂皮、檀香皮、姜黄、相思子、苍术、青椿香、幽香、桂心、大片香、姜黄、熟缠末、潮脑、三赖子、龟头、枝实、密木、檀香、缠丁香、枝白胶香、椿香头、鸡骨香、龟同香、白芷、亚湿香、木兰茸、乌黑香、粗熟香、下等丁香、下等冒头香、下

① 胡榘、罗浚:(宝庆)《四明志》卷6,载《景印文渊阁四库全书》,台湾商务印书馆1984年版,第84—86页。

等粗香头、下等青桂、片香、麝香、木蕃、槟榔肉、连皮、槟榔旧香连皮、大腹子肉、苓苓香、蓬莪术、莳萝、官桂、榆甘子、益智、高良姜、甲香、天竺黄、草荳蔻、藿香、红豆、母扶律膏、大风油、加路香、火丹子、紫藤香、笃芹子、荳蔻、黑笃耨、龟童、没药、天南星、青桂头、秦皮、橘皮、粗熟香头、海桐皮、松搭子、犀蹄土、半夏、常山、薏仁、远志、暂香、下速香、下黄熟香。[1]

绍兴十一年(1141年)十一月,户部重行裁定广南路、福建路和两浙路三路市舶司可从事的中外贸易香药名色达330多种,[2]其中绝大部分是香药和药材,主要从大食诸国、真腊、占城、阇婆等国输入,政府大力鼓励各地交易的330多种香药有呵子、中笺香、没药、丁香、木香、茴香、茯苓、玳瑁、鹏砂、莳萝、水银、天竺黄、末朱砂、人参、麠皮、下笺香、芹子、熟速香、带梗丁香、桔梗、泽泻、茯神、舶上茴香、中熟速香、玉乳香、麝香、沉香、上笺香、次笺香、鹿茸、珊瑚、苏合油、牛黄、血竭、膃肭脐、龙涎香、荜澄茄、安息香、琥珀、雄黄、钟乳石、蔷薇水、芦荟、阿魏、黑笃耨、鳖甲笃耨香、皮笃耨香、没石子、雌黄、鸡舌香、香螺奄、葫芦芭、金颜香、白荳蔻、龙脑、熟脑、梅花脑、米脑、白苍脑、油脑、赤苍脑、脑泥、鹿速脑、木扎脑、胡椒、檀香、夹笺香、黄蜡、黄熟香、香米、缩砂、干姜、蓬莪术、生香、断白香、藿香、荜拨、益智、降真香、桂皮、木绵、史君子、肉荳蔻、槟榔、青橘皮、甘草、荆三棱、碎笺香、防风、蒟酱、次黄熟香、乌里香、苓上香、中黄熟香、冒头香、三赖子、下生香、丁香、海桐皮、蕃青班布、下等冒头香、下等五里香、苓牙箪、修割香、中生香、白附、土檀香、苁蓉、螺犀、随风子、紬丁、海母、龟同、亚湿香、菩提子、鹿角、蛤蚧、椰心箪、犀蹄、蕃糖、师子绥、枝实、硫磺、白藤棒、修截香、青桂头香、石碌、紫藤香、官桂、桂花、花藤、粗香、红豆、高良姜、藤黄、黄熟香头、钗藤、黄熟香、片螺头、斩剉香、生香、片水藤皮、苍术、红花、片藤、赤鱼鳔、香缠、小片水盘头、杏仁、红橘皮、二香、大片香、糖霜、天南星、松子、大片水盘香、中水盘香、獐脑、青桂香、斧口香、丁香皮、山桂皮、暂香、带枝檀香、茴香、乌香、牛齿香、半夏、白藤、粗铁、水藤坯子、大腹子、姜黄、麝香、木跳子、鸡骨香、大腹、檀香皮、把麻、火丹子、蛀蛄、干倭合山、枝子、黄丹、苎麻、

①　徐松:《宋会要辑稿》册86,《职官》四四之一七、一八、一九,中华书局1957年版,第3372—3373页。

②　徐松:《宋会要辑稿》,《职官》四四,中华书局1957年版。

相思子、楄藤子、滑皮、松香、螺壳、连皮、大腹、琼枝菜、砂黄、粗生香、硫黄、泥黄、黑附子、油脑、药犀、青木香、白术、白芜荑、山茱萸、茅术、五苓脂、黄耆、生熟香、石斛、大风油、秦皮、草豆蔻、乌药香、白芷、木兰茸、薏仁、远志、海螺皮、生姜、黄芩、龙骨草、琥珀、冷鉼、密木、白眼香、脔香、豆蔻花、砂鱼皮、拍还脑、黄漆、滑石、蔓荆子、金毛狗脊、五加皮、榆甘子、菖蒲、土牛膝、甲香、加路香、石花菜、大价香、五倍子、细辛、韶脑、旧香、御碌香、大风子、檀香皮、缠香皮、熏陆香、龟头犀香、白脑香、生香片、水盘头幽香等。①

乾道三年(1167 年)十月一日,福建路市舶司上书朝廷时曰:"本土纲首陈应等昨至占城蕃,蕃首称欲遣使副恭赍乳香、象牙等前诣进贡。今应等船五只除自贩物货外,各为分载乳香、象牙等,并使副人等前来,继有纲首吴兵船人赍到占城蕃首邹亚娜开具进奉物数:白乳香 20435 斤、混杂乳香 80295 斤、象牙 7795 斤、附子沉香 237 斤、沉香 990 斤、沉香头 92 斤 8 两、笺香头 255 斤、加南木笺香 301 斤、黄熟香 1780 斤。"②《夷坚志》中也记载了海外香药蕃货贸易情况,如《夷坚志》记载:"为海贾十余年,至货二万万","举所赍沉香、龙脑、珠玑、珍异纳于土库中,他香、布、苏木不减十余万缗,皆委之库外"。③《夷坚志》记载:"浙西人刘承节,自赣州税官回赴调,寓家于赣,但与一子一仆乘马而东。至信之贵溪,偶驻逆旅,逢数贾客,携广香同坐,相与问所从来,欲买客香",这些携广香同坐的"贾客"便是贩运香药,从事香药贸易的商人。④《夷坚志》记载中:"赵士藻,绍兴中权广东东南道税官,既罢,与同官刘令、孙尉共买舟泛海如临安","于溺处得告敕囊及零陵香一席,遂复还郡中","乃货所余香,陆行归浙"。⑤《夷坚志》记述泉州人王元懋与占城国王的女儿结婚,在该国生活了 10 多年。后从事中越海外贸易,"今货物沉香、真珠、脑麝,价值数

---

① 徐松:《宋会要辑稿》册 86,《职官》四四之二一、二二、二三,中华书局 1957 年版,第 3374—3375 页。

② 徐松:《宋会要辑稿》,《蕃夷》七之五〇,中华书局 1957 年版,第 7864 页。

③ 洪迈:《丁志》卷 6,《泉州杨客》,涵芬楼藏民国版,第 6 页。

④ 洪迈:《夷坚志》,《支甲》卷 3,《刘承节马》,涵芬楼藏民国版,第 2 页。

⑤ 洪迈:《夷坚志》,《乙志》卷 4,《赵士藻》,涵芬楼藏民国版,第 2 页。

十万"等。① 国内经销的有《夷坚志》记载:"广州人潘成,贩香药如成都。"②

（二）舶来香药的临床应用

随着南宋经济的发展,香药被广泛用于医药领域和人们的日常养生保健。

这些舶来香药确有理气和胃、健脾燥湿、芳香开窍、活血化瘀等功能,用以治疗脾胃虚寒、脾胃不和、湿困中焦、气滞血瘀、经络痹阻、中风阴闭等症卓有疗效,这些药物的输入对中医药的发展有利。香药输入的增多,临床应用亦随之增加、普及。

根据南宋各种医学著作的记载,以香药作汤剂合药治病的医方不下二三百种。③ 不少方剂又直接以主要进口香药原料为名,如:"沉香降气汤"、"白豆蔻散"、"沉香开膈散"、"顺气木香丸"、"撞气阿魏散"、"琥珀膏"、"丁香半夏丸"、"大沉香丸"、"乳香膏"、"肉豆蔻散"等。宋代的宫廷秘方中,还有用东南亚进口龙脑与新萝卜汁调和,治疗偏头痛的药方,据说,深受皇帝信赖。南宋时期福建泉州名医李迅所著的《集验备疝方》中,许多药方都采用了进口而来的木香、沉香、丁香、乳香、麝香、没药等,李迅用这些香药所制成的药方,总结了当时亲手治癌的宝贵经验。当时,中国泉州出口的大宗川芎,对防治采胡椒者的头痛病有良好的效果。

根据南宋各种文人笔记记载,香药已普及民间,《夷坚志》中便记载不少使用香药或香药作为配方治疗疾疫的事实,"临安民因病伤寒,而舌出过寸,无能治者",一道人用"梅花片脑"为其疗治,"凡用二钱,病立愈"。④ 旅医卢生患病,"卢昏坐庙里,如酪酊状。仆探药笥,饵以苏合香丸,始觉悟苏醒,乃登涂"。⑤ 陈俞伯姊全家病疫,其用苏合香丸为伯姊一家治疗,"取所携苏合香丸十枚,煎汤一大锅,先自饮一杯,然后请姊及一家长少各饮之。以馀汤遍洒房壁"到了第二天,"翌日,姊一家脱然"。⑥ 福建一带用丁香、木香、麝香等药解蛊毒:"凡中蛊毒,无论年代远近,但煮一鸡卵,插银钗于内,并含之,约一食

---

① 洪迈:《夷坚志》,《三志己》卷6,《王元懋巨恶》,涵芬楼藏民国版,第1—2页。
② 洪迈:《夷坚志》,《志补》卷20,《潘成击鸟》,涵芬楼藏民国版,第2页。
③ 冯立军:《古代中国与东南亚中医药交流研究》,云南美术出版社2010年版,第131页。
④ 洪迈:《夷坚志》,《丁志》卷13,《临安民》,涵芬楼藏民国版,第6页。
⑤ 洪迈:《夷坚志》,《三志辛》卷9,《赵喜奴》,涵芬楼藏民国版,第2页。
⑥ 洪迈:《夷坚志》,《志补》卷2,《陈俞治巫》,涵芬楼藏民国版,第1页。

顷取视,钗卵俱黑,即中毒也。其方用五倍子二两,硫黄末一钱,甘草三寸,一半炮出火毒,一半生,丁香、木香、麝香各十文,轻粉三文,糯米二十粒,共八味,入小沙瓶内,水十分煎,取其七,候药面生皱皮为熟,绢滤去滓,通口服。"①在宋代的许多方书、本草书中记载着大量的有关资料,在众多的方剂中也配上这类香料药,如《太平惠民和剂局方》中的丁沉香丸,由丁香、沉香、木香、丁皮香、白豆蔻组成;生气汤是丁香皮、胡椒、丁香、檀香、干姜、甘草相伍;苏合香丸、安息香丸等亦是如此。又如《圣济总录》中的五香汤方,五味全是香药组方,即熏陆香、麝香、木香、鸡舌香和沉香。《全生指迷方》中也有五香散方,其主要药物是木香、丁香、沉香、乳香和麝香。香料药在方剂中的普遍出现,是南宋浙江医方的一种特色,相继产生了滥用的流弊。南宋一些医家看到这一问题,如张锐在《鸡峰普济方》中指出,临床所见五脏焦枯,血气干涸之病证,常为燥热药用之不当所致。南宋杨士瀛对滥用麝香、龙脑等香药亦有微词异议:"每见发热发搐,辄用脑、麝……视之为常,惟其不当用而轻用,或当用而过用之","或当用而不可无之,亦须酌量勿过剂"。说明在当时医家对辛香药物的使用已有了新的认识。② 元代医家朱丹溪针对《太平惠民和剂局方》的方剂中含有许多香燥药,在其《局方发挥》中便大加抨击,尤其告诫人们,对香燥药不能"多服、常服、久服",因这些辛香刚燥药剂,有耗津、却液、伤阴、助火弊病,过用则极易造成人体阴液匮乏。

三、与东北亚、东南亚、印度洋沿岸及阿拉伯国家药材贸易

南宋与东北亚、东南亚、印度洋沿岸及阿拉伯国家药材贸易十分红火。

(一)东北亚诸国

1.日本

南宋时期,随着中日关系的发展,日宋商船来往频繁,临安、温州等亦对日开放,日船入港时,该地方市舶司对日人款待极厚。日船若遇暴风漂至南宋海岸者,宋廷照例下诏赈济钱米送回国。因此,自南宋中期以来,"倭人冒鲸波

---

① 洪迈:《夷坚志》,《志补》卷23,《黄谷蛊毒》,涵芬楼藏民国版,第3页。
② 严世芸:《宋代医家学术思想研究》,上海中医学院出版社1993年版,第91—92页。

之险,舳舻相衔,以其物来售"。① 13 世纪时,日本每年有 40—50 只商船开往明州等地。这时日本输入南宋浙江的药物基本与北宋时期相同,主要有药珠、水银、鹿茸、茯苓、硫黄、麝香、笺香、沉香、丁香、檀香、山西香、龙涎香、降真香、茴香、没药、胡椒、槟榔、暂香、速香、香脂、生香、鹿香、黄熟香、鸡骨香、藿香、鞋面香、乌里香、断白香、包袋香、水盘香、红豆、荜拔、荜澄茄、良姜、益智子、蓬莪术、缩纱、三赖子、海阔皮、桂皮、大腹皮、丁香皮、桂花、姜贵、黄芦、木鳖子、茱萸、香柿、磕藤子。其中硫黄是从日本进口的重要商品。日僧成寻《参天台五台山记》记载,明州海商陈泳和广州海商曾聚等人,都从日本贩运硫黄到临安"抽解货卖"。绍兴十五年(1145 年)十一月,一艘日本商船漂泊到平阳仙口港,贩运的也是硫黄、布匹等货物。② 据日人腾原明衡《新猿乐记》记载,日本进口定都临安的南宋货物达 40 多种,其中药材占一半以上。日本的药材水银、硫黄、合簟、鹿茸、茯苓、砂金、珠子、药珠也输入太湖流域。反之,这时从明州赴日的商船亦更加频繁,不仅驶到博德,还驶入越前(今福井县)的敦贺港。浙江输入日本的香药和药材颇多,中草药和中成药,如麝香、金益草、银益草、紫金膏、巴豆、雄黄、朱砂等,也随着医药交流大量输入日本。因此,南宋时期,中日两国政府关系处于低潮,而民间商人、僧侣往来较为频繁。

2.高丽

南宋与高丽的航道根据徐兢《宣和奉使高丽图经》记载,亦由明州出海,经舟山洋面北上傍海而行,经黄水洋(长江入海口处),向东横渡黑水洋(北纬 32°—36°及东经 123°以东海域),再折北经黑山岛、群山岛,然后沿朝鲜半岛西海岸北上,至临津江、礼成江之间的贞州或礼成江口的碧澜渡登陆,全程需 20 天左右。据《高丽史》统计,自 1012 年至 1192 年的 181 年期间,宋商人到高丽活动的共有 117 次,其中能知道具体人数的有 77 次,每次有数名、数十名、300 多名不等,共计 4548 名。如绍兴二年(1132 年)四月,高丽国王王楷遣礼部员外郎崔惟清、阁门祗候沈起来定都临安的南宋朝廷朝贡,献人参 500

---

① 梅应发、刘锡:(开庆)《四明续志》卷 8,《蠲免抽博倭金》,载《景印文渊阁四库全书》,台湾商务印书馆 1984 年版,第 487—441 页。

② 李心传:《建炎以来系年要录》卷 154,上海古籍出版社据文渊阁四库全书本影印 1992 年版,第 3143 页。

斤等,受到高宗的接见。高丽发明了一种用药炮制的"脑原荣",也深得浙江人民的喜用。高丽向浙江输出的药材还有银子、人参、麝香、红花、茯苓、蜡、枣肉、榛子、杏仁、椎子、细辛、山茱萸、白附子、芜荑、甘草、防风、牛膝、白术、远志、姜黄、香油、松子、松花、紫菜等,其中野生药物占多数。①

南宋人民对于从高丽输入货物的产地、性能、用途等情况相当了解。如(宝庆)《四明志》在高丽物货的"人参"条下云:"其干特立,在在有之,春州者最良。亦有生熟二等,生者色白而虚,入药则味全,然涉夏损蠹,不若经汤鉴而熟者可久留。旧传形扁者谓丽人以石压去汁作煎。今询之,非也。乃参之熟者积垛而致,尔其作煎,当自有法也。昔中国使至丽,馆中日供食菜谓之沙参,形大而脆美,非药中所宜用。"同时,南宋向朝鲜赠送的药材品种很多,数量较大。② 隆兴元年(1163 年),徐德荣奉孝宗旨意,从临安朝廷出发将盛满沉香的金银器各两副赠给高丽毅宗帝。

(二)东南亚诸国

南宋时期,东南亚和西北亚的香药、胡椒大批输入太湖流域。

1.越南

由于中越两国地区毗连,使两国经济贸易的发展更为方便,所以自南宋以来中越两国的经济贸易往来非常频繁。当时定都临安的南宋与交趾、占城、安南三国的经济贸易交往,主要是通过两种贸易形式:一是政府间的交换贸易,即所谓的"贡"、"赐"贸易,一是私商经营的一般贸易。

中国的医学传入越南很早,但越南的中医学要到 10 世纪以后才得到较大发展。宋时中草药又有新的增加,不少药材已能大量生产,传入越南的中草药也随之多起来。当时中国人去越南卖药或越南人来中国"买药"是平常事。如宋末元军南下,陈圣宗遣陶世光至龙州(今广西龙州),以"买药"为名探元人情况。由于是"贡品",既可以免税,又可获得更为丰富的"回赐",所以有些越南"蕃首"——巨商首领,也常以"朝贡"的名义遣使入贡。乾道二年(1167年),占城的"蕃首"邹亚娜遣使来临安向南宋"进贡"了大量的货品,计有白乳

① 胡榘、罗浚:(宝庆)《四明志》卷 6,《叙赋(下)·市舶》,甬上烟屿楼徐时栋开刻本 1854 年版,第 5—7 页。

② 金斗锺:《韩国医学史》,韩国探求堂 1966 年版,第 120—124 页。

香 20435 斤,混杂乳香 80290 斤,象牙 7795 斤等。南宋朝廷"许进奉十分之一,余依条例抽买","进奉物"待估价后,"听旨回赐"。越南统治者也常用中国医生治病,如 1136 年,李圣宗病重,患"心神恍惚"症,在国内医治无效,后为宋僧明空治好,被封为国师。这说明中医疗效显著,中国医师在越南受到重视。越人黎文老曾说:"本国自古以来,每资中国……药材,……以跻寿域。"对中医药给予很高评价。

安南,在今越南南部。据《宋史·外国四》记载,1130 年安南国就曾进献方物。绍兴二十六年(1156 年),安南国使者入南宋,到临安后安排在怀远驿,南宋授其国王天祚为南平王,赐袭衣、金带、鞍辔等物品。次年,安南国王天祚遣使李国等来临安向南宋进献黄金 1136 两、明珠 100 颗、沉香 1000 斤、翠羽 500 只、杂色绫 5000 匹、马 10 匹、象 9 头。隆兴二年(1164 年),天祚派遣尹子思、邓硕严等使者来临安,进献金、银、象(牙)、香物(料)等。乾道九年(1173 年),天祚又派尹子思、李邦正为使来临安,进献沉香 2000 斤、驯象 18 头,住在怀远驿。自 1263 年起,安南国每 3 年进献 1 次,并有医生同来。所赠药材有苏合香、光香、朱砂、沉香、檀香、犀角、玳瑁、珍珠、象牙等。上述药材已为《开宝本草》所收载,同时传入的还有治痢药方。同时,选送医生来华学习,从中国引进制药技术,姚文栋《安南小史》说:"(安南)国多产药草,但国人不知制之,皆一致于中国,中国制而复送于安南,土人谓之北药。"

交趾,在今越南北部,历来有输入中药的传统。南宋,中药是对交趾进行海陆贸易的重要商货,"宋以缎子、药物等物,置卖为市"。南宋时,交趾人来临安大量购买土茯苓,以致价格涨了数倍。交趾向定都临安的南宋输出的"贡品"主要有香料、药材、犀、象、象牙、犀角、玳瑁、绢、绸、布、金银器以及其他高级工艺品等,其中以香药为大宗。厚朴,原出交趾冤句(今属越南),宋代福建引种。交趾国输入中国的药物有犀角、玳瑁、乳香、使君子、麒麟竭、藿香、沉香、龙脑、檀香、胡椒等。因香药用途广泛,既是南宋统治者奢侈生活所必需,又是重要的药用原料,所以进口的数量很大。从交趾来钦州贸易的人有"以鱼蚌来易斗尺布"的穷人,也有"其国富商"和使臣,携带金银、铜钱、沉香、光香、熟香、生香、真珠、象牙、犀角等物品前来参加贸易。

占城,在今越南中部,是当时海上丝绸之路的一个药物交流中心。尤其南宋,从福建泉州港发舶前往占城的浙江商人较多,经常成群结队,并"以巨商为纲首"。"纲首"陈应、吴兵等拥有较多的船只,除自贩货物外,还为占城"蕃首"运载乳香、象牙等"进奉物"来临安南宋朝廷。浙江巨商从浙江一些港口辗转泉州输往占城的货品有纸、笔、草席、凉伞、绢扇、漆器、铅、锡、脑麝、檀香、酒、糖及书籍等。占城国在 1129 年、1132 年、1155 年、1274 年、1280 年、1281 年、1285 年,陆续不断向临安南宋朝廷输入药材。据(宝庆)《四明志》《市舶》记载,宝庆年间(1225—1227 年)输入的药物有麝香、沉香、龙涎香、笺香、丁香、檀香、山西香、降真香、茴香、没药、速香、香脂、生香、粗香、黄熟香、鸡骨香、斩刬香、荳蔻、青桂头香、藿香、乌里香、断白香、包袋香、水盘香、犀象、玳瑁、胡椒、槟榔、荜澄茄、鳖鱼皮、暂香、麕香、鞋面香、红豆、荜拨、良姜、益智子、缩砂、蓬莪术、三赖子、海桐皮、桂皮、大腹皮、丁香皮、桂花、姜黄、黄芦、木鳖子、茱萸、香柿、磕藤子、琼菜、相思子、大风油、京皮、石兰皮。[①] 从上可以看出,占城向宋输出的"贡品"基本和交趾相似,也以香药为大宗,但数字比交趾要大,如乌里香一次就达 55000 多斤。

由于对外贸易事业的发达,因而中国商人前往越南贸易的很多。《宋史》记载:"岭南平后,交趾岁入贡,通关市,并海商人遂浮舶贩易外国货","有大贾自交趾回"。当时乘船到越南贸易的商人中,福建商人占绝大部分。《桂海虞衡志》中记载:"闽人附海舶者,必厚遇之,因命之官,咨以决事。"[②]可见福建商人在当地很受欢迎。因此,乘船前往贸易的商人络绎不绝。这些商人的商船从中国带去了药材、布匹和丝绸,用以交换越南的珍珠、大米以及特产药材。除了海上贸易之外,由于越南与西南地区接壤,在边境地区还有"互市",进一步加深了中越两国的药材贸易。

2.柬埔寨

到了南宋时,中柬两国的政治经济关系更加密切,建炎二年(1128 年),宋王朝赠真腊王金裒宾深"检校司徒"的封号,以示友好。真腊是著名的香料出产国和输出国,据《云麓漫钞》记载,柬埔寨的商船经常运载金颜香等货物来

---

① 胡榘、罗浚:(宝庆)《四明志》卷6,载《景印文渊阁四库全书》,台湾商务印书馆 1984 年版,第 84、85、86 页。

② 范宏科等译:《越南史略》,三联书店 1958 年版,第 84 页。

中国泉州港贸易,一次就运来 4 船黄腊香(沉香的一种)。[①] 据南宋叶廷圭《香谱》记载,真腊输入中国的药物,为"泉人所日用","五羊至今用之",[②]已成为沿海人民日常生活的必需品。《诸蕃志》对中柬贸易记载得更具体,说真腊向宋输出的货物主要有金颜香、笃耨香、沉香、速暂香、黄熟香、生香、麝香、苏木、白豆蔻、象牙、翠毛、黄蜡等。宋朝商人到柬埔寨兴贩则用金银、瓷器、假锦、凉伞、皮鼓、酒、糖、酖醢之类与真蜡人民进行"博易"。元初周达观《真腊风土记》在《欲得唐货》一书中记载有水银、银株、纸札、硫黄、馅硝、檀香、草芎、白芷、麝香、麻布、黄草布、雨伞、铁锅、铜盘、水珠、桐油、蓖箕、木梳、针等物,说明中国货品种众多,这些中药在宋朝即已输往真腊。

3.泰国

南宋末年,有一部分潮州人拥宋抗元,失败后,纷纷逃到暹罗湾,居留泰国,这是第一批移居泰国的华人。侨居泰国的这些华人,有些通晓医药,所以,中国医学开始在泰国流传。[③]

4.印度尼西亚

三佛齐,在今印度尼西亚苏门答腊岛,地处海上丝绸之路的必经之地,是东西方海上贸易最大的转运站。因此,中国、印度、东南亚、阿拉伯、非洲的各种商品皆来这里集散。《诸蕃志》记载:"其国在海中,扼诸蕃舟车往来之咽喉。""土地所产,玳瑁、脑子、沉速暂香、粗熟香、降真香、丁香、檀香、豆蔻,外有珍珠、乳香、蔷薇水、栀子花、腽肭脐、没药、芦荟、阿魏、木香、苏合油、象牙、珊瑚树、猫儿睛、琥珀、番布、番剑等,皆大食(阿拉伯)诸蕃所产,萃于本国。"当时南宋与三佛齐政府都十分重视两国间的经济贸易友好交往,据《宋史》、《宋会要》等不完全统计,三佛齐向宋朝派出了外交使节 30 多次。三佛齐向南宋输出的物品很多,主要有象牙、珊瑚、珍珠、香料和药材等。绍兴七年(1137 年),三佛齐国派使抵临安港,南宋赐宴临安怀远驿。三佛齐国进献南珠、象齿、龙涎、珊瑚、香药等物。绍兴二十六年(1156 年),三佛齐使臣携来的"贡品"有 28 种之多,计乳香 81680 斤、胡椒 10750 斤、檀香 19935 斤。淳熙五

---

① 楼钥:《攻媿集》,《汪公行状》卷 88,涵芬楼民国九年至十一年(1920—1922 年)版。
② 陈敬:《新纂香谱》卷 1,《乌程张氏适园丛书》,民国五年(1916 年)版。
③ [新加坡]李松:《泰国中医药的发展》,新华文化事业有限公司 1989 年版,第 2—3 页。

年(1178 年),三佛齐国使臣到临安,进献药材等物品十分丰厚。而南宋向三佛齐"回赐"的物品主要有金、银、钱币以及瓷器、绫、锦、绢等丝织品。三佛齐商人来浙江贸易的很多,他们所带货物主要是脑子、乳香、沉香、笺香、檀香、丁香、降真香、槟榔、椰心簟、阿魏、芦荟、黄蜡等。宋朝商人赴三佛齐贸易非常踊跃,如《夷坚志》生动地记载了泉州"海贾"去三佛齐贸易的惊险遭遇,中途船触礁沉没,唯他独生,漂一小岛,后遇另一泉州人船舶靠岸,因而得以返回。中国商人到三佛齐主要用"金、银、瓷器、锦绫、缬绢、糖、铁、酒、米、干良姜、大黄、樟脑等物"进行贸易。①

阇婆,在今印度尼西亚爪哇岛。南宋与阇婆政府之间的"贡"、"赐"贸易不断得到加强,阇婆向南宋输出的"贡品",主要有象牙、珍珠、玳瑁、龙脑、丁香、檀香、杂色丝绫、杂色锈花销金丝绫、吉贝织杂色绞布以及玳瑁槟榔盘、藤织花簟等手工艺品。南宋向阇婆的"回赐"品,主要是中国传统的丝织品等,据史籍记载,"赐金币甚厚"。② 南宋时期,爪哇中部的土著商人常乘商船前来中国,从事民间海上贸易,以象牙、犀角、真珠、檀香、丁香、豆蔻、胡椒等特产,换取中国的绫绢、漆器、铁器和瓷器等,并且冒犯宋朝政府的禁令,偷运中国铜钱。

南宋商人到阇婆兴贩,主要用金银及金银器皿、五色缬绢、皂绫、川芎、白芷、朱砂、绿矾、白矾、硼砂、砒霜、漆器、铁鼎(即铁锅)、青白瓷器等货品,与阇婆人进行"交易"。阇婆出产丰富,向南宋输出的货物主要有沉香、笺香、丁香、降真香、白豆蔻、椰心簟、犀角、玳瑁等产品。有些香料如降真香"其直甚廉",又"能辟邪气",泉州除岁之日,"家无贫富皆爇之如燔柴"。③

5.菲律宾

菲律宾,南宋时中菲存在着两种形式的贸易:一是官方贸易,表现为菲律宾的小国遣使到南宋朝廷朝贡,贡物有丁香、丁香母、白龙脑、玳瑁等,经济意义不大。二是民间贸易,这种贸易形式占据主流地位,使药物如真珠、玳瑁、药槟榔、椰心簟等流入浙江。

---

① 赵汝适:《诸蕃志》卷上,《三佛齐国》,中华书局 1985 年版,第 5 页。
② 《二十五史·宋史(下)》册 8,上海古籍出版社、上海书店 1986 年版,第 6768 页。
③ 赵汝适:《诸蕃志》卷上,《阇婆国》,中华书局 1985 年版,第 1225 页。

6.孟加拉国

南宋时期,孟加拉国的犀角、香料、樟脑、丁香、豆蔻等,印度和非洲的象牙、珊瑚、玛瑙、珍珠、水晶、珍稀木料(主要是檀香木和沉香木)、香料、樟脑、丁香、豆蔻等运入临安。

7.马来西亚

马来西亚的马来亚地区,地处东西方交通要冲。到了宋朝,马来西亚来中国贸易的有佛罗安、蓬丰等国。佛罗安国,故地在今马来半岛南部西海岸巴生港一带,是东西方交通的要冲,宋时与中国的经济贸易往来相当密切,不时有船舶来泉州港贸易。佛罗安向宋输出的货品主要木香、笺香、降真香、速暂香、檀香、象牙等。蓬丰国即朋丰国,故地在今马来半岛的彭亨一带。宋时蓬丰国商船常来泉州港进行贸易,他们运载的商品主要有木香、降真香等。在马来半岛各古国中,以登眉流(丹流眉)与宋的药物交流最频繁。大黄、黄连、干良姜等中药材从浙江一些港口运往马来半岛。

8.文莱

中国与文莱人民的经济友好交往开始很早,宋朝之时,建国于文莱一带的渤泥国向中国输出的商品主要有脑子(又名龙脑)、沉香、腽肭脐、玳瑁、椰心簟、黄蜡等土产。1291 年,罗斛国遣使送来象牙、犀角、龙脑等药材。

(三)印度洋沿岸各国

南宋与印度洋沿岸各国有大量的药材贸易。中药成品及药材通过海上丝绸之路输入印度,或借印度转运阿拉伯世界。中国的樟脑、雄黄、黄连、合猫里、干良姜、麝香、肉桂等中药材及从别国转卖的丁香,豆蔻等物输入印度南毗国(今印度西南马拉巴尔海岸)和故临国(今印度南端奎隆)。当时印度半岛的注辇、故临、南毗(又名麻离拔国)、胡荣辣等国,均与宋朝有官方贸易关系。南宋时,南毗商人常来泉州贸易,有的长期在此居住,如罗马智力干父子"今居泉之城南"。南毗国向宋运送的货品主要有乳香、没药、椰子、木香、胡椒、猫儿睛、象牙等。在 13 世纪阿拉伯药物学家伊本·巴伊塔尔的《药草志》一书中也记载中药流入印度的史实,有来自中国的合猫里药物,后又传到印度和阿拉伯地区。这是一种驱小儿蛔虫的良药,可能是使君子。还有来自中国,后又传到印度的干良姜、麝香、肉桂等,在书中都有记载。

细兰(斯里兰卡),与宋也有药物交流。细兰土产有白豆蔻、粗细香等,宋朝商人用瓷器、丝帛与细兰人交易。

(四)阿拉伯诸国

1.中药材输出阿拉伯各国

阿拉伯国家是南宋与海外进行药物交流的最重要伙伴之一。南宋有许多中药材转运到阿拉伯各国,《宋会要辑稿》记载经过福建泉州等地的市舶司,由阿拉伯和中国的商船输往阿拉伯各地的药材有朱砂、人参、牛黄、茯苓、茯神、附子、水银、白附子、川芎、雄黄、朱砂、石钟乳、川椒、白术、芫荑、山茱萸、茅术、防风、杏仁、五苓脂、黄耆、土牛膝、石斛、肉桂、天南星、秦皮、橘皮、鳖甲、官桂、红豆、生姜、黄芩、龙骨、蔓荆子、金毛狗脊、五加皮、菖蒲等60种。这些药材除一部分在阿拉伯地区销售外,其余皆被转运至欧洲各国,深得各国人民喜爱。①

2.阿拉伯各国药材舶来南宋

阿拉伯地区物品通过海路源源不断舶来南宋,药物品种繁多,进口数量巨大,当时运抵广州的香药就来自阿拉伯国家。据《宋史·大食传》记载,当时大食使臣向宋赠送的"方物"中,有银子、鬼谷珠、砂珠、珊瑚、琥珀、玳瑁、象牙、沉香、笺香、丁香、龙涎香、苏合香、黄熟香、檀香、阿香、乌里香、金颜香、上生香、天竺香、安息香、木香、亚泾香、速香、乳香、降真香、麝香、加路香、茴香、脑子、木札脑、白笃耨、黑笃耨、蔷薇水、白豆蔻、芦荟、没药、槟榔、胡椒、硼砂、阿魏、腽肭脐、藤黄、珍珠、紫矿、犀角、葫芦瓢、红花、蜡、生香、修割香、香缠札、粗香、暂香、香头、暂剁香、香脂、杂香、苏木、射檀香、椰子,其中香药占了很大的比重。赵汝适的《诸蕃志》也记载了从大食输入中国的药材有乳香、没药、血碣、金颜香、苏合香油、栀子花、蔷薇水、丁香、豆蔻、没食子、木香、阿魏、芦荟、珊瑚、琉璃、真珠、象牙、腽肭脐、龙涎香等,它们已直接被中国药物学界采用,对中国药物学的发展起到积极影响。

阿拉伯药商还深入南宋各地贩易,"海外蕃商至广州贸易,听其往还居

---

① 王棣:《海上丝绸之路与中药外传》,《广东社会科学》1992年第2期。

止,而大食诸国商亦盖通入他州及京东贩易"。①

在广州、扬州、洪州(今江西南昌)等地都有大食诸国商人的足迹,有的还长期客居中国。如泉州的蒲氏家族,其祖先由阿拉伯东迁,后成为广州、泉州的富豪,其中蒲寿庚曾掌管泉州市舶司,兼任福建安抚沿海都制置使,专擅泉州海外贸易30年。除了政府专营外,当时一些贵族官僚还凭借特权私营海外香药贸易,如权臣张俊就曾私下遣人持巨款前往海外,进口大量香药、珠宝。据不完全统计,自开宝四年(971年)至乾道三年(1167年)的238年间,大食国进贡49次,其中明确记载有药物者10次。大食国先后进贡的药物或可供药用的物品有拣香、白龙脑、蔷薇水、象牙、乳香、腽肭脐、龙盐、眼药、五味子、褊桃、白沙糖、千年枣、真珠、缶香、琥珀、犀角、无名异等。进献的药材数量十分可观,如一次进献乳香达1800斤、象牙50株、蔷薇水100瓶、龙脑100两。②南宋政府极为重视香料的输入,绍兴六年(1136年)知泉州连南夫奏请,"诸市舶纲首,能招诱舶舟,抽解物货,累计及五万贯、十万贯,补官有差,……闽、广舶务监官抽买乳香,每及百万两,转一官"。③

南宋时期,中阿民间贸易更加频繁,阿拉伯输入中国的药物大为增加。据记载大食输入泉州港的药物有真珠、象牙、犀角、珊瑚、玛瑙、玳瑁、琉璃、脑子(龙脑香)、乳香、安息香、金颜香、苏合香、丁香、龙涎香、枝子香、沉香、煎香、没药、血碣、没石子、陈魏、芦荟、腽肭脐、龟童等。大食香料巨商蒲罗辛运载乳香投泉州市舶司,计抽解价钱30万贯,南宋授予他承信郎官职。

(五)东非各国

南宋与东非贸易频繁的主要原因是东非盛产乳香、象牙、犀角、玳瑁等,其中的香料和象牙是中国统治者所需之物。而中国的特产丝绸、瓷器等则是东非国家所需。

1.索马里

索马里是东非香料重要产区,其瓜达富伊角曾有"香料角"之称。故《诸蕃志》在《中理国》(即索马里东部沿岸包括索哥德岛)条上说:"大食国惟此

① 《二十五史·宋史(上)》册7,上海古籍出版社、上海书店1986年版,第5754—5757页。
② 《二十五史·宋史(下)》册8,上海古籍出版社、上海书店1986年版,第6771页。
③ 《二十五史·宋史(上)》册7,上海古籍出版社、上海书店1986年版,第5754—5757页。

国出乳香。"又说:"水出玳瑁、龙涎。"而龙涎香非常名贵,是宋统治者所追求的奢侈品。《诸蕃志》在《弼琶罗国》(即索马里港口柏培拉)条上说:这里"产龙涎、大象牙及大犀角","亦多木香、苏合香油、没药、玳瑁至厚"。由于这些特产质量好,所以"他国悉就贩焉"。索马里出产的乳香、象牙、犀角及龙涎香等经陆运至大食,再从大食舟运至三佛齐,最后到达中国。

2.坦桑尼亚

中国和坦桑尼亚的友好往来非常活跃。《诸蕃志·层拔国》(指桑给巴尔)条上说:"产象牙、生金、龙涎、黄檀香。"其中不少产品是中国等东方各国所需,吸引着中国商人到此贸易。

第三节 医药交流的影响

一、对外药材贸易的经济效益

南宋中药材的外传是当时海上丝绸之路的重要组成部分,南宋与海外的药材贸易为政府增添了可观的收入。这主要是指海外药材的大规模输入,使南宋政府通过香药专卖获得了丰厚的税利。史载:"绍兴十七年(1147年),诏丁香、沉香、豆蔻、龙脑之属号细香药者,十取其一,至绍兴末,(闽、广)二市舶司抽分及和买,岁得息钱二百万缗",占当时宋政府收入的五分之一。宋朝"海舶岁入象犀、珠玉、香药之类,皇祐中五十三万有余,治平中增十万,中兴岁入二百万缗"。专卖海外药物的收入连年增加,乳香是从对外贸易中取得的商品,由官府专卖。乳香专卖也是政府财政收入的重要来源。绍兴末年所卖乳香收入100万缗左右,乾道六年(1170年)则多达120万缗左右,占政府财政收入的20%—30%。南宋时期,盐、茶、酒、矾、乳香5大专卖收入每年总计4000多万缗,占财政总收入的70%以上。专卖制度是南宋政权能够维持达一个半世纪的经济支柱之一。《宋史·食货志》记载:"宋之经费,茶、盐、矾之外,惟香(药)之为利博,故官以为市。"南宋朝市舶收入的急剧增长和南宋政府对进口海外药物专卖的依赖,反映了南宋海上药物交流兴旺的状况及对政府财政收支的影响。

二、对外医药交流的影响

南宋与周边各国贸易往来的主要地区在东北亚和东南亚,前往日本、高丽和东南亚各国一般从福建泉州启航。南宋时期,中日两国的经济贸易发生了显著的变化。乾道三年(1167 年),代表武士利益的平清盛(1118—1181 年)战胜旧贵族,取得了日本政权,为了发展日本经济,对海外贸易采取了积极进取政策,大力提倡宋日贸易。平清盛曾策划并辟音户的濑户(今日本广岛县吴岛与仓桥岛之间的海峡)和修建摄津福原的轮田泊(在神户港附近),以便停泊南宋的船只;并对赴日的宋船又给予优厚的待遇,使宋日贸易日趋频繁。浙江与日本之间的航路都由明州出海,向东横渡东海,到日本九州岛岛西北的值嘉岛(今平户岛和五岛列岛)。当时南宋政府亦继续积极招徕日本商船,特别是南宋明州市舶司,不时给日本送牒书赠方物,以促进两国贸易。日本政府亦"托明州纲首"向宋赠"方物",①逐渐加强了中日之间的友好关系。同时,平清盛等还采取颇为进取的政策,派出大批日本商船到华,允许日僧等如同遣唐使一样到中国移植、汲取南宋新文化,中日医药交流有所发展。但这些交流终因局限于两浙等地,来往也以贸易商人和僧人为多,导致南宋时期中日医药交流的成就不太大。南宋与高丽的药物交易却十分红火,高丽有大量的药材从海上输入太湖流域,诸如人参、麝香、红花、茯苓、杏仁、细辛、野生药材,也进口浙江。反之亦然,中国向朝鲜赠送的药材品种很多,数量较大。② 南宋时期,东南亚许多国家仍保持着与中国进行医药交流的传统,以药材交易中的乳香为例,建炎四年(1130 年),泉州抽买乳香 13 等,86780 斤。淳熙二年(1176 年),郴桂寇起,以科卖乳香为言,诏潮南路见有乳香输行,在榷货务免科降。淳熙十二年(1185 年),分拨榷货务乳香于诸路给责,每及 1 万贯,输送左藏南库。淳熙十五年(1188 年),以诸路分责乳香扰民,令止就榷货务招客筹请。绍熙三年(1177 年)以福建舶司乳香亏数,诏以博卖。这些乳香虽为地方向中央进献,但货物来源实系海上外贸所进口。

---

① 《二十五史·宋史(下)》册 8,上海古籍出版社、上海书店 1986 年版,第 6772—6773 页。
② 胡榘、罗浚:(宝庆)《四明志》卷 6,载《景印文渊阁四库全书》,台湾商务印书馆 1984 年版,第 84—85 页。

　　南宋丰富的中药材外传周边国家及阿拉伯世界,有助于扩大南宋与海外各国的相互了解,铸成了双方的友谊。有官方往来的国家,由于蛰居临安的南宋朝廷及京畿中药材的输往巩固了两国间的传统情谊;没有官方联系的国家,由于这些名贵中药材的输往也建起了友好的网络,使得南宋主要市镇接待外宾的馆舍如雨后春笋般地呈现,外国接待中方人士的机构也纷纷建立。海外国家往往通过输往的中药材了解南宋。南宋人民亦通过外国朝贡的药材和来自阿拉伯世界的舶来药品认识世界。国内外医药学的交流不仅有益于双边人民的身心健康和医药事业的腾飞,而且繁荣了海上丝绸之路及双边的经贸事业。

　　总之,从南宋与国外的医药学交流传出和传入两方面来看,传出远远超过传入的规模。而且,从蛰居临安的南宋朝廷到各地区政要均直接插手这项工作,客观上推动了多边贸易。同时,邻国的官医、学问僧、医药学家来南宋研习中医药学后携宝回国的大有人在,南宋医药学家漂洋过海传经送宝者亦有。不过,这一时期,南宋与国外的医药学交流主要麇集在东北亚和东南亚,很少涉猎非洲、美洲和大洋洲。但此时的海内外医药学交流形式多样,药材进出口生意红火、品种繁多、数量庞大,对促进长江、淮河以南地区与海外物质文化交流和海外各国医药事业发展起到了很大的推动作用。因此,南宋与国外的医药交流在中外医药交流史、科技发展史上占有重要的地位。

附录 南宋医药发展大事记（1127—1279年）

建炎年间（1127—1130年）	宋高宗赐陈沂"罗扇"，可以随时出入禁宫，陈木扇女科遂名闻遐迩。
建炎三年（1129年）	淮阴疫疠大作。
建炎四年（1130年）	南宋政府在临安设置和剂局（时称熟药所），后改为"太平惠民局"，不久淮东、淮西、襄阳、四川、陕西等地均仿照成立"惠民药局"。
建炎四年（1130年）	绍兴钱氏女科颇得皇家青睐，钱氏女科医名鹊起。
绍兴元年（1131年）	南宋政府在行在皇城司内设司圊指挥，主要负责皇城（今临安）内清洁卫生等事项。
绍兴元年（1131年）	浙西大疫流行。
绍兴年间（1131—1162年）	绍兴"三六九"伤科面世。
绍兴二年（1132年）	南宋朝廷下诏临安府设置养济院，供病人治病住宿。 嘉定县养济院在城内八图。
绍兴三年（1133年）	1133年，陈恕重建海宁养济院于光华亭北面。
绍兴五年（1135年）	户部侍郎王俣奏请在杭州置太平惠民局，下设5局。同时，另置惠民和剂局，这是中国最早管理制药的机构。
绍兴七年（1137年）	南宋建立专门从事对外贸易管理工作的编估局，管理香药进出口贸易等事项。
绍兴九年（1139年）	临安府知府张澄大力疏浚西湖，严禁侵占西湖

	水面,包占种田,或向湖中倒粪便、废土,盘活六井水源。
南宋初年	镇江何彦猷,被世人称为"伤寒世家"或"伤寒何太医"。
绍兴十年(1140 年)	虞悰撰成《备产济用方》。
绍兴十三年(1143 年)	杭州创建慈幼局,收养道路遗弃的婴儿,这是中国第一家孤儿院。
绍兴十四年(1144 年)	朝廷下诏临安府设置漏泽院,收葬无主尸体。
绍兴十六年(1146 年)	杭州疫病流行,高宗派医官巡视治疗。
宣和七年(1125 年)—嘉定三年(1210 年)	陆游在世,他不仅是南宋最杰出最多产的大诗人,也是一位医药学家,在其诗词中留存大量有关医药学的诗词,曾撰写了《陆氏续集验方》2 卷。
绍兴十九年(1149 年)	许叔微(知可)撰《伤寒九十论》1 卷,为最早的医案专著。
绍兴二十年(1150 年)	刘昉撰成《幼幼新书》。
绍兴二十一年(1151 年)	宋高宗诏令全国各府州县依照临安的太平惠民局设立惠民药局,并由朝廷颁布第一部成药制剂规范《太平惠民和剂局方》。
	衢州郡官医提领设惠民药局,龙游亦然。
绍兴二十四年(1153 年)	何若愚撰成《子午流注针经》和《流注指微赋》。
绍兴二十七年(1156 年)	杭州通江桥北建立了太医局。
绍兴二十六年(1156 年)	无名氏撰《小儿卫生总微论方》20 卷。
绍兴二十七年(1157 年)	王继先领衔撰成《绍兴校定经史证类备急本草》。
隆兴二年(1164 年)	金军占领了濠州、滁州,再次兵临长江。导致饥民中疫病流行,而原本居住在两浙地区的老百姓遭殃,"疫者尤众"。
隆兴二年(1164 年)	京城临安及绍兴府出现大批逃难饥民,大瘟疫

复发,迅速波及两浙路全境。

乾道元年(1165 年)	王执中撰成《针灸资生经》7 卷。
乾道年间(1165—1173 年)	周安抚奏乞降旨,禁止官民抛弃粪土、栽植荷菱于西湖,不准在湖内洗衣、洗马,污染湖水。
乾道元年(1165 年)	临安、会稽饥民疫死者很多,浙江东部和西部同样罹难。
乾道三年(1167 年)	孝宗断然废除太医局,依旧存留御医诸科,后更不置局,仅存医学科,由太常寺掌管御医诸科。
乾道四年(1168 年)	日本僧人荣西在杭州灵隐、天竺一带寺院中携带茶种回国,茶文化在日本开始盛行。
乾道四年(1168 年)	姚宪在苏州教场西建立慈幼局。
乾道六年(1170 年)	《卫济宝书》付梓。
淳熙元年(1174 年)—淳祐年间(1241—1252 年)	以陈言(无择)为龙头,以《三因极一病证方论》为中医理论基础,形成了永嘉医派。
12—13 世纪	日僧智玄约于 12—13 世纪间入南宋学习中国医方学术,回国后居下野国安苏郡槽尾乡,为人医治疾病。
淳熙元年(1174 年)	《验尸格目》付梓。
淳熙三年(1176 年)	陈岘重建苏州居养安济院。
淳熙八年(1181 年)	临安府、富阳出现大疫情,"禁旅多死"。
淳熙十一年(1184 年)	朱端章辑成《卫生家宝产科备要》8 卷。
淳熙十四年(1187 年)	临安大疫,浙江西部地区疫病蔓延。
淳熙十四年(1187 年)、嘉定十六年(1223 年)	日僧希玄道元两次入南宋。他在中国除了学习佛教禅宗外,也学习了中医学的若干医疗技术,如"解毒丸"的制法,一并带回日本,在日本药学制剂上有一定影响。
淳熙十六年(1189 年)	崔嘉彦撰成脉学专著《脉诀》。
绍熙二年(1191 年)	在临安复置太医局隶属太常寺,局生额定 100 人。

庆元元年（1195 年）	太府寺在姑苏醋库巷建太平惠民药局。
	临安大疫。太湖周围的湖、常、秀 3 州自春天开始一直"疫疠大作"。
庆元二年（1196 年）	李迅撰成外科学著作《集验背疽方》。
庆元三年（1197 年）	临安、浙江其他地区疫病流行。
嘉泰三年（1203 年）	会稽（今绍兴）府东，置提举司惠民局。
嘉定元年（1208 年）	扬州大疫。
嘉定年间（1208—1224 年）	袁甫创办湖州婴儿局。
嘉定二年（1209 年）	临安疫病流行，浙江东部大疫，死者甚众。
嘉定三年（1210 年）	泉州安溪县令陈宓在县衙大门内建和剂局。
嘉定四年（1211 年）	《检验正背人形图》付梓。
嘉定五年（1212 年）	黄度在南京城南、北又建两所养济院，地处宋兴寺等地。
嘉定十三年（1220 年）	王介撰绘成中国现存最早的彩色本草图谱《履巉岩本草》。
嘉定十六年（1223 年）	湖南永、道二州疫。
宝庆三年（1227 年）	胡榘创办明州和剂药局于郡圃射垛之西，这是宁波市最早的药局。
绍定四年（1231 年）	吴渊在苏州府鱼行桥东设济民药局。
绍定六年（1233 年）	宋理宗封萧山竹林寺僧医释静暹为"医王"，萧山竹林寺女科医家学派得到朝廷认可。
端平二年（1235 年）	日僧圆尔辨圆历访杭州灵隐寺和净寺，回国时带去了数千卷寺院医药书籍。
嘉熙元年（1237 年）	临川陈自明撰成《妇人大全良方》24 卷。
嘉熙三年（1239 年）	定海县令余桂在城内设惠民药局，督医施药。
淳祐年间（1241—1252 年）	平湖县设置惠民药局，隶属海盐县。
淳祐元年（1241 年）	施发撰成脉诊专著《察病指南》，书中绘制的脉图是中国现存最早的脉象图谱。
淳祐七年（1247 年）	宋慈撰成法医学著作《洗冤集录》5 卷。

淳祐十一年(1251 年)	马光祖创建安抚司惠民局。
宝祐元年(1253 年)	严用和撰《严氏济生方》10 卷。
	陈文中撰成《小儿痘疹方论》。
宝祐年间(1253—1258 年)	常州奉旨创建的惠民药局在金斗门里。
宝祐四年(1256 年)	马光祖在建康创立安乐庐两所。
景定四年(1263 年)	陈自明撰成《外科精要》3 卷。
景定五年(1264 年)	杨士瀛撰《仁斋直指方》26 卷,方书。
咸淳七年(1271 年)—至元	马可·波罗来杭州等地,在他的游记中记载了
二十九年(1292 年)	当地的医药卫生状况。
咸淳七年(1271 年)	永嘉、会稽瘟疫,死者枕藉。
德祐元年(1275 年)	福建邵武、上元、江宁、麻城大疫,死者几半。
南宋末年	昆山郑氏二十九世女科诞生。
祥兴元年(1278 年)	《救急仙方》付梓。

参考文献

一、医籍

1.陈师文等:《太平惠民和剂局方》,载《景印文渊阁四库全书》册741,台湾商务印书馆1984年版。

2.陈师文等:《增广太平惠民和剂局方》,载《丛书集成初编》册1435,中华书局1985年版。

3.何大任:《太医局储科程文格》,载《景印文渊阁四库全书》册743,台湾商务印书馆1984年版。

4.陈无择:《三因极一病证方论》,载《景印文渊阁四库全书》册743,台湾商务印书馆1984年版。

5.张杲:《医说》,载《景印文渊阁四库全书》册742,台湾商务印书馆1984年版。

6.陈自明:《妇人大全良方》,载《景印文渊阁四库全书》册742,台湾商务印书馆1984年版。

7.许国祯:《癸巳新刊御药院方》,载《续修四库全书》册1001,上海古籍出版社1996年版。

8.程迥:《医经正本书》,载《续修四库全书》册1028,上海古籍出版社1996年版。

9.郭雍:《仲景伤寒补亡论》,载《续修四库全书》册984,上海古籍出版社1995年版。

10.朱端章:《卫生家宝产科备要》,载《丛书集成初编》册1422,中华书局1985年版。

11.杨士瀛:《仁斋直指》,《提要》,载《景印文渊阁四库全书》册744,台湾商务印书馆1984年版。

12.王介:《履巉岩本草》,载《续修四库全书》册990,上海古籍出版社1995年版。

13.周守忠:《历代名医蒙求》,载《景印文渊阁四库全书》册1030,台湾商务印书馆1984年版。

14.陈仁玉:《菌谱》,载《景印文渊阁四库全书》册845,台湾商务印书馆1984年版。

15.魏岘:《魏氏家藏方》,载《续修四库全书》册1000,上海古籍出版社1996年版。

16.施发:《察病指南》,载《续修四库全书》册998,上海古籍出版社1995年版。

17.闻人耆年:《备急灸法》,《三三医书》第一集第二十八种,杭州三三医社1924年版。

18.齐仲甫:《女科百问》,载《续修四库全书·子部·医家类》,上海古籍出版社1996年版。

19.朱震亨:《局方发挥》,载《景印文渊阁四库全书》册746,台湾商务印书馆1984年版。

20.许叔微:《张仲景注解伤寒百证歌》,载《续修四库全书》册984,上海古籍出版社1996年版。

21.张锐:《鸡峰普济方》,载《续修四库全书》册1000,上海古籍出版社1996年版。

22.许叔微:《类证普济本事方》,载《景印文渊阁四库全书》册741,台湾商务印书馆1984年版。

23.许叔微:《伤寒九十论》,载《续修四库全书》册984,上海古籍出版社1996年版。

24.刘昉:《幼幼新书》,载《景印文渊阁四库全书》册1008,台湾商务印书馆1984年版。

25.不著撰人、何大任校订:《小儿卫生总微论方》,载《景印文渊阁四库全书》册741,台湾商务印书馆1984年版。

26.王执中:《针灸资生经》,载《景印文渊阁四库全书》册742,台湾商务印书馆1984年版。

27.东轩居士:《卫济宝书》,载《景印文渊阁四库全书》册741,台湾商务印书馆1984年版。

28.洪遵:《洪氏集验方》,载《续修四库全书》册1000,上海古籍出版社1996年版。

29.吴彦夔:《传信适用方》,载《景印文渊阁四库全书》册741,台湾商务印书馆1984年版。

30.李迅:《集验背疽方》,载《景印文渊阁四库全书》册743,台湾商务印书馆1984年版。

31.齐仲甫:《女科百问》,载《续修四库全书·子部·医家类》,上海古籍出版社1996年版。

32.严用和:《济生方》,载《景印文渊阁四库全书》册743,台湾商务印书馆1984年版。

33.滕伯祥:《走马急疳真方》,杭州三三医社1924年版。

34.齐仲甫:《产宝杂录》,载《续修四库全书·子部·医家类》,上海古籍出版社1996年版。

35.朱端章:《卫生家宝产科备要》,载《丛书集成初编》册1422,中华书局1985年版。

36.李师圣:《产育宝庆集》,载《景印文渊阁四库全书》册743,台湾商务印书馆1984年版。

37.周守忠:《养生类纂》,载《续修四库全书》,上海古籍出版社1996年版。

38.吴侯:《丹房须知》,九州图书出版社1999年版。

二、全史、杂史、典章(志)、实录

1.《二十五史·宋史》,上海古籍出版社、上海书店1986年版。

2.《续修四库全书》,上海古籍出版社1996年版。

3.解缙、姚广孝:《永乐大典》,载《四库全书存目丛书补编》册72,2001年版。

4.毕沅:《续资治通鉴》,载《续修四库全书》册346,上海古籍出版社1995年版。

5.徐松:《宋会要》,载《续修四库全书》册 782,上海古籍出版社 1996 年版。

6.徐松:《宋会要辑稿》,中华书局 1957 年版。

7.马端临:《文献通考》,武英殿乾隆十二年(1747 年)版。

8.李心传:《建炎以来系年要录》,仁寿萧潘 1882 年版。

9.李心传:《建炎以来朝野杂记》,载《景印文渊阁四库全书》册 608,台湾商务印书馆 1984 年版。

10.陆心源:《宋史翼》,载《续修四库全书》册 311,上海古籍出版社 1996 年版。

11.西湖博览群书编委会:《南渡稗史》,杭州六艺出版社 1928 年版。

12.孟元老:《东京梦华录》,上海博古斋民国 11 年(1922 年)版。

13.陈均:《九朝编年备要》,载《景印文渊阁四库全书》册 328,台湾商务印书馆 1984 年版。

14.吴自牧:《梦粱录》,载《笔记小说大观》第 21 编,新兴书局有限公司 1981 年版。

15.窦仪:《刑统》,载《嘉业堂丛书》册 3,文物出版社据吴兴(今湖州)刘氏嘉业堂刻版重印 1986 年版。

三、地理、方志

1.潜说友:(咸淳)《临安志》,载《景印文渊阁四库全书》册 490,台湾商务印书馆 1984 年版。

2.施谔:(淳祐)《临安志》,钱塘丁氏嘉惠堂清光绪九年(1883 年)版。

3.周淙:(乾道)《临安志》,浙江人民出版社 1983 年版。

4.丁丙:《武林坊巷志》,浙江人民出版社 1987 年版。

5.周辉:《清波杂志》,长塘鲍氏知不足斋清乾隆四十一年(1776 年)版。

6.周辉:《清波杂志校注》卷 3,《唐宋笔记丛刊》,中华书局 1994 年版。

7.翟灏:《艮山杂志》,钱塘丁氏开雕本光绪九年(1883 年)年版。

8.不著撰人:《州县提纲》,载《景印文渊阁四库全书》册 602,台湾商务印书馆 1984 年版。

9.梁克家:(淳熙)《三山志》,载《景印文渊阁四库全书》册 484,台湾商务印书馆 1984 年版。

10.薛应旂:(嘉靖)《浙江通志》,浙江图书馆善本编号 1762,1561 年版。

11.李卫:(雍正)《浙江通志》,商务印书馆 1934 年版。

12.陈文骥、吴庆坻:(民国)《杭州府志》,民国十一年(1922 年)铅印本。

13.张吉安、朱文藻:(嘉庆)《余杭县志》,1808 年版。

14.褚成博:(光绪)《余杭县志稿》,光绪三十四年(1908 年)刻本。

15.曾国霖:(民国)《昌化县志》,浙江印刷股份有限公司 1924 年版。

16.陈公亮、刘文富:(淳熙)《严州图经》,载《续修四库全书》册 704,上海古籍出版社 1996 年版。

17.郑瑶、方仁荣:(景定)《严州续志》,载《景印文渊阁四库全书》册 487,台湾商务印书馆 1984 年版。

18.许三礼:(乾隆)《海宁县志》,康熙二十二年(1683 年)版。

19.常棠:《海盐澉水志》,载《景印文渊阁四库全书》册 487,台湾商务印书馆 1984 年版。

20.梅应发、刘锡:(开庆)《四明续志》,载《景印文澜阁四库全书》,台湾商务印书馆 1984 年版。

21.胡榘、罗浚:(宝庆)《四明志》,载《续修四库全书》册 705,上海古籍出版社 1996 年版。

22.张传保、汪焕章:(民国)《鄞县通志》,鄞县通志馆 1935 年版。

23.张传保、赵家荪:《鄞县通志》,宁波通志馆 1951 年版。

24.施宿:(嘉泰)《会稽志》,载《景印文渊阁四库全书》册 486,台湾商务印书馆 1984 年版。

25.王十朋:《会稽三赋》,载《景印文渊阁四库全书》册 589,台湾商务印书馆 1984 年版。

26.张淏:(宝庆)《会稽续志》,载《中国方志丛书》《华中地方》第 548 号,台北成文出版社 1983 年版。

27.高似孙:《剡录》,载《中国方志丛书》《华中地方》第 64 号,台北成文出版社 1983 年版。

29.谈钥:(嘉泰)《吴兴志》,载《续修四库全书》,上海古籍出版社 1996 年版。

30.沈椿龄:《诸暨建置志》,诸暨县志办公室 1986 年版。

31.张寅:(民国)《临海县志稿》,1935 年版。

32.《江南通志》,1736 年版。

33.赵弘恩:《江南通志》,载《钦定四库全书》,台湾商务印书馆影印本 1984 年版。

34.沈葆桢、吴坤:(光绪)《重修安徽通志》,1878 年版。

35.卫哲治等修,叶长扬、顾栋高等纂:(乾隆)《淮安府志》,《续修四库全书》册 699,上海古籍出版社 1995 年版。

36.曾国藩、刘坤一:(光绪)《江西通志》,光绪七年(1881 年)版。

37.《江西通志稿》,1947 年版。

38.《福建通志》,1737 年版。

39.《福建通志》,1922 年版。

40.陈仪:《福建通志》,1938 年版。

41.周瑛:《兴化府志》,福建人民出版社 2007 年版。

42.《福建省兴化府莆田县志》,载《丛书集成初编》册 1422,中华书局 1985 年版。

43.《福建续修浦城县志》,1894 年版。

44.罗愿:《新安志》,载《景印文渊阁四库全书》册 485,台湾商务印书馆 1984 年版。

45.黄岩孙:(宝祐)《仙溪志》,《宋元方志丛刊》,中华书局 1990 年版。

46.赵文、黄璘:(嘉靖)《建阳县志》,上海古籍书店 1962 年版。

47.胡太初修,赵与沐纂:《临汀志》,《福建地方志丛刊》,福建人民出版社1990年版。

48.阮元、陈昌齐:(道光)《广东通志》,1822年版。

49.谢启昆、胡虔:(嘉庆)《广西通志》,1801年版。

50.范成大:《桂海虞衡志》,载《景印文渊阁四库全书》册589,台湾商务印书馆1984年版。

51.常明、杨芳灿:《四川通志》,巴蜀书社1984年版。

52.鄂尔泰、靖道谟:《贵州通志》,载《钦定四库全书》,台湾商务印书馆1878年版。

53.张仲炘:《湖北通志》,1921版。

54.卞宝第、李瀚章:(光绪)《湖南通志》,1885年版。

55.王謇:《宋平江城坊考》,江苏古籍出版社1986年版。

56.唐锦:(弘治)《上海志》,上海书店1990年版。

57.齐硕:《赤城志》,临海宋氏嘉庆二十三年(1818年)版。

58.陈耆卿:(嘉定)《赤城志》,1818年临海宋氏重梓本。

59.《苏州府志》,1748年版。

60.《苏州府志》,1808年版。

61.王鏊:《姑苏志》,载《景印文渊阁四库全书》册493,台湾商务印书馆1984年版。

62.周应合:(景定)《建康志》,载《景印文渊阁四库全书》,台湾商务印书馆1984年版。

63.凌万顷:(淳祐)《玉峰志》,载《中国方志丛书》《华中地方》第424号,台北成文出版社1983年版。

64.史能之:(咸淳)《重修毗陵志》,载《续修四库全书》册699,上海古籍出版社1996年版。

65.《扬州通志》,1810年版。

66.《九江府志》,1874年版。

67.《丹徒县志》,1879年版。

68.范成大:《吴郡志》,载《景印文澜阁四库全书》,台湾商务印书馆1984年版。

69.《吴县志》,1642年版。

70.俞希鲁:(至顺)《镇江志》,载《续修四库全书》册698,上海古籍出版社1995年版。

72.孙应时、鲍廉:(宝祐)《重修琴川志》,载《续修四库全书》册698,上海古籍出版社1995年版。

73.故宫博物院:《江苏府武进县志》,海南出版社2001年版。

74.连德英:(光绪)《昆新两县续修合志》卷11,《寺观·翠微庵(附灵山讲堂)》,敦善堂1880年版。

75.乐史:《太平寰宇记》,文海出版社1980年版。

76.周去非:《岭外代答》,中华书局1999年版。

77.周去非著,杨武泉校注:《岭外代答校注》,载《中外交通史籍丛刊》,中华书局1999年版。

78.马可·波罗著、李季译:《马可·波罗游记》,上海亚东图书馆1937年版。

79.田汝成:《西湖游览志》,浙江人民出版社1980年版。

80.赵汝适:《诸蕃志》,中华书局1985年版。

81.王象之:《舆地纪胜》,上海古籍出版社据北京图书馆清影宋抄本影印1996年版。

82.祝穆:《方舆胜览》,载《景印文渊阁四库全书》,台湾商务印书馆1984年版。

83.范致明:《岳阳风土记》,载《景印文渊阁四库全书》册589,台湾商务印书馆1984年版。

四、传记、笔记、诗文集

1.泗水潜夫:《说郛》。

2.周密:《武林旧事》,西湖书社1981年版。

3.庄绰:《鸡肋编》,载《景印文渊阁四库全书》册1039,台湾商务印书馆1984年版。

4.叶绍翁:《四朝闻见录》,载《景印文渊阁四库全书》册1039,台湾商务印书馆1984年版。

5.陶宗仪:《辍耕录》,载《景印文澜阁四库全书》册1041,台湾商务印书馆1984年版。

6.宋慈:《洗冤集录》,辽宁教育出版社1996年版。

7.龚明之:《中吴纪闻》,载《景印文渊阁四库全书》册589,台湾商务印书馆1984年版。

8.郑元佑:《遂昌山樵杂录》,涵芬楼民国9年(1920年)版。

9.陆游:《老学庵笔记》,载《景印文渊阁四库全书》,台湾商务印书馆1984年版。

10.《陆游集》,中华书局1976年版。

11.束景南:《朱子大传》,福建教育出版社1992年版。

12.黎靖德:《朱子语类》,载《景印文渊阁四库全书》册702,台湾商务印书馆1984年版。

13.朱熹:《晦庵集》,载《景印文渊阁四库全书》册1145,台湾商务印书馆1984年版。

14.蔡绦:《铁围山丛谈》,长塘鲍氏知不足斋清乾隆四十一年(1776年)版。

15.曾极:《金陵百咏》,载《景印文渊阁四库全书》册1164,台湾商务印书馆1984年版。

16.卫泾:《后乐集》,载《景印文渊阁四库全书》册1169,台湾商务印书馆1984年版。

17.刘克庄:《后村集》,载《景印文渊阁四库全书》,台湾商务印书馆1984年版。

18.刘克庄:《后村诗话》,乌程张氏民国五年(1916年)版。

19.李弘逊:《筼溪集》,载《景印文渊阁四库全书》,台湾商务印书馆1984年版。

20.王之望:《汉滨集》,载《景印文渊阁四库全书》册1139,台湾商务印书馆1984年版。

21.李石:《方舟集》,载《景印文渊阁四库全书》册1149,台湾商务印书馆1984年版。

22.陆佃:《陶山集》,载《景印文渊阁四库全书》册1117,台湾商务印书馆1984年版。

23.苏天爵:《滋溪文稿》,载《景印文渊阁四库全书》册1214,台湾商务印书馆1984年版。

24.欧阳守道:《巽斋文集》,载《景印文渊阁四库全书》册1183,台湾商务印书馆1984年版。

25.刘昌诗:《芦浦笔记》,载《笔记小说大观》21编,新兴书局有限公司1981年版。

26.陈鹄:《耆旧续闻》,载《景印文渊阁四库全书》册1039,台湾商务印书馆1984年版。

27.林洪:《山家清供》,载《丛书集成初编》册1473,中华书局1985年版。

28.马纯:《陶朱新录》,载《景印文渊阁四库全书》册1047,台湾商务印书馆1984年版。

29.曾敏行:《独醒杂志》,载《景印文渊阁四库全书》册1039,台湾商务印书馆1984年版。

30.陈达叟:《本心斋蔬食谱》,载《丛书集成初编》册1473,中华书局1985年版。

31.郭彖:《睽车志》,载《景印文渊阁四库全书》册1047,台湾商务印书馆1984年版。

32.苏颂:《苏魏公文集》,载《景印文渊阁四库全书》册1092,台湾商务印书馆1984年版。

33.高承:《事物纪原》,载《景印文渊阁四库全书》册920,台湾商务印书馆1984年版。

34.宋祁:《益部方物略化》,载《景印文渊阁四库全书》册589,台湾商务印书馆1984年版。

35.阳枋:《字溪集》,载《景印文渊阁四库全书》,台湾商务印书馆1984年版。

36.黄休复:《茅亭客话》,载《景印文渊阁四库全书》册1042,台湾商务印书馆1984年版。

37.费著:《岁华纪丽谱》,载《景印文渊阁四库全书》册590,台湾商务印书馆1984年版。

38.高斯得:《耻存堂稿》,载《景印文渊阁四库全书》册1182,台湾商务印书馆1984年版。

39.真德秀:《西山文集》,载《景印文渊阁四库全书》册1174,台湾商务印书馆1984年版。

40.真德秀:《西山先生真文忠公文集》,涵芬楼1920—1922年版。

41.范成大:《石湖诗集》,载《景印文渊阁四库全书》册1159,台湾商务印书馆1984年版。

42.钱谷:《吴都文粹续集》,载《景印文渊阁四库全书》册1385,台湾商务印书馆1984年版。

43.俞文豹:《吹剑录外集》,载《景印文渊阁四库全书》册865,台湾商务印书馆1984年版。

44.王巩:《闻见近录》,载《笔记小说大观》21编,新兴书局有限公司1981年版。

45.周密:《癸辛杂识》,载《景印文渊阁四库全书》册1040,台湾商务印书馆1984年版。

46.周密:《癸辛杂识续集》,载《景印文渊阁四库全书》,台湾商务印书馆1984年版。

47.袁甫:《蒙斋集》,载《景印文渊阁四库全书》第1175册,台湾商务印书馆1984年版。

48.程巨夫:《雪楼集》,载《景印文渊阁四库全书》册1202,台湾商务印书馆1984年版。

49.袁燮:《絜斋集》,载《景印文渊阁四库全书》册1157,台湾商务印书馆1984年版。

50.缪荃孙:《藕香零拾》,中华书局1999年版。

51.王称:《东都事略》,载《景印文渊阁四库全书》册382,台湾商务印书馆1984年版。

52.楼钥:《攻媿集》,涵芬楼民国九年至十一年(1920—1922 年)版。

53.陈敬:《新纂香谱》,载《乌程张氏适园丛书》,民国五年(1916 年)版。

54.宋慈:《洗冤集录》,辽宁教育出版社 1996 年版。

55.陈思:《两宋名贤小集》,载《景印文渊阁四库全书》册 1364,台湾商务印书馆 1984 年版。

56.袁桷:《清容居士集》,载《景印文渊阁四库全书》册 1203,台湾商务印书馆 1984 年版。

57.叶适:《水心集》,载《景印文渊阁四库全书》第 1164 册,台湾商务印书馆 1984 年版。

58.杨亿:《杨文公谈苑》,载《宋元笔记小说大观》册 1,上海古籍出版社 2001 年版。

59.洪迈:《夷坚志》,载《续修四库全书》,上海古籍出版社 1996 年版。

60.洪迈:《容斋随笔》,远方出版社 2002 年版。

61.朱翌:《猗觉寮杂记》,载《笔记小说大观》21 编,新兴书局有限公司 1981 年版。

62.李复:《道乡集》,载《景印文渊阁四库全书》册 1121,台湾商务印书馆 1984 年版。

63.陶谷:《清异录》,载《景印文渊阁四库全书》册 1047,台湾商务印书馆 1984 年版。

五、今人论文

1.陈建中:《成都市郊的宋墓》,《文物参考资料》1956 年第 6 期。

2.R.Haeppli.Maliria in Chinese Medicine(中医疟疾研究),《汉学研究》1955 年第 4 期。

3.洪剑民:《略谈成都近郊五代至南宋的墓葬形制》,《考古》1959 年第 1 期。

4.王棣:《海上丝绸之路与中药外传》,《广东社会科学》1992 年第 2 期。

5.朱德明:《南宋医药行政管理机构》,《史林》2010 年第 1 期。

6.朱德明:《南宋医药法律》,《医学与哲学》2010 年第 4 期。

7.朱德明:《南宋慈善医药探微》,《史林》2011 年第 4 期。

8.朱德明:《从张望的〈古今医诗〉论文人与中医药学的关系》,《浙江学刊》2012 年第 3 期。

9.朱德明:《自古迄 1949 年浙江医药发展概论》,《医学与哲学》2012 年第 4 期。

10.朱德明:《南宋时期大理国医药考略》,《医学与哲学》2012 年第 6 期。

11.朱德明:《浙江医药文物及遗址考察》,《医学与哲学》2012 年第 11 期。

六、今人著述

1.范宏科等译:《越南史略》,三联书店 1958 年版。

2.金斗锺:《韩国医学史》,韩国探求堂 1966 年版。

3.马德程译:《南宋社会生活史》,中国文化大学出版社 1982 年版。

4.王伯敏:《中国绘画史》,上海人民美术出版社 1982 年版。

5.丹波元胤:《中国医籍考》,人民卫生出版社 1983 年版。

6.周宝珠:《简明宋史》,人民出版社 1985 年版。

7.林正秋:《南宋都城杭州》,西泠印社出版社 1986 年版。

8.漆侠:《宋代经济史》,上海人民出版社 1987 年版。

9.李云:《中医人名辞典》,国际出版公司 1988 年版。

10.吴振华:《杭州古港史》,人民交通出版社 1989 年版。

11.李松:《泰国中医药的发展》,新华文化事业有限公司 1989 年版。

12.铃木满男:《浙江民俗研究》,浙江人民出版社 1992 年版。

13.严绍璗:《汉籍在日本的流布研究》,江苏古籍出版社 1992 年版。

14.严世芸:《宋代医家学术思想研究》,上海中医学院出版社 1993 年版。

15.何忠礼、徐吉军:《南宋史稿》,杭州大学出版社 1999 年版。

16.李经纬、林绍庚:《中国医学通史·古代卷》,人民卫生出版社 2000 年版。

17.刘时觉:《宋元明清医籍年表》,人民卫生出版社 2005 年版。

18.刘时觉:《永嘉医派研究》,中医古籍出版社 2000 年版。

19.王振国:《中国古代医学教育与考试制度研究》,齐鲁书社 2006 年版。

20.冯立军:《古代中国与东南亚中医药交流研究》,云南美术出版社 2010 年版。

21.朱德明:《杭州医药文化》,浙江人民出版社 2011 年版。

22.朱德明:《浙江医药文物及遗址图谱》,浙江古籍出版社 2012 年版。

23.朱德明:《杭州医药文化图谱》,浙江古籍出版社 2013 年版。

24.朱德明:《浙江医药通史·古代卷、近现代卷》,浙江人民出版社 2013 年版。

后　　记

　　1975 年 7 月,我从杭州市第八中学(现该中学不复存在)高中毕业后,先后进入浙江麻纺织厂、杭州九豫丝织厂(现两厂不复存在)任钳工和厂团委干事。1979 年 7 月,考入杭州师范学院(现杭州师范大学)。在大学时,我主攻历史学、哲学专业。1983 年毕业后,长期在浙江大学医学院、浙江中医药大学和浙江医学高等专科学校(现杭州医学院)任教,长年担任教务处负责人、校学报编辑部主任、校庆办公室主任等职。1995 年应邀在北京大学医学院医史研究中心合作科研。1999—2001 年浙江大学人文学部历史系研究生班结业。2008 年 11 月调入杭州师范大学杭州研究院,任院长助理。2010 年 5 月调入人文学院历史系任教,并担任教授、硕士生导师、历史系教工党支部书记。

　　近 40 年来,为涵养学识,拓展视野,寻师求教,先后得到北京大学医学院程之范教授、中国中医科学院医史文献研究所所长李经纬研究员和余瀛鳌研究员、浙江大学金普森教授、中国美术学院孔仲起教授和吴山明教授、北京师范大学龚书铎教授、华东师范大学陈旭麓教授和王斯德教授、浙江中医药大学何任教授、杭州师范大学李义佐教授等面授,在清末政治制度史、中国书画研习上倾注了大量的心血,略有收获。从 1990 年伊始,浸淫于中国医药史、尤其注重浙江医药通史的研究,在冷板凳上又寂寞了 26 个年头,疏远了许多朋友,却撰写并在人民出版社、中国社会科学出版社、中国中医药出版社、人民军医出版社、中医古籍出版社和浙江人民出版社等出版了 20 部个人学术专著及发表了 80 多篇学术论文,尤其是 2013 年出版了 230 万字、图文并茂的《浙江医药通史》古代卷、近现代卷,为中医药文化走向世界尽了绵薄之力。

　　2003 年,我开始撰写《南宋医药发展研究》,在长达 13 年的研究中,我从国家及相关省市图书馆古籍部、档案馆、博物馆、高校图书馆等处广觅史料。

在长年的研究中得到了中国中医科学院、中华医学会、中华中医药学会、北京大学、浙江大学、华东师范大学、杭州师范大学、浙江省文化厅、浙江省哲学社会科学发展规划办公室、浙江省卫生和计划生育委员会、浙江省食品药品监督管理局、浙江省中医药管理局、浙江省中医药研究院、浙江省医学会、浙江省中医药学会、浙江图书馆古籍部等领导和同人的大力支持,尤其是浙江图书馆古籍部出借处诸位老师的悉心帮助,使拙著润色不少,谨借此特向他们致以感谢!

同时,拙著的部分图文将直接应用到浙江省人民政府主编的《浙江通志·食品药品监督管理卷》中。但拙著各章内容的研究明显具有试探性和不成熟性,错误纰缪或意彰未逮者恐难避免,期待学术界同人修正;拙著在阐述南宋临床医学的特色和成果、药学的精华、南宋医药学与前后各代的比较研究和对后世的影响诸方面较为粗浅,抛砖引玉,期待学术界同人对这些领域进一步耕耘,结出质量更上乘的硕果。

朱德明

2016 年 9 月 28 日

于杭州师范大学人文学院历史系

责任编辑:赵圣涛

封面设计:林芝玉

责任校对:吕　飞

图书在版编目(CIP)数据

南宋医药发展研究/朱德明 著. —北京:人民出版社,2016.11

ISBN 978 - 7 - 01 - 016927 - 9

Ⅰ.①南…　Ⅱ.①朱…　Ⅲ.①中国医药学-医学史-中国-南宋

　Ⅳ.①R - 092

中国版本图书馆 CIP 数据核字(2016)第 265832 号

南宋医药发展研究

NANSONG YIYAO FAZHAN YANJIU

朱德明　著

人民出版社 出版发行

(100706　北京市东城区隆福寺街 99 号)

北京中科印刷有限公司印刷　新华书店经销

2016 年 11 月第 1 版　2016 年 11 月北京第 1 次印刷

开本:710 毫米×1000 毫米 1/16　印张:28.25　插页:8

字数:450 千字

ISBN 978 - 7 - 01 - 016927 - 9　定价:69.00 元

邮购地址 100706　北京市东城区隆福寺街 99 号

人民东方图书销售中心　电话 (010)65250042　65289539